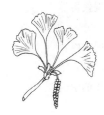

图解新思维

中药化学

樊凯芳 主编

U0194957

化学工业出版社

·北京·

内容简介

"中药化学"是一门结合中医药基本理论和临床用药经验，主要运用化学理论和方法及其他现代科学理论和技术研究中药的化学成分，并确定中药有效物质基础的学科。

《图解新思维·中药化学》以"知识点归纳、相似点比照"为特点，主要介绍了中药化学的研究内容和任务，中药化学研究的意义和作用，中药有效成分与药效物质基础，中药化学成分的一般研究方法，中药各有效成分的基本结构特征、理化性质，中药有效成分的提取与分离、检识、结构研究以及常见的中药实例。

本书可供高等教育中医药院校中药学、药学、制药技术、制药工程等专业学生作为教辅图书或考研复习用书，也可作为医药行业的考试与培训图书。

图书在版编目（CIP）数据

图解新思维：中药化学 / 樊凯芳主编. —北京：
化学工业出版社，2022.11
ISBN 978-7-122-41829-6

Ⅰ.①图… Ⅱ.①樊… Ⅲ.①中药化学 Ⅳ.①R284

中国版本图书馆 CIP 数据核字（2022）第 122284 号

责任编辑：章梦婕　　　　　　　　　文字编辑：张晓锦
责任校对：宋　玮　　　　　　　　　装帧设计：刘丽华

出版发行：化学工业出版社（北京市东城区青年湖南街 13 号　邮政编码 100011）
印　　装：大厂聚鑫印刷有限责任公司
880mm×1230mm　1/16　印张 21½　字数 697 千字　2023 年 5 月北京第 1 版第 1 次印刷

购书咨询：010-64518888　　　　　　　售后服务：010-64518899
网　　址：http://www.cip.com.cn
凡购买本书，如有缺损质量问题，本社销售中心负责调换。

定　　价：65.00 元　　　　　　　　　　　　　　　　版权所有　违者必究

《图解新思维·中药化学》编写人员

主　编　樊凯芳

副主编　郭玉兰　王　欢　于　洋

编　者（按照姓名笔画顺序排列）

于　洋（辽宁中医药大学）

王　欢（山西中医药大学）

王建超（山西省针灸医院）

孙东霞（山西中医药大学）

陈嫣儒（山西中医药大学）

郝东亮（山西省卫生健康委员会）

郭　瑞（山西中医药大学）

郭玉兰（山西广播电视台健康经济广播节目中心）

樊凯芳（山西中医药大学）

前言

"中药化学"是一门结合中医药理论，运用现代科学理论与方法研究中药化学成分的学科。其研究对象是中药中具有生物活性、能够预防治疗疾病的化学成分，即有效成分；研究内容包括各类有效成分的化学结构、理化性质、提取、分离、检识以及结构鉴定等。中药的现代发展要求中药化学应在结合中医药理论的同时，更紧扣中药药物主题，以有效物质基础为核心，阐明中药的科学内涵，明确中药的药物属性与特性。

《图解新思维·中药化学》从便于学习、掌握、应用的角度出发，构建中药化学知识体系。本书由 12 部分组成。

绪论概要介绍了中药化学的研究内容和任务，中药化学研究的意义和作用，中药有效成分与药效物质基础。

第一章主要介绍了中药化学成分的一般研究方法，主要体现中药化学成分制备及其鉴定方法与技术，在保留主要的经典研究方法的基础上，吸收了很多中药化学成分的现代分离、分析技术，为掌握中药药物原料药制备与鉴定奠定基础。

第二至第十一章为中药各类化学成分的具体内容，包括基本结构特征、理化性质、有效成分的提取与分离、检识、结构研究以及常见的中药实例。

本书以"知识点归纳、相似点比照"为特点，主要供本科在校生及考研备考生使用。全书以"思维导图"形式串联，将知识网中的重点内容展开介绍，以帮助读者记忆。同时搭配易混淆知识点的表格比照。

本书虽经编者多次修改、审定，但限于水平有限，如有疏漏纰缪之处，恳请各位专家及读者不吝指正。

编者

2022 年 8 月

目录

绪 论

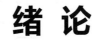

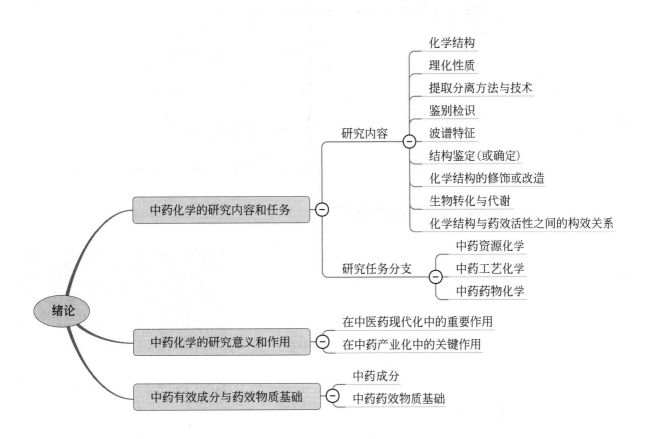

一、中药化学的研究内容和任务

（一）中药化学的研究内容

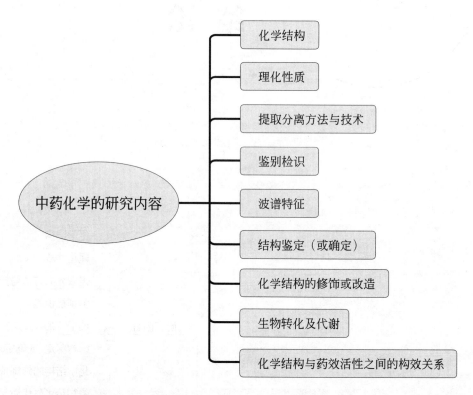

（二）中药化学的研究任务分支

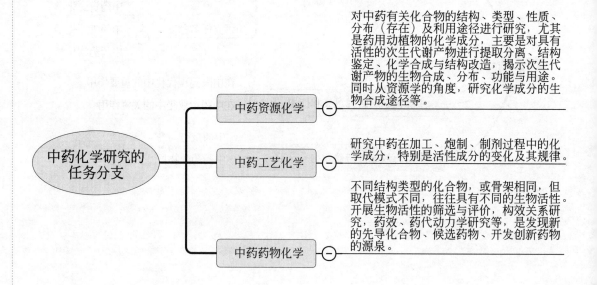

二、中药化学的研究意义和作用

（一）中药化学在中医药现代化中的作用

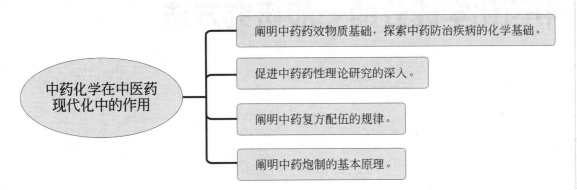

中药化学在中医药现代化中的作用
- 阐明中药药效物质基础，探索中药防治疾病的化学基础。
- 促进中药药性理论研究的深入。
- 阐明中药复方配伍的规律。
- 阐明中药炮制的基本原理。

（二）中药化学在中药产业化中的作用

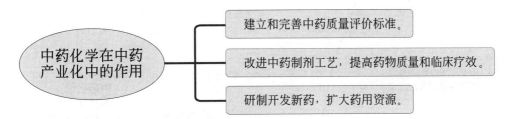

中药化学在中药产业化中的作用
- 建立和完善中药质量评价标准。
- 改进中药制剂工艺，提高药物质量和临床疗效。
- 研制开发新药，扩大药用资源。

三、中药有效成分与药效物质基础

（一）中药成分

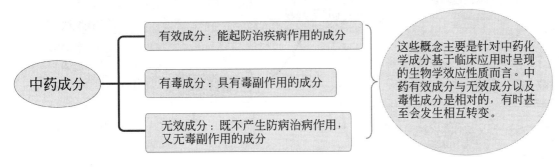

中药成分
- 有效成分：能起防治疾病作用的成分
- 有毒成分：具有毒副作用的成分
- 无效成分：既不产生防病治病作用，又无毒副作用的成分

这些概念主要是针对中药化学成分基于临床应用时呈现的生物学效应性质而言。中药有效成分与无效成分以及毒性成分是相对的，有时甚至会发生相互转变。

（二）中药药效物质基础

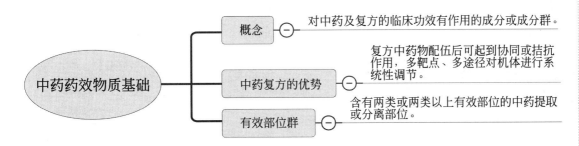

中药药效物质基础
- 概念 —— 对中药及复方的临床功效有作用的成分或成分群。
- 中药复方的优势 —— 复方中药物配伍后可起到协同或拮抗作用，多靶点、多途径对机体进行系统性调节。
- 有效部位群 —— 含有两类或两类以上有效部位的中药提取或分离部位。

第一章

中药化学成分的一般研究方法

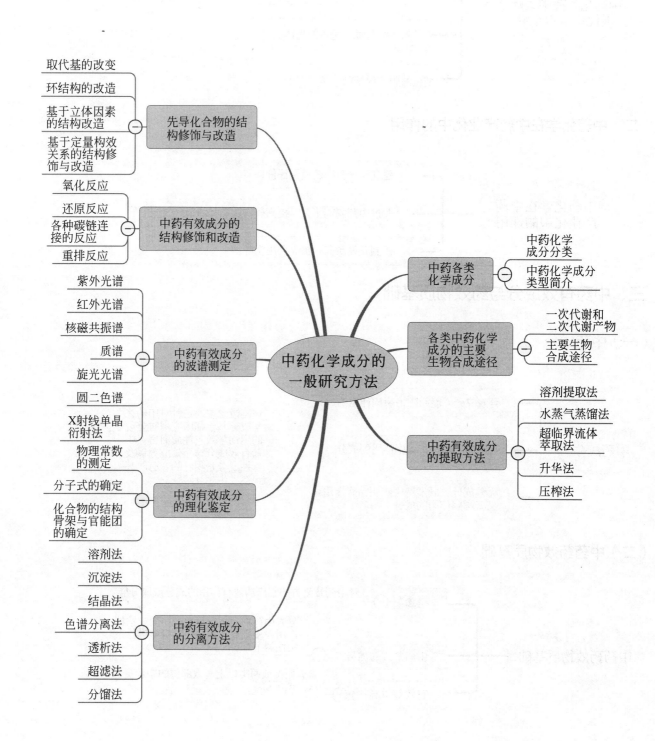

取代基的改变
环结构的改造
基于立体因素的结构改造
基于定量构效关系的结构修饰与改造
— 先导化合物的结构修饰与改造

氧化反应
还原反应
各种碳链连接的反应
重排反应
— 中药有效成分的结构修饰和改造

紫外光谱
红外光谱
核磁共振谱
质谱
旋光光谱
圆二色谱
X射线单晶衍射法
— 中药有效成分的波谱测定

物理常数的测定
分子式的确定
化合物的结构骨架与官能团的确定
— 中药有效成分的理化鉴定

溶剂法
沉淀法
结晶法
色谱分离法
透析法
超滤法
分馏法
— 中药有效成分的分离方法

中药化学成分的一般研究方法

中药各类化学成分
— 中药化学成分分类
中药化学成分类型简介

各类中药化学成分的主要生物合成途径
— 一次代谢和二次代谢产物
主要生物合成途径

中药有效成分的提取方法
— 溶剂提取法
水蒸气蒸馏法
超临界流体萃取法
升华法
压榨法

第一节　中药各类化学成分

一、中药化学成分分类

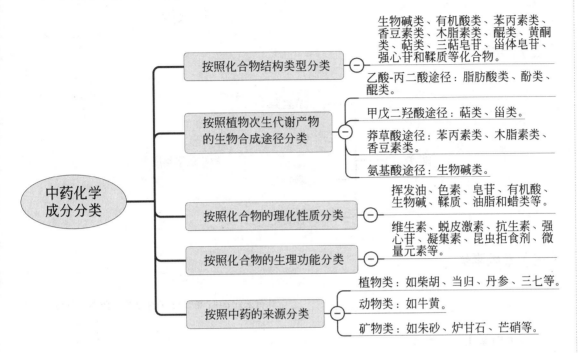

二、中药化学成分类型

（一）糖类和苷类

1. 糖类

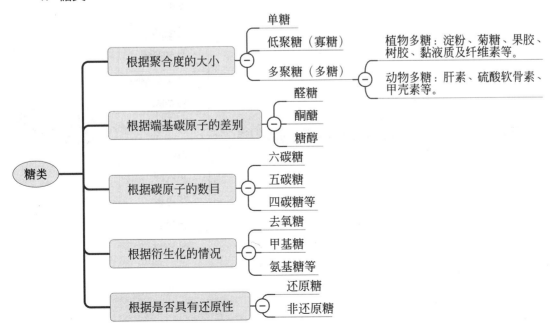

2. 苷类

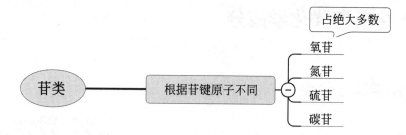

（二）醌类

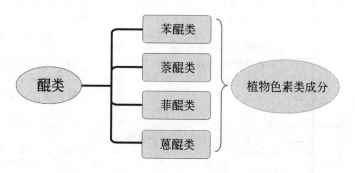

（三）苯丙素类

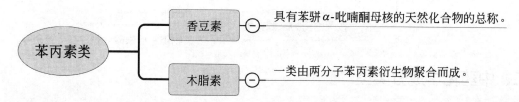

（四）黄酮类

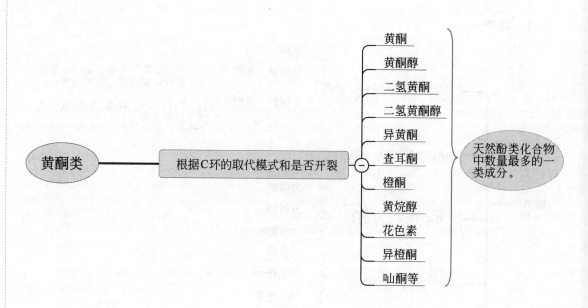

（五）萜类和挥发油

1. 萜类

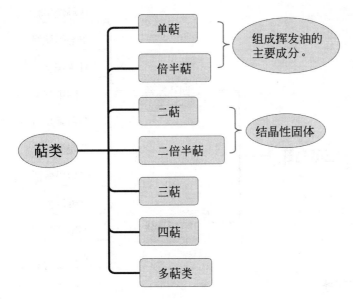

2. 挥发油

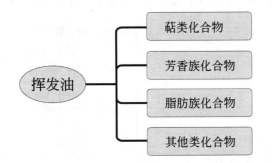

（六）生物碱类

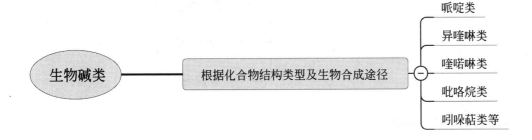

（七）三萜及其苷类

三萜类中以苷的形式存在的，称为三萜皂苷。

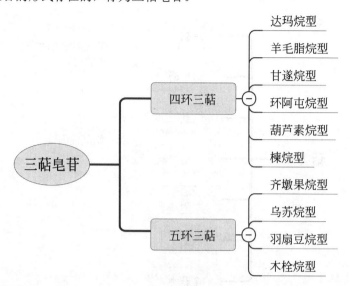

（八）甾体及其苷类

甾体及其苷类是一类结构中含有环戊烷骈多氢菲甾体母核的化合物。

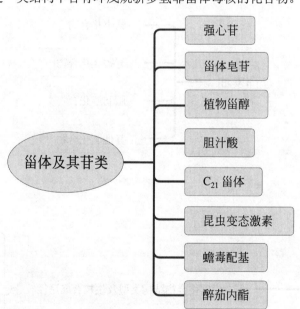

（九）鞣质及其他酚类

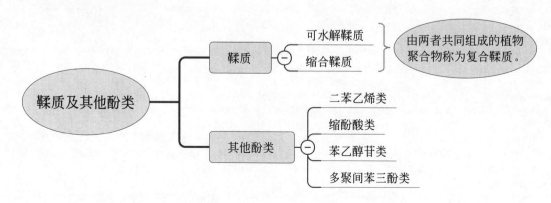

（十）动物药与矿物药的成分

动物药和矿物药也是中药和天然药物的重要构成部分。

（十一）其他类成分

中药的物质基础以上述成分为主，此外有些中药还含有脂肪酸、有机硫、天然色素、氨基酸、肽类、核苷类，以及各种无机元素。

第二节　各类中药化学成分的主要生物合成途径

一、一次代谢和二次代谢产物

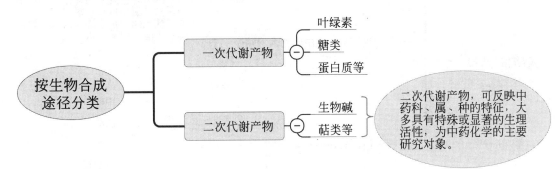

二、主要生物合成途径

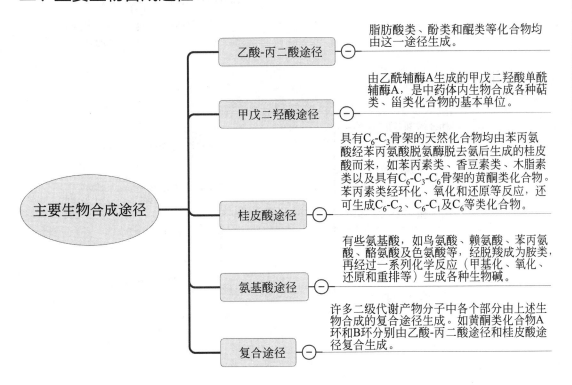

第三节　中药有效成分的提取方法

一、溶剂提取法

（一）溶剂的选择

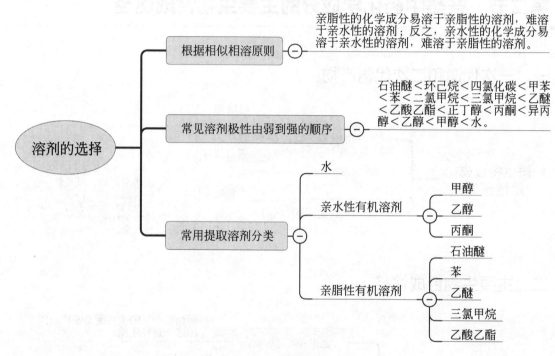

亲脂性的化学成分易溶于亲脂性的溶剂，难溶于亲水性的溶剂；反之，亲水性的化学成分易溶于亲水性的溶剂，难溶于亲脂性的溶剂。

石油醚＜环己烷＜四氯化碳＜甲苯＜苯＜二氯甲烷＜三氯甲烷＜乙醚＜乙酸乙酯＜正丁醇＜丙酮＜异丙醇＜乙醇＜甲醇＜水。

（二）提取方法

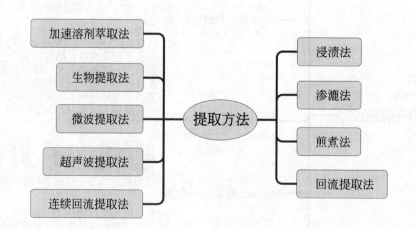

（三）影响提取效率的因素

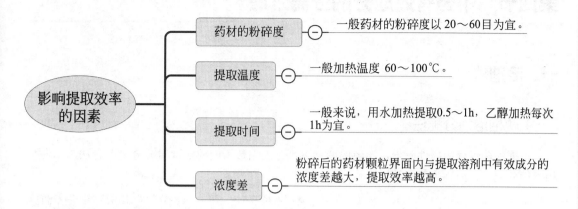

一般药材的粉碎度以 20～60 目为宜。

一般加热温度 60～100℃。

一般来说，用水加热提取0.5～1h，乙醇加热每次1h为宜。

粉碎后的药材颗粒界面内与提取溶剂中有效成分的浓度差越大，提取效率越高。

二、水蒸气蒸馏法

水蒸气蒸馏法适用于能随水蒸气蒸馏而不受热破坏的中药成分的提取，主要用于中药中挥发油及某些具有挥发性的小分子生物碱和小分子酚性物质的提取。

三、超临界流体萃取法

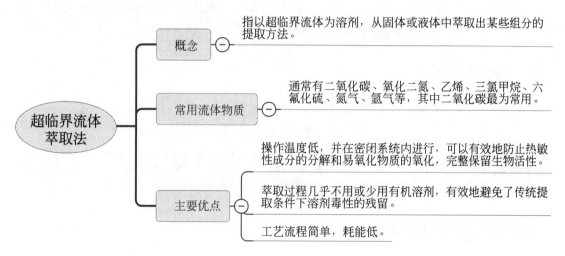

指以超临界流体为溶剂，从固体或液体中萃取出某些组分的提取方法。

通常有二氧化碳、氧化二氮、乙烯、三氯甲烷、六氟化硫、氮气、氩气等，其中二氧化碳最为常用。

操作温度低，并在密闭系统内进行，可以有效地防止热敏性成分的分解和易氧化物质的氧化，完整保留生物活性。

萃取过程几乎不用或少用有机溶剂，有效地避免了传统提取条件下溶剂毒性的残留。

工艺流程简单，耗能低。

四、升华法

有些固体物质受热后会直接汽化，遇冷后又凝固为原来的固体化合物，此现象称为升华。利用物质的升华特性，可以选择性地提取特异性物质，例如具有升华性质的游离醌。

五、压榨法

针对含量比较高且存在于植物的汁液中的有效成分，可以将新鲜原料直接压榨，收集汁液，达到有效成分提取和富集的目的。

第四节　中药有效成分的分离方法

一、溶剂法

（一）两相溶剂分配法

　　根据中药组分的极性差异，导致的两相溶剂分配系数不同而实现组分分离的方法，称为两相溶剂分配法，简称为萃取法。

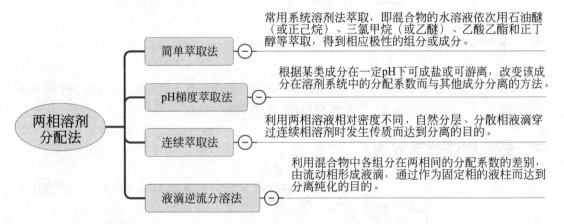

简单萃取法：常用系统溶剂法萃取，即混合物的水溶液依次用石油醚（或正己烷）、三氯甲烷（或乙醚）、乙酸乙酯和正丁醇等萃取，得到相应极性的组分或成分。

pH梯度萃取法：根据某类成分在一定pH下可成盐或可游离，改变该成分在溶剂系统中的分配系数而与其他成分分离的方法。

连续萃取法：利用两相溶液相对密度不同，自然分层、分散相液滴穿过连续相溶剂时发生传质而达到分离的目的。

液滴逆流分溶法：利用混合物中各组分在两相间的分配系数的差别，由流动相形成液滴，通过作为固定相的液柱而达到分离纯化的目的。

（二）酸碱溶剂法

　　根据中药组分酸碱性不同而实现分离和纯化的方法。

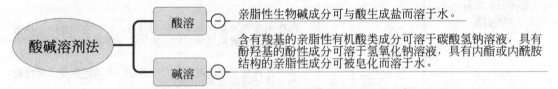

酸溶：亲脂性生物碱成分可与酸生成盐而溶于水。

碱溶：含有羧基的亲脂性有机酸类成分可溶于碳酸氢钠溶液，具有酚羟基的酚性成分可溶于氢氧化钠溶液，具有内酯或内酰胺结构的亲脂性成分可被皂化而溶于水。

（三）溶剂萃取法中的注意事项

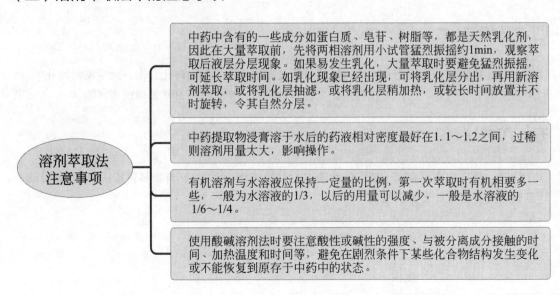

中药中含有的一些成分如蛋白质、皂苷、树脂等，都是天然乳化剂，因此在大量萃取前，先将两相溶剂用小试管猛烈振摇约1min，观察萃取后液层分层现象。如果易发生乳化，大量萃取时要避免猛烈振摇，可延长萃取时间。如乳化现象已经出现，可将乳化层分出，再用新溶剂萃取，或将乳化层抽滤，或将乳化层稍加热，或较长时间放置并不时旋转，令其自然分层。

中药提取物浸膏溶于水后的药液相对密度最好在1.1~1.2之间，过稀则溶剂用量太大，影响操作。

有机溶剂与水溶液应保持一定量的比例，第一次萃取时有机相要多一些，一般为水溶液的1/3，以后的用量可以减少，一般是水溶液的1/6~1/4。

使用酸碱溶剂法时要注意酸性或碱性的强度、与被分离成分接触的时间、加热温度和时间等，避免在剧烈条件下某些化合物结构发生变化或不能恢复到原存于中药中的状态。

二、沉淀法

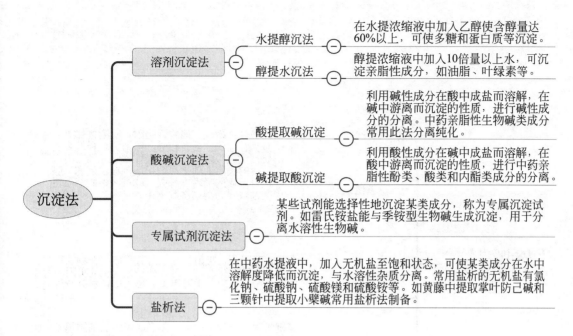

沉淀法

- 溶剂沉淀法
  - 水提醇沉法　在水提浓缩液中加入乙醇使含醇量达60%以上，可使多糖和蛋白质等沉淀。
  - 醇提水沉法　醇提浓缩液中加入10倍量以上水，可沉淀亲脂性成分，如油脂、叶绿素等。
- 酸碱沉淀法
  - 酸提取碱沉淀　利用碱性成分在酸中成盐而溶解，在碱中游离而沉淀的性质，进行碱性成分的分离。中药亲脂性生物碱类成分常用此法分离纯化。
  - 碱提取酸沉淀　利用酸性成分在碱中成盐而溶解，在酸中游离而沉淀的性质，进行中药亲脂性酚类、酸类和内酯类成分的分离。
- 专属试剂沉淀法　某些试剂能选择性地沉淀某类成分，称为专属沉淀试剂。如雷氏铵盐能与季铵型生物碱生成沉淀，用于分离水溶性生物碱。
- 盐析法　在中药水提液中，加入无机盐至饱和状态，可使某类成分在水中溶解度降低而沉淀，与水溶性杂质分离。常用盐析的无机盐有氯化钠、硫酸钠、硫酸镁和硫酸铵等。如黄藤中提取掌叶防己碱和三颗针中提取小檗碱常用盐析法制备。

三、结晶法

结晶法是根据各组分在某种单一溶剂或混合溶剂中的溶解度不同来实现物质分离的方法，是分离和精制固体化学成分最常用的方法之一。

（一）选择结晶溶剂的要求

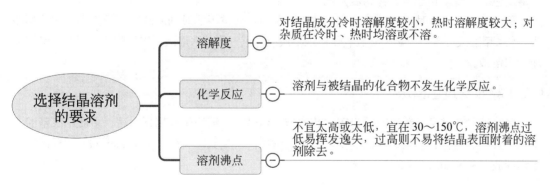

选择结晶溶剂的要求

- 溶解度　对结晶成分冷时溶解度较小，热时溶解度较大；对杂质在冷时、热时均溶或不溶。
- 化学反应　溶剂与被结晶的化合物不发生化学反应。
- 溶剂沸点　不宜太高或太低，宜在30～150℃，溶剂沸点过低易挥发逸失，过高则不易将结晶表面附着的溶剂除去。

（二）常用结晶溶剂

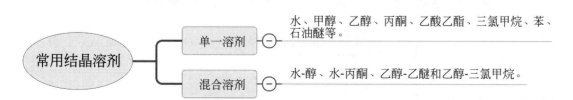

常用结晶溶剂

- 单一溶剂　水、甲醇、乙醇、丙酮、乙酸乙酯、三氯甲烷、苯、石油醚等。
- 混合溶剂　水-醇、水-丙酮、乙醇-乙醚和乙醇-三氯甲烷。

四、色谱分离法

（一）吸附色谱法

1. 吸附剂

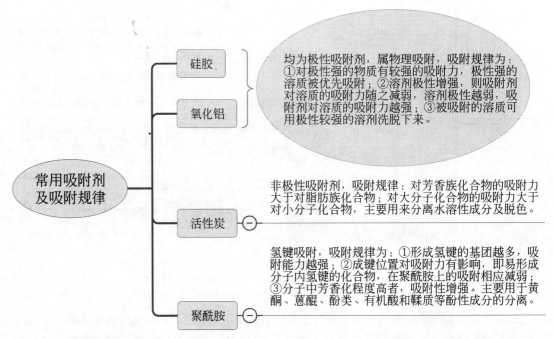

常用吸附剂及吸附规律

- 硅胶
- 氧化铝

均为极性吸附剂，属物理吸附，吸附规律为：①对极性强的物质有较强的吸附力，极性强的溶质被优先吸附；②溶剂极性增强，则吸附剂对溶质的吸附力随之减弱，溶剂极性越强，吸附剂对溶质的吸附力越强；③被吸附的溶质可用极性较强的溶剂洗脱下来。

- 活性炭

非极性吸附剂，吸附规律：对芳香族化合物的吸附力大于对脂肪族化合物；对大分子化合物的吸附力大于对小分子化合物，主要用来分离水溶性成分及脱色。

- 聚酰胺

氢键吸附，吸附规律为：①形成氢键的基团越多，吸附能力越强；②成键位置对吸附力有影响，即易形成分子内氢键的化合物，在聚酰胺上的吸附相应减弱；③分子中芳香化程度高者，吸附性增强。主要用于黄酮、蒽醌、酚类、有机酸和鞣质等酚性成分的分离。

2. 洗脱剂和展开剂

对于吸附色谱，除气相色谱外，流动相均为液体；对于柱色谱，流动相称为洗脱剂，而对于薄层色谱，流动相通常被称为展开剂。

聚酰胺色谱是一种以氢键吸附为主的吸附色谱，其常用洗脱剂的洗脱能力由小到大的顺序为：水＜甲醇或乙醇＜丙酮＜稀氢氧化铵水溶液或稀氢氧化钠水溶液＜甲酰胺＜二甲基甲酰胺＜尿素水溶液。

（二）凝胶滤过色谱法

凝胶滤过色谱是一种以凝胶为固定相的液相色谱，主要用于分离蛋白质、多肽、氨基酸、多糖、苷类、甾体、多聚黄酮以及生物碱等。常用的有葡聚糖凝胶（Sephadex G）和羟丙基葡聚糖凝胶（Sephadex LH-20）。

（三）离子交换色谱法

离子交换色谱法是根据提取物中各成分的解离度差异进行分离的方法。

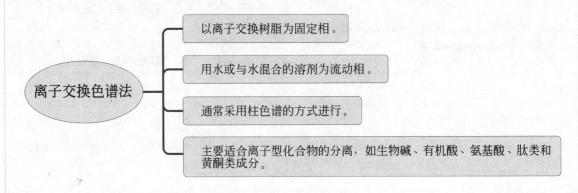

离子交换色谱法

- 以离子交换树脂为固定相。
- 用水或与水混合的溶剂为流动相。
- 通常采用柱色谱的方式进行。
- 主要适合离子型化合物的分离，如生物碱、有机酸、氨基酸、肽类和黄酮类成分。

1. 离子交换树脂的分类

根据可交换离子的不同可将其分为阳离子交换树脂和阴离子交换树脂。

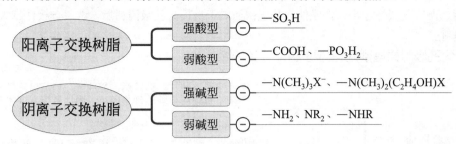

2. 离子交换树脂的选择

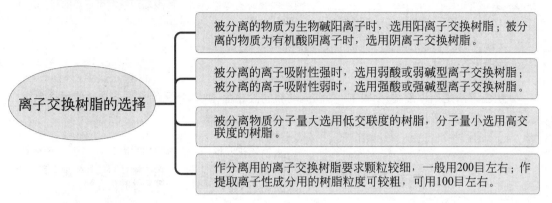

3. 洗脱剂的选择

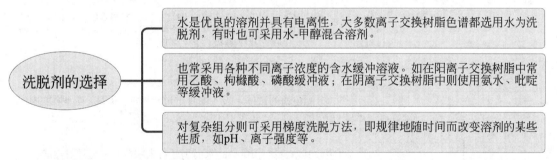

4. 其他常用的离子交换材料

在中药化学成分研究中常用的离子交换材料除离子交换树脂外，还包括离子交换纤维素和离子交换凝胶。

（四）大孔吸附树脂法

大孔吸附树脂法是根据化合物与大孔树脂吸附力的不同，在大孔树脂上实现分离的色谱方法。

1. 大孔吸附树脂色谱的影响因素

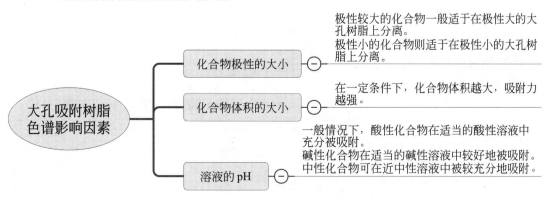

2. 洗脱剂的选择

常用洗脱剂主要为水、含水甲醇、乙醇、丙酮和乙酸乙酯等。通常来说，对于非极性大孔吸附树脂，洗脱剂极性越小，洗脱能力越强；而对于极性大孔吸附树脂，洗脱剂极性越大，洗脱能力越强。

3. 大孔吸附树脂预处理与再生

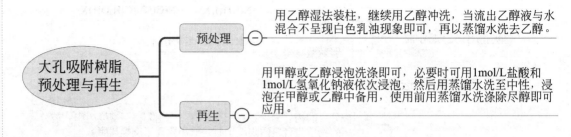

（五）分配色谱法

分配色谱法是指以液体作为固定相和流动相的液相色谱法。分配色谱法通常可使用柱色谱、薄层色谱、纸色谱等操作方式。

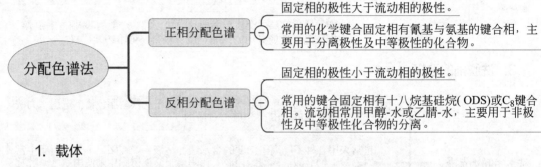

1. 载体

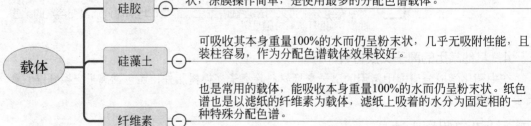

2. 固定相与流动相

在分配色谱中，固定相和流动相的选择是决定分离效果的关键因素。

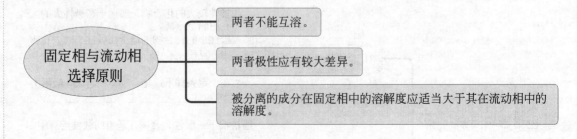

3. 被分离成分与溶剂系统的关系

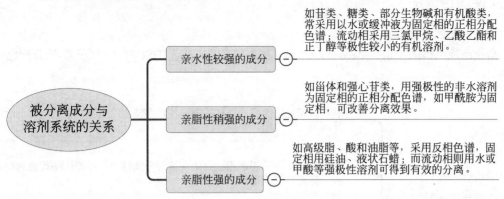

（六）高效液相色谱法

高效液相色谱法（high performance liquid chromatography，HPLC）是在常规柱色谱基础上发展出来的一种新型快速分离分析技术，其分离原理与常规柱色谱相同，包括吸附色谱、分配色谱、凝胶色谱、离子交换色谱等多种类型。

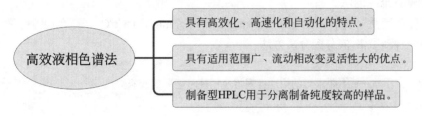

（七）中压液相色谱法

中压液相色谱法（medium pressure liquid chromatography，MPLC）的分离原理与 HPLC 相同，分离效果介于 HPLC 与常压柱色谱之间。该色谱方法对仪器设备和溶剂要求均较低，适用于大量不同类型的化学成分的大量制备和分离，已逐渐成为中药化学物质分离的常用技术手段。

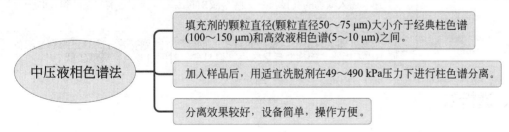

（八）真空液相色谱法

真空液相色谱法（vacuum liquid chromatography，VLC）又称减压柱色谱法。

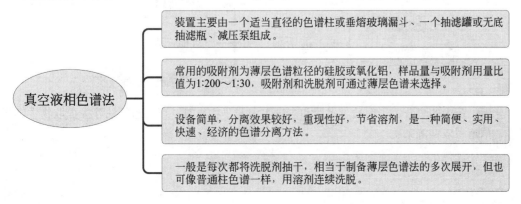

（九）逆流色谱法

1. 高速逆流色谱法

高速逆流色谱法（high-speedcountercurrent chromatography，HSCCC），属于液-液分配色谱方法。

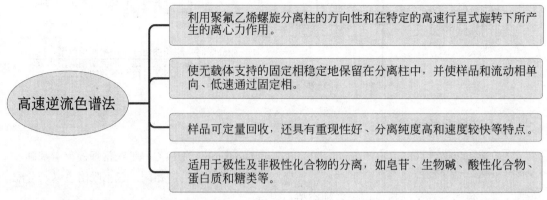

高速逆流色谱法
- 利用聚氟乙烯螺旋分离柱的方向性和在特定的高速行星式旋转下所产生的离心力作用。
- 使无载体支持的固定相稳定地保留在分离柱中，并使样品和流动相单向、低速通过固定相。
- 样品可定量回收，还具有重现性好、分离纯度高和速度较快等特点。
- 适用于极性及非极性化合物的分离，如皂苷、生物碱、酸性化合物、蛋白质和糖类等。

2. 液滴逆流色谱法

液滴逆流色谱法（droplet countercurrent chromatography，DCCC），是在逆流分配法基础上发展形成的一种新型液-液分配分离方法。

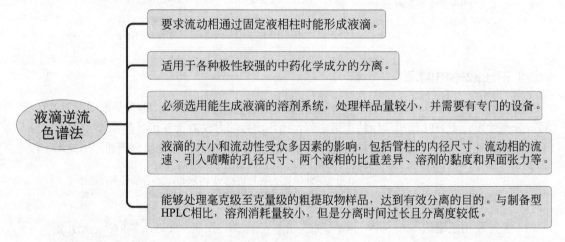

液滴逆流色谱法
- 要求流动相通过固定液相柱时能形成液滴。
- 适用于各种极性较强的中药化学成分的分离。
- 必须选用能生成液滴的溶剂系统，处理样品量较小，并需要有专门的设备。
- 液滴的大小和流动性受众多因素的影响，包括管柱的内径尺寸、流动相的流速、引入喷嘴的孔径尺寸、两个液相的比重差异、溶剂的黏度和界面张力等。
- 能够处理毫克级至克量级的粗提取物样品，达到有效分离的目的。与制备型HPLC相比，溶剂消耗量较小，但是分离时间过长且分离度较低。

五、透析法

透析法根据混合物中化合物分子的大小差异实现物质分离，一般小分子物质可通过半透膜，而大分子物质不能通过半透膜。

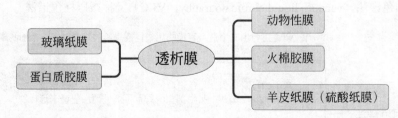

透析膜
- 玻璃纸膜
- 蛋白质胶膜
- 动物性膜
- 火棉胶膜
- 羊皮纸膜（硫酸纸膜）

分离中药中的皂苷、蛋白质、多肽和多糖等大分子物质时，可用透析法除去提取物中的无机盐、单糖、双糖等杂质。

六、超滤法

超滤法利用具有一定孔径的多孔滤膜为分离介质，以外界加压力或化学位差为推动力，对分子体积大小各异的化学成分进行筛分，从而实现不同体积大小分子的分离。

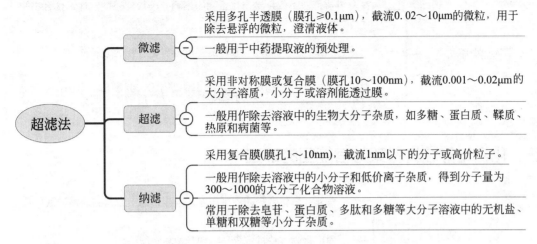

超滤法
- 微滤 — 采用多孔半透膜（膜孔≥0.1μm），截流0.02～10μm的微粒，用于除去悬浮的微粒，澄清液体。
  - 一般用于中药提取液的预处理。
- 超滤 — 采用非对称膜或复合膜（膜孔10～100nm），截流0.001～0.02μm的大分子溶质，小分子或溶剂能透过膜。
  - 一般用作除去溶液中的生物大分子杂质，如多糖、蛋白质、鞣质、热原和病菌等。
- 纳滤 — 采用复合膜（膜孔1～10nm），截流1nm以下的分子或高价粒子。
  - 一般用作除去溶液中的小分子和低价离子杂质，得到分子量为300～1000的大分子化合物溶液。
  - 常用于除去皂苷、蛋白质、多肽和多糖等大分子溶液中的无机盐、单糖和双糖等小分子杂质。

七、分馏法

分馏法根据液体混合物中各成分的沸点不同，通过反复蒸馏来分离液体成分。在中药化学成分分离工作中，分馏法主要用于挥发油和一些液体生物碱的分离。

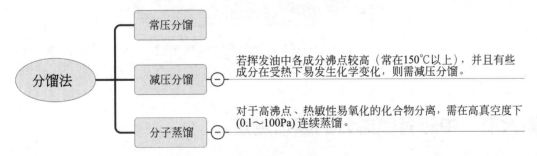

分馏法
- 常压分馏
- 减压分馏 — 若挥发油中各成分沸点较高（常在150℃以上），并且有些成分在受热下易发生化学变化，则需减压分馏。
- 分子蒸馏 — 对于高沸点、热敏性易氧化的化合物分离，需在高真空度下(0.1～100Pa)连续蒸馏。

第五节　中药有效成分的理化鉴定

一、物理常数的测定

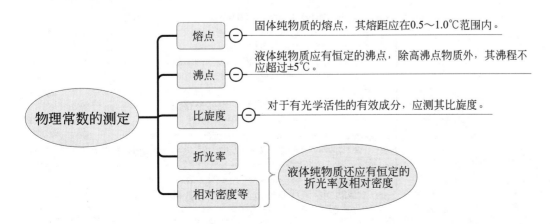

物理常数的测定
- 熔点 — 固体纯物质的熔点，其熔距应在0.5～1.0℃范围内。
- 沸点 — 液体纯物质应有恒定的沸点，除高沸点物质外，其沸程不应超过±5℃。
- 比旋度 — 对于有光学活性的有效成分，应测其比旋度。
- 折光率
- 相对密度等 — 液体纯物质还应有恒定的折光率及相对密度

✎ 笔记

二、分子式的确定

确定化学成分的分子式和分子量，最常用的方法是质谱法（mass spectrometry，MS）。

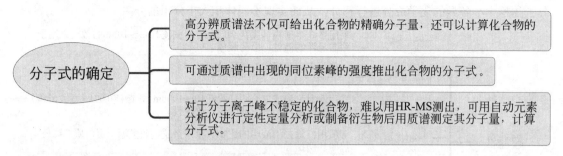

分子式的确定
- 高分辨质谱法不仅可给出化合物的精确分子量，还可以计算化合物的分子式。
- 可通过质谱中出现的同位素峰的强度推出化合物的分子式。
- 对于分子离子峰不稳定的化合物，难以用HR-MS测出，可用自动元素分析仪进行定性定量分析或制备衍生物后用质谱测定其分子量，计算分子式。

三、化合物的结构骨架与官能团的确定

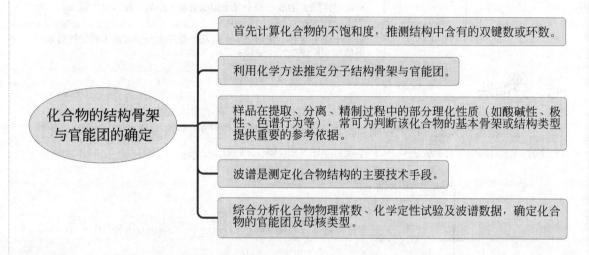

化合物的结构骨架与官能团的确定
- 首先计算化合物的不饱和度，推测结构中含有的双键数或环数。
- 利用化学方法推定分子结构骨架与官能团。
- 样品在提取、分离、精制过程中的部分理化性质（如酸碱性、极性、色谱行为等），常可为判断该化合物的基本骨架或结构类型提供重要的参考依据。
- 波谱是测定化合物结构的主要技术手段。
- 综合分析化合物物理常数、化学定性试验及波谱数据，确定化合物的官能团及母核类型。

第六节　中药有效成分的波谱测定

一、紫外光谱

紫外光谱（ultraviolet spectrum，UVS）是指有机化合物吸收紫外光（200～400nm）或可见光（400～800nm）后，发生电子跃迁而形成吸收光谱。

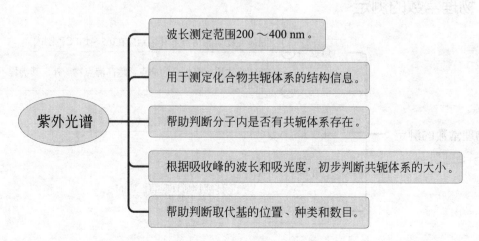

紫外光谱
- 波长测定范围200～400 nm。
- 用于测定化合物共轭体系的结构信息。
- 帮助判断分子内是否有共轭体系存在。
- 根据吸收峰的波长和吸光度，初步判断共轭体系的大小。
- 帮助判断取代基的位置、种类和数目。

各类化合物紫外吸收特征

吸收范围	吸收强度	化合物
220～700nm	无吸收	脂肪烃及衍生物，非共轭烯烃
220～250nm（K 带）	强吸收	共轭二烯，不饱和醛、酮
200～250nm（E 带）	强吸收	芳环及衍生物
250～290nm（B 带）	中强吸收	
250～350nm（R 带）	中（低）强度吸收	醛酮羰基或共轭羰基
>300nm	高强度吸收，有精细结构	稠环芳烃及衍生物

二、红外光谱

红外光谱（infrared spectrum，IR）是指化合物吸收红外光（2～16μm）后产生振动、转动能级跃迁而形成的吸收光谱。红外光谱横坐标常用波数表示（即 1cm 中的波长数），单位为 cm^{-1}。

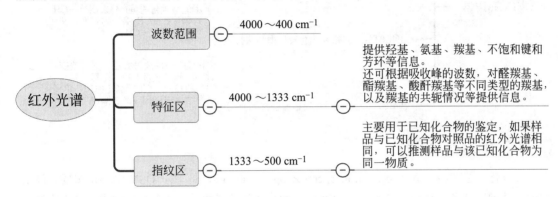

三、核磁共振谱

核磁共振谱（nuclear magnetic resonance spectroscopy，NMR）是化合物在磁场中受电磁波的辐射，原子核吸收能量产生能级跃迁，即发生核磁共振，以吸收峰的频率对吸收强度作图而得的图谱。不同类型的核磁共振谱能够给出化合物中氢原子和碳原子相关信息，包括原子类型、数目、连接方式、化学环境，以及构型、构象信息。超导核磁共振波谱仪的频率为 200～600MHz，有的还可高达 700～900MHz。

（一）¹H-NMR 谱

¹H-NMR 测定比较容易，应用较为广泛。¹H-NMR 技术能提供的结构信息参数主要是化学位移、偶合常数及质子数目。

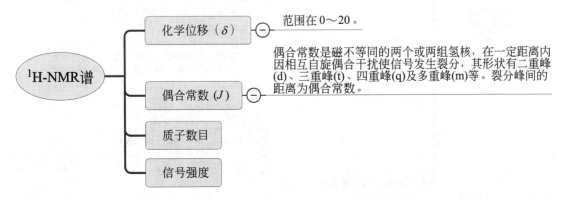

（二）¹³C-NMR 谱

¹³C-NMR 能够给出分子中各种不同类型及化学环境的碳核化学位移、异核偶合常数（J_{CH}）及弛豫时间（T_1），其中利用度最高的数据是化学位移。¹³C-NMR 的化学位移范围为 0~250，不同化学位移值反映不同类型的碳原子。常见的 ¹³C-NMR 测定技术如下。

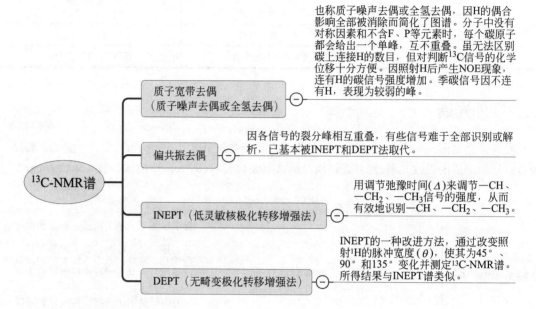

- 质子宽带去偶（质子噪声去偶或全氢去偶）——也称质子噪声去偶或全氢去偶，因H的偶合影响全部被消除而简化了图谱。分子中没有对称因素和不含F、P等元素时，每个碳原子都会给出一个单峰，互不重叠。虽无法区别碳上连接H的数目，但对判断¹³C信号的化学位移十分方便。因照射H后产生NOE现象，连有H的碳信号强度增加。季碳信号因不连有H，表现为较弱的峰。
- 偏共振去偶——因各信号的裂分峰相互重叠，有些信号难于全部识别或解析，已基本被INEPT和DEPT法取代。
- INEPT（低灵敏核极化转移增强法）——用调节弛豫时间（Δ）来调节—CH、—CH₂、—CH₃信号的强度，从而有效地识别—CH、—CH₂、—CH₃。
- DEPT（无畸变极化转移增强法）——INEPT的一种改进方法，通过改变照射¹H的脉冲宽度（θ），使其为45°、90°和135°变化并测定¹³C-NMR谱。所得结果与INEPT谱类似。

（三）二维核磁共振谱

二维化学位移相关谱（correlation spectroscopy，COSY），是 ²D-COSY 谱中最重要和最常用的一种测试技术。²D-COSY 谱又可分为同核和异核相关谱两种。在中药化学成分结构研究中常用的二维相关谱类型如下。

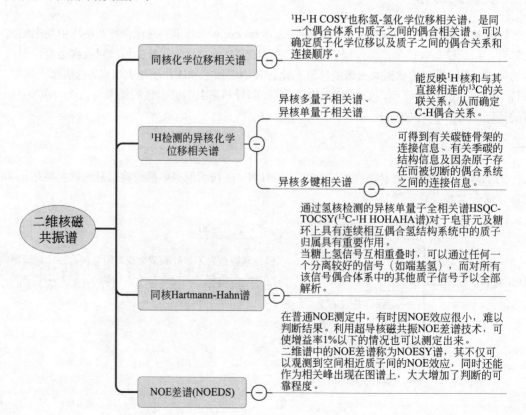

- 同核化学位移相关谱——¹H-¹H COSY也称氢-氢化学位移相关谱，是同一个偶合体系中质子之间的偶合相关谱。可以确定质子化学位移以及质子之间的偶合关系和连接顺序。
- ¹H检测的异核化学位移相关谱
  - 异核多量子相关谱、异核单量子相关谱——能反映¹H核和与其直接相连的¹³C的关联关系，从而确定C-H偶合关系。
  - 异核多键相关谱——可得到有关碳链骨架的连接信息、有关季碳的结构信息及因杂原子存在而被切断的偶合系统之间的连接信息。
- 同核Hartmann-Hahn谱——通过氢核检测的异核单量子全相关谱HSQC-TOCSY(¹³C-¹H HOHAHA谱)对于皂苷元及糖环上具有连续相互偶合结构系统中的质子归属具有重要作用。当糖上氢信号互相重叠时，可以通过任何一个分离较好的信号（如端基氢），而对所有该信号偶合体系中的其他质子信号予以全部解析。
- NOE差谱(NOEDS)——在普通NOE测定中，有时因NOE效应很小，难以判断结果。利用超导核磁共振NOE差谱技术，可使增益率1%以下的情况也可以测定出来。二维谱中的NOE差谱称为NOESY谱，其不仅可以观测到空间相近质子间的NOE效应，同时还能作为相关峰出现在图谱上，大大增加了判断的可靠程度。

四、质谱

质谱（mass spectrometry，MS）主要用于测定化合物分子离子及碎片的质量和强度信息，是化合物结构分析重要数据支撑。在 MS 中，横坐标为质荷比（*m/z*），纵坐标为相对强度。在化合物结构解析中主要通过分子离子峰获得分子量信息，利用高分辨质谱还可计算化合物的分子式。在多级质谱中，可以通过碎片峰结合分子离子峰推测分子的结构组成。此外，运用串联质谱技术还可以实现混合离子分离后的再鉴定。

（一）常用质谱主要离子源的电离方式

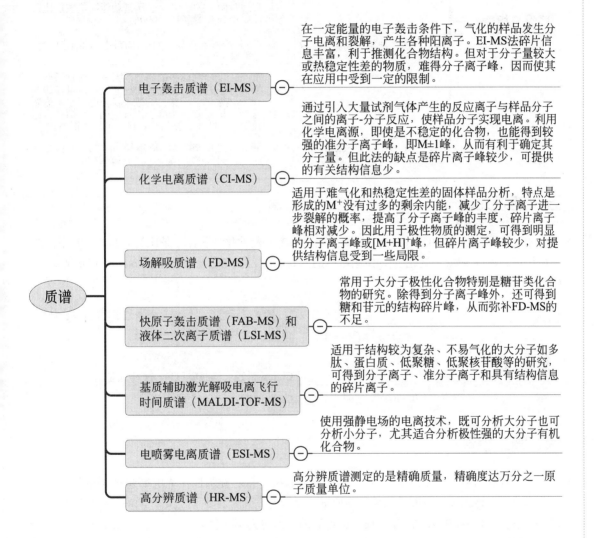

在一定能量的电子轰击条件下，气化的样品发生分子电离和裂解，产生各种阳离子。EI-MS法碎片信息丰富，利于推测化合物结构。但对于分子量较大或热稳定性差的物质，难得分子离子峰，因而使其在应用中受到一定的限制。

通过引入大量试剂气体产生的反应离子与样品分子之间的离子-分子反应，使样品分子实现电离。利用化学电离源，即使是不稳定的化合物，也能得到较强的准分子离子峰，即M±1峰，从而有利于确定其分子量。但此法的缺点是碎片离子峰较少，可提供的有关结构信息少。

适用于难气化和热稳定性差的固体样品分析，特点是形成的M$^+$没有过多的剩余内能，减少了分子离子进一步裂解的概率，提高了分子离子峰的丰度，碎片离子峰相对减少。因此用于极性物质的测定，可得到明显的分子离子峰或[M+H]$^+$峰，但碎片离子峰较少，对提供结构信息受到一些局限。

常用于大分子极性化合物特别是糖苷类化合物的研究。除得到分子离子峰外，还可得到糖和苷元的结构碎片峰，从而弥补FD-MS的不足。

适用于结构较为复杂、不易气化的大分子如多肽、蛋白质、低聚糖、低聚核苷酸等的研究，可得到分子离子、准分子离子和具有结构信息的碎片离子。

使用强静电场的电离技术，既可分析大分子也可分析小分子，尤其适合分析极性强的大分子有机化合物。

高分辨质谱测定的是精确质量，精确度达万分之一原子质量单位。

（二）质谱常用的质量分析器

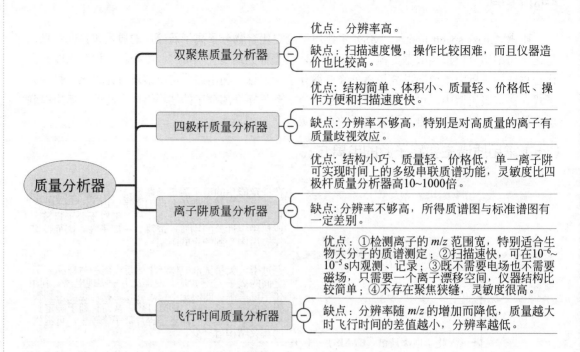

五、旋光光谱

通过不同波长（200～760nm）的偏振光照射旋光活性化合物，记录比旋光度，反映不同波长下比旋光度[α]或摩尔旋光度[ϕ]作图所得的曲线，即为旋光光谱（optical rotatory dispersion，ORD）。常见类型如下。

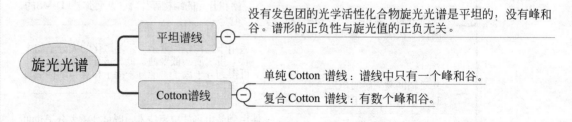

六、圆二色谱

光活性化合物对组成平面偏振光的左旋圆偏振光和右旋圆偏振光的摩尔吸光系数是不同的，这种现象称为圆二色性。两种摩尔吸光系数之差（$\Delta\varepsilon$）随入射偏振光的波长变化而变化，以 $\Delta\varepsilon$ 或有关量为纵坐标、波长为横坐标得到的图谱称为圆二色光谱（circular dichroism，CD）。由于 $\Delta\varepsilon$ 绝对值很小，常用摩尔椭圆度[θ]来代替，它与摩尔吸光系数的关系是：[θ]=3300$\Delta\varepsilon$。因为[θ]=3300$\Delta\varepsilon$，$\Delta\varepsilon$ 可为正值亦可为负值，所以圆二色光谱曲线也有正性谱线（向上）和负性谱线（向下）。

七、X射线单晶衍射法

X射线单晶衍射法（X-ray single crystal diffraction，XRD），是通过测定化合物晶体对X射线的衍射谱，并通过计算机用数学方法解析、还原为分子中各原子的排列关系，最后获得每个原子在某一坐标系中的分布从而给出化学结构。

　　X 射线单晶衍射不仅能测定化合物的一般结构，还能测定化学结构中的键长、键角、构象、绝对构型等结构信息。X 射线仪主要根据阳极靶区分为铜靶和钼靶，其中钼靶一般只能确定相对构型，而铜靶 X 射线仪可用于确定化合物的绝对构型。

　　X 射线单晶衍射是测定大分子物质结构最有力的工具，现已能测定分子量为 800 万的大分子化学结构。

第七节　中药有效成分的结构修饰和改造

一、氧化反应

1. 烃类的氧化

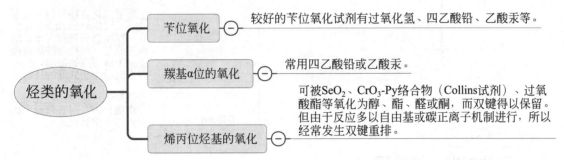

苄位氧化	—	较好的苄位氧化试剂有过氧化氢、四乙酸铅、乙酸汞等。
烃类的氧化 — 羰基α位的氧化	—	常用四乙酸铅或乙酸汞。
烯丙位烃基的氧化	—	可被 SeO₂、CrO₃-Py 络合物（Collins 试剂）、过氧酸酯等氧化为醇、酯、醛或酮，而双键得以保留。但由于反应多以自由基或碳正离子机制进行，所以经常发生双键重排。

2. 醇类的氧化

Oppenauer 氧化　DMSO-DCC 氧化　活性 MnO₂ 氧化　—　伯、仲醇的常用氧化方法　—　铬酸吡啶鎓盐氧化　Jones 氧化　重铬酸钾氧化

3. 醛的氧化

醛的常用氧化方法有重铬酸钾氧化和碱融法氧化。例如，香兰醛用此方法可氧化成香草酸。

4. 脱氢反应

从分子中消除一对或几对氢原子形成不饱和化合物的反应称为脱氢反应。

5. 烯键的氧化

α,β-不饱和羰基在碱性条件下可被氧化物如 H_2O_2 或 t-BuOH 氧化形成环氧化物。高锰酸钾常可将双键氧化成顺式 1,2-二醇，但需要严格控制反应条件，否则将进一步被氧化。此外，高锰酸钾和臭氧作为氧化剂常会使双键发生断裂。

6. 芳烃的氧化

芳烃对于一般氧化剂如高锰酸钾、铬酸等相对稳定，但是其苄位容易被氧化，特别是芳环有供电基团时更利于被氧化。

二、还原反应

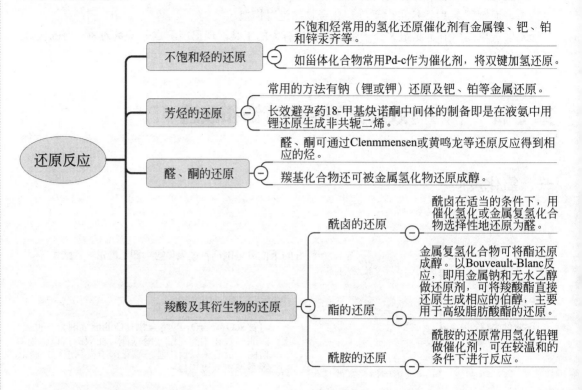

还原反应
- 不饱和烃的还原
  - ⊖ 不饱和烃常用的氢化还原催化剂有金属镍、钯、铂和锌汞齐等。
  - ⊖ 如甾体化合物常用Pd-c作为催化剂，将双键加氢还原。
- 芳烃的还原
  - 常用的方法有钠（锂或钾）还原及钯、铂等金属还原。
  - ⊖ 长效避孕药18-甲基炔诺酮中间体的制备即是在液氨中用锂还原生成非共轭二烯。
- 醛、酮的还原
  - 醛、酮可通过Clenmmensen或黄鸣龙等还原反应得到相应的烃。
  - ⊖ 羰基化合物还可被金属氢化物还原成醇。
- 羧酸及其衍生物的还原
  - 酰卤的还原 ⊖ 酰卤在适当的条件下，用催化氢化或金属复氢化合物选择性地还原为醛。
  - 酯的还原 ⊖ 金属复氢化合物可将酯还原成醇。以Bouveault-Blanc反应，即用金属钠和无水乙醇做还原剂，可将羧酸酯直接还原生成相应的伯醇，主要用于高级脂肪酸酯的还原。
  - 酰胺的还原 ⊖ 酰胺的还原常用氢化铝锂做催化剂，可在较温和的条件下进行反应。

三、各种碳链连接的反应

1. 缩合反应

缩合反应是指两个或多个有机化合物分子通过碳键形成一个新的聚合物，或同一个分子发生分子内的反应形成新分子。

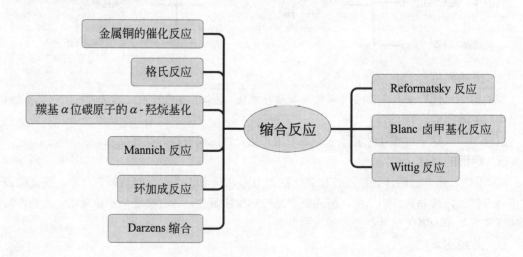

- 金属铜的催化反应
- 格氏反应
- 羰基α位碳原子的α-羟烷基化
- Mannich 反应
- 环加成反应
- Darzens 缩合

缩合反应
- Reformatsky 反应
- Blanc 卤甲基化反应
- Wittig 反应

2. 烃化反应

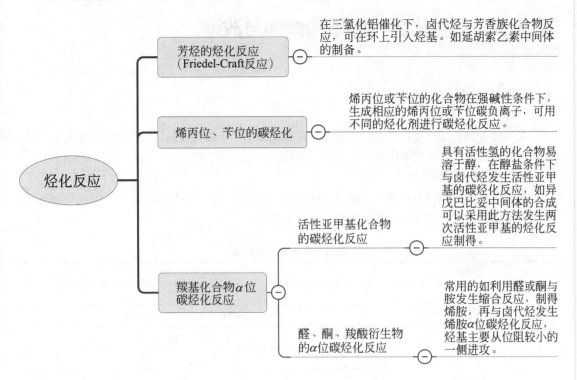

烃化反应
- 芳烃的烃化反应（Friedel-Craft反应）——在三氯化铝催化下，卤代烃与芳香族化合物反应，可在环上引入烃基。如延胡索乙素中间体的制备。
- 烯丙位、苄位的碳烃化——烯丙位或苄位的化合物在强碱性条件下，生成相应的烯丙位或苄位碳负离子，可用不同的烃化剂进行碳烃化反应。
- 羰基化合物α位碳烃化反应
  - 活性亚甲基化合物的碳烃化反应——具有活性氢的化合物易溶于醇，在醇盐条件下与卤代烃发生活性亚甲基的碳烃化反应，如异戊巴比妥中间体的合成可以采用此方法发生两次活性亚甲基的烃化反应制得。
  - 醛、酮、羧酸衍生物的α位碳烃化反应——常用的如利用醛或酮与胺发生缩合反应，制得烯胺，再与卤代烃发生烯胺α位碳烃化反应，烃基主要从位阻较小的一侧进攻。

四、重排反应

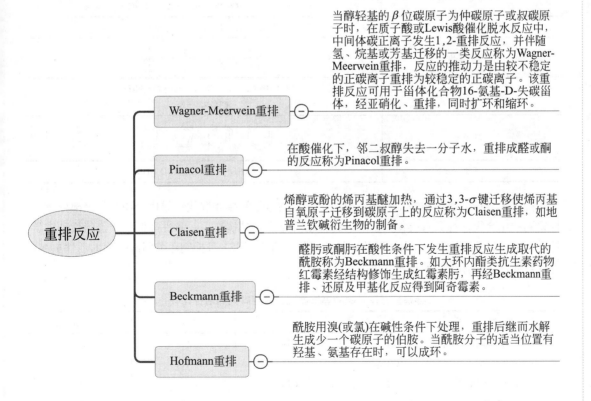

重排反应
- Wagner-Meerwein重排——当醇羟基的β位碳原子为仲碳原子或叔碳原子时，在质子酸或Lewis酸催化脱水反应中，中间体碳正离子发生1,2-重排反应，并伴随氢、烷基或芳基迁移的一类反应称为Wagner-Meerwein重排，反应的推动力是由较不稳定的正碳离子重排为较稳定的正碳离子。该重排反应可用于甾体化合物16-氨基-D-失碳甾体，经亚硝化、重排，同时扩环和缩环。
- Pinacol重排——在酸催化下，邻二叔醇失去一分子水，重排成醛或酮的反应称为Pinacol重排。
- Claisen重排——烯醇或酚的烯丙基醚加热，通过3,3-σ键迁移使烯丙基自氧原子迁移到碳原子上的反应称为Claisen重排，如地普兰钦碱衍生物的制备。
- Beckmann重排——醛肟或酮肟在酸性条件下发生重排反应生成取代的酰胺称为Beckmann重排。如大环内酯类抗生素药物红霉素经结构修饰生成红霉素肟，再经Beckmann重排、还原及甲基化反应得到阿奇霉素。
- Hofmann重排——酰胺用溴(或氯)在碱性条件下处理，重排后继而水解生成少一个碳原子的伯胺。当酰胺分子的适当位置有羟基、氨基存在时，可以成环。

第八节　先导化合物的结构修饰与改造

一、取代基的改变

先导化合物的结构修饰是指通过增加、减少或变换化学结构上基团，改变先导化合物的活性、毒性、溶解性和生物利用度等，筛选出活性高、成药性好的目标化合物。

1. 生物电子等排体

生物电子等排体指一些分子或基团因外围电子数目相同或排列相似，而产生相似生物活性并具有相似物理或化学性质。常用的生物电子等排体见下表。

常用的生物电子等排体

分类	生物电子等排体
一价原子或基团	F, H
	$-NH_2$, $-OH$, $-F$, $-CH_3$, $-NH_2$, H
	$-OH$, $-SH$
	$-Cl$, $-Br$, $-CF_3$, $-CN$
	$i\text{-}Pr-$, $t\text{-}Bu$
二价原子或基团	$-CH_2-$, $-O-$, $-NH-$, $-S-$, $-CONH-$, $-COO-$
	$-C=O$, $-C=S$, $-C=NH$, $-C=C-$
三价原子或基团	$-CH-$, $-N-$, $-P-$, $-As-$
四价原子或基团	$-\overset{\oplus}{N}-$, $-\overset{\oplus}{C}-$, $-\overset{\oplus}{P}-$, $-\overset{\oplus}{As}-$
环内	$-CH-CH-$, $-S-$, $-O-$, $-NH-$
	$-CH=$, $-N=$
环类	
其他	$-COOH$, $-SO_3H$, $-SO_2NHR$

在对先导化合物结构装饰和改造时，可用生物电子等排体取代先导化合物的某个部分。这样得到的化合物往往具有类似的药理活性，也可能产生拮抗作用、毒性降低或改善药代动力学性质，如毒扁豆碱的碳等排体，其稳定性明显好于毒扁豆碱，且抑制乙酰胆碱酯酶的活性更高、毒性较低，对映体的活性也不相同，见下表。

毒扁豆碱及其碳的等排体抗乙酰胆碱酯酶活性比较

化合物	R_1	R_2	IC_{50}/nm	LD_{50}/(mg/kg)
(−)-毒扁豆碱	CH_3	CH_3	128	0.88
(±)-碳等排体 1	$n\text{-}C_7H_{13}$	CH_3	114	21
(−)-碳等排体 2a	$n\text{-}C_7H_{13}$	C_2H_5	36	6
(+)-碳等排体 2b	$n\text{-}C_7H_{13}$	C_2H_5	211	18

2. 变换基团

主要有以下五种作用。

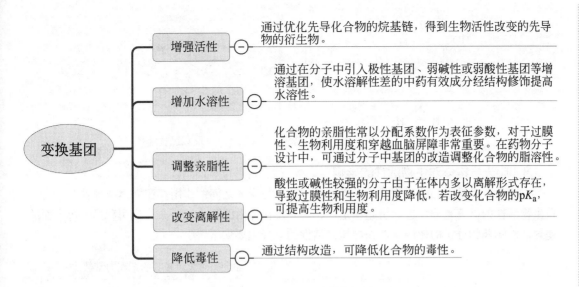

- 变换基团
  - 增强活性：通过优化先导化合物的烷基链，得到生物活性改变的先导物的衍生物。
  - 增加水溶性：通过在分子中引入极性基团、弱碱性或弱酸性基团等增溶基团，使水溶解性差的中药有效成分经结构修饰提高水溶性。
  - 调整亲脂性：化合物的亲脂性常以分配系数作为表征参数，对于过膜性、生物利用度和穿越血脑屏障非常重要。在药物分子设计中，可通过分子中基团的改造调整化合物的脂溶性。
  - 改变离解性：酸性或碱性较强的分子由于在体内多以离解形式存在，导致过膜性和生物利用度降低，若改变化合物的pK_a，可提高生物利用度。
  - 降低毒性：通过结构改造，可降低化合物的毒性。

二、环结构的改造

- 环结构的改造
  - 扩环或缩环：化合物结构中环的大小有时明显影响其活性，如依那普利类化合物，其五元环逐步扩大时，对血管紧张素转化酶(ACE)的抑制作用显著提高。
  - 环剖裂：中药先导化合物往往结构复杂、环系较多，需要对其环结构进行简化，以便合成，这种结构修饰的方法称为剖裂。如对镇痛药吗啡进行结构优化时，将其五个环逐步剖裂，分别得到一系列四环、三环、二环和单环等结构简化的合成镇痛药。

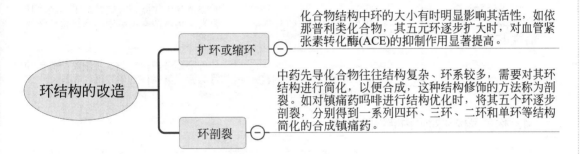

三、基于立体因素的结构改造

1. 取代基的距离对药效的影响

分子结构中取代基间的距离，特别是一些与受体作用部位相关的取代基间的距离，可影响分子与受体间的相互作用。当这些基团之间的距离发生改变时，往往使分子的生物活性发生较大的改变。如非甾体类雌激素己烯雌酚，反式己烯雌酚中两个氧原子间的距离为1.45nm，与雌二醇相似，显示出很强的雌激素活性，而顺式己烯雌酚的两个氧原子间的距离为0.72nm，且雌激素活性显著下降。

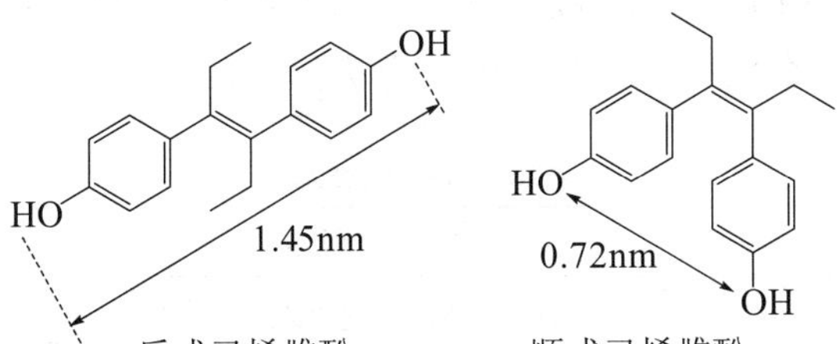

反式己烯雌酚　　顺式己烯雌酚

2. 几何异构体对药效的影响

几何异构体有着较大差别的化学结构，其药效基团和受体之间的相互作用也有着较大差别，最终体现出了显著差异的生物活性。例如抗精神病药氯普噻吨，其顺式构型的药物作用比反式构型强5～10倍，究其原因是顺式构型与多巴胺受体的底物分子多巴胺更为相似。

笔记

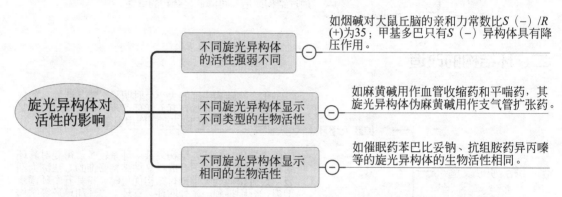

多巴胺　　　　　　　顺式氯普噻吨　　　　　　反式氯普噻吨

3. 旋光异构体对生物活性的影响

一些具有手性中心的药物分子，当对映体分子与受体之间的作用存在立体选择性时，会导致生物活性的显著差异，进而引起稳定性、药效及在体内的吸收、分布、代谢和排泄等方面的差异，影响药物分子的使用。旋光异构体活性的差异主要如下。

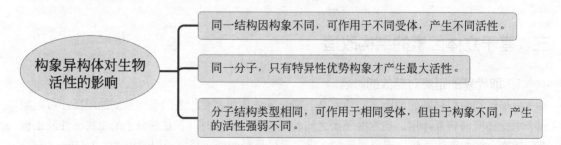

旋光异构体对活性的影响
- 不同旋光异构体的活性强弱不同 —— 如烟碱对大鼠丘脑的亲和力常数比 $S(-)$ /R $(+)$ 为35；甲基多巴只有 $S(-)$ 异构体具有降压作用。
- 不同旋光异构体显示不同类型的生物活性 —— 如麻黄碱用作血管收缩药和平喘药，其旋光异构体伪麻黄碱用作支气管扩张药。
- 不同旋光异构体显示相同的生物活性 —— 如催眠药苯巴比妥钠、抗组胺药异丙嗪等的旋光异构体的生物活性相同。

4. 构象异构体对生物活性的影响

构象异构体对生物活性的影响
- 同一结构因构象不同，可作用于不同受体，产生不同活性。
- 同一分子，只有特异性优势构象才产生最大活性。
- 分子结构类型相同，可作用于相同受体，但由于构象不同，产生的活性强弱不同。

四、基于定量构效关系的结构修饰与改造

定量构效关系是用数学函数式来表示药物分子结构变化后活性的改变，是先导化合物优化设计的重要依据。定量构效关系常用的物理化学常数如下表。

常用化学结构参数

类型	参数名称	定义及测定或计算方法	物理意义
立体参数	Verloop 多维立体参数	L 为沿着与母体相连的第一个取代基的轴长。使 L 垂直于纸面，然后自 L 点向两边做垂直线将两边分为四份（四个宽度参数）；Verloop 多维立体参数可以从原子的范德华半径及键长、键角计算	表示基团大小
	分子折射率（MR）	$MR=[n^2-1/n^2+2]\times M_W/d$，$n$ 为折射率，M_W 为分子量，d 为密度	作为分子的近似立体参数使用
	Taft 立体参数（E_S）	$E_S=\lg K_X/K_H$，K_X 和 K_H 分别表示取代乙酸乙酯和乙酸乙酯的酸水解速度常数	表示取代基的立体因素对分子内或分子间的反应性影响

续表

类型	参数名称	定义及测定或计算方法	物理意义
电性参数	Hammett 常数（σ）	$\sigma=\lg(K_X/K_H)/P$，K_X 和 K_H 分别为取代苯甲酸和苯甲酸的解离常数。P 为常数，在标准条件（25℃，丙酮水溶液）下，定义 $P=1$	表示芳香化合物上取代基的诱导效应和共轭效应
	Tatft 常数（σ^*）	$\sigma^*=2.48^{-1}[\lg(K_X/K_H)_B-\lg(K_X/K_H)_A]$，$K_X$ 和 K_H 分别表示取代乙酸乙酯和乙酸乙酯的水解速度常数，下标 A、B 分别表示在酸性和碱性条件下水解	表示脂肪族化合物上的取代基诱导效应和共轭效应
	解离常数（pK_a）		表示整个分子的电性效应
疏水性参数	分配系数（P）	$P=C_O/C_W$，C_O 和 C_W 分别表示处于平衡状态下，化合物在有机相和水相中的浓度	表示化合物向作用部位的转运和与受体疏水结合情况
	疏水性常数（π）	$\rho\pi=\lg(P_X/P_H)$，P_X 和 P_H 分别为同源的取代化合物和无取代化合物的分配系数。不同源化合物的 π 值不同。当用正辛醇/水系统测定时 $\rho=1$	
	HPLC、TLC 或 PC 的保留值或 R_f 值		表示化合物的疏水特性，可代替 $\lg P$ 使用

第二章

糖和苷类化合物

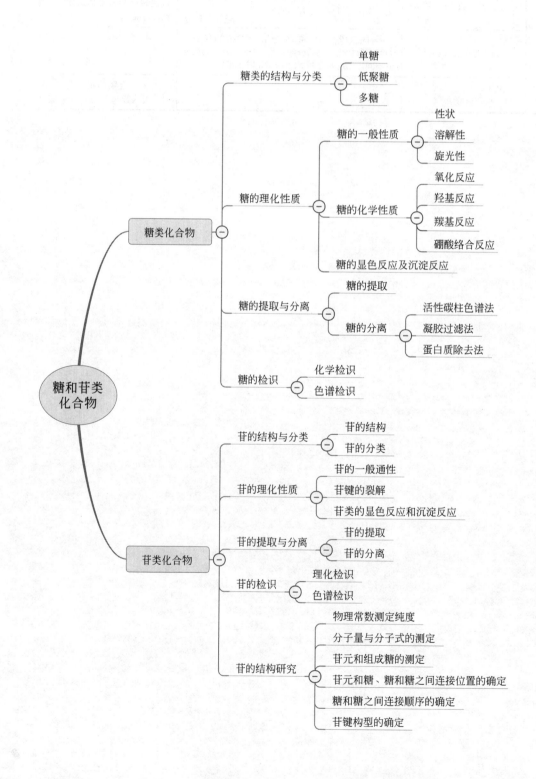

糖类的结构与分类
- 单糖
- 低聚糖
- 多糖

糖类化合物

糖的理化性质
- 糖的一般性质
  - 性状
  - 溶解性
  - 旋光性
- 糖的化学性质
  - 氧化反应
  - 羟基反应
  - 羰基反应
  - 硼酸络合反应
- 糖的显色反应及沉淀反应

糖的提取与分离
- 糖的提取
- 糖的分离
  - 活性碳柱色谱法
  - 凝胶过滤法
  - 蛋白质除去法

糖的检识
- 化学检识
- 色谱检识

糖和苷类化合物

苷类化合物

苷的结构与分类
- 苷的结构
- 苷的分类

苷的理化性质
- 苷的一般通性
- 苷键的裂解
- 苷类的显色反应和沉淀反应

苷的提取与分离
- 苷的提取
- 苷的分离

苷的检识
- 理化检识
- 色谱检识

苷的结构研究
- 物理常数测定纯度
- 分子量与分子式的测定
- 苷元和组成糖的测定
- 苷元和糖、糖和糖之间连接位置的确定
- 糖和糖之间连接顺序的确定
- 苷键构型的确定

第一节　糖类化合物

一、概述

1. 糖类概念
糖类是多羟基醛或多羟基酮及其衍生物、聚合物的总称。

2. 通式
糖类的通式 $C_n(H_2O)_m$。

3. 别称
糖类又称碳水化合物。

4. 糖类在自然界中的分布
糖类在自然界分布十分广泛，无论是植物界，还是动物界。糖类化合物可分布于植物的根、茎、叶、花、果实、种子等各个部位，且占植物干重的80%以上。

二、糖类的结构与分类

糖类化合物根据能否被水解及相对分子质量的大小分为3类，即单糖、低聚糖和多糖。

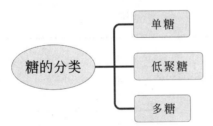

（一）单糖

1. 单糖的结构
单糖的结构常用的表示方式有：Fischer 投影式、Haworth 投影式和优势构象式 3 种。如葡萄糖的 Fischer 式、Haworth 式和构象式存在如下转变：

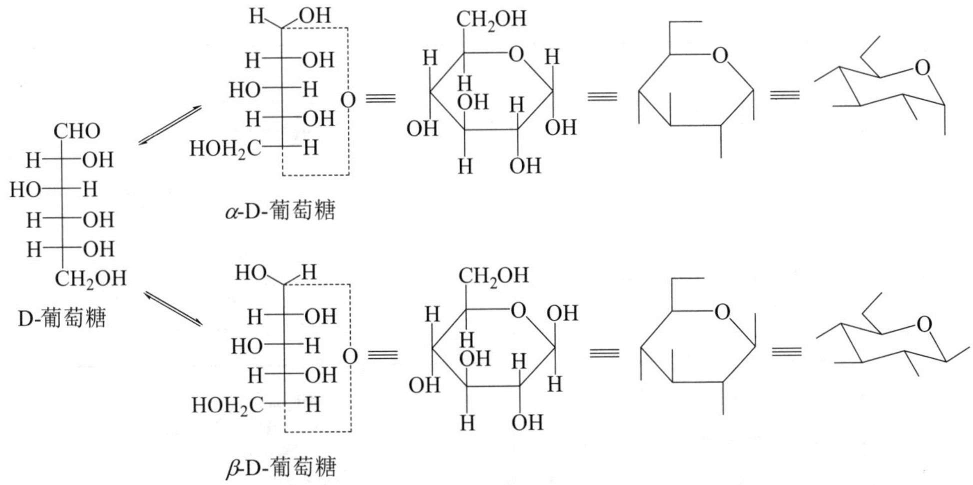

α-D-葡萄糖

D-葡萄糖

β-D-葡萄糖

Fischer式　　　　Haworth式　　　Haworth简略式　　　构象式

笔记

常用表示方式	单糖的结构
Fischer 投影式	糖的绝对构型：将单糖 Fischer 投影式中的以距离羰基最远的手性碳原子上的羟基在右侧的为 D-型糖，在左侧的为 L-型糖。在 Haworth 式中其构型取决于六碳吡喃醛糖及甲基五碳糖 C-5（五碳呋喃糖的 C-4）上取代基的取向，向上的为 D-型，向下的为 L-型
Haworth 投影式	糖的相对构型：单糖的结构从开链式转化为环状结构后，形成一个新的不对称碳原子，C-1 碳原子称为端基碳原子，该碳上的羟基称为半缩醛羟基或成苷羟基，形成的一对异构体称为差向异构体，有 α 和 β 两种构型。在 Haworth 式中，六碳吡喃醛糖及甲基五碳糖 C-5（五碳呋喃糖的 C-4）上取代基与端基碳上羟基在环同侧的为 β 型，在环异侧的为 α 型。α 和 β 构型为糖端基碳的相对构型，因此，β-D 和 α-L、β-L 和 α-D 型糖的端基碳的绝对构型是一样的 β-D-型　α-L-型　β-L-型　α-D-型
优势构象式	此方式更接近糖的真实结构。根据环的无张力环的学说，呋喃糖的五元氧环为平面信封式，吡喃糖六元氧环的优势构象为椅式，有 C1 和 1C 两种形式，除鼠李糖等极少数外，大多数单糖的优势构象是 C1 式 信封式　C1式　1C式

2. 单糖的分类

（1）常见的单糖

五碳醛糖	D-木糖（D-xylose，Xyl）	
	D-核糖（D-ribose，Rib）	
	L-阿拉伯糖（L-arabinose，Ara）	
甲基五碳糖	L-夫糖（L-fucose，Fuc）	
	D-鸡纳糖（D-quinovose）	
	L-鼠李糖（L-rhamnose，Rha）	

续表

六碳醛糖	D-葡萄糖（D-glucose，Glc）	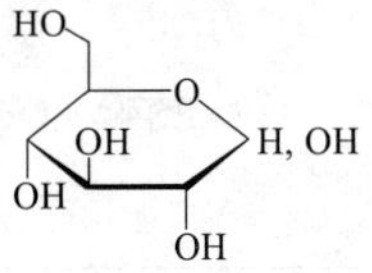
	D-甘露糖（D-mannose，Man）	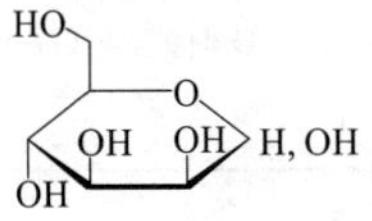
	D-半乳糖（D-galactose，Gal）	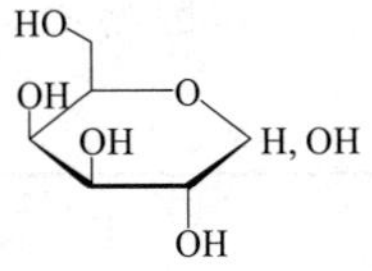
六碳酮糖	D-果糖（D-fructose，Fru）	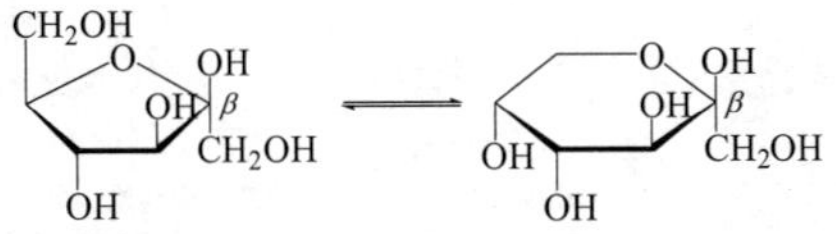
	L-山梨糖（L-sorbose，Sor）	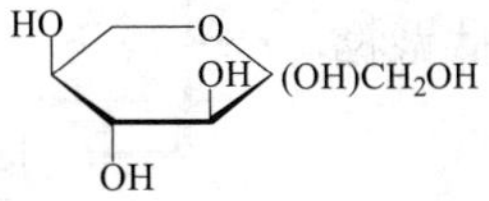

（2）特殊的单糖

去氧糖 （单糖分子中的一个或两个羟基被氢原子取代的糖）	D-洋地黄毒糖（D-digitoxse）	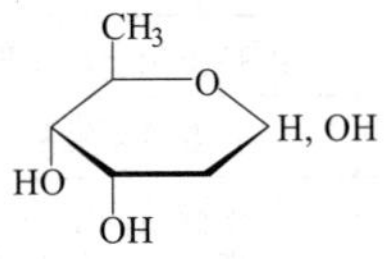
氨基糖 （单糖上的伯或仲羟基被氨基置换后成为的氨基糖，主要存在于动物和微生物中）	2-氨基-2-去氧-D-葡萄糖 （2-amino-2-deoxy-D-glucose）	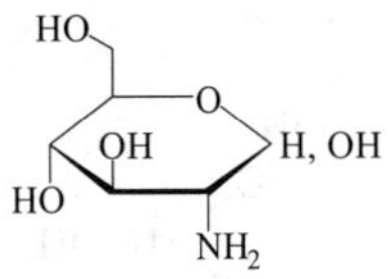
支碳链糖 （自然界中发现的一些有分支碳链的糖）	D-芹糖（D-apiose，Api）	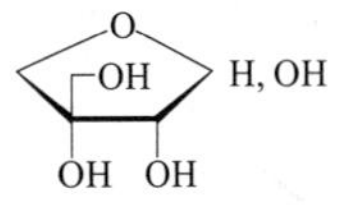

（3）单糖衍生物

糖醛酸 （单糖中的伯羟基被氧化成羧基后形成的化合物）	D-葡萄糖醛酸 （D-glucuronic acid）	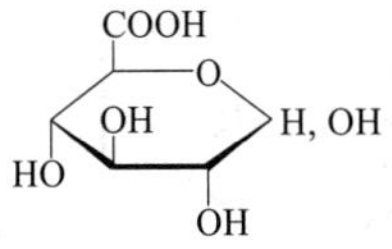
	D-半乳糖醛酸 （D-galacturonic acid）	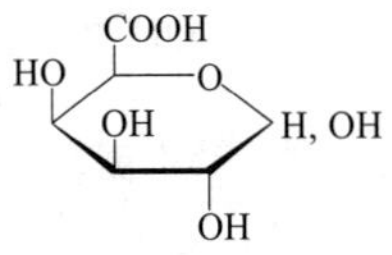

续表

糖醇 （单糖的醛或酮基还原成羟基后所得到的多元醇）	L-卫矛醇（L-dulcitol）	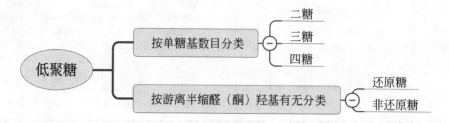
	D-甘露醇（D-mannitol）	
	D-山梨醇（D-sorbitol）	

（二）低聚糖

低聚糖 —— 按单糖基数目分类 —— 二糖 / 三糖 / 四糖

低聚糖 —— 按游离半缩醛（酮）羟基有无分类 —— 还原糖 / 非还原糖

二糖	自然界常见的双糖有：蔗糖、芸香糖、槐糖、新橙皮糖、龙胆二糖和蚕豆糖等
三糖	天然存在的三糖多是在蔗糖的基础上再连接1个单糖而成，故多为非还原糖，如棉子糖
四糖	四糖多是在棉子糖结构上的延长，故多为非还原糖，如水苏糖
还原糖	具有游离半缩醛（酮）羟基的糖称为还原糖，如二糖中的芸香糖、槐糖、龙胆二糖和蚕豆糖
非还原糖	低聚糖结构中的组成单糖都以半缩醛羟基或半缩酮羟基脱水缩合，形成的低聚糖则没有还原性，称为非还原糖，如蔗糖

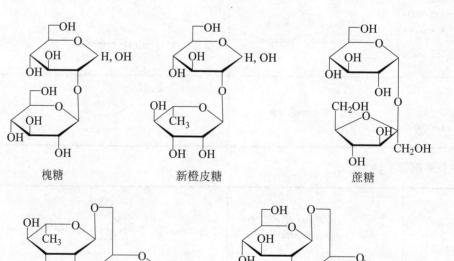

槐糖　　　　　　　新橙皮糖　　　　　　　蔗糖

芸香糖　　　　　　　龙胆二糖

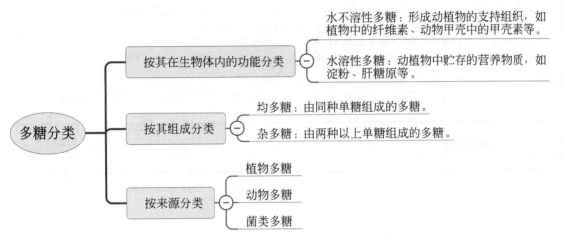

棉子糖　　　　　　　　　　　　水苏糖

（三）多糖

```
多糖分类 ── 按其在生物体内的功能分类 ── 水不溶性多糖：形成动植物的支持组织，如
                                    植物中的纤维素、动物甲壳中的甲壳素等。
                                 ── 水溶性多糖：动植物中贮存的营养物质，如
                                    淀粉、肝糖原等。

        ── 按其组成分类 ── 均多糖：由同种单糖组成的多糖。
                        ── 杂多糖：由两种以上单糖组成的多糖。

        ── 按来源分类 ── 植物多糖
                       ── 动物多糖
                       ── 菌类多糖
```

1. 植物多糖

纤维素	◇是由 D-葡萄糖通过 1β→4 苷键聚合而成的直链葡聚糖 ◇聚合度 3000～5000，分子量 500 000～800 000 ◇分子呈直线状结构，不溶于水，不易被稀酸或稀碱水解 ◇是植物细胞壁主要组成成分 ◇由于人类及食肉动物体内能水解 β-苷键的酶很少，故纤维素不能被人类及食肉动物消化利用
淀粉	◇淀粉广泛存在于植物体，尤以果实、根、茎及种子中含量较高 ◇淀粉是葡萄糖的高聚物，约由 73%以上的胶淀粉（支链淀粉）和 27%以下的糖淀粉（直链淀粉）组成 ◇淀粉是由 1α→4 连接的 D-葡聚糖，聚合度一般为 300～350，能溶于 70 ℃热水成澄明胶体溶液 ◇胶淀粉中的葡聚糖，除 1α→4 连接之外，还有 1α→6 支链，支链平均为 25 个葡萄糖单位，胶淀粉聚合度为 3000 左右，在热水中呈黏胶状 ◇糖淀粉遇碘呈蓝色，胶淀粉遇碘呈紫红色 ◇淀粉通常无明显的生理活性，在制剂中常用作赋形剂，在工业上常用作生产葡萄糖的原料
黏液质	◇是植物种子、果实、根、茎和海藻中存在的一类多糖 ◇在植物中主要起着保持水分的作用 ◇在医药上黏液质常做润滑剂、混悬剂及辅助乳化剂 ◇黏液质可溶于热水，冷后呈胶胨状
树胶	◇植物在受伤害或被毒菌类侵袭后分泌的物质 ◇干后呈半透明块状物 ◇易溶于水，不溶于乙醇和其他有机溶剂，在水中能膨胀成极黏稠的胶体溶液 ◇在医药工业中常用作乳化剂、赋形剂及混悬剂

2. 动物多糖

肝素	◇是一种由 D-葡萄糖胺、L-艾杜糖醛酸、N-乙酰葡萄糖胺和 D-葡萄糖醛酸交替组成的黏多糖硫酸酯 ◇平均分子量为 15 kD，分子呈螺旋形纤维状 ◇是一种酸性黏多糖，广泛分布于心、肝、肌肉等组织中 ◇有很强的抗凝作用，是动物体内一种天然抗凝血物质，临床把它作为抗凝剂广泛使用
透明质酸	◇酸性黏多糖 ◇存在于眼球玻璃体、关节液、皮肤等组织中，能润滑和缓冲撞击并能阻滞入侵的微生物及毒性物质的扩散 ◇作为天然保湿因子，广泛用于化妆品中
硫酸软骨素	◇大量存在于动物软骨组织中的酸性黏多糖 ◇有 A、B、C、D、E、F 和 H 等多种 ◇是动物组织的基础物质，用以保持动物体内组织的水分和弹性 ◇具有降低血脂、改善动脉粥样硬化的作用
甲壳素	◇是组成甲壳类昆虫外壳的多糖，结构与纤维素类似 ◇由 N-乙酰葡萄糖胺以 1β→4 反向连接成直线状结构 ◇不溶于水，对稀酸和碱溶液稳定 ◇经浓碱溶液处理，可得脱乙酰甲壳素 ◇甲壳素及脱乙酰甲壳素应用非常广泛，可制成透析膜和超滤膜，用作药物的载体则有缓释、持效的优点，可用于人造皮肤、人造血管和手术缝合线等

3. 菌类多糖

猪苓多糖	◇是良好的免疫调节剂，具有抗肿瘤转移和调节机体细胞免疫功能的作用 ◇对慢性肝炎也有良好的疗效
茯苓多糖	◇本身无抗肿瘤活性 ◇切断其所含的 1β→6 吡喃葡聚糖支链，成为单纯的 1β→3 葡聚糖（称为茯苓次聚糖）则具有显著的抗肿瘤作用
灵芝多糖	◇能提高机体免疫力，提高机体耐缺氧能力，消除自由基，抑制肿瘤，抗辐射，提高肝脏、骨髓、血液合成 DNA、RNA、蛋白质能力，延长寿命 ◇刺激宿主非特异性抗性、免疫特异反应以及抑制移植肿瘤生理活性

三、糖的理化性质

（一）糖的一般性质

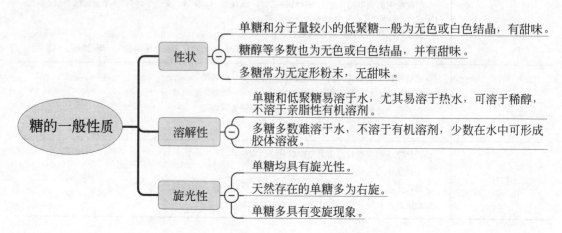

糖的一般性质
- 性状
  - 单糖和分子量较小的低聚糖一般为无色或白色结晶，有甜味。
  - 糖醇等多数也为无色或白色结晶，并有甜味。
  - 多糖常为无定形粉末，无甜味。
- 溶解性
  - 单糖和低聚糖易溶于水，尤其易溶于热水，可溶于稀醇，不溶于亲脂性有机溶剂。
  - 多糖多数难溶于水，不溶于有机溶剂，少数在水中可形成胶体溶液。
- 旋光性
  - 单糖均具有旋光性。
  - 天然存在的单糖多为右旋。
  - 单糖多具有变旋现象。

（二）糖的化学性质

1. 氧化反应

（1）单糖分子的醛（酮）、伯醇、仲醇和邻二醇等结构，可以发生氧化反应。

（2）以参与化学反应的活泼性而论，端基碳原子最活泼，其次是仲碳原子。

（3）在控制反应条件下，一般氧化剂也可具有一定的选择性。如溴水可使糖的醛基氧化成羧基；硝酸使醛糖氧化成糖二酸。

过碘酸反应能氧化邻二醇，并且对于 α-烃基醛、α-氨基醇、邻二酮、酮酸和一些活性次甲基也能氧化。

$$\underset{\underset{H}{|}}{-C}\underset{\underset{H}{|}}{-C}\underset{\underset{H}{|}}{-C}- \overset{OH\ HO\ \ OH}{} \xrightarrow{2IO_4^-} -CHO\ +\ HCOOH\ +\ CHO-$$

2. 羟基反应

醚化反应	◇糖类的醚化反应，主要有甲醚化、三甲硅醚化和三苯甲醚化反应 ◇目前糖类甲基化最常采用的 Kuhn 改良法和箱守法（Hakomori 法） ◇Kuhn 法是在二甲基甲酰胺（DMF）溶液中用 CH_3I 和 Ag_2O，或$(CH_3)_2SO_4$ 和 $BaO/Ba(OH)_2$ 进行反应 ◇箱守法是在二甲基亚砜（DMSO）中用 NaH 和 CH_3I 进行反应，亦是在甲基亚磺酰阴离子的接触下进行全甲基化反应
酰化反应	◇最常用的是乙酰化和对甲苯磺酰化 ◇乙酰化反应在分离、鉴定和合成糖类时常用 ◇反应溶剂多为醋酐，催化剂多为吡啶、氯化锌、乙酸钠，通常在室温下可得全乙酰化的糖，必要时可加热
缩酮和缩醛 化反应	◇酮或醛在脱水剂（如矿酸、无水 $ZnCl_2$、无水 $CuSO_4$ 等）存在下和多元醇的两个有适当空间位置的羟基易形成环状缩酮和缩醛 ◇酮类易与顺邻羟基生成五元环状化合物，醛类易与1,3-双羟基生成六元环状物 ◇糖与丙酮生成五元环缩酮称异丙亚基衍生物，又称丙酮加成物 ◇六碳醛糖常生成双异丙亚基衍生物 ◇如果吡喃环上没有两对顺邻羟基的，易转变为呋喃糖结构 ◇单糖制成缩醛或缩酮之后，氧环大小不一定和原来游离糖相同 ◇缩醛或缩酮可以保护游离的一对或两对羟基 ◇缩醛对酸敏感，对碱比较稳定，反应后可用温和的酸水解除去

3. 羰基反应

（1）还原糖和一分子苯肼缩合生成糖苯腙，各种糖苯腙多为水溶性的，苯环上有取代基的苯肼水溶性低。

（2）选择合适的肼可以制得糖苯腙以鉴定糖类，亦可用于分离和纯化糖。

（3）糖腙以苯甲醛或浓盐酸处理可以恢复原糖。

（4）糖和过量（三分子）苯肼在 100℃时作用，在 C_1 和 C_2 上导入二分子苯肼，生成糖脎。

（5）糖脎较苯腙难溶于水，易得良好的结晶状物。

（6）糖脎形成后，C_1 和 C_2 的不对称性消失。

（7）葡萄糖、甘露糖和果糖三种仅区别在 C_1、C_2 上结构的糖得到同一糖脎，一些酮糖的构型往往利用与已知构型醛糖的糖脎相应证而得以决定。

（8）α-去氧糖 C_2 位没有羟基不能成糖脎。

4. 硼酸络合反应

具有邻二醇羟基与硼酸等试剂反应，使其理化性质发生较大改变，可用于糖、苷类化合物的分离、鉴定和构型确定。

（三）糖的显色反应及沉淀反应

Molish 反应	单糖在浓酸的作用下，脱去三分子水生成具有呋喃环结构的糠醛及其衍生物，糠醛衍生物可以和许多芳胺、酚类缩合生成有色化合物。Molish 试剂由浓硫酸和 α-萘酚组成，反应式如下 Molish 反应一般是取少量样品溶于水中，加 5% α-萘酚乙醇液 2～3 滴，摇匀后沿试管壁慢慢加入浓硫酸 1mL，两液面间产生紫色环为阳性 低聚糖、多糖及苷类化合物在浓酸作用下可以水解产生单糖，Molish 反应同样呈现阳性结果
费林反应	还原糖具有游离的醛（酮）基，可以被费林试剂氧化成羧基，同时费林试剂中的铜离子由二价还原成一价，生成 Cu_2O 砖红色沉淀，称为费林反应
多伦反应	还原糖中的醛（酮）基被多伦试剂氧化成羧基，同时多伦试剂中的银离子被还原成金属银，生成银镜或黑褐色银沉淀，称为银镜反应或多伦反应

四、糖的提取与分离

（一）糖的提取

糖的提取

单糖和低聚糖能溶于水，不溶于亲脂性有机溶剂，一般采用水或稀醇提取。

多糖随着聚合度的增加，水溶性降低，可溶于热水，一般采用水煎煮法提取，提取液浓缩，再利用多糖不溶于乙醇的性质，加入乙醇使其沉淀的方法即可得到粗多糖。

（二）糖的分离

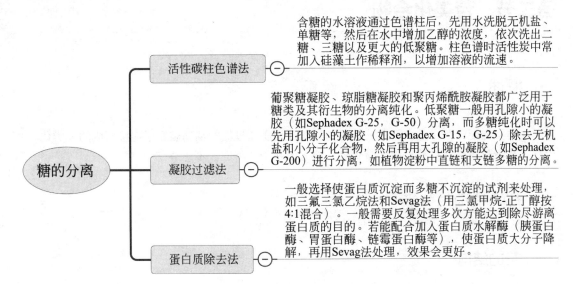

糖的分离

活性碳柱色谱法 — 含糖的水溶液通过色谱柱后，先用水洗脱无机盐、单糖等，然后在水中增加乙醇的浓度，依次洗出二糖、三糖以及更大的低聚糖。柱色谱时活性炭中常加入硅藻土作稀释剂，以增加溶液的流速。

凝胶过滤法 — 葡聚糖凝胶、琼脂糖凝胶和聚丙烯酰胺凝胶都广泛用于糖类及其衍生物的分离纯化。低聚糖一般用孔隙小的凝胶（如Sephadex G-25，G-50）分离，而多糖纯化时可以先用孔隙小的凝胶（如Sephadex G-15，G-25）除去无机盐和小分子化合物，然后再用大孔隙的凝胶（如Sephadex G-200）进行分离，如植物淀粉中直链和支链多糖的分离。

蛋白质除去法 — 一般选择使蛋白质沉淀而多糖不沉淀的试剂来处理，如三氟三氯乙烷法和Sevag法（用三氯甲烷-正丁醇按4：1混合）。一般需要反复处理多次方能达到除尽游离蛋白质的目的。若能配合加入蛋白质水解酶（胰蛋白酶、胃蛋白酶、链霉蛋白酶等），使蛋白质大分子降解，再用Sevag法处理，效果会更好。

五、糖的检识

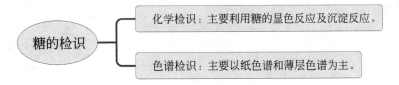

糖的检识

化学检识：主要利用糖的显色反应及沉淀反应。

色谱检识：主要以纸色谱和薄层色谱为主。

（一）化学检识

化学检识常用 Molish 反应、费林反应和多伦反应等。鉴别试剂及特点见下表。

糖的显色反应

反应名称	试剂	结果	注意点
Molish 反应	5% α-萘酚乙醇液及浓硫酸	紫色环	Molish 反应阳性仅能说明样品中含有游离或结合的糖，但不能说明是苷类还是游离糖或其他形式的糖。费林或多伦反应呈阳性说明存在还原糖。非还原糖和苷类则呈阴性反应
费林反应	新制 $Cu(OH)_2$ 溶液	砖红色沉淀	
多伦反应	新制银氨溶液	银镜或黑褐色银沉淀	

（二）色谱检识

纸色谱	固定相为水，展开剂一般选择含水的溶剂系统。如正丁醇-乙酸-水（4：1：5，上层）、乙酸乙酯-吡啶-水（2：1：2，上层）及水饱和苯酚等
薄层色谱	可用纤维素薄层色谱或硅胶薄层色谱。纤维素薄层色谱原理与纸色谱相同，但所需时间明显缩短。硅胶薄层色谱常用展开剂如正丁醇-乙酸-水（4：1：5，上层）、三氯甲烷-甲醇-水（65：35：10，下层）等。反相硅胶薄层色谱常用不同比例的水-甲醇、水-甲醇-三氯甲烷等为展开剂

显色剂：主要利用糖的还原性或形成糠醛后引起的显色反应。常用的有苯胺-邻苯二甲酸试剂、三苯四氮盐试剂（TTC 试剂）、间苯二酚-盐酸试剂、蒽酮试剂和双甲酮-磷酸试剂等。

对于含有硫酸的显色剂，只能用于薄层色谱，不适用于纸色谱。如茴香醛-硫酸试剂、间苯二酚-硫酸试剂、α-萘酚-硫酸试剂、酚-硫酸试剂等，喷后一般需要加热数分钟才能显现斑点。

第二节 苷类化合物

一、概述

苷类又称配糖体，是由糖及糖衍生物与非糖物质通过糖的端基碳原子连接而成的一类化学成分。苷类化合物在自然界中非常常见，很多中药中都含有此类成分。

二、苷的结构与分类

（一）苷的结构

从结构上看，绝大多数的苷类化合物是糖的半缩醛羟基与苷元上羟基脱水缩合而成的具有缩醛结构的物质。苷类化合物在稀酸（如稀盐酸、稀硫酸）或酶的作用下，苷键可以断裂，水解成为苷元和糖。

$$\text{糖} +\text{OH} + \text{HO}-\text{R} \xrightarrow{-H_2O} \text{糖}-\text{OR} \xrightarrow[+H_2O]{H^+} \text{糖}-\text{OH} + \text{HO}-\text{R}$$

苷元   苷   苷元

苷元与端基碳连接的原子称为苷键原子，端基碳与苷键原子之间连接的键称为苷键。苷键原子通常是氧原子，也有硫原子、氮原子；少数情况下，苷元碳原子上的氢与糖的半缩醛羟基缩合，形成碳-碳直接相连的苷键，此时，苷元上形成苷键的碳原子即是苷键原子。

$$\text{苷键原子X}=\text{O、N、S或C等}$$

$$\text{糖}-\text{X}-\text{苷元}$$
苷键

$$\text{糖} +\text{OH} + \text{H}-\text{(C)苷元} \xrightarrow{-H_2O} \text{糖}-\text{(C)苷元}$$
苷键原子
碳苷

苷的结构
- α-苷 ─── 多为L-型糖衍生的苷
- β-苷 ─── 多为D-型糖衍生的苷

（二）苷的分类

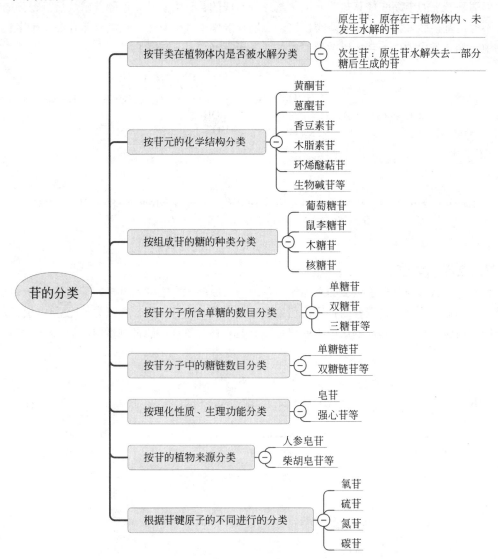

最常见的是根据苷键原子的不同进行的分类，其中以氧苷数量最多。

1. 氧苷（O-苷）

苷元通过氧原子和糖相连接而成的苷称为氧苷。根据形成苷键的苷元羟基类型不同，可分为醇苷、酚苷、酯苷和氰苷等。其中以酚苷居多，酯苷较少。

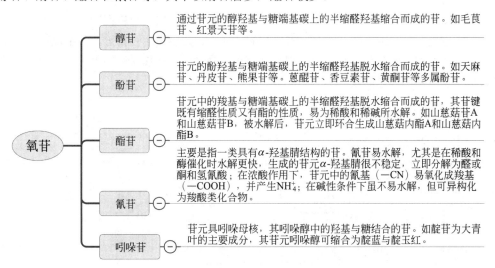

2. 硫苷（S-苷）

糖端基碳上的半缩醛羟基与苷元上巯基缩合而成的苷称为硫苷。但硫苷水解后，得到的苷元并不含巯基，而多为异硫氰酸酯类，这一点明显区别于其他苷类。这类苷常存在于十字花科植物中，如萝卜中的萝卜苷，以及黑芥中的黑芥子苷和白芥子中的白芥子苷。

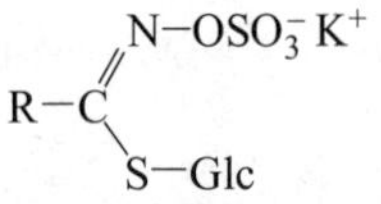

芥子苷通式 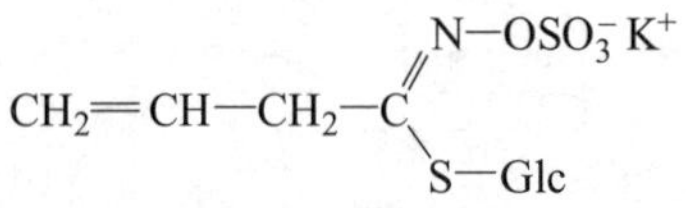　　　　黑芥子苷 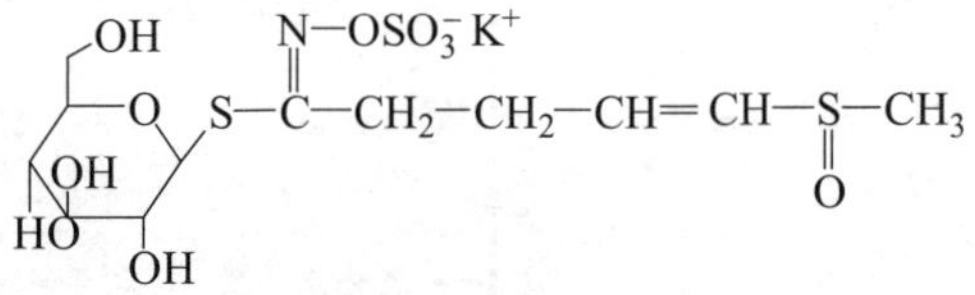　　　　　　　　萝卜苷

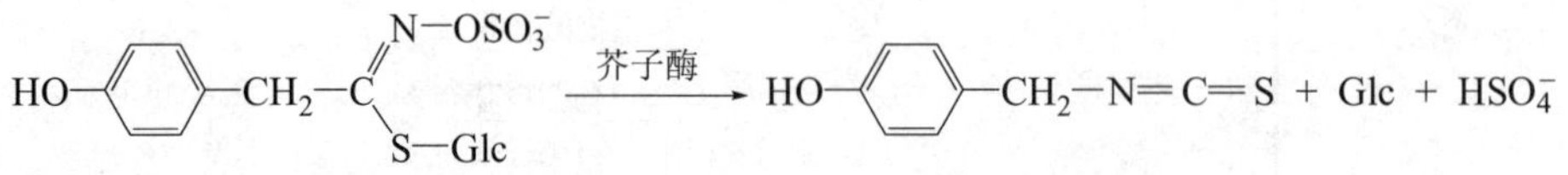

白芥子苷　　　　　　　异硫氰酸酯类

3. 氮苷（N-苷）

苷元上的胺基与糖端基碳上的半缩醛羟基缩合而成的化合物称为氮苷，其糖基常为核糖。氮苷是生物化学领域一类重要的物质，包括腺苷、鸟苷、胞苷、尿苷等。另外巴豆中的巴豆苷化学结构与腺苷相似，其水解后产生的巴豆毒素具有极强毒性，能抑制蛋白质的合成。

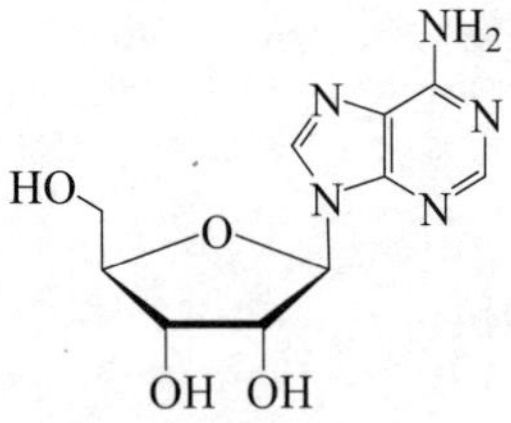

腺苷 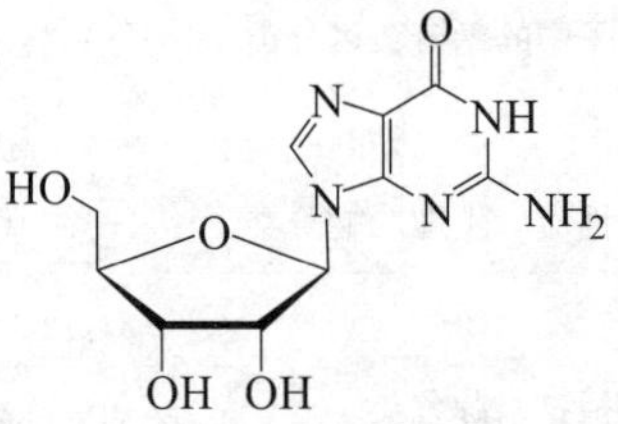　　　　　　　　鸟苷 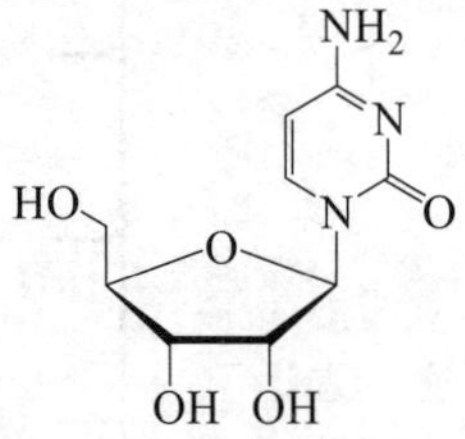　　　　　　　　胞苷

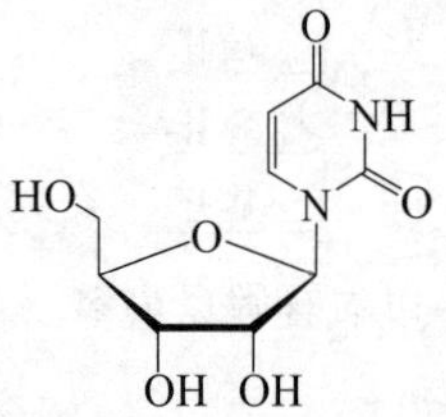

尿苷 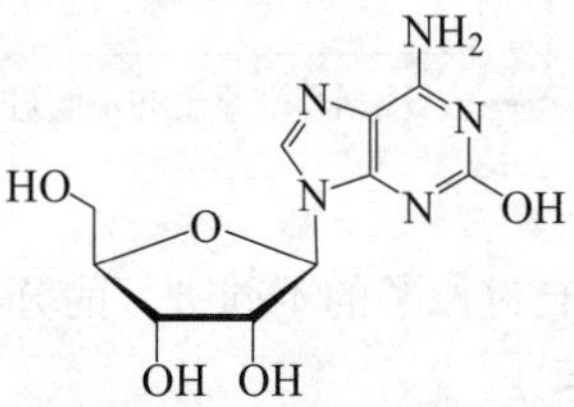　　　　　　　　巴豆苷

4. 碳苷（C-苷）

苷元碳原子上的氢与糖端基碳上的半缩醛羟基脱水缩合而成的苷称为碳苷。该类化合物水溶性差，很难被水解。组成碳苷的苷元多为黄酮、蒽酮、蒽醌类化合物等，其中以黄酮碳苷最为多见，通常与相应的氧苷共存。如牡荆素是存在于马鞭草科和桑科植物中的黄酮碳苷。芦荟苷是最早发现的结晶性蒽酮碳苷。

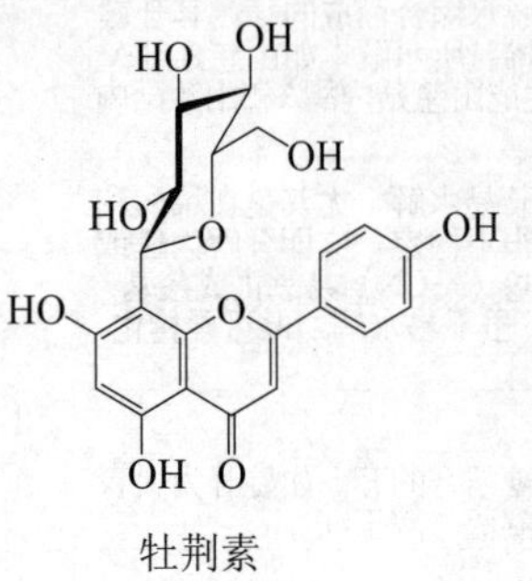

牡荆素 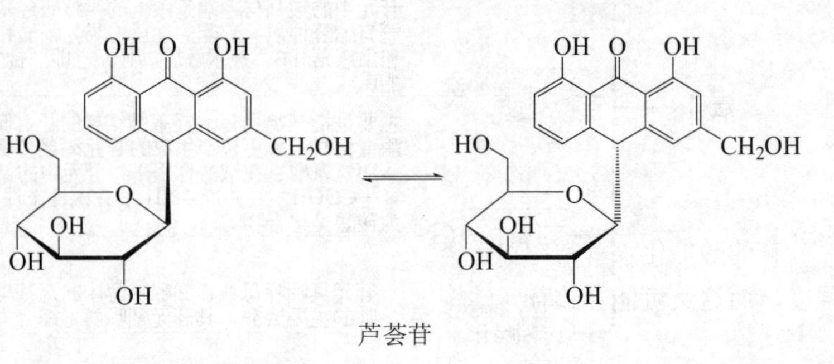　　　　　　　　　　　芦荟苷

三、苷的理化性质

（一）苷的一般通性

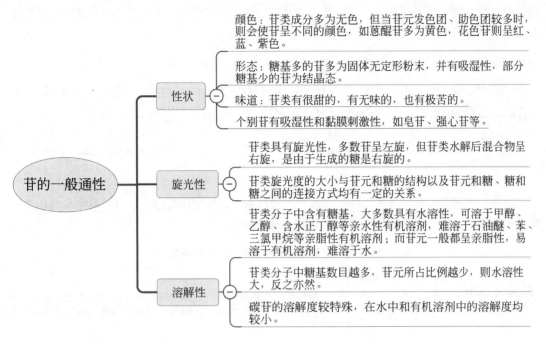

（二）苷键的裂解

1. 酸催化水解

（1）苷键属于缩醛结构，易被稀酸催化水解。常用的酸有稀盐酸、稀硫酸、甲酸、乙酸等。

（2）酸水解反应是苷键原子首先质子化，然后苷键断裂形成糖基正离子或半椅式中间体，然后在水中溶剂化，脱掉一个氢离子而生成糖分子。

（3）苷类酸催化水解反应的难易规律如下。

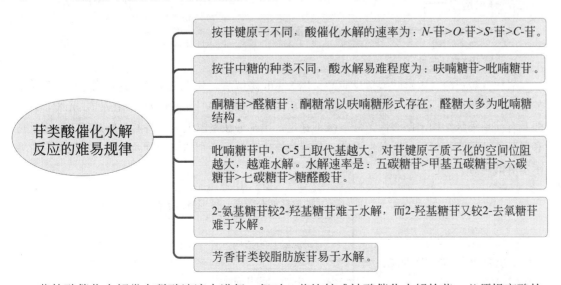

苷的酸催化水解常在稀酸溶液中进行，但对一些比较难被酸催化水解的苷，必须提高酸的强度，而这又可能导致苷元结构的破坏。为了避免苷元结构被破坏，常采用两相酸水解法，即在酸溶液中加入与水不相混溶的有机溶剂（如苯、三氯甲烷等），苷元一旦生成即刻进入有机相，

避免与酸长时间接触，可以获得真正的苷元。

从酸水解机制来看，有利于苷键原子质子化和中间体形成，均有利于苷键的水解。从苷键种类来看，C-苷最难被水解，其次是 S-苷和 O-苷，N-苷最容易被水解。

2. 碱催化水解

苷键为缩醛型的醚键，一般来说对碱性试剂相对稳定。但对于酯苷、酚苷、烯醇苷或苷键原子的 β 位有吸电子基团的苷，遇碱就能够水解。如山慈菇苷 A、水杨苷、海韭菜苷和番红花苦苷等。

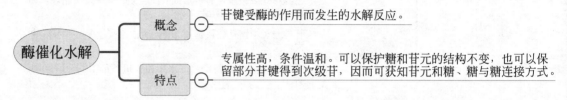

水杨苷　　　　　　海韭菜苷　　　　　　番红花苦苷

3. 酶催化水解

酶催化水解具有反应条件温和，专属性高等特点，根据所用酶的特性可以确定苷键构型。常用的苷键水解酶有麦芽糖酶、苦杏仁苷酶、蜗牛酶等。

酶催化水解　——　概念　——　苷键受酶的作用而发生的水解反应。

　　　　　　　　特点　——　专属性高，条件温和。可以保护糖和苷元的结构不变，也可以保留部分苷键得到次级苷，因而可获知苷元和糖、糖与糖连接方式。

4. 乙酰解反应

乙酰解常用的试剂为酸和乙酸酐，常用的酸为硫酸，Lewis 酸（$ZnCl_2$ 和 BF_3）、$HClO_4$ 等。用乙酰解反应可以开裂一部分苷键，保存另一部分苷键，在水解产物中得到乙酰化的低聚糖，再用薄层分析法等加以鉴定。

乙酰解反应　——　所用试剂为乙酸酐和酸，常用的酸有硫酸、高氯酸或Lewis酸（如氯化锌、三氟化硼等）。

　　　　　　　——　反应的速度与糖苷键的位置有关。

5. 氧化开裂反应

氧化开裂反应（过碘酸裂解反应）又称 Smith 降解法。其反应原理首先是用过碘酸氧化糖的邻二醇羟基结构，生成二元醛和甲酸，然后用四氢硼钠将二元醛还原成相应的二元醇，这种醇具有简单缩醛结构，在酸性条件下很不稳定，用稀酸在室温就可以将其水解成苷元、多元醇和羟基乙醛等产物。该反应条件温和，易得到原生苷元，特别适用于苷元结构不稳定的苷以及难水解的碳苷。

氧化开裂反应的应用　——　使糖链部分断裂，得到所需多糖。

　　　　　　　　　　　——　研究碳苷的结构。

　　　　　　　　　　　——　得到真正的苷元。

　　　　　　　　　　　——　根据消耗过碘酸的量，判断糖与糖之间的连接位置。

6. 甲醇解反应

（1）甲醇解反应可以用于判断苷中糖与糖之间的连接位置。

（2）一般采用 Haworth 法、Purdie 法、Kuhn 法和 Hakomari 法等。

（3）先将苷进行全甲基化，然后在 6%～9%盐酸的甲醇溶液中进行甲醇解，获得未完全甲基化的各种单糖和全甲基化的单糖，通过 TLC 或 GC 等方法与对照品进行对照分析或用 GC-MS 法进行鉴定。

（4）通常全甲基化单糖为苷中的末端糖，未完全甲基化的各种单糖中游离的羟基一般为单糖之间的连接位置。

（三）苷类的显色反应和沉淀反应

苷为糖的衍生物，因此苷类在水解出游离糖后，可发生与糖相同的显色反应和沉淀反应。苷元部分则因种类和结构不同，表现出各自特征的显色反应。

四、苷的提取与分离

1. 苷的提取

提取苷类常用系统溶剂提取法。

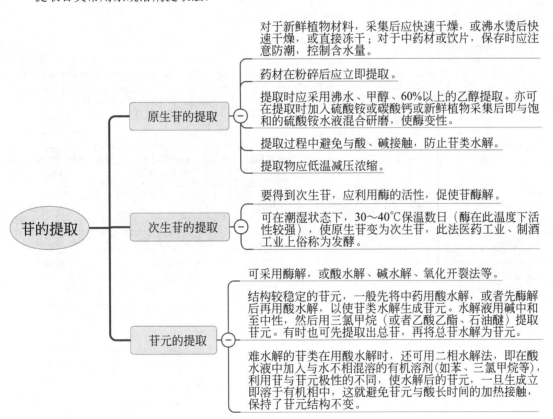

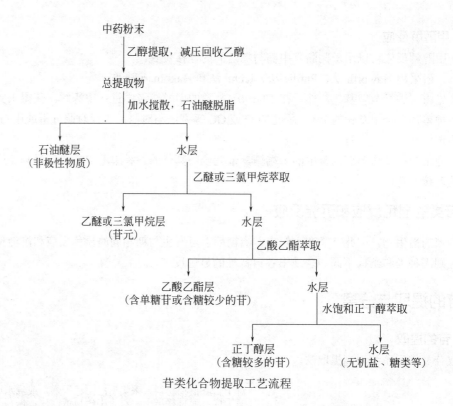

苷类化合物提取工艺流程

2. 苷的分离

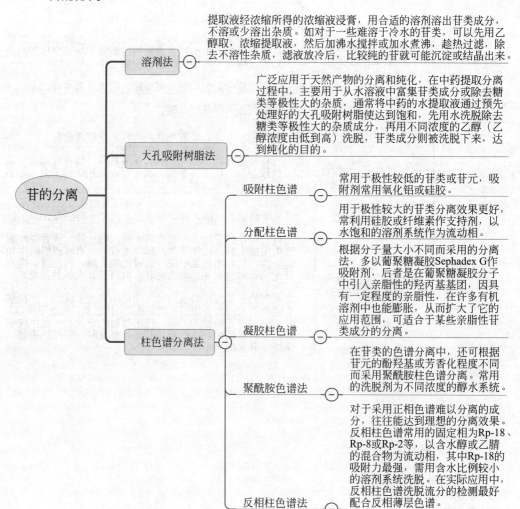

五、苷的检识

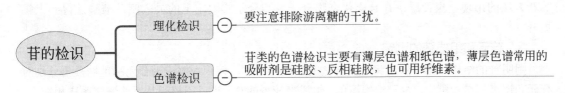

苷的检识 —— 理化检识 —— 要注意排除游离糖的干扰。

苷的检识 —— 色谱检识 —— 苷类的色谱检识主要有薄层色谱和纸色谱，薄层色谱常用的吸附剂是硅胶、反相硅胶，也可用纤维素。

1. 理化检识

Molish 反应	◇由于 Molish 反应采用硫酸，在反应过程中可将结合糖水解为游离糖，故该反应呈阳性说明样品中含有游离糖和结合糖，但不能判定是苷类化合物还是游离糖或其他形式的糖 ◇根据单糖微溶于乙醇或甲醇，而多糖不溶的性质，将样品的醇提取液进行费林反应，如产生砖红色氧化亚铜沉淀，说明有游离的单糖存在。反应液滤去沉淀，再将除去游离糖的滤液进行 Molish 反应，如呈阳性反应，则说明可能存在苷类化合物 ◇水提取液往往含有大量的单糖、低聚糖和多糖等，难以直接检识苷类化合物，可用正丁醇萃取，因正丁醇提取物一般不含有单糖、低聚糖和多糖等，正丁醇萃取液蒸去溶剂后进行 Molish 反应，如呈阳性则表明可能含有苷类化合物 ◇碳苷和糖醛酸与 Molish 试剂反应往往呈阴性
费林试剂或多伦试剂反应	◇样品与费林试剂或多伦试剂反应产生沉淀，呈阳性，说明存在还原糖 ◇将反应液中的沉淀滤除，滤液酸水解后，用10%的氢氧化钠中和后，再进行费林反应或多伦反应，如果为阳性反应，说明可能存在苷类化合物 ◇如样品与费林试剂或多伦试剂反应呈阴性，将供试液直接酸水解后再进行费林反应或多伦反应，如果为阳性反应，说明可能存在苷类化合物
水解反应	水解反应也可用于苷类的鉴别，利用苷水解后产生的苷元水溶性较差的性质，将样品酸水解，反应液冷却，若出现沉淀，提示可能有苷类化合物存在

2. 色谱检识

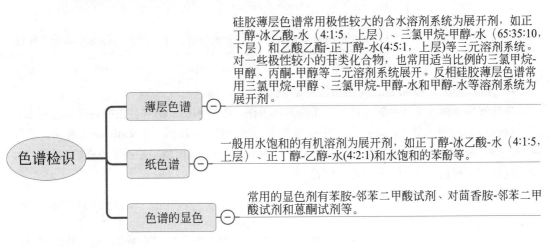

色谱检识 —— 薄层色谱 —— 硅胶薄层色谱常用极性较大的含水溶剂系统为展开剂，如正丁醇-冰乙酸-水（4:1:5，上层）、三氯甲烷-甲醇-水（65:35:10，下层）和乙酸乙酯-正丁醇-水(4:5:1，上层)等三元溶剂系统。对一些极性较小的苷类化合物，也常用适当比例的三氯甲烷-甲醇、丙酮-甲醇等二元溶剂系统展开。反相硅胶薄层色谱常用三氯甲烷-甲醇、三氯甲烷-甲醇-水和甲醇-水等溶剂系统为展开剂。

色谱检识 —— 纸色谱 —— 一般用水饱和的有机溶剂为展开剂，如正丁醇-冰乙酸-水（4:1:5，上层）、正丁醇-乙醇-水(4:2:1)和水饱和的苯酚等。

色谱检识 —— 色谱的显色 —— 常用的显色剂有苯胺-邻苯二甲酸试剂、对茴香胺-邻苯二甲酸试剂和蒽酮试剂等。

六、苷的结构研究

1. 物理常数测定纯度

可通过测定熔点，比旋度、TLC 和 HPLC 检测等判断纯度。

2. 分子量与分子式的测定

目前，广泛采用质谱分析技术来测定天然产物的分子量和分子式。由于苷类化合物极性较大、挥发性差、遇热气化时不稳定，采用电子轰击质谱（EI-MS）往往不能得到分子离子峰。而采用化学电离质谱（CI-MS）、场解吸质谱（FD-MS）、快原子轰击电离质谱（FAB-MS）、电喷雾电离质谱（ESI-MS）等方法可获得分子离子峰。尤其是高分辨软电离质谱技术如HR-ESI-MS 和 HR-FAB-MS 已成为目前最常用的苷类成分精确分子量测定方法。基质辅助激光解吸-电离质谱（MALDI-MS）、基质辅助激光解吸电离飞行时间质谱（MALDI-TOF-MS）、傅里叶变换离子回旋共振质谱[MALDI-FTICR MS^n（$n>2$）]、源后解离质谱（MALDI/PSD-MS）等新方法的出现，更使质谱在苷类化合物分子量和分子式测定上的灵敏度及准确性得到大幅提升。

3. 苷元和组成糖的测定

阐明苷的结构，第一步是将苷用合适的酸或酶水解，使苷水解成为苷元和单糖，再分别对苷元和糖进行结构测定。对于结构简单、组成糖较少的苷，也可用核磁共振波谱与质谱相结合，直接进行结构鉴定。

（1）苷元的结构鉴定　各类苷元结构类型不同，需要针对各类成分的结构特征，通过波谱解析和专属性的化学反应，确定其基本母核的结构类型、取代模式，再按其类型分别进行研究。

（2）组成糖基的种类与数目的确定

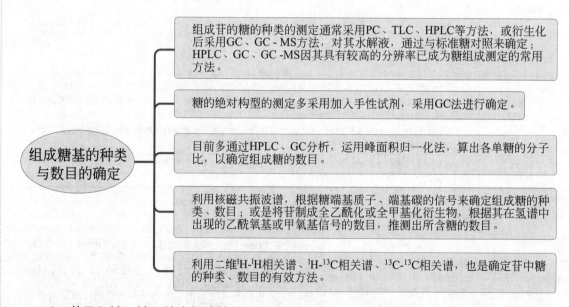

组成糖基的种类与数目的确定

- 组成苷的糖的种类的测定通常采用PC、TLC、HPLC等方法，或衍生化后采用GC、GC-MS方法，对其水解液，通过与标准糖对照来确定；HPLC、GC、GC-MS因其具有较高的分辨率已成为糖组成测定的常用方法。
- 糖的绝对构型的测定多采用加入手性试剂，采用GC法进行确定。
- 目前多通过HPLC、GC分析，运用峰面积归一化法，算出各单糖的分子比，以确定组成糖基的数目。
- 利用核磁共振波谱，根据糖端基质子、端基碳的信号来确定组成糖的种类、数目；或是将苷制成全乙酰化或全甲基化衍生物，根据其在氢谱中出现的乙酰氧基或甲氧基信号的数目，推测出所含糖的数目。
- 利用二维^{1}H-^{1}H相关谱、^{1}H-^{13}C相关谱、^{13}C-^{13}C相关谱，也是确定苷中糖的种类、数目的有效方法。

4. 苷元和糖、糖和糖之间连接位置的确定

早期解决糖链连接顺序的方法主要是部分水解法，如酸水解、酶解、乙酰解等。近年来，随着核磁技术的突飞猛进，现在测定糖链结构常用的方法为^{1}D和^{1}D-NMR法。首先，通过HSQC谱，归属糖中各质子的化学位移；再通过HMBC谱，找出糖端基质子与碳的远程相关，即可确定苷元和糖、糖和糖之间连接位置。

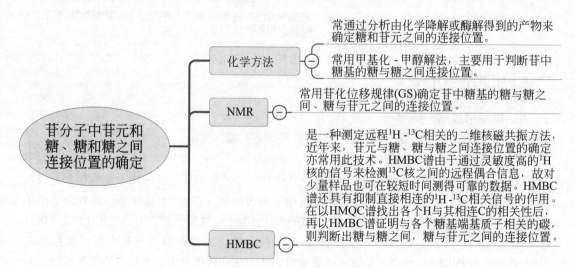

苷分子中苷元和糖、糖和糖之间连接位置的确定

- 化学方法
  - 常通过分析由化学降解或酶解得到的产物来确定糖和苷元之间的连接位置。
  - 常用甲基化-甲醇解法，主要用于判断苷中糖基的糖与糖之间连接位置。
- NMR
  - 常用苷化位移规律(GS)确定苷中糖基的糖与糖之间、糖与苷元之间的连接位置。
- HMBC
  - 是一种测定远程^{1}H-^{13}C相关的二维核磁共振方法，近年来，苷元与糖、糖与糖之间连接位置的确定亦常用此技术。HMBC谱由于通过灵敏度高的^{1}H核的信号来检测^{13}C核之间的远程偶合信息，故对少量样品也可在较短时间得到可靠的数据。HMBC谱还具有抑制直接相连的^{1}H-^{13}C相关信号的作用。在以HMQC谱找出各个H与其相连C的相关性后，再以HMBC谱证明与各个糖基端基质子相关的碳，则判断出糖与糖之间，糖与苷元之间的连接位置。

5. 糖和糖之间连接顺序的确定

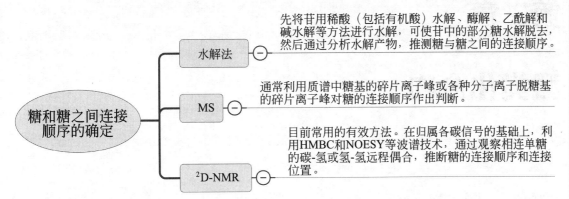

糖和糖之间连接顺序的确定

- 水解法 —— 先将苷用稀酸（包括有机酸）水解、酶解、乙酰解和碱水解等方法进行水解，可使苷中的部分糖水解脱去，然后通过分析水解产物，推测糖与糖之间的连接顺序。

- MS —— 通常利用质谱中糖基的碎片离子峰或各种分子离子脱糖基的碎片离子峰对糖的连接顺序作出判断。

- ^{2}D-NMR —— 目前常用的有效方法。在归属各碳信号的基础上，利用HMBC和NOESY等波谱技术，通过观察相连单糖的碳-氢或氢-氢远程偶合，推断糖的连接顺序和连接位置。

6. 苷键构型的确定

苷键构型的判定早期主要采用 Klyne 经验公式对苷和苷元的分子旋光差与组成该苷的糖的一对甲苷的分子旋光度进行比较，或利用酶的专属性进行酶催化水解来确定苷键的构型。目前最为常用方法还是核磁共振技术。

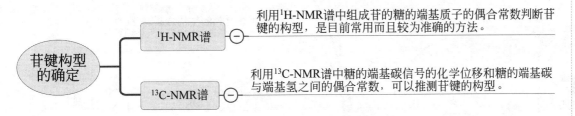

苷键构型的确定

- ^{1}H-NMR谱 —— 利用^{1}H-NMR谱中组成苷的糖的端基质子的偶合常数判断苷键的构型，是目前常用而且较为准确的方法。

- ^{13}C-NMR谱 —— 利用^{13}C-NMR谱中糖的端基碳信号的化学位移和糖的端基碳与端基氢之间的偶合常数，可以推测苷键的构型。

笔记

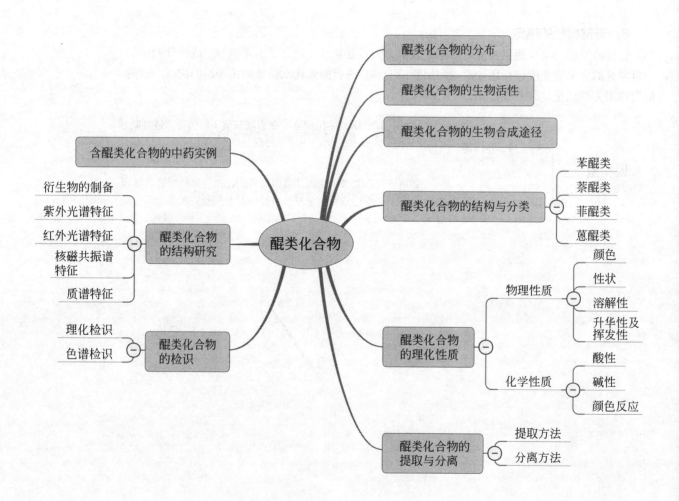

第一节　概述

醌类化合物是中药中具有不饱和环二酮结构（醌式结构）的一类天然有机化合物，它是中药中广泛存在的一类化学成分，主要分为苯醌、萘醌、蒽醌和菲醌四种类型。

一、醌类化合物的分布

醌类化合物在植物中的分布非常广泛，如蓼科的掌叶大黄、何首乌、虎杖，茜草科的茜草，豆科的决明、番泻叶，鼠李科的鼠李，百合科的芦荟，唇形科的丹参，紫草科的紫草等，均含有醌类化合物。

醌类化合物多数存在于植物的根、皮、叶及心材中，也存在于植物的茎、果实和种子中。低等植物如地衣类和菌类的代谢产物中也有醌类化合物存在。

二、醌类化合物的生物活性

近年来研究发现，醌类化合物具有多方面的生物活性。

天然的蒽醌类化合物多具有泻下、抗肿瘤、抗炎、抗菌、抗病毒、抗氧化、抗突变等活性。如番泻叶中的番泻苷类化合物及各种鼠李属植物中的蒽醌类衍生物均具有较强的泻下作用，其可能的作用机制为刺激肠壁，使肠壁的活动性增强，增加大肠的张力，促进大肠的蠕动，减少水分的吸收，从而产生泻下作用。

苯醌类的熊果苷、萘醌类的胡桃醌及蒽醌类的大黄素具有显著的抗肿瘤作用；大黄中游离的羟基蒽醌类化合物具有显著的抗菌作用，尤其是对金黄色葡萄球菌具有较强的抑制作用；茜草中的茜草素具有体外抗结核杆菌和止血作用。此外，某些醌类化合物还具有扩张冠状动脉、抗氧化、驱绦虫、解痉、利尿、利胆、镇咳、平喘等作用。

三、醌类化合物的生物合成途径

在植物二次代谢产物的生物合成途径中，乙酸-丙二酸途径（AA-MA 途径）能生成脂肪酸类、酚类、醌类等化合物。

大黄素和山扁豆酸等蒽醌类化合物生物合成过程如下。

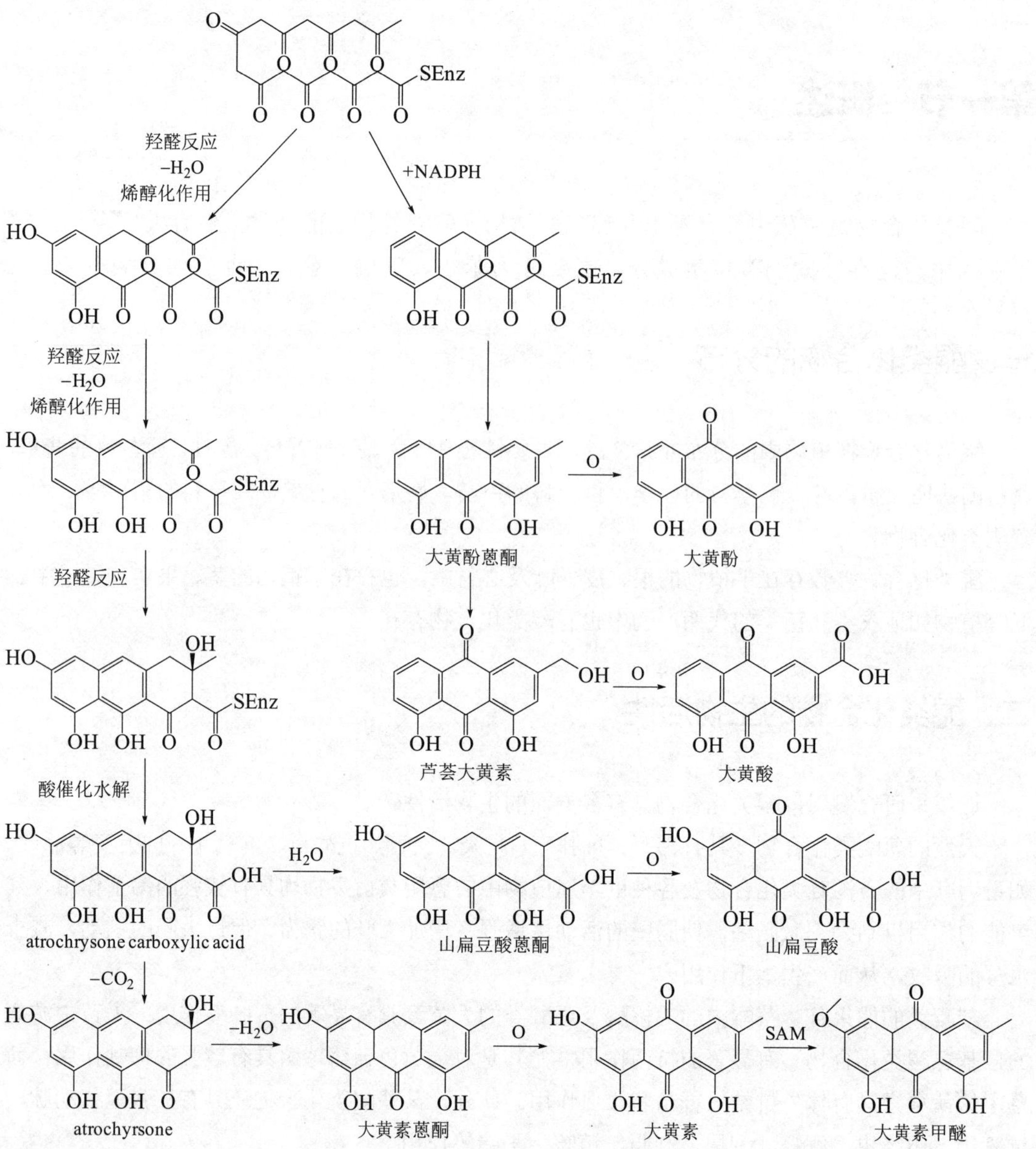

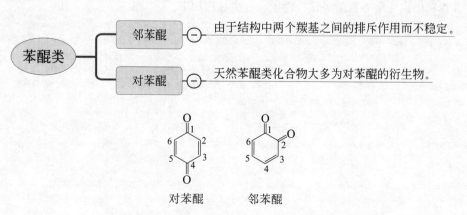

羟醛反应
−H₂O
烯醇化作用

+NADPH

羟醛反应
−H₂O
烯醇化作用

羟醛反应

大黄酚蒽酮   大黄酚

芦荟大黄素   大黄酸

酸催化水解

atrochrysone carboxylic acid   山扁豆酸蒽酮   山扁豆酸

−CO₂

atrochyrsone   大黄素蒽酮   大黄素   大黄素甲醚

第二节　醌类化合物的结构与分类

一、苯醌类

苯醌类 ──┬── 邻苯醌 ─○─ 由于结构中两个羰基之间的排斥作用而不稳定。

         └── 对苯醌 ─○─ 天然苯醌类化合物大多为对苯醌的衍生物。

对苯醌   邻苯醌

苯醌类化合物从结构上看，可分为两类，分别为邻苯醌和对苯醌。天然苯醌类化合物大多为黄色或橙色结晶，如凤眼草中的 2,6-二甲氧基对苯醌，白花酸藤果和木桂花果实中的信筒子醌等。

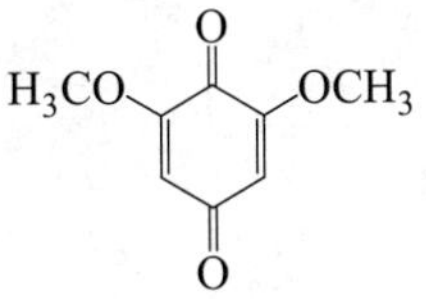

2,6-二甲基苯醌 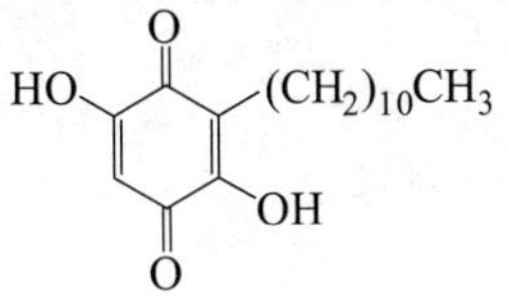   信筒子醌

从软紫草根中分得的紫草醌和紫草呋喃醌属于对苯醌类化合物，对前列腺素 PGE_2 的生物合成具有抑制作用。

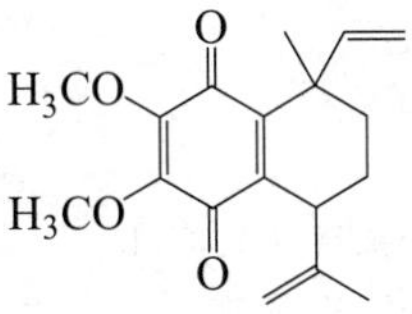

紫草醌 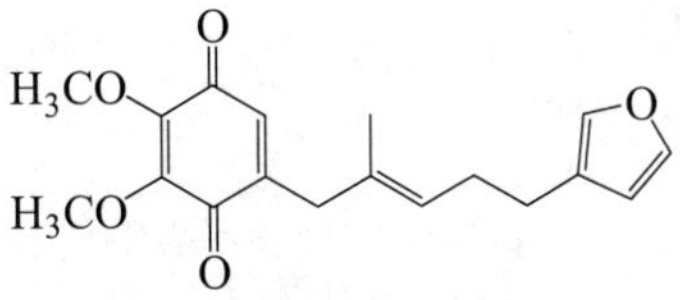   紫草呋喃醌

二、萘醌类

萘醌类化合物主要分布于柿科、蓝雪科、紫草科等高等植物中。天然萘醌类化合物，绝大多为 α-萘醌类衍生物，它们多为橙色或橙红色结晶，少数呈紫色。

α（1,4）萘醌	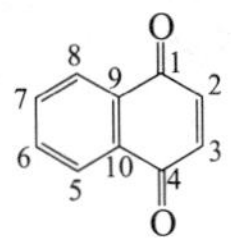
β（1,2）萘醌	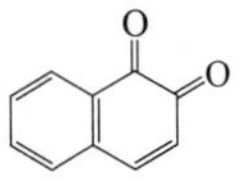
amphi（2,6）萘醌	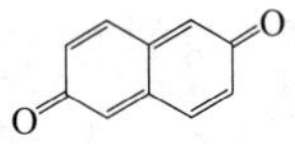

该类化合物具有显著的生理作用，如 α-萘醌类化合物胡桃醌具有抗菌、抗癌及中枢神经镇静作用，蓝雪醌具有抗菌、止咳及祛痰作用，拉帕醌具有抗肿瘤作用。

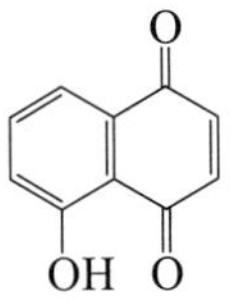

胡桃醌 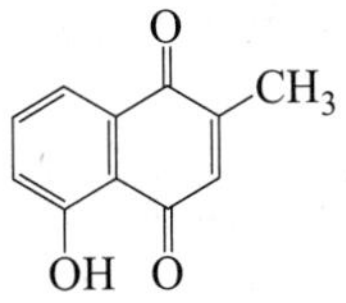   蓝雪醌 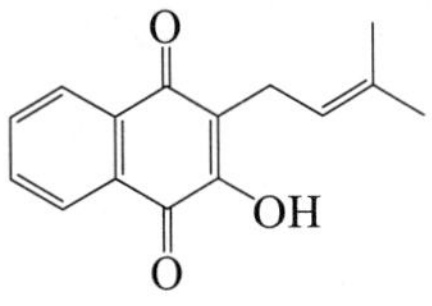   拉帕醌

三、菲醌类

菲醌类化合物可分为邻菲醌及对菲醌两种结构类型，主要分布在兰科、番荔枝科、唇形科、豆科、使君子科、蓼科等高等植物中。如从丹参根中分离得到丹参醌 II$_A$、丹参新醌甲、丹参新醌乙、丹参新醌丙等，从鼠尾草根中也分离得到一系列邻菲醌类化合物。

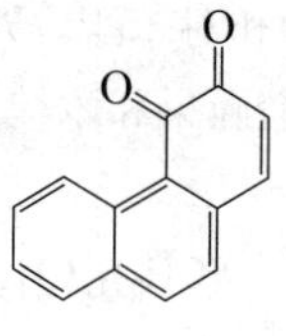

邻菲醌 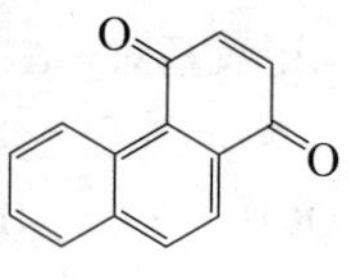　　　　　　　对菲醌

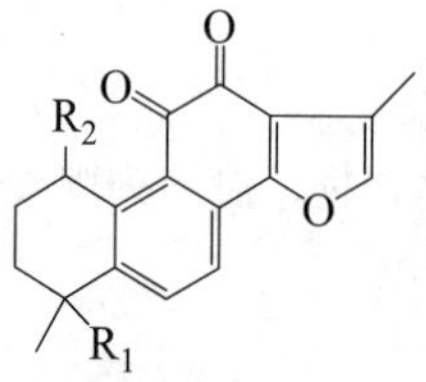

丹参醌ⅡA	R₁=CH₃	R₂=H

丹参醌ⅡA　　　$R_1=CH_3$　　　$R_2=H$
丹参醌ⅡB　　　$R_1=CH_2OH$　　$R_2=H$
羟基丹参醌ⅡA　$R_1=CH_3$　　　$R_2=OH$
丹参酸甲酯　　　$R_1=COOCH_3$　$R_2=H$

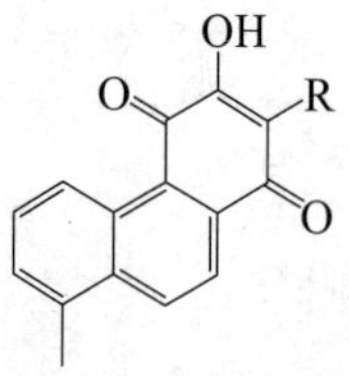

丹参新醌甲　　$R=CH(CH_3)CH_2OH$
丹参新醌乙　　$R=CH(CH_3)_2$
丹参新醌丙　　$R=CH_3$

从天然药物落羽松中分离得到的落羽松酮及落羽松二酮也具有菲醌样结构，二者均具有抗肿瘤作用。从西藏杓兰中也分离得到菲醌类衍生物西藏杓兰醌B。

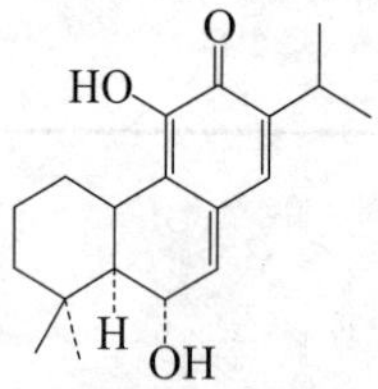

落羽松酮 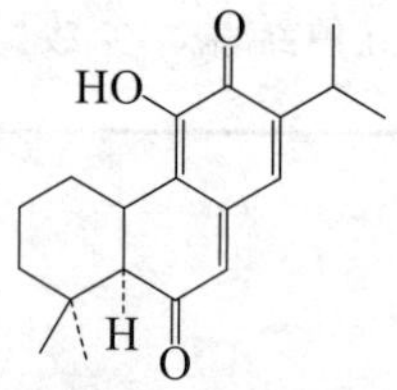　　　　　落羽松二酮 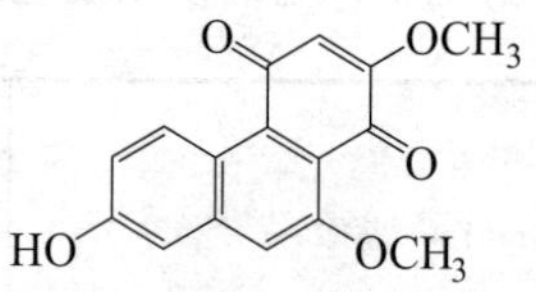　　　　西藏杓兰醌B

四、蒽醌类

蒽醌类化合物包括蒽醌的衍生物及其还原产物，如氧化蒽酚、蒽酚、蒽酮及蒽酮的二聚物。

绝大多数蒽醌类化合物存在于高等植物、霉菌和地衣中，从动物中仅发现为数不多的蒽醌类成分。高等植物中，茜草科植物中的蒽醌类化合物最多，芸香科、鼠李科、豆科山扁豆属、蓼科大黄属和酸模属、紫葳科、马鞭草科、玄参科毛地黄属及百合科植物中蒽醌类化合物也较多。霉菌中以曲霉属及青霉属中蒽醌类化合物较多。

蒽醌类成分按母核的结构分为单蒽核和双蒽核两大类。

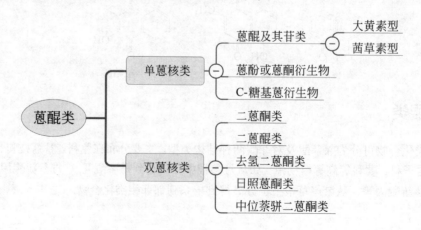

（一）单蒽核类

1. 蒽醌及其苷类

天然蒽醌以 9,10-蒽醌最为常见，整个分子形成一共轭体系，C_9、C_{10} 又处于最高氧化水平，因此比较稳定。

1,4,5,8位为 α 位
2,3,6,7位为 β 位
9,10位为meso位，又叫中位

天然存在的蒽醌类化合物在母核上常有羟基（—OH）、羟甲基（—CH_2OH）、甲基（—CH_3）、甲氧基（—OCH_3）和羧基（—COOH）等取代基，并常以游离或与糖结合成苷的形式存在于植物体内。蒽醌苷大多为氧苷，少数化合物为碳苷，如芦荟苷等。

根据羟基在蒽醌母核上的分布情况，可进一步将羟基蒽醌衍生物分为大黄素型和茜草素型。

（1）大黄素型　此类蒽醌的羟基分布在两侧的苯环上，多数化合物呈黄色或棕色。从中药大黄中分离得到大黄酚、大黄素、大黄素甲醚、芦荟大黄素和大黄酸等成分，均为大黄素型蒽醌。

大黄酚	R_1=H	R_2=CH_3
大黄素	R_1=OH	R_2=CH_3
大黄素甲醚	R_1=OCH_3	R_2=CH_3
芦荟大黄素	R_1=H	R_2=CH_2OH
大黄酸	R_1=H	R_2=COOH

大黄中的羟基蒽醌类化合物多与葡萄糖、鼠李糖结合成苷，常见有单糖苷和双糖苷两类。

大黄酚-8-O-β-D-葡萄糖苷　　R_1=H　　R_2=Glc
大黄酚-1-O-β-D-葡萄糖苷　　R_1=Glc　　R_2=H

大黄素甲醚-8-O-β-D-龙胆双糖苷

中药巴戟天中分离得到的 1,6-二羟基-2,4-二甲氧基蒽醌也属于大黄素型。

1,6-二羟基-2,4-二甲氧基蒽醌

（2）茜草素型　此类蒽醌的羟基一般仅分布在一侧的苯环上，颜色较深，多为橙黄色或橙红色。中药茜草中的蒽醌类化合物多属于茜草素型，其中茜草素具有显著的抗结核杆菌活性。从茜草科三角瓣花属的黄根中亦分得多种茜草素型蒽醌类衍生物。

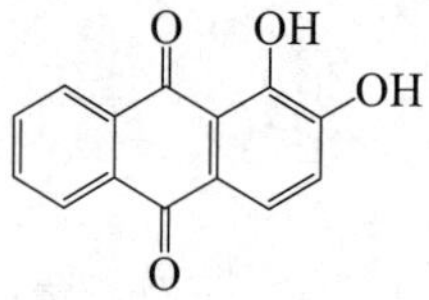

茜草素 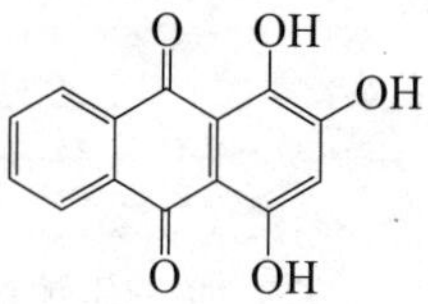   羟基茜草素 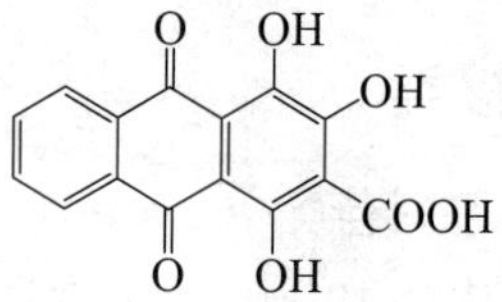   伪羟基茜草素

茜草中除含有游离蒽醌外，还含有木糖和葡萄糖的蒽醌苷类化合物，已分离得到的有单糖苷和双糖苷。

根据取代基数目的多少，将蒽醌类化合物分为一取代、二取代直至七取代蒽醌。其中三取代、四取代及五取代化合物较多，六取代、七取代的则相对较少。七取代蒽醌 2,5,7-三羟基大黄素可能是自然界中含羟基最多的蒽醌，它存在于地衣中，极性很强，需用热丙酮提取。

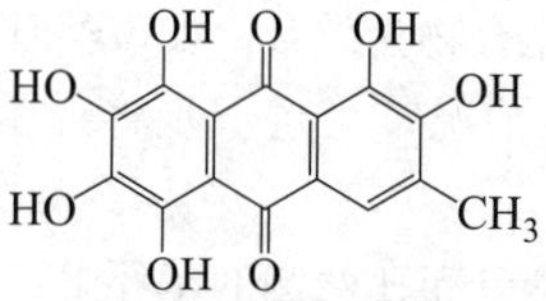

2,5,7-三羟基大黄素

2. 蒽酚或蒽酮衍生物

蒽酚或蒽酮一般存在于新鲜植物中，该类成分可以慢慢被氧化成蒽醌类成分。

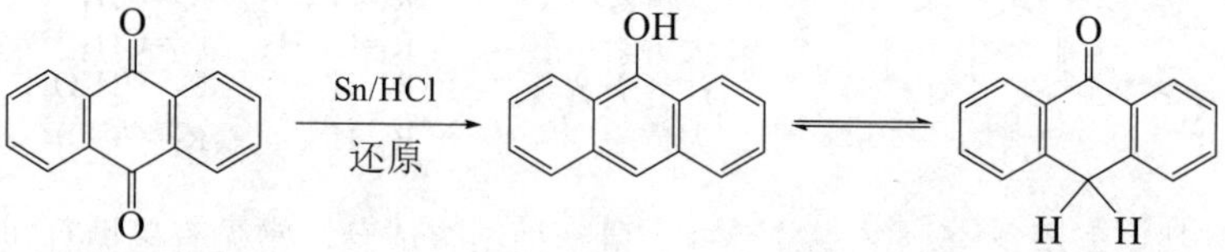

蒽醌 $\xrightarrow[\text{还原}]{\text{Sn/HCl}}$ 蒽酚   蒽酮

蒽酚或蒽酮的羟基衍生物一般仅存在于新鲜植物中，该类成分可以慢慢被氧化成蒽醌类化合物，如新鲜大黄经两年以上贮存则基本检识不到蒽酚或蒽酮的存在。蒽醌在酸性环境中被还原，可生成蒽酚及其互变异构体蒽酮。当该类成分的 meso-位羟基与糖缩合成苷时，其性质较为稳定。该类成分对真菌有较强的杀灭作用，是治疗皮肤病的有效药物，如柯桠素治疗疥癣效果良好。

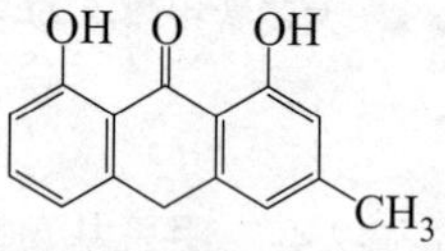

柯桠素

3. C-糖基蒽衍生物

这类蒽衍生物苷元与糖通过碳碳键直接相结合，如芦荟致泻的主要有效成分芦荟苷。

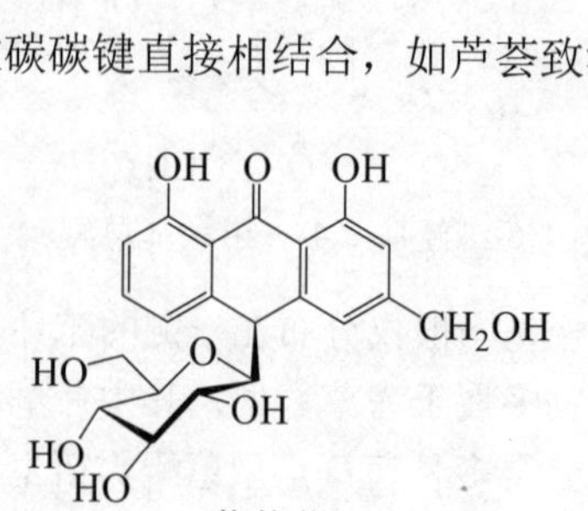

芦荟苷

（二）双蒽核类

1. 二蒽酮类

二蒽酮类成分可以看成是两分子蒽酮脱去一分子氢，通过碳碳键结合而成的化合物，其结合方式多为中位连接（$C_{10}-C_{10'}$），也有其他位置连接。中药大黄及番泻叶中致泻的主要有效成分番泻苷 A、番泻苷 B、番泻苷 C、番泻苷 D 等皆为二蒽酮衍生物。

番泻苷 A	黄色片状结晶，酸水解后生成两分子葡萄糖和番泻苷元 A。番泻苷元 A 是两分子的大黄酸蒽酮通过 $C_{10}-C_{10'}$ 相互结合而成的二蒽酮类衍生物，$C_{10}-C_{10'}$ 为反式连接	
番泻苷 B	番泻苷 A 的异构体，$C_{10}-C_{10'}$ 为顺式连接，水解后生成两分子葡萄糖和番泻苷元 B	
番泻苷 C	一分子大黄酸蒽酮与一分子芦荟大黄素蒽酮通过 $C_{10}-C_{10'}$ 反式连接而形成的二蒽酮二葡萄糖苷	
番泻苷 D	番泻苷 C 的异构体，$C_{10}-C_{10'}$ 为顺式连接	

二蒽酮类化合物的 $C_{10}-C_{10}$ 键与通常 C—C 键不同，易于断裂，转变成稳定的蒽酮类化合物。如大黄及番泻叶的致泻作用是因其含有的番泻苷 A 在肠内变为大黄酸蒽酮所致。

大黄酸蒽酮

2. 二蒽醌类

蒽醌类脱氢缩合或二蒽酮类氧化均可形成二蒽醌类。多数天然二蒽醌类化合物中的两个蒽醌环都是相同而对称的，由于空间位阻的相互排斥，故两个蒽环呈反向排列，如天精和山扁豆双醌。

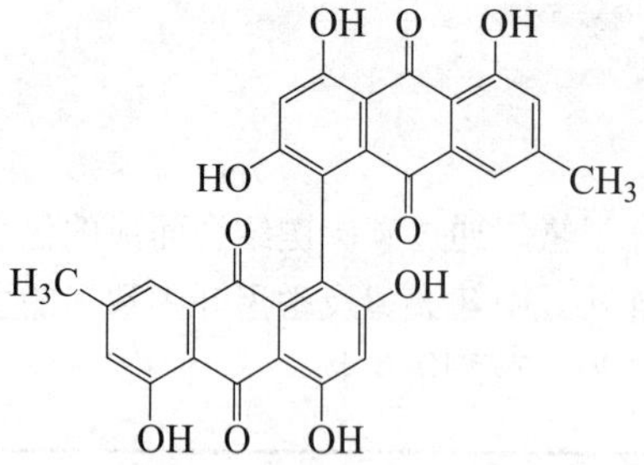

天精 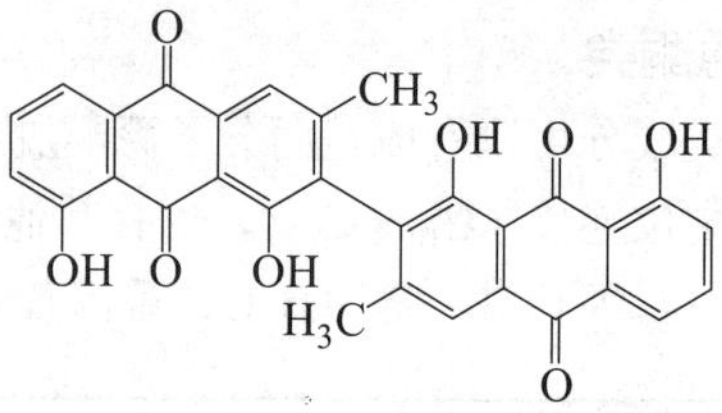   山扁豆双醌

3. 去氢二蒽酮类

二蒽酮的 C_{10}—$C_{10'}$键进一步氧化，脱去一分子氢，两环之间以双键相连者称为去氢二蒽酮。此类化合物颜色多呈暗紫红色，其羟基衍生物存在于金丝桃属植物中。

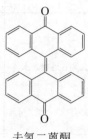

去氢二蒽酮

4. 日照蒽酮类

去氢二蒽酮进一步氧化，α 与 α'位相连组成一个新六元环，其多羟基衍生物也存在于金丝桃属植物中。

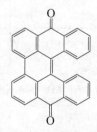

日照蒽酮

5. 中位萘骈二蒽酮类

这一类化合物是天然蒽衍生物中具有高度氧化水平的结构形式，也是天然产物中高度稠合的多元环系统之一。如具有抑制中枢神经及抗病毒作用的金丝桃素即为此类衍生物。

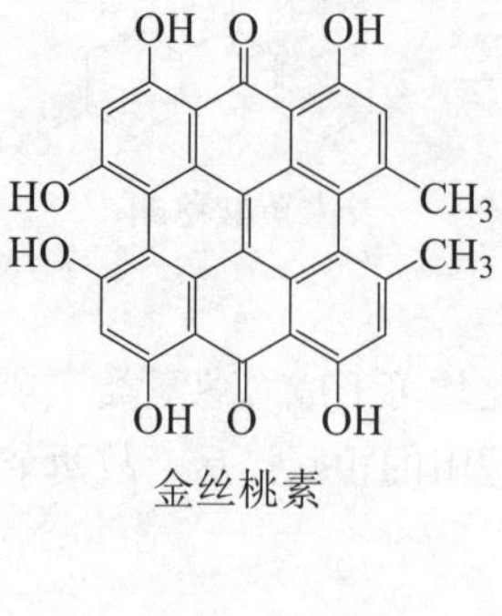

金丝桃素

第三节　醌类化合物的理化性质

一、物理性质

醌类化合物
物理性质

- 颜色 —— 母核本身不具有颜色，当母核上引入酚羟基等助色团时呈一定的颜色，并随取代的助色团增多颜色逐渐加深，分别呈黄、橙、棕红色乃至紫红色等。

- 性状 —— 天然存在的醌类成分因分子中多有取代，故为有色结晶。苯醌和萘醌多以游离态存在，而蒽醌一般结合成苷存在于植物体中，因极性较大难以得到结晶。

- 溶解性 —— 游离的醌类化合物极性较小，一般溶于甲醇、乙醇、丙酮、乙酸乙酯、三氯甲烷、乙醚、苯以及吡啶等有机溶剂中，不溶或难溶于水。与糖结合成苷后极性显著增大，易溶于甲醇、乙醇中，在热水中也可溶解，但在冷水中溶解度较小，几乎不溶于苯、乙醚、三氯甲烷等极性较小的有机溶剂中。蒽醌的碳苷在水中的溶解度很小，亦难溶于亲脂性有机溶剂，但易溶于吡啶中。

- 升华性及挥发性 —— 游离的醌类化合物一般具有升华性，且升华温度常随酸性增强而升高。小分子的苯醌类及萘醌类还具有挥发性，能随水蒸气蒸馏，利用此性质可对其进行分离和纯化。

二、化学性质

（一）酸性

许多醌类化合物都含有酚羟基或者羧基，因此该类化合物具有一定的酸性，其酸性强弱与分子内是否存在羧基以及酚羟基的数目和位置有关。

一般来说，带有羧基的醌类化合物的酸性强于不带羧基者；随着酚羟基数目增多酸性增强。当酚羟基数目相同时，酚羟基的取代位置对酸性产生较大影响，由于受羰基吸电子作用的影响，β-羟基上氧原子的电子云密度降低，质子解离度增高；α 位上的羟基因与相邻羰基形成分子内氢键，降低其质子的解离程度，故 β-羟基醌类化合物的酸性强于 α-羟基醌类化合物。

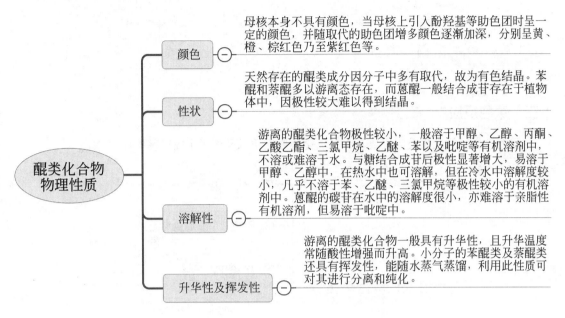

β-羟基蒽醌　　　　　　　α-羟基蒽醌

根据醌类酸性强弱的差异，可用 pH 梯度萃取法对醌类化合物进行分离。以游离蒽醌类衍生物为例，酸性强弱按下列顺序排列：含—COOH＞含 2 个或 2 个以上 β-OH＞含 1 个 β-OH＞含 2 个或 2 个以上 α-OH＞含 1 个 α-OH。故可依次用 5% $NaHCO_3$ 溶液、5% Na_2CO_3 溶液、1% NaOH 溶液及 5% NaOH 溶液提取，将各提取物水溶液加酸酸化后，分别用适当的有机溶剂萃取，从而达到分离目的。

笔记

（二）碱性

由于羰基上氧原子的存在，蒽醌类成分也具有微弱的碱性，能溶于浓硫酸中成锌盐再转成正碳离子，同时伴有颜色的显著改变，如大黄酚为暗黄色，溶于浓硫酸转为红色，而大黄素可由橙红变为红色，其他羟基蒽醌类化合物在浓硫酸中一般呈红至红紫色。

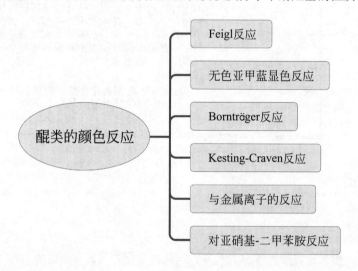

（三）颜色反应

醌类化合物的颜色反应主要基于其氧化还原性质以及分子中酚羟基的性质。

```
                              ┌─ Feigl反应
                              │
                              ├─ 无色亚甲蓝显色反应
                              │
                              ├─ Bornträger反应
       醌类的颜色反应 ────────┤
                              ├─ Kesting-Craven反应
                              │
                              ├─ 与金属离子的反应
                              │
                              └─ 对亚硝基-二甲苯胺反应
```

Feigl 反应	◇醌类化合物在碱性条件下经加热能迅速与醛类及邻二硝基苯反应生成紫色化合物 ◇反应机制如下： ◇在此反应中，醌类化合物仅起到传递电子的媒介作用。醌类成分含量越高，反应速度越快。取醌类化合物的水或苯溶液 1 滴，加入 25% Na_2CO_3 水溶液、4% HCHO 及 5%邻二硝基苯的苯溶液各 1 滴，混合后置水浴上加热，在 1～4min 内产生显著的紫色
无色亚甲蓝显色反应	无色亚甲蓝溶液为检测苯醌类及萘醌类的专用显色剂。此反应可在 PC 或 TLC 上进行，样品在白色背景下呈蓝色斑点，可与蒽醌类化合物相区别。无色亚甲蓝溶液的配制方法：取 100mg 亚甲蓝溶于 100mL 乙醇中，加入 1mL 冰乙酸及 1g 锌粉，缓缓振摇直至蓝色消失，备用
Bornträger 反应	◇羟基醌类在碱性溶液中会使颜色加深，多呈橙、红、紫红及蓝色，是检识中药中羟基蒽醌类成分存在的最常用的方法之一 ◇单羟基呈色较浅，多为红橙色，非相邻双羟基者多呈红色（但 1,4-羟基蒽醌呈紫色），相邻双羟基者多为蓝色。多羟基取代在一个环上者在碱液中容易氧化，会逐渐变色 ◇反应机制如下：

续表

Bornträger 反应	

Bornträger 反应

α-羟基蒽醌 —OH⁻→ 红色

β-羟基蒽醌 —OH⁻→ 红色

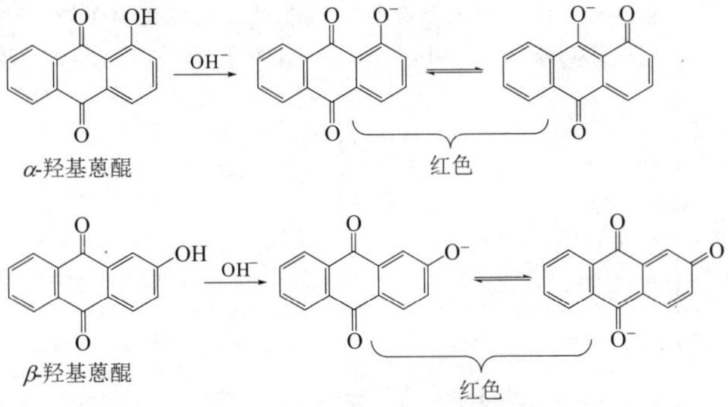

◇采用该方法检查中药中是否含有蒽醌类成分时，可取样品粉末约 0.1g，加 10%硫酸水溶液 5mL，置水浴上加热 2～10min 趁热过滤，滤液冷却后加乙醚 2mL 振摇，静置后分取醚层溶液，加入 5%氢氧化钠水溶液 1mL，振摇，如有羟基蒽醌存在，醚层则由黄色褪为无色，而水层显红色

Kesting-Craven 法反应

◇苯醌及萘醌类化合物醌环上有未被取代的位置时，可在碱性条件下与一些含有活性次甲基试剂（如乙酰乙酸酯、丙二酸酯和丙二腈等）的醇溶液发生反应，生成蓝绿色或蓝紫色物质

◇反应机制如下：

在碱性条件下苯醌和萘醌类化合物醌环的 α-碳和活性次甲基试剂反应，反应产物在失去一个 α-活泼氢，形成 sp^2 杂化的负碳离子，由于负碳离子旁还有碳氧双键和碳碳双键，负电荷可以通过 p-π 共轭发生离域的作用，使有色的负碳离子及其异构物质稳定

◇以萘醌与丙二酸酯的反应为例，反应时丙二酸酯先与醌核生成产物①，再进一步经电子转位生成产物②而显色

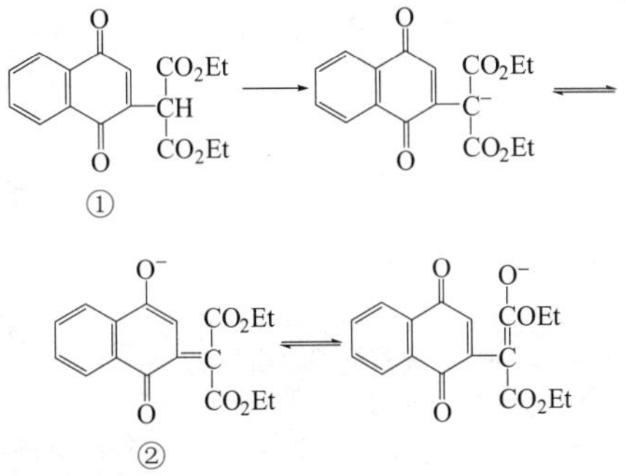

◇萘醌的苯环上如有羟基取代，羟基将影响此反应的灵敏度，同时反应速率减慢。蒽醌类化合物因醌环完全被取代，故不能发生该类反应。可利用此性质加以区别

与金属离子的反应

◇在蒽醌类化合物中，如果有 α-酚羟基或邻二酚羟基结构时，则可与 Pb^{2+}、Mg^{2+} 等金属离子形成络合物

◇以乙酸镁为例，生成物可能具有下列结构：

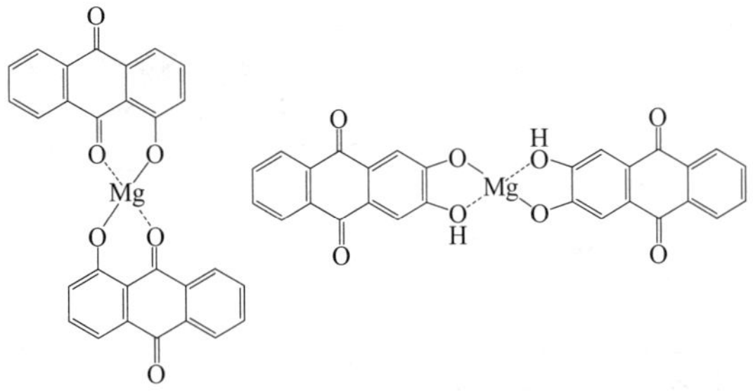

◇当蒽醌化合物具有不同的结构时，与乙酸镁形成的络合物也具有不同的颜色，如橙黄、橙红、紫红、紫、蓝色等

笔记

续表

对亚硝基-二甲苯胺反应	◇9 位或 10 位未取代的羟基蒽酮类化合物，尤其是 1,8-二羟基衍生物，其羰基对位的亚甲基上的氢很活泼，可与 0.1%对亚硝基-二甲苯胺的吡啶溶液缩合而产生各种颜色 ◇缩合物随分子结构不同而呈紫色、绿色、蓝色及灰色等不同颜色，1,8-二羟基者均呈绿色 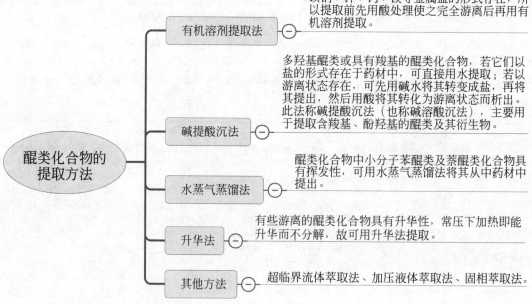 ◇此反应可用作蒽酮化合物的定性检查，通常用纸色谱以吡啶-水-苯（1∶3∶1）的水层为展开剂，以对亚硝基-二甲苯胺的乙醇液作显色剂，在滤纸上发生颜色变化，如大黄酚蒽酮-9 在滤纸上开始呈蓝色立即变绿，芦荟大黄素蒽酮-9 在滤纸上开始呈绿色很快变蓝 ◇本反应可作为蒽酮类化合物的定性鉴别反应，不受蒽醌类、黄酮类、香豆素类、糖类及酚类化合物的干扰

第四节　醌类化合物的提取与分离

一、醌类化合物的提取方法

有机溶剂提取法 — 游离醌类的极性较小，可用三氯甲烷、二氯甲烷、乙酸乙酯等有机溶剂提取；苷类化合物极性较苷元大，故可用甲醇、乙醇和水提取，有时在提取液浓缩过程中即可析出结晶；对于含脂质较多的药材如种子类，可以先用石油醚脱脂，再进行提取。由于蒽醌类化合物大多含有羟基和羧基，在植物体内它们常以钠、钾、钙、镁等金属盐的形式存在，所以提取前先用酸处理使之完全游离后再用有机溶剂提取。

碱提酸沉法 — 多羟基醌类或具有羧基的醌类化合物，若它们以盐的形式存在于药材中，可直接用水提取；若以游离状态存在，可先用碱水将其转变成盐，再将其提出，然后用酸将其转化为游离状态而析出。此法称碱提酸沉法（也称碱溶酸沉法），主要用于提取含羧基、酚羟基的醌类及其衍生物。

水蒸气蒸馏法 — 醌类化合物中小分子苯醌类及萘醌类化合物具有挥发性，可用水蒸气蒸馏法将其从中药材中提出。

升华法 — 有些游离的醌类化合物具有升华性，常压下加热即能升华而不分解，故可用升华法提取。

其他方法 — 超临界流体萃取法、加压液体萃取法、固相萃取法。

醌类化合物的提取方法

二、醌类化合物的分离方法

醌类化合物结构种类多样，在自然界中以游离苷元和苷类形式存在，其理化性质相差较大。醌类化合物主要依据其酸性的强弱、极性的差异和分子量的大小等因素进行分离。

（一）蒽醌苷类与游离蒽醌的分离方法

蒽醌苷和游离蒽醌类化合物的极性不同，蒽醌苷极性大易溶于水，而游离蒽醌极性小易溶于有机溶剂。

（二）游离蒽醌的分离方法

由于蒽醌类化合物含有酚羟基和羧基，因此该类化合物多为酸性。同时羟基蒽醌类化合物酚羟基的位置和数目对分子的酸性影响不同，因而可通过调节 pH 实现该类化合物的分离纯化，此方法为 pH 提取萃取法。除此以外，色谱法是系统分离羟基蒽醌类化合物的最有效的方法。

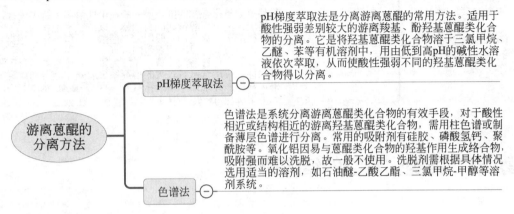

pH梯度萃取法是分离游离蒽醌的常用方法。适用于酸性强弱差别较大的游离羧基、酚羟基蒽醌类化合物的分离。它是将羟基蒽醌类化合物溶于三氯甲烷、乙醚、苯等有机溶剂中，用由低到高pH的碱性水溶液依次萃取，从而使酸性强弱不同的羟基蒽醌类化合物得以分离。

色谱法是系统分离游离蒽醌类化合物的有效手段，对于酸性相近或结构相近的游离羟基蒽醌类化合物，需用柱色谱或制备薄层色谱进行分离。常用的吸附剂有硅胶、磷酸氢钙、聚酰胺等。氧化铝因易与蒽醌类化合物的羟基作用生成络合物，吸附强而难以洗脱，故一般不使用。洗脱剂需根据具体情况选用适当的溶剂，如石油醚-乙酸乙酯、三氯甲烷-甲醇等溶剂系统。

（三）蒽醌苷类的分离方法

蒽醌苷类分子中含有糖，故极性较大，水溶性较强，分离比较困难，主要应用色谱方法进行分离。但在色谱分离之前，需预先处理提取物，除去大部分杂质，制得较纯的总苷后再进行色谱分离。一般常用乙酸乙酯、正丁醇等极性较大的有机溶剂，将蒽醌苷类从水溶液中提取出来，使其与水溶性杂质相互分离。

蒽醌苷常用聚酰胺、纤维素、硅胶及葡聚糖凝胶等柱色谱进行分离。聚酰胺对分离羟基蒽醌类衍生物效果较好，因为不同的羟基蒽醌类成分，其羟基数目和位置不同，与聚酰胺形成氢键的能力不同，因而吸附强度也不相同。应用葡聚糖凝胶法分离蒽醌苷类成分时，用 70%乙醇洗脱，分段收集，可按蒽醌苷的分子量大小，依次得到二蒽酮苷、蒽醌二葡萄糖苷、蒽醌单糖苷和游离蒽醌苷元。

第五节　醌类化合物的检识

一、理化检识

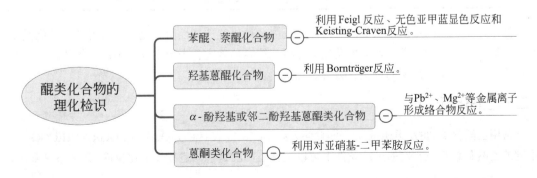

检识反应可在试管中进行，也可在纸色谱或薄层色谱上进行。

二、色谱检识

醌类化合物
的色谱检识
├─ 薄层色谱 ─ 吸附剂多采用硅胶、聚酰胺，展开剂多采用如苯-甲醇(9:1)、庚烷-苯-三氯甲烷(1:1:1)等混合溶剂，对蒽醌苷则采用极性较大的溶剂系统。蒽醌类及其苷在可见光下多显黄色，在紫外光下则显黄棕、红、橙色等荧光。如果需用显色剂，常以10%氢氧化钾甲醇溶液、3%氢氧化钠或碳酸钠溶液喷之，颜色加深或变色，斑点多呈现红色或更深。还可用氨熏显色。
└─ 纸色谱 ─ 羟基蒽醌类化合物的纸色谱一般在中性溶剂系统中进行，常用展开剂是甲醇饱和的石油醚、以浓氨水饱和的正丁醇等有机溶剂。显色剂一般用0.5%醋酸镁甲醇溶液，根据羟基的不同位置可显不同颜色的斑点；也可用1%~2%氢氧化钠或氢氧化钾溶液喷雾，显红色斑点。蒽醌类具有较强亲水性，采用含水量较大的溶剂系统展开才能得到满意结果。常用展开剂如苯-丙酮-水(4:1:2)、苯-吡啶-水(5:1:10)、三氯甲烷-甲醇-水（2:1:1下层）等。

第六节　醌类化合物的结构研究

一、衍生物的制备

制备醌类衍生物的主要目的：推测醌类化合物分子中羟基等官能团的位置。制备的衍生物主要有甲基化、乙酰化产物。

（一）甲基化衍生物

结构类型及化学环境不同的官能团，甲基化反应的难易程度不同，一般说来官能团的酸性越强，甲基化反应越易进行，故在醌类化合物中醇羟基、α-酚羟基、β-酚羟基、羧基的甲基化能力逐渐增强。此外，甲基化试剂及反应条件不同，其甲基化能力也不同。

不同的甲基化试剂在一定的反应条件下可以选择不同的官能团进行甲基化反应，其关系见下表。

甲基化试剂与反应官能团的关系

甲基化试剂的组成	反应官能团
CH_2N_2/Et_2O	—COOH、β-酚 OH、—CHO
CH_2N_2/Et_2O+MeOH	—COOH、β-酚 OH、两个 α-酚 OH 之一、—CHO
$(CH_3)_2SO_4$+K_2CO_3+丙酮	β-酚 OH、α-酚 OH
CH_3I+Ag_2O	—COOH、酚 OH、醇 OH、—CHO

据此，采用不同甲基化试剂，严格控制反应条件进行选择性甲基化，将可得到甲基化程度不同的衍生物，再分别做元素分析及光谱分析，很容易确定各个衍生物中甲氧基的数目，从而可推断原来分子中官能团的种类、数目和位置。

（二）乙酰化衍生物

常用乙酰化试剂的乙酰化能力强弱顺序为：H_3COCl>$(CH_3CO)_2O$>CH_3COOR>CH_3COOH。不同的乙酰化试剂在一定的反应条件下可以选择不同的官能团进行乙酰化反应,其关系见下表。

乙酰化试剂、反应条件与反应官能团的关系

试剂组成	反应条件		反应官能团
冰乙酸（加少量乙酰氯）	冷置		醇 OH
乙酐	加热时间	短	醇 OH、β-酚 OH
		长	醇 OH、β-酚 OH、两个 α-酚 OH 之一
乙酐+硼酸	冷置		醇 OH、β-酚 OH
乙酐+浓硫酸	室温放置过夜		醇 OH、β-酚 OH、α-酚 OH
乙酐+吡啶	室温放置过夜		醇 OH、β-酚 OH、α-酚 OH、烯醇式 OH

乙酰化试剂乙酸酐因加热时间的不同，可使不同位置的羟基发生乙酰化反应，但反应时间的长短往往较难控制。有时为使 α-酚羟基不被乙酰化，可采用乙酸酐-硼酸。其原因是硼酸与 α-羟基形成硼酸酯，从而避免发生乙酰化反应。反应产物经水解，硼酸酯被水解，又恢复 α-酚羟基。这样就可以得到仅 β-酚羟基的乙酰化衍生物，反应式如下。

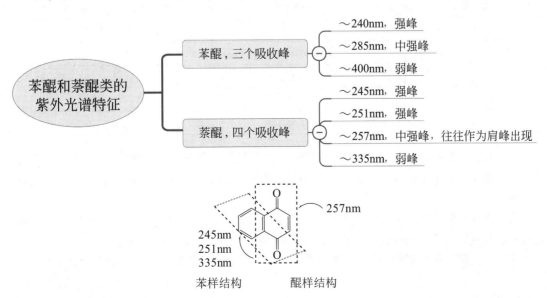

二、紫外光谱特征

（一）苯醌和萘醌类的紫外光谱特征

醌类化合物由于存在较长的共轭体系，因此其在紫外区域均出现较强的紫外吸收。

```
                                    ～240nm，强峰
                 苯醌，三个吸收峰 ── ～285nm，中强峰
                                    ～400nm，弱峰
苯醌和萘醌类的
紫外光谱特征
                                    ～245nm，强峰
                 萘醌，四个吸收峰 ── ～251nm，强峰
                                    ～257nm，中强峰，往往作为肩峰出现
                                    ～335nm，弱峰
```

```
                257nm
245nm
251nm
335nm
苯样结构      醌样结构
```

当分子中具有羟基、甲氧基等助色团时，可引起分子中相应的吸收峰红移。如 1,4-萘醌，当醌环上引入+I 或+M 取代基时，只影响 257nm 峰红移，不影响来源于苯环的三个吸收带。但当苯环上引入上述取代基时，如 α-羟基时将使 335nm 的吸收峰红移至 427nm。

（二）蒽醌类的紫外光谱特征

蒽醌母核有 4 个吸收峰，由苯样结构和醌样结构引起，如下所示。

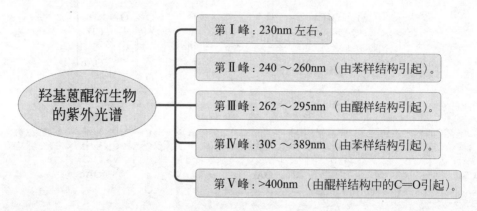

苯样结构
$\begin{cases} 252\text{nm} \\ 325\text{nm} \end{cases}$

醌样结构
$\begin{cases} 272\text{nm} \\ 405\text{nm} \end{cases}$

天然蒽醌多数有羟基取代，羟基蒽醌衍生物的紫外光谱主要有以下 5 个吸收带。

羟基蒽醌衍生物的紫外光谱
- 第 I 峰：230nm 左右。
- 第 II 峰：240～260nm（由苯样结构引起）。
- 第 III 峰：262～295nm（由醌样结构引起）。
- 第 IV 峰：305～389nm（由苯样结构引起）。
- 第 V 峰：>400nm（由醌样结构中的C＝O引起）。

以上各吸收带的具体峰位和吸收强度与蒽醌母核上取代基的性质、数目及取代位置有关，峰带 I 的最大吸收波长（λ_{max}）随分子中酚羟基数目的增多而红移，但该红移与酚羟基的位置无关。峰带 I 的具体位置与分子中的酚羟基数目之间的关系如下表所示。

羟基蒽醌紫外吸收光谱（第 I 峰）

OH 数	OH 位置	λ_{max}/nm
1	1-；2-	222.5
2	1,2-；1,4-；1,5-	225
3	1,2,8-；1,4,8-	230±2.5
	1,2,6-；1,2,7-	
4	1,4,5,8-；1,2,5,8-	236

峰带 III（262～295nm）受 β-酚羟基的影响，β-酚羟基的存在可使该峰带红移，且吸收强度增加。蒽醌母核上具有 β-酚羟基则第三峰吸收强度 $\log\varepsilon$ 值均在 4.1 以上，若低于 4.1，表示无 β-酚羟基。

峰带 IV（305～389nm）受供电基影响，一般规律是 α 位有—CH_3、—OH、—OCH_3 时，峰位红移，强度降低；而当取代基处于 β 位时，则吸收峰强度增大。

峰带 V 主要受 α-羟基的影响，α-羟基数目越多，峰带 V 红移值也越大，如下表所示。

羟基蒽醌类峰带 V 的紫外吸收

α-OH 数	—OH 位置	λ_{max}/nm（$\log\varepsilon$）
无		356～362.5（3.30～3.88）
1		400～420
2	1,5-二羟基	418～440（两个峰）
	1,8-二羟基	430～450
	1,4-二羟基	470～500（靠 500nm 处有一肩峰）
3		485～530（两个至多个吸收）
4		540～560（多个重峰）

三、红外光谱特征

醌类化合物红外光谱的主要特征是羰基吸收峰以及双键和苯环的吸收峰。羟基蒽醌类化合物在红外区域有 $\upsilon_{C=O}$（1675～1653cm^{-1}）、υ_{OH}（3600～3130cm^{-1}）及 $\upsilon_{芳环}$（1600～1480cm^{-1}）的吸收。其中 $\upsilon_{C=O}$ 吸收峰位与分子中 α-酚羟基的数目及位置有较强的相关性，对推测结构中 α-酚羟基的取代情况有重要的参考价值。

当蒽醌母核上无取代基时，因两个 C=O 的化学环境相同，只出现一个 C=O 吸收峰，在石蜡糊中测定的峰位为 1675cm^{-1}。当芳环引入一个 α-羟基时，因与一个 C=O 缔合，使其吸收显著降低，另一个游离 C=O 的吸收则变化较小。当芳环引入的 α-羟基数目增多及位置不同时，两个 C=O 的缔合情况发生变化，其吸收峰位也会随之改变。α-羟基的数目及位置对 $\upsilon_{C=O}$ 吸收的影响如下表所示。

α-羟基的数目及位置对 $\upsilon_{C=O}$ 吸收的影响

α-羟基数	蒽醌类型	游离 C=O 频率/cm^{-1}	缔合 C=O 频率/cm^{-1}	C=O 频率差/cm^{-1} $\Delta\upsilon_{C=O}$
0	无 α-OH	1678～1653	—	—
1	1-OH	1675～1647	1637～1621	38～24
2	1,4-二羟基或 1,5-二羟基	—	1645～1608	—
2	1,8-二羟基	1678～1661	1626～1616	57～40
3	1,4,5-三羟基	—	1616～1592	—
4	1,4,5,8-四羟基	—	1592～1572	—

羟基蒽醌类化合物的羟基伸缩振动的谱带，随取代位置不同而有很大变化。α-羟基因与相邻的羰基缔合，其吸收频率均移至 3150cm^{-1} 以下，多与不饱和 C-H 伸缩振动频率相重叠。β-羟基振动频率较 α-羟基高得多，在 3600～3150cm^{-1} 区间，若只有一个 β-羟基（包括一个—CH$_2$OH），则大多数在 3390～3300cm^{-1} 之间有一个吸收峰；若在 3600～3150cm^{-1} 之间有几个峰，表明蒽醌母核上可能有两个或多个 β-羟基。

四、核磁共振谱特征

（一）^{1}H-NMR 谱

1. 醌环上的质子

在醌类化合物中，只有苯醌及萘醌在醌环有质子，在无取代时化学位移分别为 δ 6.72（s）（p-苯醌）及 6.95（s）（1,4-萘醌）。

2. 芳环质子

在醌类化合物中，具有芳氢的只有萘醌（最多 4 个）及蒽醌（最多 8 个），可分为 α-H 及 β-H 两类。其中 α-H 因处于羰基的负屏蔽区，受影响较大，芳氢信号出现在低场，化学位移值较大；β-H 受羰基的影响较小，化学位移值较小。1,4-萘醌的芳氢信号分别在 δ 8.06（α-H）及 7.73（β-H），蒽醌的芳氢信号出现在 δ 8.07（α-H）及 7.67（β-H）。相邻的两个出现相互邻偶的两重峰，偶合常数 $J_{邻}$=6.0～9.4Hz，间位芳氢（中间碳上取代基为—OR、—OH、—COOH）也出现两个二重峰，偶合常数 $J_{间}$=0.8～3.1Hz。

3. 取代基质子的化学位移及对芳环质子的影响

蒽醌衍生物中取代基的性质、数目和位置不同，对芳氢的化学位移、峰的微细结构均产生一定的影响，处于供电子基团（—CH_3、—OH、—OR 等）邻对位的芳氢，其化学位移向高场移动；处于吸电子基团（—COOH）邻对位的芳氢，其化学位移向低场移动。值得注意的是，酚羟基信号只在溶液中无活泼 H（D）时可检测到。故观察酚羟基信号常用 DMSO-d_6 或 acetone-d_6 作溶剂。取代基的化学位移及对芳氢的影响见下表。

取代基的化学位移及对芳氢的影响

取代基	化学位移及峰形	对芳氢化学位移的影响
无取代		α-H（8.07）β-H（8.07）
—CH_3	2.1～2.9（s 或 br s）	−0.15
—CH_2OH	4.6（—CH_2,s）、5.6（—OH,s）	
—OCH_3	4.0～4.5（s）	−0.45
α-OH	11～12（s）	−0.45
β-OH	<11（s）	−0.45
—COOH	11～12（s）	+0.8

（二）^{13}C-NMR 谱

^{13}C-NMR 谱在醌类化合物结构研究中具有重要的地位。这里主要介绍 1,4-萘醌及蒽醌类的 ^{13}C-NMR 谱基本特征。

1. 1,4-萘醌类化合物

1,4-萘醌母核的 ^{13}C-NMR 化学位移值（δ）如下所示。

取代基对醌环和苯环碳信号化学位移的影响与简单苯环上的情况相似。一般取代基使直接相连的碳移向低场，供电子取代基使邻位对位碳向高场位移，吸电子取代基使邻位碳移向低场。例如，C-3 位有—OH 或—OR 基取代时，C-3 的化学位移向低场位移约 20，并使相邻的 C-2 的化学位移向高场位移约 30；当 C-2 位取代基为烃基（R）取代时，可使 C-2 向低场位移约 10，C-3 则向高场位移约 8，并且 C-2 向低场位移的幅度随烃基 R 的增大而增加，C-3 的化学位移受影响小。但当取代基增多时，对 ^{13}C-NMR 谱信号的归属比较困难，一般须借助 DEPT 技术以及 ^{2}D-NMR 技术，特别是 HMBC 谱才能得出可靠结论。

2. 蒽醌类化合物

无取代蒽醌母核的碳原子可以分为四类，其化学位移值如下：α-碳 126.6；β-碳 134.3；羰基碳 182.5；季碳 132.9。蒽醌母核及 α 位有一个 OH 或 OCH_3 时，其碳原子化学位移如下所示。

目前当蒽醌母核每一个苯环上只有一个取代基时，母核各碳信号化学位移规律已有很好的总结，如下表所示。

蒽醌 ^{13}C-NMR 谱的取代基位移值（$\Delta\delta$）

C	C_1-OH	C_2-OH	C_1-OMe	C_2-OMe	C_1-Me	C_2-Me	C_1-OCOMe	C_2-OCOMe
C-1	+34.73	−14.37	+33.15	−17.13	+14.0	−0.1	+23.59	−6.53
C-2	−0.63	+28.76	−16.12	+30.34	+4.1	+10.1	−4.84	+20.55
C-3	+2.53	−12.84	+0.84	−12.94	−1.0	−1.5	+0.26	−6.92
C-4	−7.80	+3.18	−7.44	+2.47	−0.6	−0.1	−1.11	+1.82
C-5	−0.01	−0.07	−0.71	−0.13	+0.5	−0.3	+0.26	+0.46
C-6	+0.46	+0.02	−0.91	−0.59	−0.3	−1.2	+0.68	−0.32
C-7	−0.06	−0.49	+0.10	−1.10	+0.2	−0.3	−0.25	−0.48
C-8	−0.26	−0.07	0.00	−0.13	0.0	−0.1	+0.42	+0.61
C-9	+5.36	+0.00	−0.68	+0.04	+2.0	−0.7	−0.86	−0.77
C-10	−1.04	−1.50	+0.26	−1.30	0.0	−0.3	−0.37	−1.13
C-10a	−0.03	+0.02	−1.07	+0.30	0.0	−0.1	−0.27	−0.25
C-8a	+0.99	+0.16	+2.21	+0.19	0.0	−0.1	+2.03	+0.50
C-9a	−17.09	+2.17	−11.96	+2.14	+2.0	−0.2	−7.89	+5.37
C-4a	−0.33	−7.84	+1.36	−6.24	−2.0	−2.3	+1.63	−1.58

当蒽醌母核上仅有一个苯环有取代基，另一苯环无取代基时，无取代基苯环上各碳原子的信号化学位移变化很小，即取代基的跨环影响不大，在预测蒽醌结构类型时，可不考虑另一环上取代基对所研究环的影响。

五、质谱特征

在游离醌类化合物的质谱中，其共同特征是分子离子峰多为基峰，且可见出现丢失 1～2 分子 CO 的碎片离子峰。苯醌及萘醌易从醌环上脱去 1 个 C_2H_2 碎片，如果在醌环上有羟基，则断裂同时将伴随有特征的 H 重排。

（一）对苯醌类化合物

苯醌母核的主要开裂过程如下所示。

无取代的苯醌通过 A、B、C 3 种开裂方式，分别得到 m/z 82、54 及 80 碎片离子。无取代的苯醌也能连续脱去 2 分子的 CO 出现重要的 m/z 52 碎片离子（环丁烯离子）。

（二）1,4-萘醌类化合物

苯环上无取代时，将出现 m/z 104 的特征碎片离子及其分解产物 m/z 76 及 m/z 50 的离子。当苯环上有取代时，上述各峰将相应移至较高质荷比处。例如 2,3-二甲基萘醌的开裂方式如下所示。

m/z 186 　　　　 m/z 104 　　　　 m/z 76

（三）蒽醌类化合物

游离蒽醌依次脱去 2 分子 CO，在 m/z 180（M-CO）及 152（M-2CO）处得到丰度很高的离子峰，并在 m/z 90 及 m/z 76 处出现它们的双电荷离子峰。蒽醌衍生物也会经过同样的开裂方式，得到与之相应的碎片离子峰。

m/z 208 　　　　 m/z 180 　　　　 m/z 152

蒽醌苷类化合物用电子轰击质谱不易得到分子离子峰，其基峰常为苷元离子，需用场解吸质谱（FD-MS）或快原子轰击质谱（FAB-MS）才能出现苷的准分子离子峰，以获得分子量的信息。

第七节　含醌类化合物的中药实例

一、大黄

（一）化学成分

大黄主要成分为蒽醌类化合物，总含量为 2%～5%，其中游离的羟基蒽醌类化合物仅占 1/10～1/5，主要为大黄酚、大黄素、芦荟大黄素、大黄素甲醚和大黄酸等成分。而大多数的羟基蒽醌类化合物是以苷的形式存在，如大黄酚葡萄糖苷、大黄素葡萄糖苷、大黄酸葡萄糖苷、芦荟大黄素葡萄糖苷和一些双葡萄糖链苷及少量的番泻苷 A、番泻苷 B、番泻苷 C、番泻苷 D。除上述成分外，还含有鞣质、脂肪酸及少量的土大黄苷和土大黄苷元。

土大黄苷元　　R=H
土大黄苷　　　R=Glc

《中华人民共和国药典》（简称《中国药典》）以土大黄苷、总蒽醌和游离蒽醌为指标成分进行大黄的鉴别和含量测定。药典要求，本品不得检测出土大黄苷；按干燥品计算，以芦荟大黄素、大黄酸、大黄素、大黄酚和大黄素甲醚的总量计，含总蒽醌不得少于 1.5%，以芦荟大黄素、大黄酸、大黄素、大黄酚和大黄素甲醚的总量计，含游离蒽醌不得少于 0.20%。

（二）理化性质

大黄酚为长方形或单斜形结晶（乙醚或苯），能升华。几乎不溶于水，难溶于石油醚，略溶于冷乙醇，溶于苯、三氯甲烷、乙醚、冰醋酸及丙酮中，易溶于沸乙醇、氢氧化钠水溶液。大黄素为橙色针状结晶（乙醇），几乎不溶于水，溶于碳酸钠水溶液、氨水、氢氧化钠水溶液、乙醇、甲醇、丙酮。乙醚中溶解度为 0.14%，三氯甲烷中为 0.078%。大黄素甲醚为金黄色针晶，几乎不溶于水、碳酸钠水溶液，微溶于乙酸乙酯、甲醇、乙醚，溶于苯、吡啶、三氯甲烷、氢氧化钠水溶液等。芦荟大黄素为橙色针状结晶（甲苯），略溶于乙醇、苯、三氯甲烷、乙醚和石油醚，溶于碱水溶液和吡啶，易溶于热乙醇、乙醚、苯、丙酮、甲醇、稀氢氧化钠水溶液。

（三）提取分离

从大黄中提取分离游离羟基蒽醌时，可先用 20%硫酸和三氯甲烷的混合液，在水浴上回流水解并使游离蒽醌转入有机溶剂中，然后采用不同 pH 的碱液进行分离，流程如下。

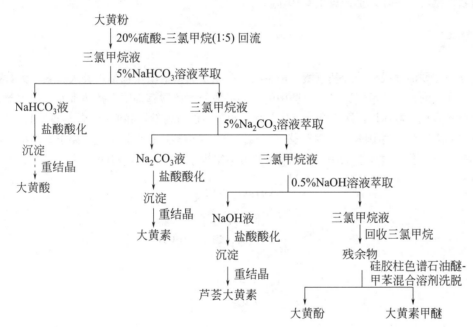

在上述流程中除可使用三氯甲烷-硫酸外，还可使用苯-硫酸或直接用乙醇、三氯甲烷或苯提取，然后再用 pH 梯度法进一步分离。

另外，用硅胶柱色谱分离大黄酚与大黄素甲醚时，也可用石油醚-乙酸乙酯作洗脱剂进行分离。

二、虎杖

虎杖主要含有蒽醌类化合物，还含有二苯乙烯类、黄酮类、水溶性多糖和鞣质等成分。蒽醌类成分包括大黄素、大黄酚、大黄酸、大黄素甲醚-1-β-D-葡萄糖苷、大黄素-1-β-D-葡萄糖苷、6-羟基芦荟大黄素、大黄素-8-单甲醚、6-羟基芦荟大黄素-8-单甲醚等。此外，还含有非蒽醌类的化合物如虎杖苷等。

《中国药典》采用高效液相色谱法测定药材中大黄素和虎杖苷含量，大黄素不得少于 0.60%，虎杖苷不得少于 0.15%。

大黄素-1-β-D-葡萄糖苷　　　　　　　虎杖苷

大黄素、大黄素甲醚、大黄酚、虎杖苷等化学成分已作为单体成分在医药和化工领域中应用，虎杖已成为这些单体成分的原料药。

三、何首乌

何首乌的主要成分为蒽醌类成分，以大黄素、大黄酚、大黄素甲醚、大黄酸、芦荟大黄素等为主，有降血脂、抗动脉粥样硬化、抗菌、润肠通便等药理作用。此外，具有抗肿瘤及提高免疫功能，延缓衰老及促进学习记忆能力的作用。

《中国药典》用二苯乙烯苷和结合蒽醌为指标成分对何首乌进行含量测定。要求本品按干燥品计算，含 2,3,5,4′-四羟基二苯乙烯-2-O-β-D-葡萄糖苷不得少于 1.0%；含结合蒽醌（以大黄素和大黄素甲醚的总量计）不得少于 0.10%。

四、芦荟

芦荟中主要活性成分是羟基蒽醌类衍生物，多属于大黄素型，包括芦荟大黄素、大黄酸、大黄素、大黄酚、大黄素甲醚等。芦荟中的蒽醌类成分大黄酸有抑菌、抗病毒作用，大黄素、芦荟大黄素有抗肿瘤作用，芦荟酸和芦荟大黄素的药用价值为健胃和通便，芦荟霉素具有抗癌、抗病毒、抗菌作用。《中国药典》用芦荟苷为指标成分对芦荟进行含量测定，要求本品按干燥品计算，库拉素芦荟不得少于 16.0%，好望角芦荟不得少于 6.0%。芦荟苷的结构如下。

芦荟苷

五、茜草

茜草中化学成分以蒽醌及其苷类化合物为主，如 1-羟基-2-甲基蒽醌、羟基茜草素、异茜草素、伪羟基茜草素、1,6-二羟基-2-甲基蒽醌-3-β-乙酰基-葡萄糖苷（2→1）木糖苷、1,3,6-三羟基-2-甲基蒽醌-3-O-新橙皮苷、1,3,6-三羟基-2-甲基蒽醌、1-羟基蒽醌、1,2,4-三羟基蒽醌、1,3,6-三羟基-2-甲基蒽醌-3-O-β-D-葡萄糖苷等。此外，茜草中还含有少量萘醌及其苷类、环己肽类、萜类成分等。

六、决明子

大决明和小决明的种子均含蒽醌类、萘并吡咯酮类、脂肪酸类等化学成分。蒽醌类化合物为其主要成分，含量约 1%，主要为大黄酚、大黄素甲醚、决明素、橙黄决明素、黄决明素、美决明素、葡萄糖美决明素、葡萄糖橙黄决明素。《中国药典》以大黄酚、橙黄决明素为指标成分进行鉴别和含量测定。要求本品按干燥品计算，含大黄酚不得少于 0.20%，含橙黄决明素不得少于 0.080%。其结构如下。

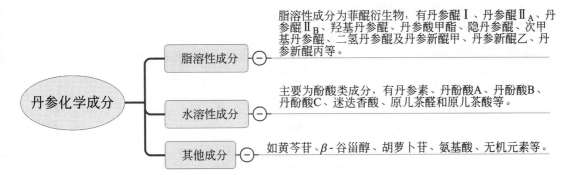

大黄酚　　　　　　　　　　橙黄决明素

现代药理研究证实，决明子含决明素、决明内酯、大黄酚、大黄素、大黄酸、大黄素蒽酮等，对视神经有良好的保护作用，常用于治疗白内障、视网膜炎、视神经萎缩、青光眼、眼结膜炎等疾病。决明子还有抑制葡萄球菌生长及收缩子宫、降压、降血清胆固醇的功效，对防治血管硬化与高血压有显著效果。

七、丹参

（一）化学成分

丹参化学成分

- 脂溶性成分 —— 脂溶性成分为菲醌衍生物，有丹参醌Ⅰ、丹参醌ⅡA、丹参醌ⅡB、羟基丹参醌、丹参酸甲酯、隐丹参醌、次甲基丹参醌、二氢丹参醌及丹参新醌甲、丹参新醌乙、丹参新醌丙等。
- 水溶性成分 —— 主要为酚酸类成分，有丹参素、丹酚酸A、丹酚酸B、丹酚酸C、迷迭香酸、原儿茶醛和原儿茶酸等。
- 其他成分 —— 如黄芩苷、β-谷甾醇、胡萝卜苷、氨基酸、无机元素等。

（二）理化性质

丹参醌ⅡA为红色小片状结晶，丹参醌ⅡB为紫色针状结晶，隐丹参醌为橙色针状结晶，丹参新醌甲为橙黄色粉末，丹参新醌乙为橙红色针状结晶，丹参新醌丙为红色针状结晶。丹参醌类化合物不溶于水，溶于有机溶剂。此类化合物多数呈中性，但丹参新醌甲、丹参新醌乙、丹参新醌丙，因其醌环上含有羟基，显示较强的酸性，可溶于碳酸氢钠水溶液。

丹参醌Ⅰ　　　　隐丹参醌　　　　二氢丹参醌Ⅰ　　　　次甲基丹参醌

（三）提取分离

对于丹参有效成分提取分离方面的研究主要涉及到总有效成分的提取分离、脂溶性成分菲醌类的提取分离和水溶性成分酚酸类的提取分离。丹参脂溶性成分以丹参酮为有效成分参考指标；水溶性成分以丹参素、丹酚酸B、原儿茶醛为有效成分参考指标。

总有效成分的提取率较低，主要的提取方法有梯度渗漉法、超声法和超临界CO_2萃取法。梯度渗漉法的特点是浓度梯度大，浸出效果好，溶剂用量少，适合于有效成分含量低的中药材的提取。

分离菲醌类，即丹参酮，主要包括丹参酮ⅡA，多用乙醇提取，包括乙醇渗滤法和回流法。使用高浓度(90%)的醇溶剂、加温(80~87℃)、浸泡时间延长(6h)可相应缩短提取时间(2h)，可获得较高收率的丹参酮ⅡA。

酚酸类在丹参的有效成分中是水溶解度最大的部分，对于水溶性成分有多种提取方法，如传统水煎法、乙醇回流法、动态湿浸法和渗漉法等。对于酚酸类成分的提取主要以水提取为主。由于微波辅助萃取法(MAE)具有时间短、效率高和溶剂用量少等优势，近年来，微波不断被用于丹参水溶性有效成分的提取。

- 丹参有效成分提取分离技术
  - 总有效成分的提取
  - 菲醌类的提取
  - 酚酸类的提取

高速逆流色谱（HSCCC）具有高回收率、高效和易于放大等优势，是用于分离丹酚酸B的常用方法。另外，液质联用技术（LC-MS）可以根据化合物单体的质谱裂解行为，既可实现目标性的分离纯化，也可以实现微量成分的在线分析与结构鉴定。丹参中酚酸类成分的结构特点显著，其质谱裂解行为有规律可循，可以用来实现水溶性成分的分离。

从中药丹参中提取分离丹参酮类化合物的流程如下。

丹参根粗粉

　　↓ 95%乙醇温浸3次，每次8h，回收乙醇

浸膏

　　↓ 甲醇溶解，过滤

总丹参酮

　　↓ 氧化铝柱色谱，苯洗脱

| 紫红色色段
（主含丹参酮ⅡA） | 棕红色色段
（主含隐丹参酮） | 暗红色色段
（主含丹参酮ⅡB） |

八、紫草

（一）化学成分

紫草根主要含紫草素、乙酰紫草素、异丁酰紫草素、β,β-二甲基丙烯酰紫草素、β-羟基异戊酰紫草素、3,4-二甲基戊烯-3-酰基紫草醌等。例如由软紫草的根中曾分离得到 6 种色素，其结构见下表。

基本结构

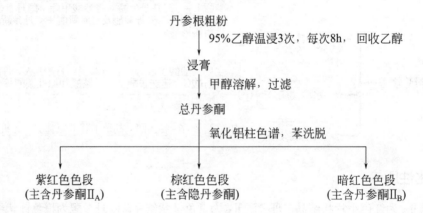

软紫草根中的六种萘醌色素

名称	R	熔点/℃
紫草素	—H	147~149
乙酰紫草素	—COCH₃	85~86

续表

名称	R	熔点/℃
O-异丁酰紫草素	—COCH(CH₃)₂	89～90
O-β,β-二甲丙烯酰紫草素	—COCH=C(CH₃)₂	113～114
O-β,β,γ-三甲丁烯酰紫草素	—COCH₂—C=C(CH₃)₂ 　　　　　CH₃	—
O-β-羟基异戊酰基紫草素	OH —COCH₂—C(CH₃)₂	90～92

《中国药典》用羟基萘醌总色素和 β,β'-二甲基丙烯酰阿卡宁为指标成分对紫草进行含量测定。要求本品按干燥品计算，含羟基萘醌总色素（以左旋紫草素计）不得少于 0.80%，含 β,β'-二甲基丙烯酰阿卡宁不得少于 0.30%。

（二）提取分离

从紫草根中提取紫草素工艺流程如下。

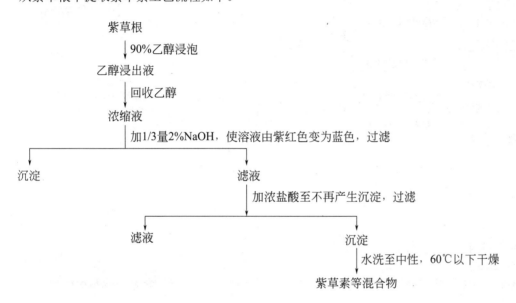

九、番泻叶

番泻叶为豆科决明属植物狭叶番泻或尖叶番泻的干燥小叶。

两种番泻叶所含成分相似，主要成分为二蒽酮类衍生物，是番泻叶中含量较高的有效部位，也是番泻叶泻下、止血的活性成分。通常尖叶番泻叶的含量较狭叶番泻叶为高，其中以番泻苷 A、番泻苷 B 为主，番泻苷 C 和番泻苷 D 含量较少。

在尖叶番泻的叶中还发现少量的游离蒽醌（如大黄酸、芦荟大黄素、大黄酚等）以及它们的氧苷及碳苷。此外，还含有一些游离糖类成分，如葡萄糖、蔗糖、右旋肌醇甲醚等。狭叶番泻叶中还含有黄酮类化合物，如异鼠李素、山柰酚等。

第四章

苯丙素类化合物

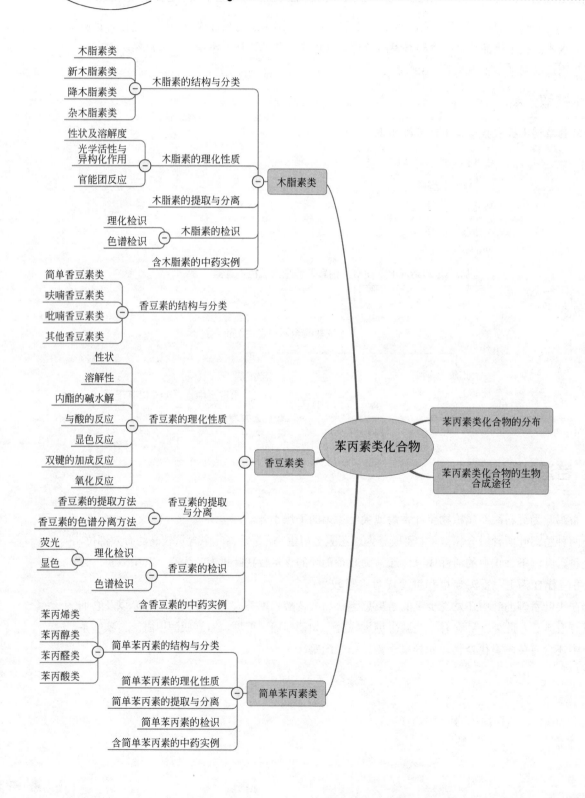

- 木脂素类
  - 木脂素的结构与分类
    - 木脂素类
    - 新木脂素类
    - 降木脂素类
    - 杂木脂素类
  - 木脂素的理化性质
    - 性状及溶解度
    - 光学活性与异构化作用
    - 官能团反应
  - 木脂素的提取与分离
  - 木脂素的检识
    - 理化检识
    - 色谱检识
  - 含木脂素的中药实例

- 香豆素类
  - 香豆素的结构与分类
    - 简单香豆素类
    - 呋喃香豆素类
    - 吡喃香豆素类
    - 其他香豆素类
  - 香豆素的理化性质
    - 性状
    - 溶解性
    - 内酯的碱水解
    - 与酸的反应
    - 显色反应
    - 双键的加成反应
    - 氧化反应
  - 香豆素的提取与分离
    - 香豆素的提取方法
    - 香豆素的色谱分离方法
  - 香豆素的检识
    - 理化检识
      - 荧光
      - 显色
    - 色谱检识
  - 含香豆素的中药实例

- 简单苯丙素类
  - 简单苯丙素的结构与分类
    - 苯丙烯类
    - 苯丙醇类
    - 苯丙醛类
    - 苯丙酸类
  - 简单苯丙素的理化性质
  - 简单苯丙素的提取与分离
  - 简单苯丙素的检识
  - 含简单苯丙素的中药实例

- 苯丙素类化合物
  - 苯丙素类化合物的分布
  - 苯丙素类化合物的生物合成途径

第一节　概述

一、苯丙素类化合物的分布

苯丙素类化合物是指由苯基与三碳链连接在一起，以 $C_6\text{-}C_3$ 为基本单元的一类化合物。该类成分广泛存在中药中，可以独立存在，也可两个、三个甚至多个单元聚合存在，形成多种氧化程度不同的衍生物。

广义的苯丙素类化合物包括简单苯丙素类（苯丙烯、苯丙醇、苯丙醛、苯丙酸等）、香豆素类、木脂素类、木质素类以及黄酮类。狭义的苯丙素类化合物是指简单苯丙素类、香豆素类以及木脂素类。

二、苯丙素类化合物的生物合成途径

从生物合成途径来看，苯丙素类均是由桂皮酸途径合成而来。具体而言，碳水化合物经莽草酸途径生成苯丙氨酸，然后在苯丙氨酸脱氨酶的作用下，脱去氨基生成桂皮酸衍生物，形成 $C_6\text{-}C_3$ 基本单元。桂皮酸衍生物经羟化、氧化、还原及醚化等反应，生成简单苯丙素类化合物（苯丙烯、苯丙醇、苯丙醛、苯丙酸等）。在此基础上经异构、环合反应生成香豆素类化合物，经缩合反应生成木脂素类等化合物。

苯丙素类化合物的生物合成途径

第二节　简单苯丙素类

一、简单苯丙素的结构与分类

简单苯丙素类化合物是中药中常见的芳香族化合物，该类化合物结构中具有一个 $C_6\text{-}C_3$ 单元，且 C_3 为链状结构。根据三碳链 C_3 的官能团不同，可分为苯丙烯、苯丙醇、苯丙醛以及苯丙酸等类型。

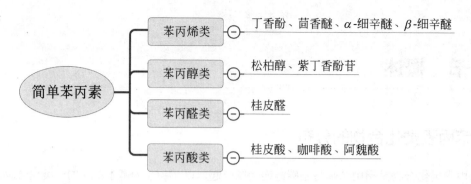

（一）苯丙烯类

此类成分亲脂性较强，多具挥发性，常为挥发油的组成成分，如丁香挥发油中的丁香酚，八角茴香挥发油的主要成分茴香醚，石菖蒲挥发油的主要成分 α-细辛醚和 β-细辛醚。由于结构中存在丙烯基和烯丙基的结构差异，所以同种植物中常同时存在一些苯丙烯的同分异构体，如杜衡挥发油中的甲基丁香酚和甲基异丁香酚。

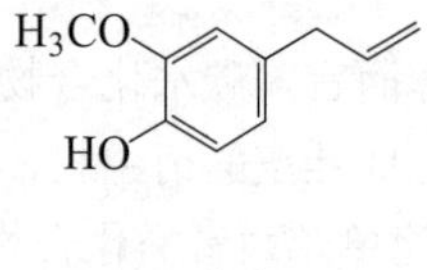

丁香酚 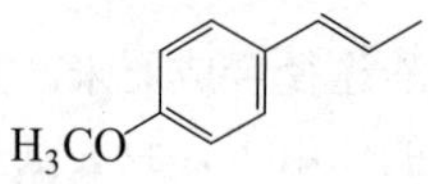　　　　　茴香醚 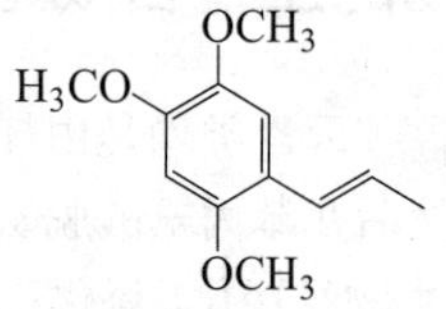　　　　　α-细辛醚 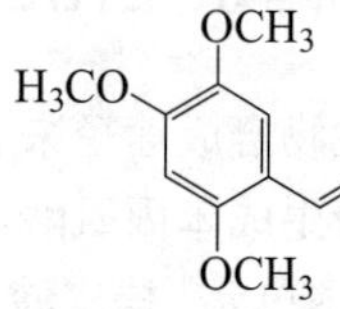　　　　　β-细辛醚

（二）苯丙醇类

松柏醇是常见的苯丙醇类化合物，在植物体内缩合后形成木质素。从刺五加 *Acanthopanax senticosus* 中得到的紫丁香酚苷是苯丙醇苷类化合物。

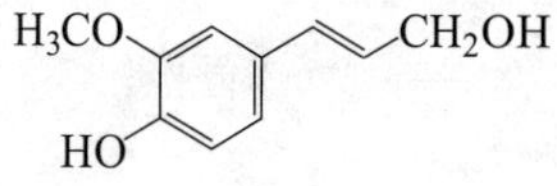

松柏醇 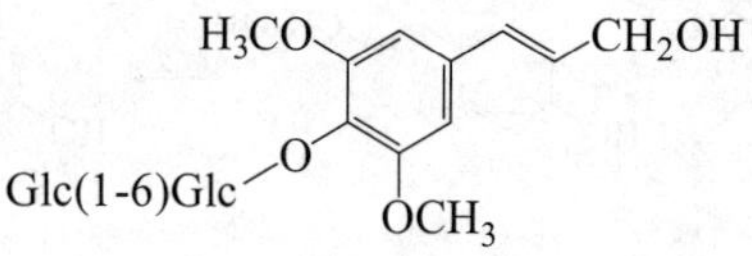　　　　　　　　　　紫丁香酚苷

（三）苯丙醛类

桂皮的主要成分桂皮醛属于苯丙醛类化合物，此类成分在肉桂等植物中广泛存在。

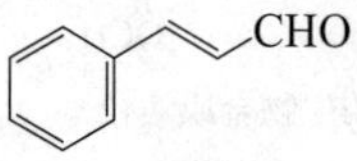

桂皮醛

（四）苯丙酸类

苯丙酸衍生物及其酯类是中药中重要的简单苯丙素类化合物。存在于桂皮中的桂皮酸、蒲公英中的咖啡酸、当归的阿魏酸以及丹参中具有活血化瘀作用的水溶性成分丹参素等均属苯丙酸类。

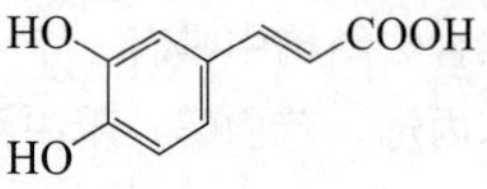

咖啡酸 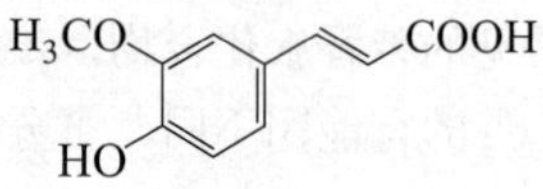　　　　　　　阿魏酸 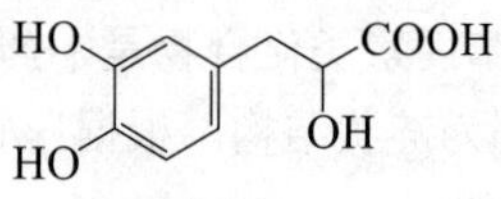　　　　　　　丹参素

苯丙酸衍生物以苷或酯（与糖或多元醇结合）的形式存在于植物中，多具较强的生理活性。如茵陈的利胆成分绿原酸、金银花的抗菌成分 3,4-二咖啡酰基奎宁酸以及南沙参中的酚性成分沙参苷 I 及抗血小板聚集成分荷包花苷 A 等。

此外，简单苯丙酸衍生物还可通过分子间缩合形成多聚体，如丹参的水溶性成分迷迭香酸。

绿原酸　　　　　　　3,4-二咖啡酰基奎宁酸　　　　　　沙参苷 I

荷包花苷A　　　　　　　　　迷迭香酸

二、简单苯丙素的理化性质

简单苯丙素类游离存在时一般为油状液体或结晶性固体，如苯丙烯、苯丙醛及苯丙酸的简单酯类衍生物多为液态，有芳香味，具有挥发性，可随水蒸气蒸馏，是挥发油中芳香族化合物的主要成分。苯丙素苷类多呈粉末状或结晶状，且无挥发性。

多数游离苯丙素类成分易溶于乙醚、三氯甲烷、乙酸乙酯以及乙醇等有机溶剂，难溶于水。苯丙酸衍生物是植物酸性成分，多具有一定的水溶性，可用有机酸的常规方法提取，常与其他酚酸、鞣质等混合在一起，分离难度较大。苯丙素苷类易溶于甲醇和乙醇，可溶于水，难溶于乙醚、三氯甲烷以及乙酸乙酯等低极性有机溶剂。

三、简单苯丙素的提取与分离

常用有机溶剂或水提取极性以及溶解性不同的简单苯丙素类成分，可用中药化学的常规方法分离，如硅胶柱色谱、高效液相色谱等。其中苯丙烯、苯丙醛及苯丙酸的简单酯类衍生物多具挥发性，是挥发油芳香族化合物的主要成分，常用水蒸气蒸馏法提取。苯丙酸衍生物多具酸性，可用有机酸的常规方法提取。一般可先酸化游离有机酸，然后用适当的有机溶剂提取；苯丙醇和苯丙酸具有一定水溶性，因此也可用水或大极性有机溶剂提取，但往往与其他一些酚酸、鞣质、黄酮苷等同时存在，给分离造成了一定困难，一般需要经过大孔吸附树脂、聚酰胺、硅胶、葡聚糖凝胶以及反相色谱等多次反复分离纯化。

中药升麻具有发表透疹、清热解毒、升举阳气的功效，临床常用于风热头痛、口疮、麻疹、子宫脱垂等症。兴安升麻含有咖啡酸、阿魏酸以及异阿魏酸等简单苯丙素类成分，为北升麻的主要来源。采用溶剂法对升麻中的简单苯丙素类化合物进行提取分离，其提取分离流程如下。

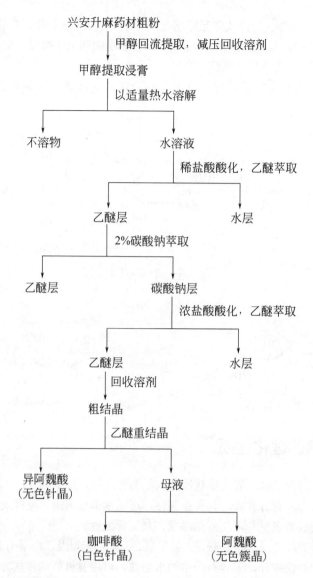

四、简单苯丙素的检识

　　各类型简单苯丙素类成分可根据各自的结构特点进行检识,如苯丙酸类结构中常有酚羟基,故可根据酚羟基性质进行鉴别。常用的试剂有 1%~2% $FeCl_3$ 溶液、Pauly 试剂（重氮化的磺胺酸）、Gepfner 试剂（1%亚硝酸钠溶液与同体积 10%乙酸混合,喷雾后在空气中干燥,再用 0.5mol/L 苛性碱甲醇液处理）以及 Millon 试剂等。这些化合物在紫外光照射下无色或具蓝色荧光,氨水处理后呈蓝色或绿色荧光。

五、含简单苯丙素的中药实例

（一）金银花

　　金银花中主要存在有机酸、黄酮、挥发油、皂苷、多糖及其他类化学成分,主要有效成分为绿原酸类化合物（绿原酸、异绿原酸和咖啡酸）。绿原酸为 1 分子咖啡酸和 1 分子奎宁酸结合而成的酯,即 3-O-咖啡酰奎宁酸;异绿原酸为一混合物,其异构体有 7 种,分别为 4,5-二-O-咖啡酰奎宁酸、3,4-二-O-咖啡酰奎宁酸、3,5-二-O-咖啡酰奎宁酸、1,3-二-O-咖啡酰奎宁酸、3-O-阿魏酰奎宁酸、4-O-阿魏酰奎宁酸和 5-O-阿魏酰奎宁酸。咖啡酸是绿原酸的水解产物。

2020 年版《中国药典》以绿原酸和木犀草苷为指标成分，采用高效液相色谱法进行含量测定，本品按干燥品计算，含绿原酸和木犀草苷分别不得少于 1.5% 和 0.050%。

（二）当归

当归中主要含阿魏酸、香草酸、烟酸、琥珀酸等有机酸、挥发油、多糖及其他化学成分，其中阿魏酸是当归主要有效成分之一。2020 年版《中国药典》以阿魏酸为指标成分，采用高效液相色谱法进行含量测定，本品按干燥品计算，含阿魏酸不得少于 0.050%。

第三节 香豆素类

一、香豆素的结构与分类

香豆素类化合物的母核为苯并 α-吡喃酮，多数香豆素类成分只在苯环一侧有取代，少数在 α-吡喃酮环上也有取代。在苯环各个位置上常有羟基、甲氧基、糖基、异戊烯氧基及其衍生物等取代基，6、8 位因其碳原子的电负性较高，易于烷基化及异戊烯基及其衍生物取代，可进一步与 7 位氧原子环合形成呋喃环或吡喃环。α-吡喃酮环的 3、4 位常见的取代基团是小分子烷基、苯基、羟基、甲氧基等。

香豆素类化合物结构多样化、复杂化表现在其侧链异戊烯基片段的结构衍生与变化。

依据 α-吡喃酮环上有无取代，7 位羟基是否和 6、8 位异戊烯基缩合形成呋喃环、吡喃环等可将香豆素类化合物大致分为以下四类。

（一）简单香豆素类

简单香豆素一般指仅在苯环一侧有取代基的香豆素，这类香豆素的 C-7 位上常有含氧官能团，且 7 位羟基未与 6（或 8）位取代基形成呋喃环或吡喃环。

七叶内酯　　　　七叶苷　　　　滨蒿内酯

蛇床子素　　　　当归内酯　　　　瑞香内酯

（二）呋喃香豆素类

7 位羟基与 6（或 8）位异戊烯基缩合形成呋喃环的香豆素称为呋喃香豆素。根据呋喃环的相对位置以及呋喃环是否饱和将其分为不同的小类型。

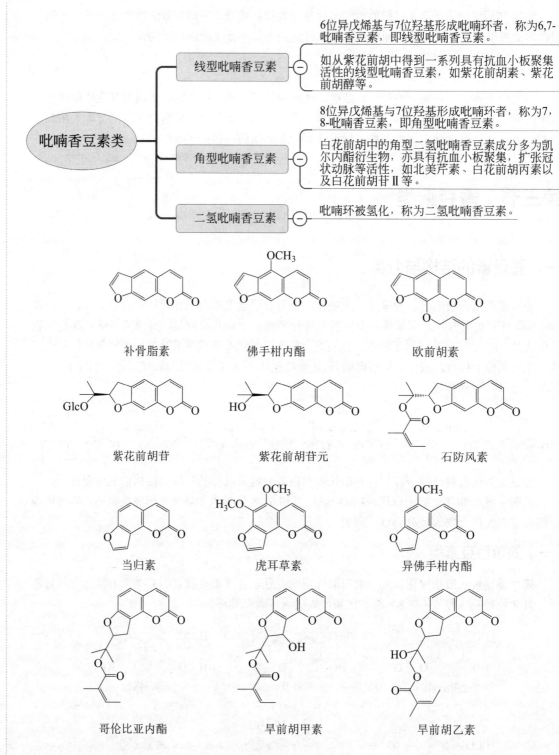

线型吡喃香豆素 — 6位异戊烯基与7位羟基形成吡喃环者，称为6,7-吡喃香豆素，即线型吡喃香豆素。

如从紫花前胡中得到一系列具有抗血小板聚集活性的线型吡喃香豆素，如紫花前胡素、紫花前胡醇等。

吡喃香豆素类

角型吡喃香豆素 — 8位异戊烯基与7位羟基形成吡喃环者，称为7,8-吡喃香豆素，即角型吡喃香豆素。

白花前胡中的角型二氢吡喃香豆素成分多为凯尔内酯衍生物，亦具有抗血小板聚集，扩张冠状动脉等活性，如北美芹素、白花前胡丙素以及白花前胡苷Ⅱ等。

二氢吡喃香豆素 — 吡喃环被氢化，称为二氢吡喃香豆素。

补骨脂素   佛手柑内酯   欧前胡素

紫花前胡苷   紫花前胡苷元   石防风素

当归素   虎耳草素   异佛手柑内酯

哥伦比亚内酯   旱前胡甲素   旱前胡乙素

（三）吡喃香豆素类

7位羟基与6（或8）位异戊烯基缩合形成吡喃环的香豆素称为吡喃香豆素。

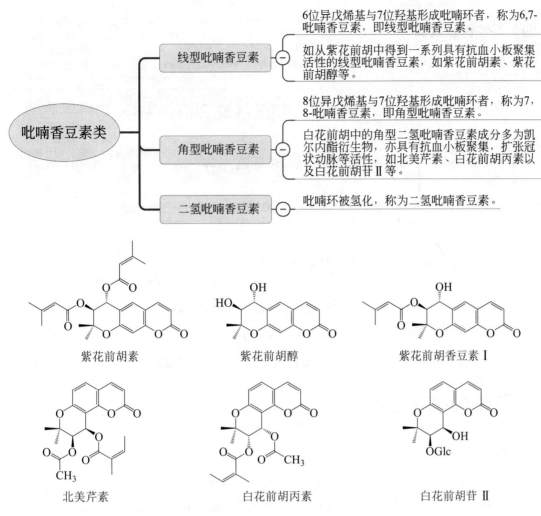

6位异戊烯基与7位羟基形成吡喃环者，称为6,7-吡喃香豆素，即线型吡喃香豆素。

线型吡喃香豆素 ⊖

如从紫花前胡中得到一系列具有抗血小板聚集活性的线型吡喃香豆素，如紫花前胡素、紫花前胡醇等。

8位异戊烯基与7位羟基形成吡喃环者，称为7,8-吡喃香豆素，即角型吡喃香豆素。

吡喃香豆素类

角型吡喃香豆素 ⊖

白花前胡中的角型二氢吡喃香豆素成分多为凯尔内酯衍生物，亦具有抗血小板聚集，扩张冠状动脉等活性，如北美芹素、白花前胡丙素以及白花前胡苷Ⅱ等。

二氢吡喃香豆素 ⊖ 吡喃环被氢化，称为二氢吡喃香豆素。

紫花前胡素　　　　　　紫花前胡醇　　　　　　紫花前胡香豆素Ⅰ

北美芹素　　　　　　白花前胡丙素　　　　　　白花前胡苷Ⅱ

　　生物合成中,不同类型的香豆素相互转化过程是简单香豆素类在6或8位异戊烯基烷基取代，然后进一步与7位羟基环合转化为二氢呋喃香豆素类或二氢吡喃香豆素类，再进一步形成呋喃香豆素类或吡喃香豆素类。这种结构的转化过程在植物化学分类学上具有一定的意义。

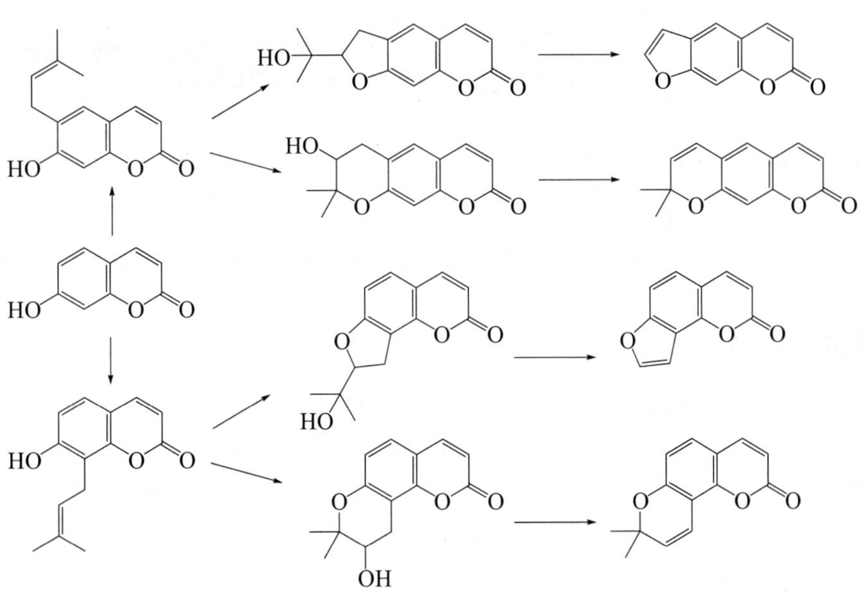

（四）其他香豆素类

不能归属于上述几个类型的香豆素类化合物统称其他香豆素类。

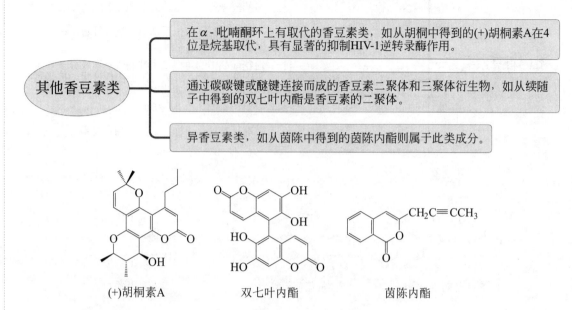

其他香豆素类

- 在α-吡喃酮环上有取代的香豆素类，如从胡桐中得到的(+)胡桐素A在4位是烷基取代，具有显著的抑制HIV-1逆转录酶作用。
- 通过碳碳键或醚键连接而成的香豆素二聚体和三聚体衍生物，如从续随子中得到的双七叶内酯是香豆素的二聚体。
- 异香豆素类，如从茵陈中得到的茵陈内酯则属于此类成分。

(+)胡桐素A   双七叶内酯   茵陈内酯

二、香豆素的理化性质

（一）性状

游离香豆素类多为结晶，少数香豆素类呈玻璃态或液态，通常淡黄色或无色，有一定的熔点，并且具有香味。小分子的游离香豆素多具有挥发性，能升华，可随水蒸气蒸馏。

香豆素苷类，多呈粉末状，一般无香味，无挥发性和升华性。香豆素类化合物在紫外光照射下多呈现蓝色或紫色荧光。

（二）溶解性

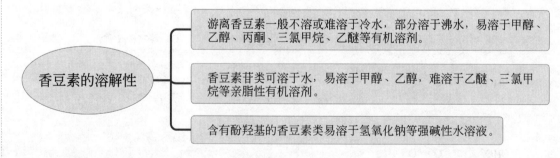

香豆素的溶解性

- 游离香豆素一般不溶或难溶于冷水，部分溶于沸水，易溶于甲醇、乙醇、丙酮、三氯甲烷、乙醚等有机溶剂。
- 香豆素苷类可溶于水，易溶于甲醇、乙醇，难溶于乙醚、三氯甲烷等亲脂性有机溶剂。
- 含有酚羟基的香豆素类易溶于氢氧化钠等强碱性水溶液。

（三）内酯的碱水解

香豆素类化合物的结构中具有内酯结构，有内酯环的性质，在碱性条件下可水解内酯环，形成顺式邻羟基桂皮酸盐，该盐可溶于水，经酸化后，形成原来的内酯环结构，具有一定的亲脂性，在酸水中沉淀析出。这一性质常用于香豆素等内酯类化合物的提取、分离和鉴别。但若与碱液长时间接触并加热，或紫外线照射，顺式邻羟基桂皮酸盐可转变成稳定的反式邻羟基桂皮酸盐，酸化后也无法环合成内酯。

值得注意，碱性条件下，香豆素类化合物内酯环发生碱水解的同时，其结构中其他酯基也会水解，尤其是取代侧链上的酯基如处在苄基碳上则极易水解。

（四）与酸的反应

香豆素在酸性条件下可发生环合反应、醚键开裂、双键加水等反应。酸性条件，香豆素类化合物分子中异戊烯基等不饱和侧链如果处在酚羟基的邻位，则能环合形成呋喃环或吡喃环。香豆素类化合物分子中醚键（尤其是烯醇醚和烯丙醚）能水解。此外，具有邻二醇结构的香豆素类成分在酸性条件下会发生重排。

（五）显色反应

异羟肟酸铁反应	香豆素类成分具有内酯结构，碱性条件开环后可与盐酸羟胺缩合生成异羟肟酸，在酸性条件下再与 Fe^{3+} 络合而显红色，这个反应称为异羟肟酸铁反应
酚羟基反应	香豆素类成分常具有酚羟基取代，可与三氯化铁溶液反应产生绿色至墨绿色。若其酚羟基的邻、对位无取代，可与重氮化试剂反应而显红色至紫红色
Gibb's 反应	香豆素类成分在碱性条件（pH 9~10）下内酯环水解生成酚羟基，如果其对位（6 位）无取代，则与 2,6-二氯苯醌氯亚胺（Gibb's 试剂）反应而显蓝色。利用此反应可判断香豆素分子中 C_6 是否有取代基
Emerson 反应	与 Cibb's 反应类似，香豆素类成分如在 6 位无取代，内酯环在碱性条件下开环后与 Emerson 试剂（4-氨基安替比林和铁氰化钾）反应生成红色。此反应也可用于判断香豆素 C_6 是否有取代基

（六）双键的加成反应

香豆素类成分的 C_3-C_4 间的双键与羰基和苯环形成共轭体系，双键性较弱，很难发生加成反应。C_3-C_4 双键可与溴加成生成 3,4-二溴加成衍生物，再经过碱处理脱去 1 分子溴化氢，生成 3-溴香豆素衍生物。香豆素类成分除 C_3-C_4 双键外，还可能在呋喃环或吡喃环以及取代侧链上存在双键。

（七）氧化反应

香豆素类成分能与常用氧化剂（高锰酸钾、铬酸、臭氧等）发生氧化反应，生成多种氧化产物。此类反应曾用于确定香豆素的结构，但随着波谱技术的广泛使用，上述氧化反应已很少应用。

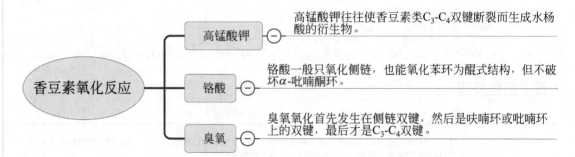

高锰酸钾往往使香豆素类 C_3-C_4 双键断裂而生成水杨酸的衍生物。

铬酸一般只氧化侧链，也能氧化苯环为醌式结构，但不破坏 α-吡喃酮环。

臭氧氧化首先发生在侧链双键，然后是呋喃环或吡喃环上的双键，最后才是 C_3-C_4 双键。

三、香豆素的提取与分离

（一）香豆素的提取方法

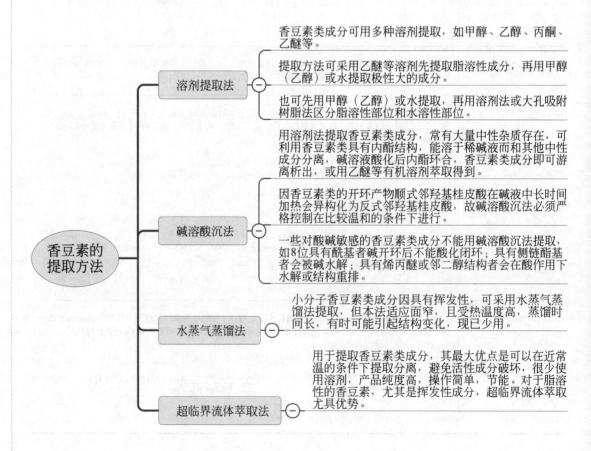

香豆素类成分可用多种溶剂提取，如甲醇、乙醇、丙酮、乙醚等。

提取方法可采用乙醚等溶剂先提取脂溶性成分，再用甲醇（乙醇）或水提取极性大的成分。

也可先用甲醇（乙醇）或水提取，再用溶剂法或大孔吸附树脂法区分脂溶性部位和水溶性部位。

用溶剂法提取香豆素类成分，常有大量中性杂质存在，可利用香豆素类具有内酯结构，能溶于稀碱液而和其他中性成分分离，碱溶液酸化后内酯闭合，香豆素类成分即可游离析出，用乙醚等有机溶剂萃取得到。

因香豆素类的开环产物顺式邻羟基桂皮酸在碱液中长时间加热会异构化为反式邻羟基桂皮酸，故碱溶酸沉法必须严格控制在比较温和的条件下进行。

一些对酸碱敏感的香豆素类成分不能用碱溶酸沉法提取，如8位具有酰基者碱开环后不能酸化闭环；具有侧链酯基者会被碱水解；具有烯丙醚或邻二醇结构者会在酸作用下水解或结构重排。

小分子香豆素类成分因具有挥发性，可采用水蒸气蒸馏法提取，但本法适应面窄，且受热温度高，蒸馏时间长，有时可能引起结构变化，现已少用。

用于提取香豆素类成分，其最大优点是可以在近常温的条件下提取分离，避免活性成分破坏，很少使用溶剂，产品纯度高，操作简单，节能。对于脂溶性的香豆素，尤其是挥发性成分，超临界流体萃取尤具优势。

（二）香豆素的色谱分离方法

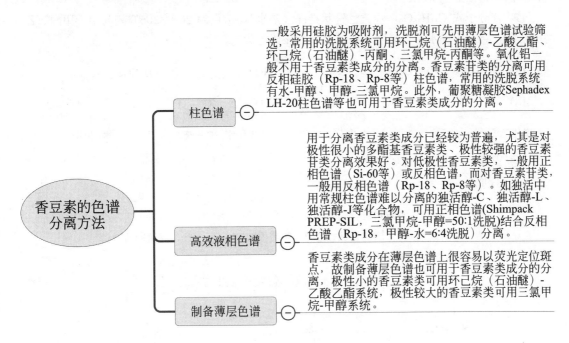

柱色谱　一般采用硅胶为吸附剂，洗脱剂可先用薄层色谱试验筛选，常用的洗脱系统可用环己烷（石油醚）-乙酸乙酯、环己烷（石油醚）-丙酮、三氯甲烷-丙酮等。氧化铝一般不用于香豆素类成分的分离。香豆素苷类的分离可用反相硅胶（Rp-18、Rp-8等）柱色谱，常用的洗脱系统有水-甲醇、甲醇-三氯甲烷。此外，葡聚糖凝胶Sephadex LH-20柱色谱等也可用于香豆素类成分的分离。

高效液相色谱　用于分离香豆素类成分已经较为普遍，尤其是对极性很小的多酯基香豆素类、极性较强的香豆素苷类分离效果好。对低极性香豆素类，一般用正相色谱（Si-60等）或反相色谱，而对香豆素苷类，一般用反相色谱（Rp-18、Rp-8等）。如独活中用常规柱色谱难以分离的独活醇-C、独活醇-L、独活醇-J等化合物，可用正相色谱(Shimpack PREP-SIL，三氯甲烷-甲醇=50:1洗脱)结合反相色谱（Rp-18，甲醇-水=6:4洗脱）分离。

制备薄层色谱　香豆素类成分在薄层色谱上很容易以荧光定位斑点，故制备薄层色谱也可用于香豆素类成分的分离，极性小的香豆素类可用环己烷（石油醚）-乙酸乙酯系统，极性较大的香豆素类可用三氯甲烷-甲醇系统。

四、香豆素的检识

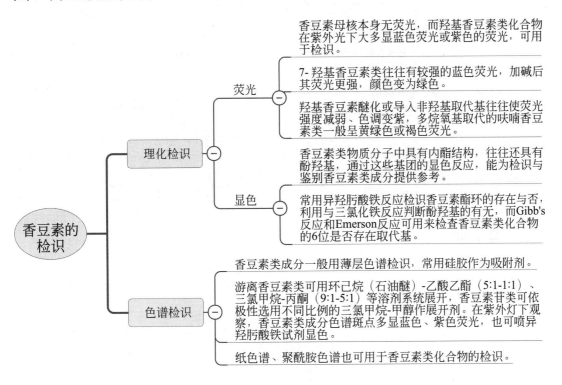

理化检识

荧光　香豆素母核本身无荧光，而羟基香豆素类化合物在紫外光下大多显蓝色荧光或紫色的荧光，可用于检识。

7-羟基香豆素类往往有较强的蓝色荧光，加碱后其荧光更强，颜色变为绿色。

羟基香豆素醚化或导入非羟基取代基往往使荧光强度减弱、色调变紫，多烷氧基取代的呋喃香豆素类一般呈黄绿色或褐色荧光。

显色　香豆素类物质分子中具有内酯结构，往往还具有酚羟基，通过这些基团的显色反应，能为检识与鉴别香豆素类成分提供参考。

常用异羟肟酸铁反应检识香豆素酯环的存在与否，利用与三氯化铁反应判断酚羟基的有无，而Gibb's反应和Emerson反应可用来检查香豆素类化合物的6位是否存在取代基。

色谱检识　香豆素类成分一般用薄层色谱检识，常用硅胶作为吸附剂。

游离香豆素类可用环己烷（石油醚）-乙酸乙酯（5:1-1:1）、三氯甲烷-丙酮（9:1-5:1）等溶剂系统展开，香豆素苷类可依极性选用不同比例的三氯甲烷-甲醇作展开剂。在紫外灯下观察，香豆素类成分色谱斑点多显蓝色、紫色荧光，也可喷异羟肟酸铁试剂显色。

纸色谱、聚酰胺色谱也可用于香豆素类化合物的检识。

五、含香豆素的中药实例

（一）秦皮

　　七叶内酯、七叶苷、秦皮素等香豆素类成分是秦皮的主要有效成分。

　　七叶内酯为黄色针状结晶（稀醇）或黄色叶状结晶（真空升华），熔点为 268～270℃，易溶于甲醇、乙醇、乙酸及稀碱液，可溶于丙酮，不溶于乙醚和水，显蓝色荧光。七叶苷为浅黄色针状结晶（热水），为倍半水合物，熔点为 204～206℃。易溶于甲醇、乙醇、乙酸及稀碱液，可溶于沸水，显蓝色荧光。

　　七叶苷分子式 $C_{15}H_{16}O_9$，浅黄色针状结晶（热水），熔点为 204～206℃。易溶于甲醇、乙醇和乙酸，可溶于沸水。也易溶于稀碱液，并显蓝色荧光。

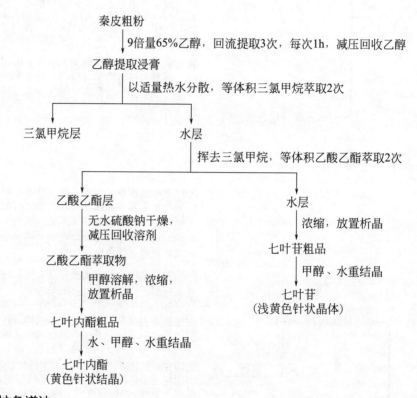

秦皮乙素/七叶内酯　　　秦皮苷　　　秦皮甲素/七叶苷　　　秦皮素

　　香豆素成分的提取分离如下。

1. 溶剂法

```
                    秦皮粗粉
                      │ 9倍量65%乙醇，回流提取3次，每次1h，减压回收乙醇
                    乙醇提取浸膏
                      │ 以适量热水分散，等体积三氯甲烷萃取2次
          ┌───────────┴───────────┐
       三氯甲烷层                 水层
                                    │ 挥去三氯甲烷，等体积乙酸乙酯萃取2次
                        ┌───────────┴───────────┐
                    乙酸乙酯层                  水层
                        │ 无水硫酸钠干燥，         │ 浓缩，放置析晶
                        │ 减压回收溶剂          七叶苷粗品
                    乙酸乙酯萃取物                │ 甲醇、水重结晶
                        │ 甲醇溶解，浓缩，      七叶苷
                        │ 放置析晶          （浅黄色针状晶体）
                    七叶内酯粗品
                        │ 水、甲醇、水重结晶
                    七叶内酯
                   （黄色针状结晶）
```

2. 柱色谱法

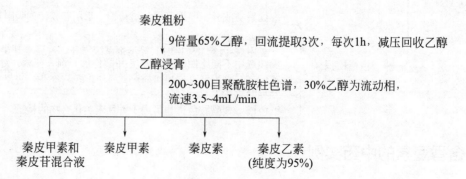

```
                    秦皮粗粉
                      │ 9倍量65%乙醇，回流提取3次，每次1h，减压回收乙醇
                    乙醇浸膏
                      │ 200~300目聚酰胺柱色谱，30%乙醇为流动相，
                      │ 流速3.5~4mL/min
       ┌──────────┬──────────┬──────────┐
   秦皮甲素和     秦皮甲素    秦皮素     秦皮乙素
   秦皮苷混合液                        （纯度为95%）
```

（二）前胡

1. 化学成分和结构

　　2020 年版《中国药典》以白花前胡甲素和白花前胡乙素为指标成分，采用高效液相色谱法进行含量测定，本品按干燥品计算，含白花前胡甲素和白花前胡乙素分别不得少于 0.90% 和 0.24%。

✎ 笔记

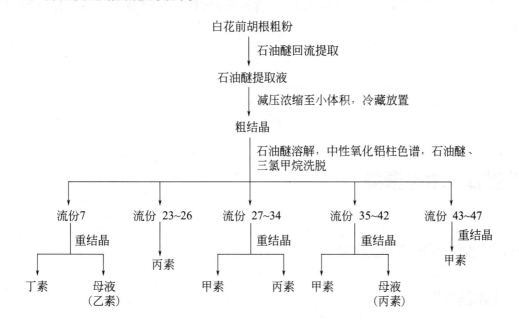

前胡化学
成分

白花前胡 ⊖ 主要有效成分是香豆素类，以角型二氢吡喃香豆素类为主，如白花前胡甲素、白花前胡乙素、白花前胡丙素和白花前胡丁素。

紫花前胡
⊖ 线型二氢呋喃香豆素类，如紫花前胡苷元、紫花前胡苷等。
⊖ 线型二氢吡喃香豆素类，如紫花前胡素、紫花前胡醇等。

白花前胡中部
分香豆素成分
及结构

白花前胡甲素　$R_1=$ 　　　，$R_2=$ 　　
白花前胡乙素　$R_1=$ 　　　，$R_2=$ 　　
白花前胡丙素　$R_1=$ 　　　，$R_2=$ 　　
白花前胡丁素　$R_1=$ 　　　，$R_2=$ 　　

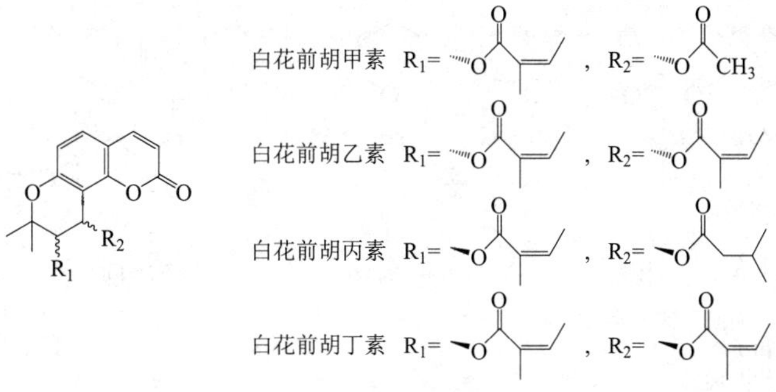

紫花前胡中部
分香豆素成分
及结构

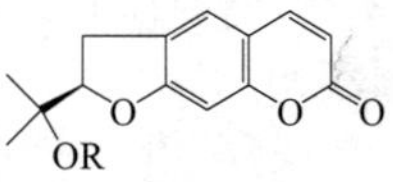

紫花前胡苷元　$R=H$
紫花前胡苷　　$R=Glc$
decuroside I　　$R=Glc(6-1)Glc$

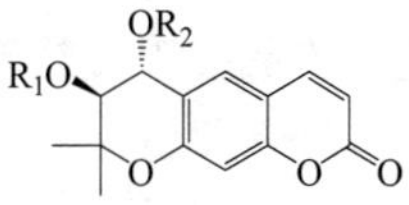

紫花前胡醇　　$R_1=H$，　　$R_2=H$
紫花前胡素 D　$R_1=H$，　　$R_2=$
紫花前胡素 F　$R_1=$ 　　，$R_2=H$

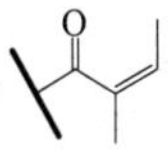

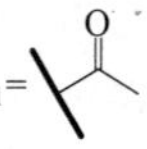

2. 香豆素类成分的提取分离

白花前胡根粗粉

↓ 石油醚回流提取

石油醚提取液

↓ 减压浓缩至小体积，冷藏放置

粗结晶

↓ 石油醚溶解，中性氧化铝柱色谱，石油醚、三氯甲烷洗脱

流份 7 　　流份 23~26 　　流份 27~34 　　流份 35~42 　　流份 43~47

流份 7 → 重结晶 → 丁素 / 母液（乙素）

流份 23~26 → 丙素

流份 27~34 → 重结晶 → 甲素 / 丙素

流份 35~42 → 重结晶 → 甲素 / 母液（丙素）

流份 43~47 → 重结晶 → 甲素

笔记

（三）白芷

　　香豆素类是白芷的主要化学成分。白芷中脂溶性成分最主要为香豆素类，如欧前胡素、异欧前胡素、白当归素、白当归醚、异氧化前胡内酯、别异欧前胡素等。此类成分大多在酸性和中性条件下不溶于水，易溶于石油醚、乙醚等有机溶剂。2020 年版《中国药典》以欧前胡素为质量控制指标，采用高效液相色谱法进行含量测定，本品按干燥品计算，含欧前胡素不得少于 0.080%。

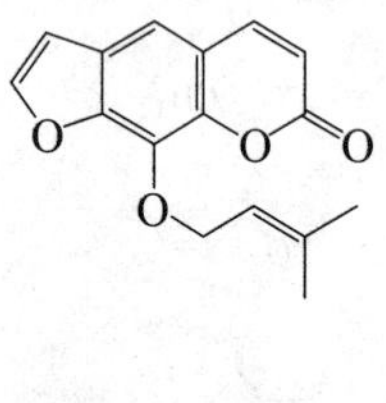

欧前胡素 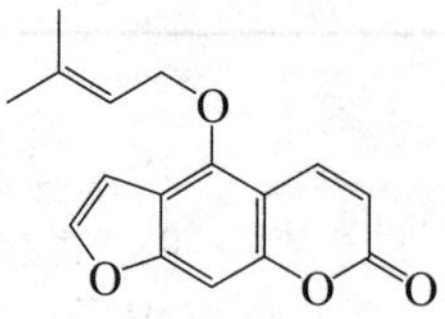　　　　　异欧前胡素 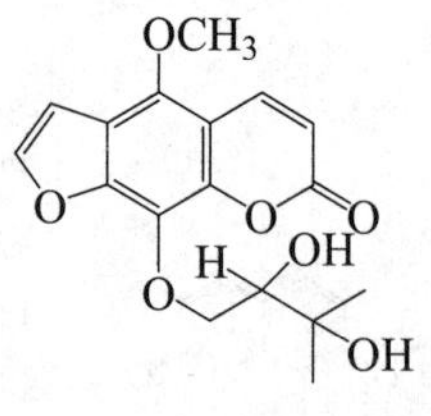　　　　　白当归素 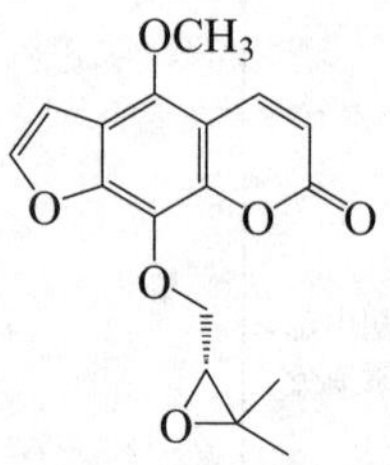　　　　　白当归醚

（四）补骨脂

　　补骨脂的主要活性成分是补骨脂素、异补骨脂素及其糖苷补骨脂苷、异补骨脂苷，具有广阔的开发与应用前景。2020 年版《中国药典》以补骨脂素和异补骨脂素为指标成分，采用高效液相色谱法进行含量测定，本品按干燥品计算，含补骨脂素和异补骨脂素的总量不得少于 0.70%。

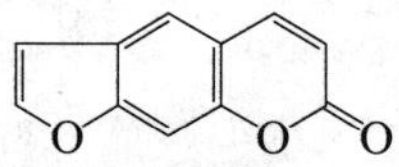

补骨脂素 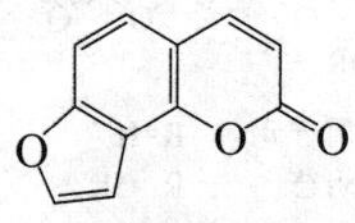　　　　　异补骨脂素

（五）肿节风

　　肿节风主要含有挥发油、黄酮、香豆素、有机酸等成分，其中香豆素类主要包括异嗪皮啶、东莨菪内酯。2020 年版《中国药典》以异嗪皮啶和迷迭香酸为指标成分，采用高效液相色谱法进行含量测定，本品按干燥品计算，含异嗪皮啶和迷迭香酸分别不得少于 0.020% 和 0.020%。

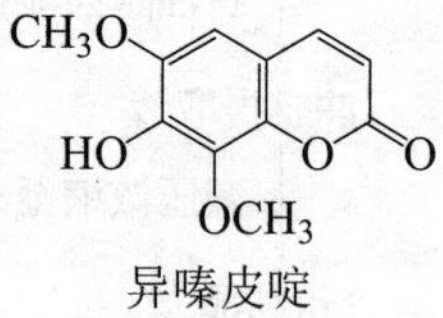

异嗪皮啶

第四节　木脂素类

一、木脂素的结构与分类

（一）木脂素类

　　木脂素类均含有 C_6-C_3 基本单元，根据 C_6-C_3 单元之间缩合的位置不同，可形成多种不同的

结构骨架。木脂素的侧链末端原子上的含氧基团（如羟基、羰基、羧基等）相互脱水缩合等反应，形成四氢呋喃、内酯等环状结构，故木脂素的类型多样。

1. 简单木脂素

简单木脂素是两个 C_6-C_3 单元仅通过 β-碳连接而成，是其他类型木脂素的生源前体，又称二苄基丁烷类。苯环常见羟基、甲氧基、亚甲二氧基或氧糖基取代。竹叶柴胡中的开环异落叶松脂素属于此类木脂素。

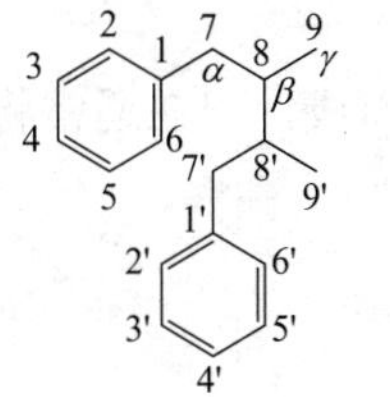

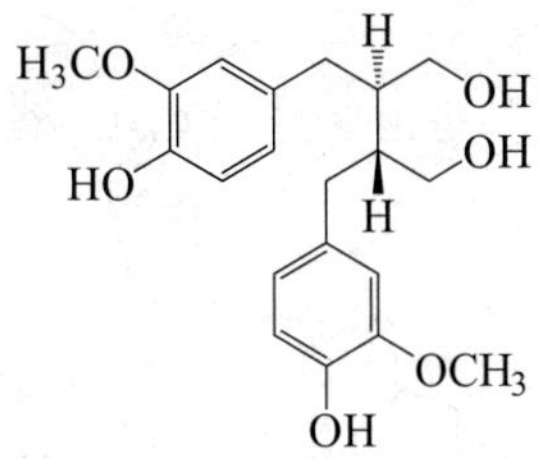

开环异落叶松脂素

2. 单环氧木脂素

单环氧木脂素指两个 C_6-C_3 单元除 C_8-$C_{8'}$ 相连外，还有 C_7-O-$C_{7'}$、C_9-O-$C_{9'}$，和 C_7-O-C_9 等形成的具有呋喃或四氢呋喃环的一类木脂素，又称四氢呋喃类。

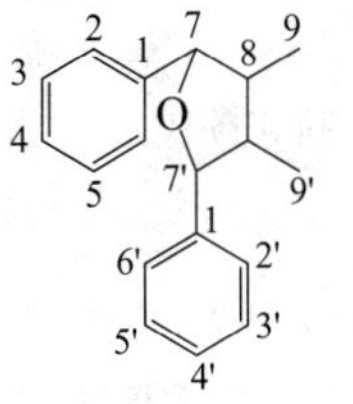

7-O-7' 环合 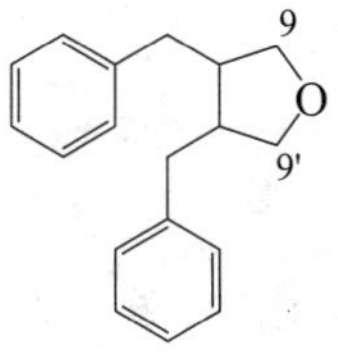　　　　　9-O-9' 环合 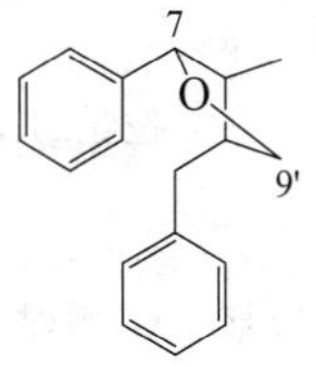　　　　　7-O-9' 环合

从翼梗五味子中分离得到的恩施脂素是 C_8-C_8 连接、7-O-7′的单环氧木脂素。从荜澄茄果实中分得的荜澄茄脂素是 C_8-C_8 连接 9-O-9′的单环氧木脂素。从陕甘瑞香中分得的落叶松脂醇则为 C_8-C_8 连接 7-O-9′的单环氧木脂素。愈创木树脂中的愈创木脂酸也是一种具有呋喃结构的单环氧木脂素。

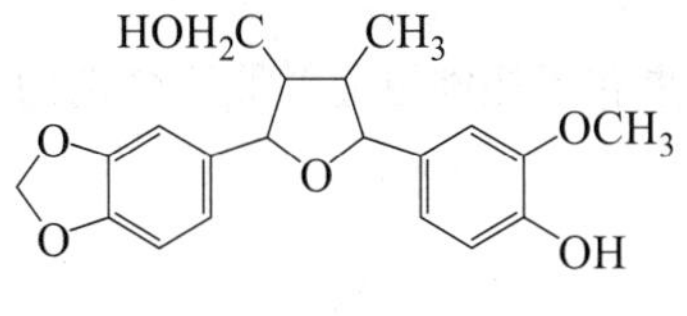

恩施脂素 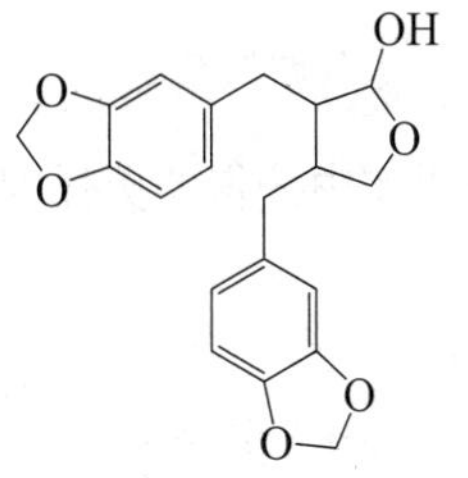　　　　　　　　　　荜澄茄脂素

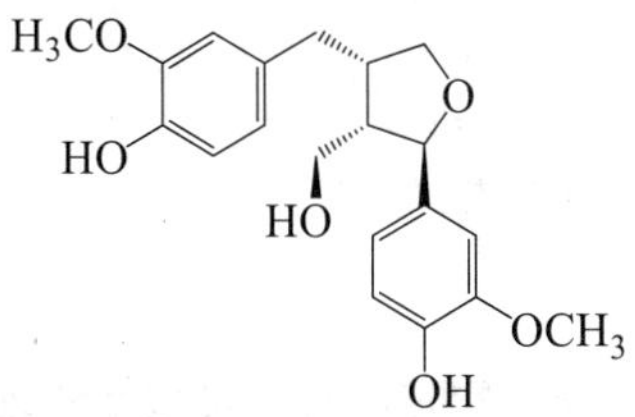

落叶松脂醇 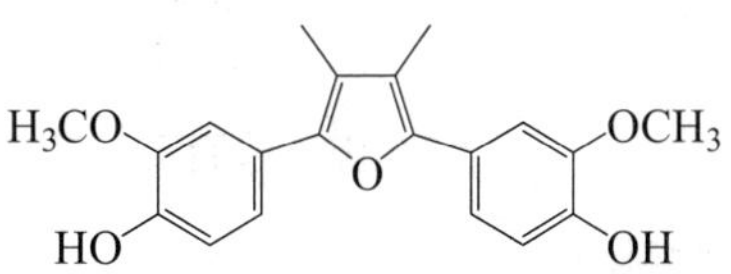　　　　　　　　　愈创木脂酸

3. 木脂内酯

木脂内酯是在简单木脂素基础上，9-9′位环氧、C_9 为羰基，即单环氧木脂素中的四氢呋喃

环氧化成内酯环，又称二芳基丁内酯类。木脂内酯常与其单去氢或双去氢化合物共存于同一植物中。

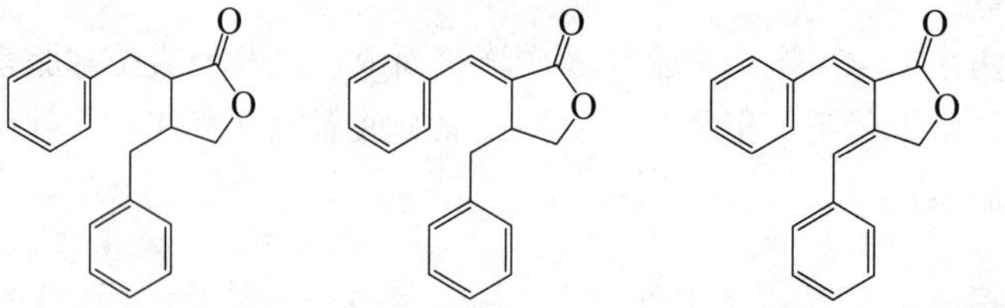

拉帕酚 A 和拉帕酚 B 都是由 3 分子 C_6-C_3 缩合而成，现在通常将这种三聚物称为倍半木脂素。

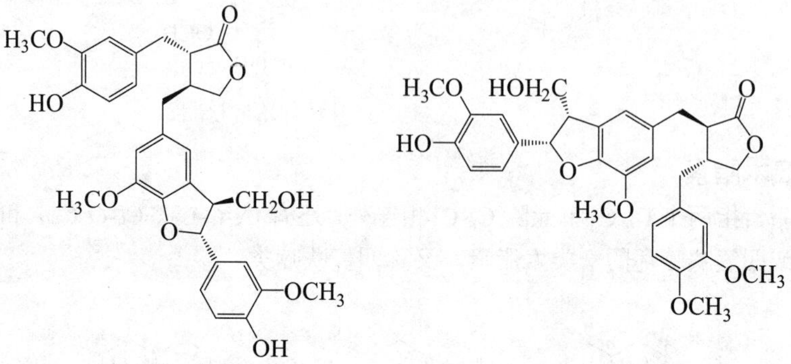

拉帕酚A   拉帕酚B

4. 环木脂素

环木脂素由二芳基丁烷类结构中一个 C_6-C_3 单元的 6 位与另一个 C_6-C_3 单元的 7 位相连而环合成的一类木脂素，又称芳基萘类，可分为苯代四氢萘、苯代二氢萘及苯代萘等结构类型，自然界中以苯代四氢萘型居多。

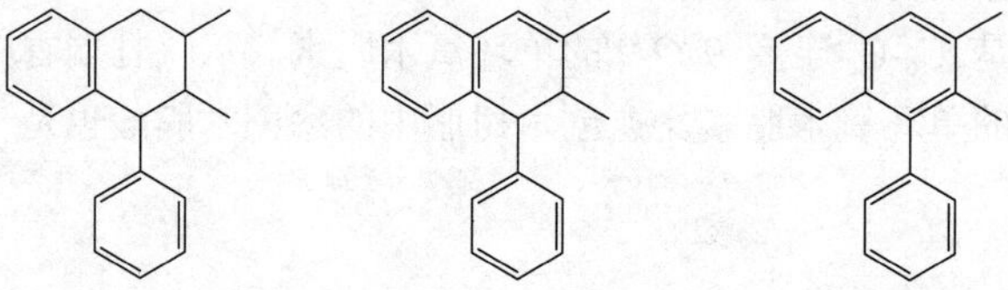

苯代四氢萘型   苯代二氢萘型   苯代萘型

从奥托肉豆蔻果实中分得的奥托肉豆蔻脂素和奥托肉豆蔻烯脂素分别为苯代四氢萘型和苯代二氢萘型木脂素。

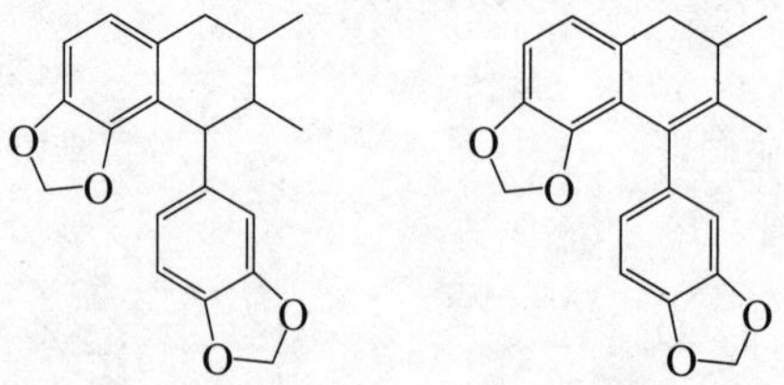

奥托肉豆蔻脂素   奥托肉豆蔻烯脂素

5. 环木脂内酯

当芳基萘类木脂素的侧链 γ 碳原子被氧化成醇、醛或酸时，有些可进一步缩合为五元内酯的结构，成为芳基萘内酯，称为环木脂内酯类，又称芳基萘内酯。根据内酯环羰基的取向可分为上向型和下向型两种类型。对于芳基萘内酯型的木脂素，上向型又称为 4-苯代-2,3-萘内酯，如赛菊芋脂素，下向型又称为 1-苯代-2,3-萘内酯，如羟基华远志内酯和华远志内酯。

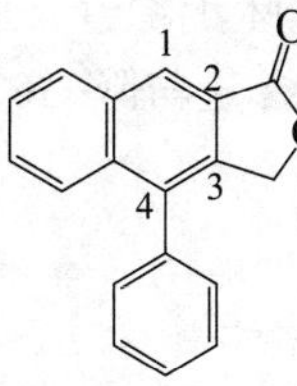

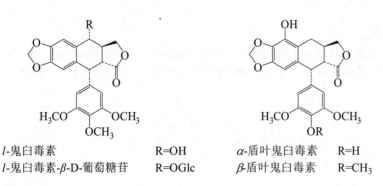

4-苯代-2,3-萘内酯 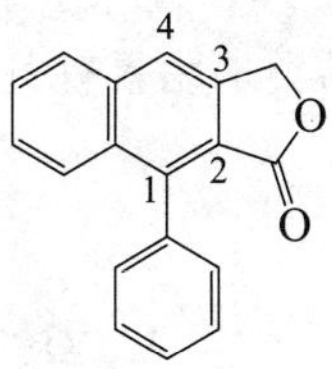　　1-苯代-2,3-萘内酯 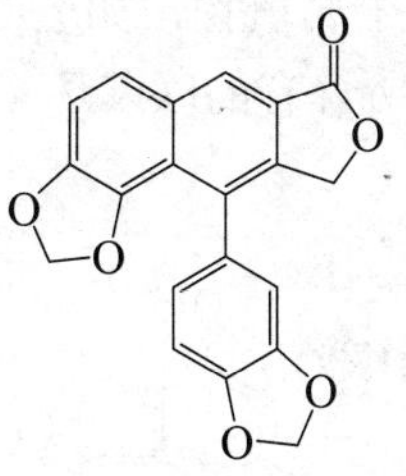　　赛菊芋脂素 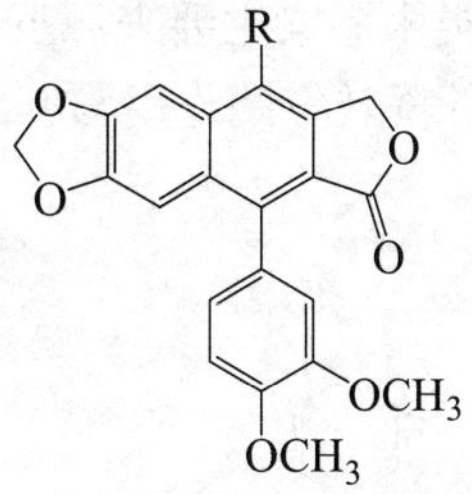　　R=OH　羟基华远志内酯
　　　　　　　　　　　　　　　　　　　　　　　　　　　　　　R=H　　华远志内酯

　　芳基四氢萘内酯类木脂素是重要的一类天然产物，代表化合物为鬼臼毒素，主要存在于鬼臼属及其近缘植物中，具有显著抗肿瘤活性，其内酯环为反式，遇碱易异构化为顺式结构。鬼臼毒素最早是从盾叶鬼臼中得到，从八角莲、桃儿七和山荷叶等近缘植物中也得到过，l-鬼臼毒素-β-D-葡萄糖苷曾在植物桃儿七中分离得到。α-盾叶鬼臼毒素、β-盾叶鬼臼毒素均得自盾叶鬼臼。

l-鬼臼毒素　　　　　　　　　　　　R=OH　　α-盾叶鬼臼毒素　　R=H
l-鬼臼毒素-β-D-葡萄糖苷　　R=OGlc　　β-盾叶鬼臼毒素　　R=CH$_3$

6. 双环氧木脂素

　　两分子 C$_6$-C$_3$ 单元相互连接形成两个环氧结构（即四氢呋喃骈四氢呋喃）的一类木脂素，又称双四氢呋喃类。天然存在的双环氧木脂素的两个四氢呋喃环都为顺式骈合，常见以下四种旋光异构体。

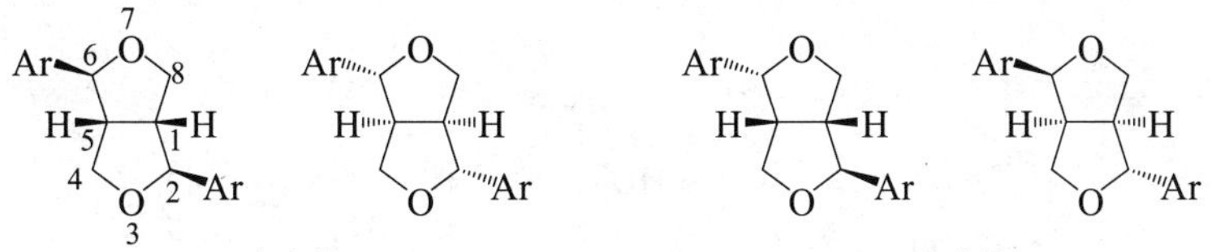

对映体　　　　　　　　　　　　对映体

Ar为芳香基

　　从筒鞘蛇菰中的分离得到的 invonoid C、5-hydroxypinoresinol 和 pinoresinol 都是双环氧木脂素类化合物。

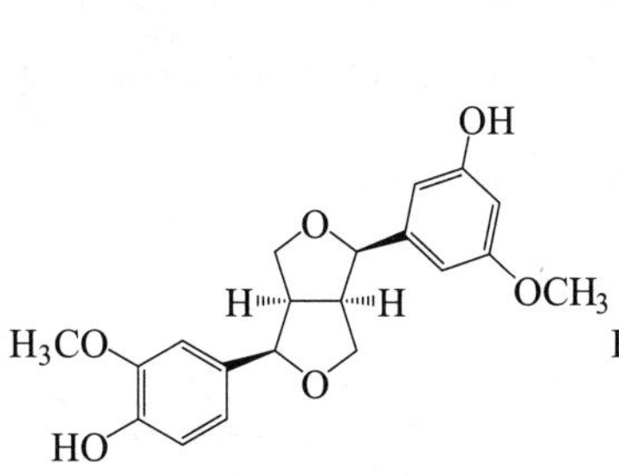

invonoid C 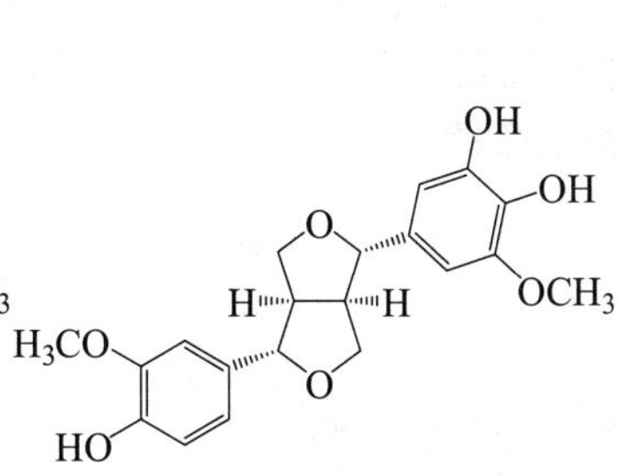　　　　　5-hydroxypinoresinol 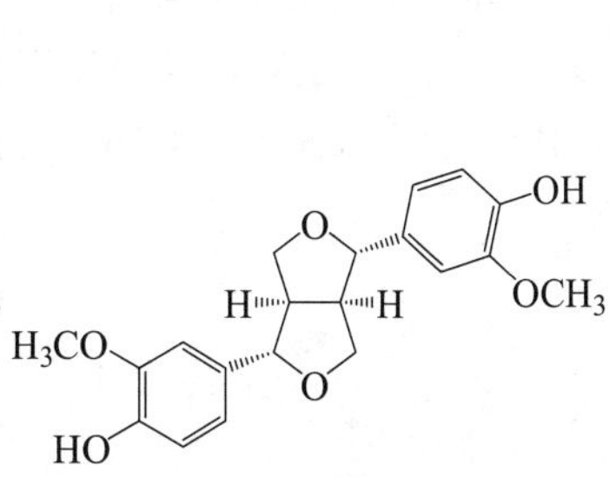　　　　pinoresinol

7. 联苯环辛烯类木脂素

　　联苯环辛烯类木脂素的结构中既有联苯结构，又有联苯与侧链环合成的八元环状结构。联

苯环辛烯类木脂素主要来源五味子属植物，如五味子醇、五味子素、γ-五味子素等。研究表明五味子的降转氨酶作用与其中所含有的联苯环辛烯类木脂素有关，且其含量与降 GPT 作用成正比。

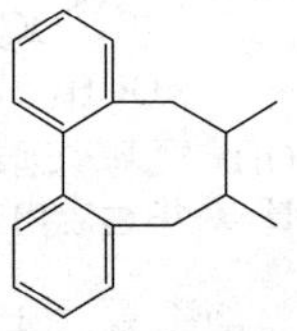

联苯环辛烯类 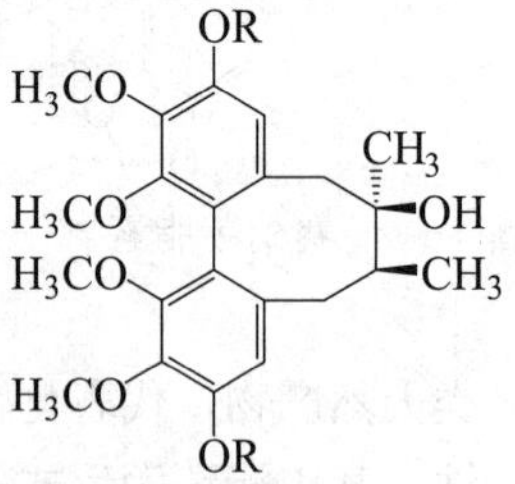　　　　五味子醇　R=H　　　　　γ-五味子素
　　　　　　　　　　五味子素　R=CH₃

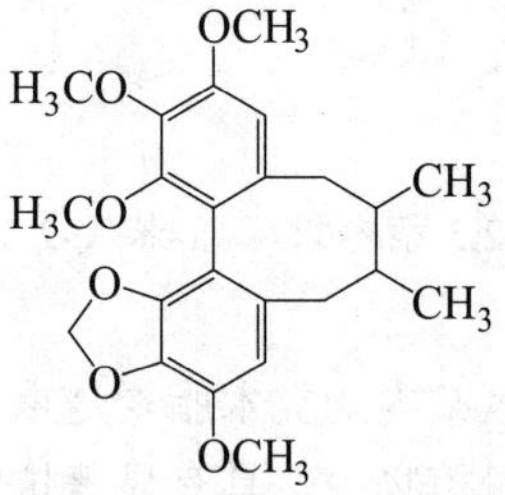

（二）新木脂素类

1. 联苯类

联苯类木脂素中两个苯环通过 C_3-C_3 直接相连而成，其侧链为未氧化型。从中药厚朴树皮中分离得到的厚朴酚及日本厚朴树皮中分到的和厚朴酚是典型的联苯类木脂素类化合物。

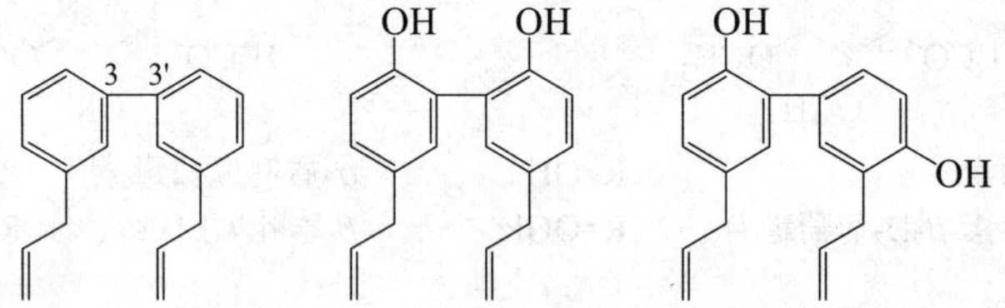

联苯类　　　　　厚朴酚　　　　　和厚朴酚

2. 苯并呋喃类

苯并呋喃类木脂素是由一个 C_6-C_3 单元的 C_8 及 C_7（通过氧）同时与另一个 C_6-C_3 单元苯环上两个相邻碳相连，形成一个呋喃环，如 invonoid B。

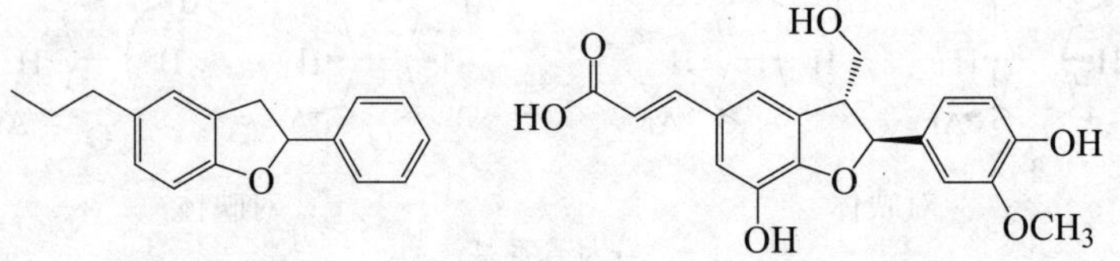

苯并呋喃类　　　　　　　　invonoid B

3. 双环辛烷类

双环辛烷类木脂素是由一个 C_6-C_3 单元的 C_8 与另一个 C_6-C_3 单元的 C_3 相连，同时 C_7 与 $C_{1'}$ 相连，形成一个与环己烃相并的苯取代五元环结构骨架，双环辛烷。从植物 *Ocotea bullata* 中分得的异奥克布烯酮属于双环辛烷类木脂素。

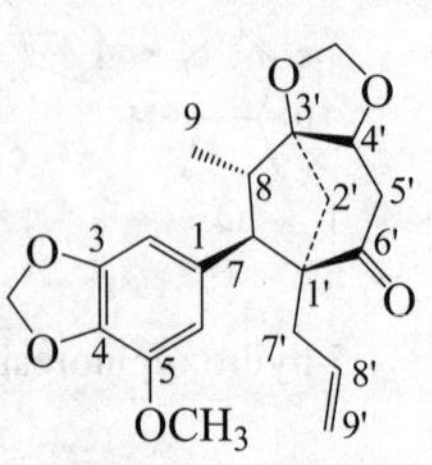

异奥克布烯酮

4. 苯并二氧六环类

苯并二氧六环类木脂素结构中两个 C_6-C_3 单元通过氧桥连接，形成二氧六环结构，如从筒鞘蛇菰中的分离得到的 invonoid A。

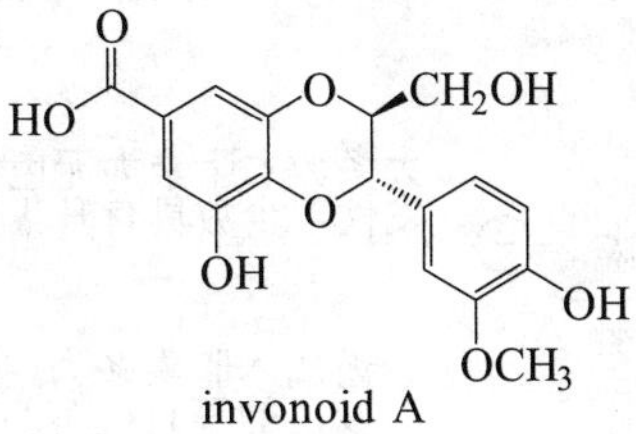

invonoid A

（三）降木脂素类

上述木脂素或新木脂素的其中一个苯丙素单元的烃基失去一个或两个碳而形成的一类木脂素结构骨架称为降木脂素。从金丝桃属植物金丝桃中分离得到的四氢呋喃型降木脂素金丝桃酮甲和金丝桃酮乙，从胡椒属植物中分离的苯并呋喃类降新木脂素，从植物蒙蒿子中分得的蒙蒿素，从仙茅科小金梅草属非洲药用植物中分离得到含炔键的降木脂素尼亚斯柯苷，从仙茅科仙茅属植物大叶仙茅中分离到尼亚斯柯苷和 1-O-甲基尼亚斯柯苷均属于降木脂素类木脂素。

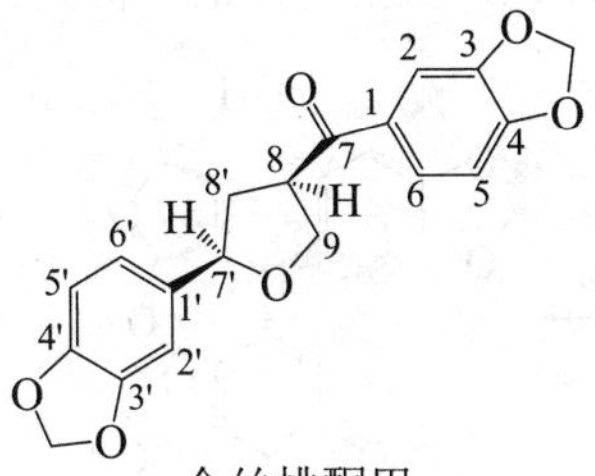

金丝桃酮甲 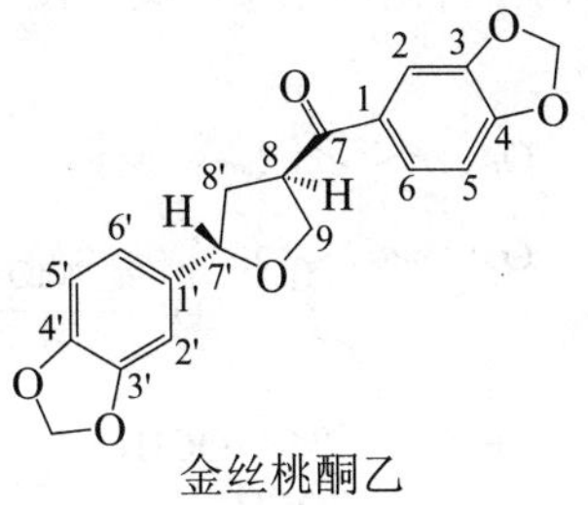   金丝桃酮乙

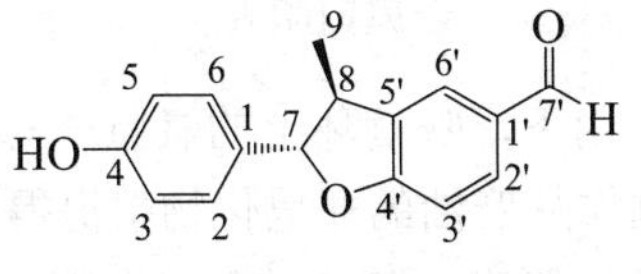

deccurrenal 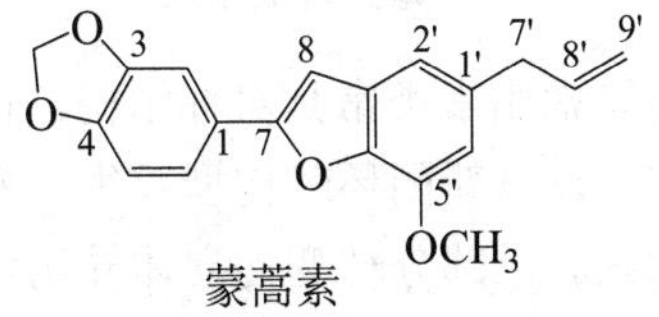   蒙蒿素

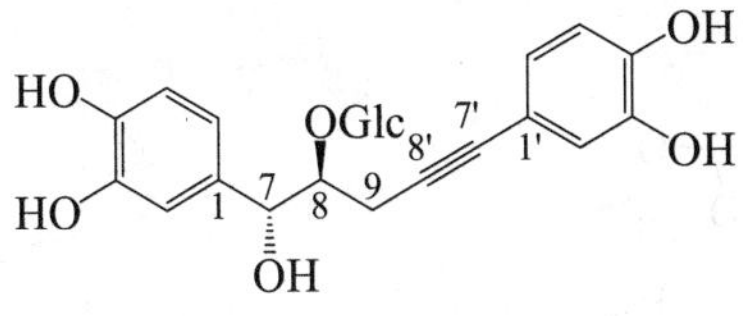

尼亚斯柯苷 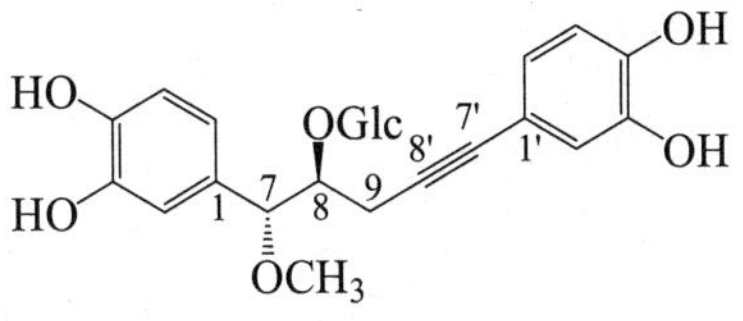   1-O-甲基尼亚斯柯苷

（四）杂木脂素类

木脂素与萜类、黄酮等其他类型的化合物形成的复合体称为杂木脂素。如水飞蓟中的水飞蓟素就是二氢黄酮与苯丙素连接在一起，具有较强的保肝作用，临床上用于治疗急慢性肝炎、肝硬化及代谢中毒性肝损伤等。

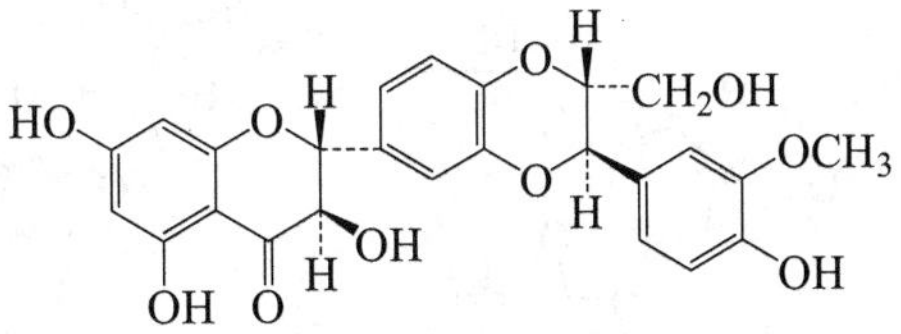

水飞蓟素

笔记

二、木脂素的理化性质

（一）性状及溶解度

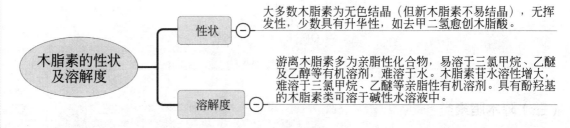

木脂素的性状及溶解度
性状
大多数木脂素为无色结晶（但新木脂素不易结晶），无挥发性，少数具有升华性，如去甲二氢愈创木脂酸。
溶解度
游离木脂素多为亲脂性化合物，易溶于三氯甲烷、乙醚及乙醇等有机溶剂，难溶于水。木脂素苷水溶性增大，难溶于三氯甲烷、乙醚等亲脂性有机溶剂。具有酚羟基的木脂素类可溶于碱性水溶液中。

（二）旋光活性与异构化作用

木脂素常有多个手性碳原子或手性中心，因此多具有旋光活性，遇酸易异构化。如天然鬼臼毒脂素具有苯代四氢萘环和 $2\alpha, 3\beta$ 的反式构型的内酯环结构，旋光性为左旋性，分子中 C_1-C_2 顺式和 C_2-C_3 反式的构型与其抗癌活性有关。若在碱性条件下，内酯环很容易转变为 2β，3β 的顺式结构，所得异构体苦鬼臼脂素的旋光性变为右旋性，且抗肿瘤活性消失。

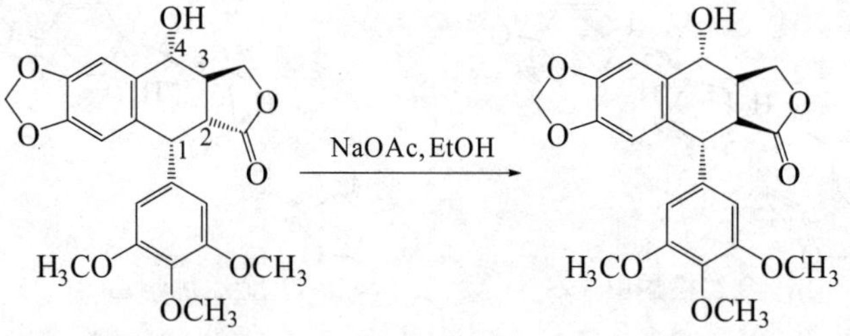

OH
4
3
2
1
O
NaOAc, EtOH
H_3CO
OCH_3
OCH_3

鬼臼毒脂素　　　　苦鬼臼脂素

此外，双环氧木脂素类常具对称结构，在酸的作用下，呋喃环上的氧原子与苄基碳原子之间的键易于开裂，在重新闭环时构型发生了变化。例如从麻油的非皂化物中提得的 *d*-芝麻脂素在盐酸乙醇中加热时，部分转变为立体异构体 *d*-表芝麻脂素，即 *d*-细辛脂素而达平衡。又如来自于细辛根中 *l*-表芝麻脂素或 *l*-细辛脂素在盐酸乙醇中加热时，部分转变为立体异构体左旋的 *l*-芝麻脂素而达平衡。

H^+
H
H
O

d-芝麻脂素　　　　*d*-细辛脂素

H^+
H
H
O

l-芝麻脂素　　　　*l*-细辛脂素

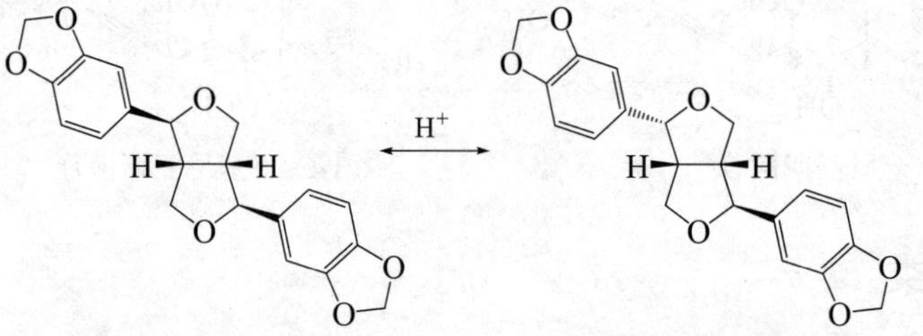

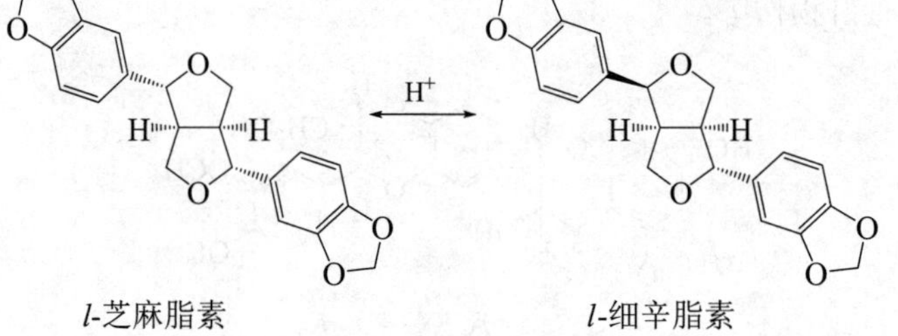

矿酸不仅能使木脂素构型改变，引起旋光性质改变，改变其生理活性，而且还能引起某些木脂素的碳架发生重排。如橄榄脂素易转变为环橄榄脂素，落叶松脂素易转变为异落叶松脂素。

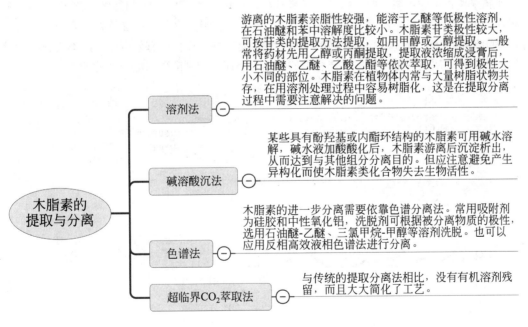

R=H	落叶松脂素
R=OH	橄榄脂素

R=H	异落叶松脂素
R=OH	环橄榄脂素

由于木脂素的手性碳的构型常与其生理活性有关，在提取分离过程中尽量避免与酸、碱接触，以防止其构型发生改变。

（三）官能团反应

木脂素类化合物无特征性的显色反应，但其结构中常有醇羟基、酚羟基、甲氧基、亚甲二氧基、羧基及内酯等基团，所以也具有这些官能团的性质和反应，如三氯化铁试剂或重氮化试剂可与酚羟基产生颜色反应，Labat 试剂或 Ecgrine 试剂可用于亚甲二氧基的检出等。Labat 反应中，具有亚甲二氧基的木脂素加浓硫酸后，再加没食子酸，可产生蓝绿色。Ecgrine 反应中，以变色酸代替没食子酸，在 70～80℃温度下保持 20min，可产生蓝紫色。

三、木脂素的提取与分离

木脂素的提取与分离

溶剂法 ─
游离的木脂素亲脂性较强，能溶于乙醚等低极性溶剂，在石油醚和苯中溶解度比较小。木脂素苷类极性较大，可按苷类的提取方法提取，如用甲醇或乙醇提取。一般常将药材先用乙醇或丙酮提取，提取液浓缩成浸膏后，用石油醚、乙醚、乙酸乙酯等依次萃取，可得到极性大小不同的部位。木脂素在植物体内常与大量树脂状物共存，在用溶剂处理过程中容易树脂化，这是在提取分离过程中需要注意解决的问题。

碱溶酸沉法 ─
某些具有酚羟基或内酯环结构的木脂素可用碱水溶解，碱水液加酸酸化后，木脂素游离后沉淀析出，从而达到与其他组分分离目的。但应注意避免产生异构化而使木脂素类化合物失去生物活性。

色谱法 ─
木脂素的进一步分离需要依靠色谱分离法。常用吸附剂为硅胶和中性氧化铝，洗脱剂可根据被分离物质的极性，选用石油醚-乙醚、三氯甲烷-甲醇等溶剂洗脱。也可以应用反相高效液相色谱法进行分离。

超临界CO_2萃取法 ─
与传统的提取分离法相比，没有有机溶剂残留，而且大大简化了工艺。

四、木脂素的检识

（一）理化检识

根据木脂素结构中含有的官能团（如内酯、酚羟基和亚甲二氧基）的性质，可用化学反应对木脂素进行检识。如用异羟肟酸铁反应、检查三氯化铁反应、Labat 或 Ecgrine 反应分别检查分子中是否含有内酯结构、酚羟基以及亚甲二氧基。

（二）色谱检识

木脂素类成分多数亲脂性较强，常用吸附色谱法进行检识。常用以硅胶做吸附剂的薄层色谱，一般以亲脂性的溶剂如三氯甲烷、三氯甲烷-二氯甲烷（1∶1）、三氯甲烷-乙酸乙酯（9∶1）、三氯甲烷-甲醇（9∶1）和乙酸乙酯-甲醇（95∶5）等做展开剂。

大多数木脂素无色也无荧光，因此需用显色剂进行显色。

```
                    ┌─ 1%茴香醛浓硫酸试剂（110℃加热5min）
                    │
                    ├─ 5%或10%磷钼酸乙醇溶液（120℃加热至斑点清晰）
                    │
   木脂素常用显色剂 ─┼─ 10%硫酸乙醇溶液（110℃加热5min）
                    │
                    ├─ 三氯化锑试剂（100℃加热10min，紫外灯下观察荧光）
                    │
                    └─ 碘蒸气（熏后观察应呈黄棕色或置紫外灯下观察荧光）
```

五、含木脂素的中药实例

（一）连翘

1. 化学成分

连翘果实含木脂素类（如连翘苷、连翘脂素、右旋松脂酚等）、黄酮类化合物（芦丁）、苯乙醇苷类（如连翘酯苷类），连翘中连翘苷、β-羟基连翘酯苷、毛蕊花糖苷及β-羟基洋丁香酚苷等均系咖啡酰基苯乙醇苷，均具较强的抑菌活性，是连翘主要抗菌有效成分，此类成分的含量可作为评价连翘质量的主要指标。连翘中的木脂素类还有抑制磷酸二酯酶活性的作用。

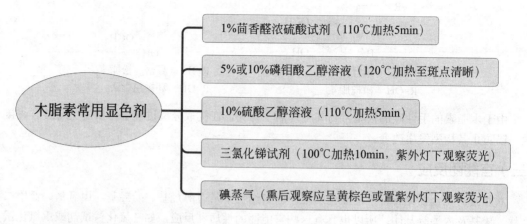

连翘脂素　　　　R=H
连翘苷　　　　　R=Glc

连翘酯苷　　　　R=H
羟基连翘酯苷　　R=OH

毛蕊花糖苷　　　R=H
羟基洋丁香酚苷　R=OH

2. 提取分离

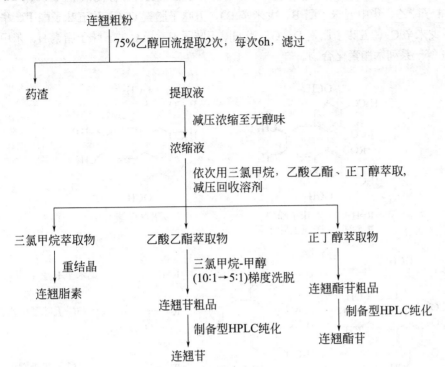

（二）牛蒡子

牛蒡子中的主要成分为木脂素类牛蒡子苷及其苷元牛蒡子素，牛蒡子酚 A~H，新牛蒡子素 2，罗汉松脂素等约 18 种，此外尚含有挥发油类、聚炔类、聚糖类化合物、脂肪酸、甾醇、维生素 A 和维生素 B_1 等。

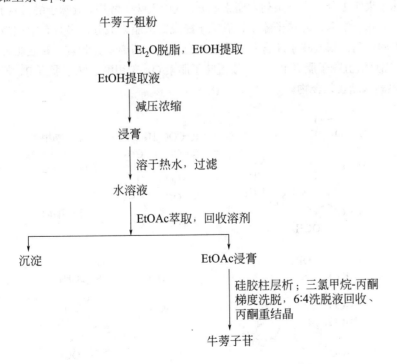

（三）五味子

五味子果实及种子中含多种联苯环辛烯类木脂素、挥发油、甾醇及游离脂肪酸类等成分。联苯环辛烯类木脂素成分包括五味子素（又称五味子醇甲）、去氧五味子素、γ-五味子素，五味

子醇、伪 γ-五味子素等。此外还含有五味子酚、五味子脂素 A（又称戈米辛 A）、五味子脂素 B
（又称五味子酯乙、华中五味子酯 B、戈米辛 B），五味子脂素 C（又称五味子酯甲、华中五味
子酯 A、戈米辛 C）、五味子脂素 D～G、当归酰五味子 H、巴豆酰五味子脂素 H、苯甲酰五味
子脂素 H 等一系列木脂素化合物。

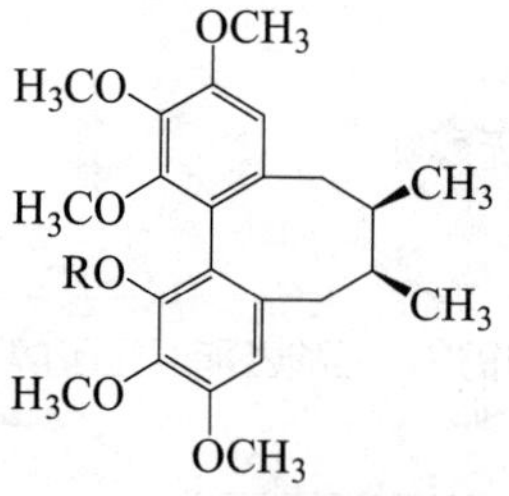

R=H　五味子酚
R=CH₃　去氧五味子素

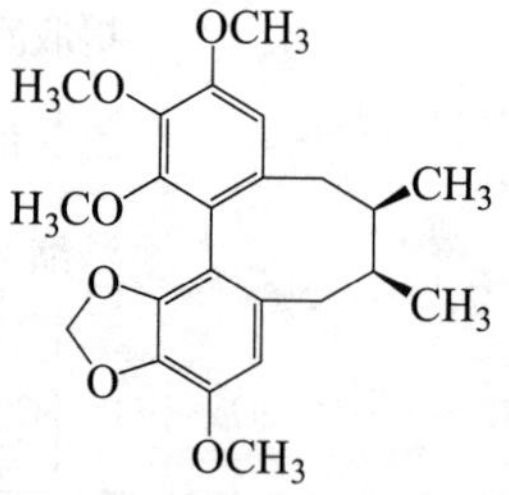

γ-五味子素

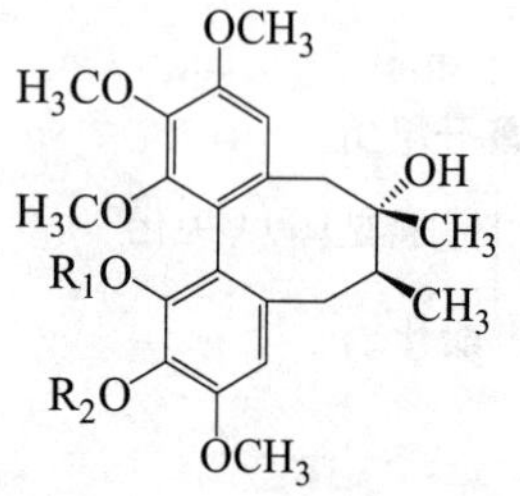

R₁=R₂=CH₃　五味子醇甲
R₁=R₂=CH₃　五味子醇乙

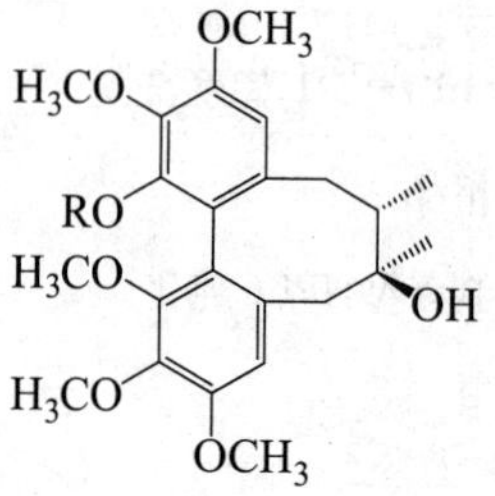

R=H　　　　戈米辛 H

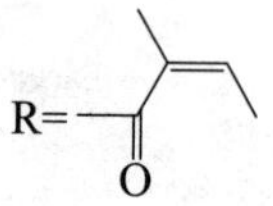

R=　　　　当归酰五味子脂素 H

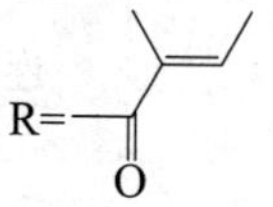

R=　　　　巴豆酰五味子脂素 H

R=COPh　苯甲酰五味子脂素 H

（四）南五味子

从南五味子果实中分离出一系列木脂素成分，其中五味子醇甲、五味子醇乙及五味子酯甲、
五味子酯乙、五味子酯丙、五味子酯丁、五味子酯戊等木脂素成分，多具有中枢神经抑制作用
和降低 SGPT 的作用。南五味子还含有右旋表加巴辛、外消旋安五脂素、襄五脂素、当归酰五
味子脂素 P、巴豆酰五味子脂素 P、巴豆酰五味子脂素 O，苯甲酰五味子脂素 P、苯甲酰五味子
脂素 Q 等一系列木脂素化合物。

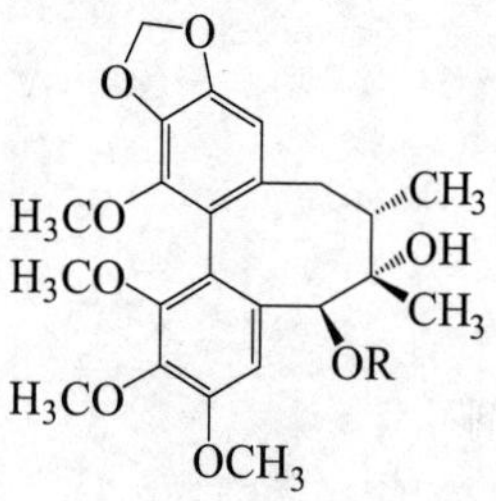

R=COC₆H₅　五味子酯甲

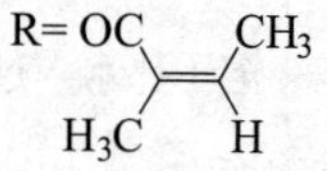

R=　　　　五味子酯乙

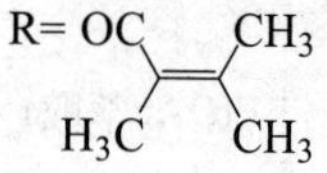

R=　　　　五味子酯丙

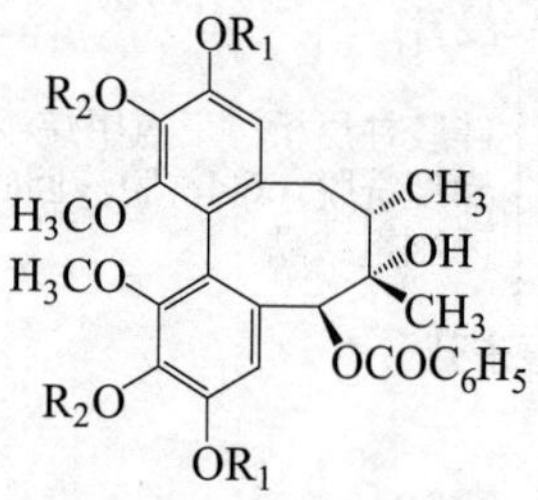

R₁=R₂=CH₂　五味子酯丁
R₁=R₂=CH₃　五味子酯戊

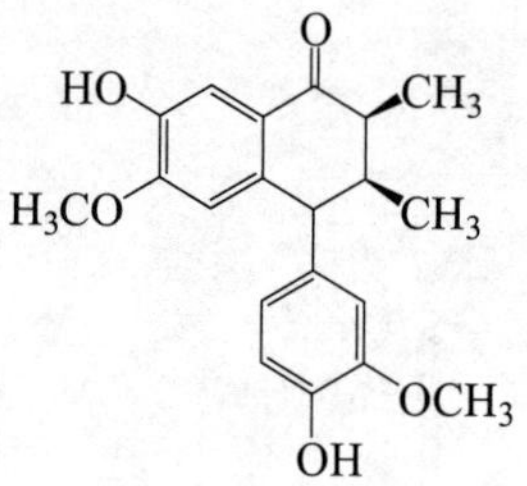

五脂素A₁

（五）厚朴

厚朴的化学成分主要有酚类、挥发油和生物碱三类。酚类成分有厚朴酚、和厚朴酚、异厚朴酚，其中厚朴酚、和厚朴酚是厚朴中最为主要的两个活性成分，具有如抗菌、抗炎、中枢性肌肉松弛、神经抑制、降低胆固醇、抗血小板聚集和抗肿瘤等多种生物学活性。挥发油成分主要有 β-桉叶醇、对聚伞花素，还有蒎烯、莰烯、樟脑、龙脑、α-萜品醇等。生物碱成分有木兰箭毒碱、降荷叶碱、鹅掌楸碱、罗默碱、番荔枝碱等。

和厚朴酚与厚朴酚的提取分离过程如下。

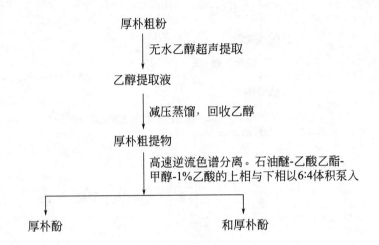

```
          厚朴粗粉
            │ 无水乙醇超声提取
          乙醇提取液
            │ 减压蒸馏，回收乙醇
          厚朴粗提物
            │ 高速逆流色谱分离。石油醚-乙酸乙酯-
            │ 甲醇-1%乙酸的上相与下相以6:4体积泵入
      ┌─────┴─────┐
    厚朴酚        和厚朴酚
```

（六）细辛

1. 化学成分

挥发油为细辛的主要成分，包括顺甲基异丁香酚、甲基丁香酚、细辛醚、黄樟醚。黄樟醚毒性较大，易致肝癌。此外细辛还含有木脂素类，其中 *l*-细辛脂素和 *l*-芝麻脂素均属于双环氧木脂素类。马兜铃酸Ⅰ是马兜铃属植物中毒性最强的成分，具有肾损伤，诱发肝癌和尿路上皮癌的作用，2020 年版《中国药典》规定马兜铃酸Ⅰ的含量不得超过 0.001%。

马兜铃酸Ⅰ

2. 提取分离

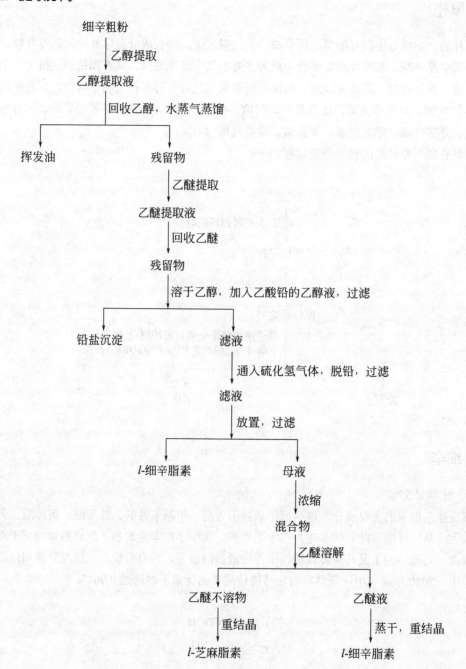

第五章

黄酮类化合物

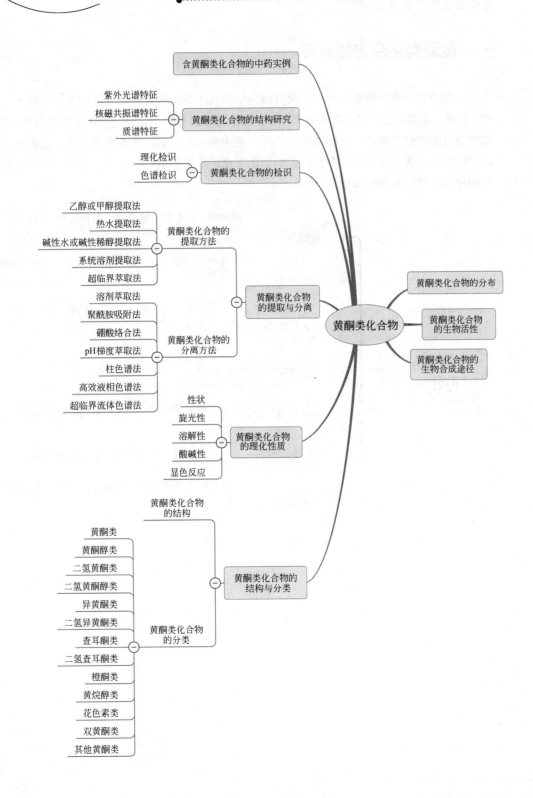

含黄酮类化合物的中药实例

紫外光谱特征 ── 黄酮类化合物的结构研究
核磁共振谱特征
质谱特征

理化检识 ── 黄酮类化合物的检识
色谱检识

乙醇或甲醇提取法
热水提取法
碱性水或碱性稀醇提取法 ── 黄酮类化合物的提取方法
系统溶剂提取法
超临界萃取法

溶剂萃取法
聚酰胺吸附法
硼酸络合法 ── 黄酮类化合物的分离方法
pH梯度萃取法
柱色谱法
高效液相色谱法
超临界流体色谱法

黄酮类化合物的提取与分离

黄酮类化合物

黄酮类化合物的分布
黄酮类化合物的生物活性
黄酮类化合物的生物合成途径

性状
旋光性
溶解性 ── 黄酮类化合物的理化性质
酸碱性
显色反应

黄酮类化合物的结构

黄酮类
黄酮醇类
二氢黄酮类
二氢黄酮醇类
异黄酮类
二氢异黄酮类
查耳酮类 ── 黄酮类化合物的分类
二氢查耳酮类
橙酮类
黄烷醇类
花色素类
双黄酮类
其他黄酮类

黄酮类化合物的结构与分类

第一节 概述

黄酮类化合物是广泛存在于自然界、种类繁多且具有广泛生物活性的一类重要天然有机化合物。此类化合物多呈黄色或淡黄色，且分子中多含酮基而被称为黄酮。黄酮类化合物基本母核为2-苯基色原酮，目前泛指两个苯环（A环与B环）通过三个碳原子相互连接而成具有 C_6-C_3-C_6 基本骨架的一系列化合物。

一、黄酮类化合物的分布

黄酮类化合物分布极为广泛，所有绿色植物几乎均有分布，高等植物中存在较多，而在菌类、藻类、地衣类等低等植物中分布较少。在植物体内黄酮类化合物大部分以糖苷的形式存在，少部分以游离形式存在。在植物的花、叶、果实等组织中多以苷类形式存在，而在木质部坚硬组织中多以游离的苷元形式存在。黄酮类化合物对植物的生长、发育、开花、结果以及抵御异物的侵袭均发挥重要的作用。

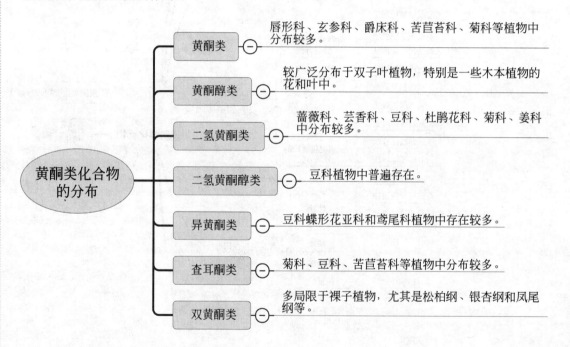

黄酮类化合物的分布		
	黄酮类	唇形科、玄参科、爵床科、苦苣苔科、菊科等植物中分布较多。
	黄酮醇类	较广泛分布于双子叶植物，特别是一些木本植物的花和叶中。
	二氢黄酮类	蔷薇科、芸香科、豆科、杜鹃花科、菊科、姜科中分布较多。
	二氢黄酮醇类	豆科植物中普遍存在。
	异黄酮类	豆科蝶形花亚科和鸢尾科植物中存在较多。
	查耳酮类	菊科、豆科、苦苣苔科等植物中分布较多。
	双黄酮类	多局限于裸子植物，尤其是松柏纲、银杏纲和凤尾纲等。

二、黄酮类化合物的生物活性

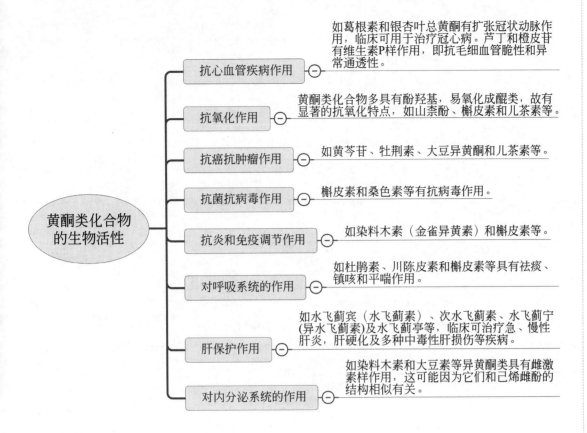

黄酮类化合物
的生物活性

- 抗心血管疾病作用 ── 如葛根素和银杏叶总黄酮有扩张冠状动脉作用，临床可用于治疗冠心病。芦丁和橙皮苷有维生素P样作用，即抗毛细血管脆性和异常通透性。

- 抗氧化作用 ── 黄酮类化合物多具有酚羟基，易氧化成醌类，故有显著的抗氧化特点，如山柰酚、槲皮素和儿茶素等。

- 抗癌抗肿瘤作用 ── 如黄芩苷、牡荆素、大豆异黄酮和儿茶素等。

- 抗菌抗病毒作用 ── 槲皮素和桑色素等有抗病毒作用。

- 抗炎和免疫调节作用 ── 如染料木素（金雀异黄素）和槲皮素等。

- 对呼吸系统的作用 ── 如杜鹃素、川陈皮素和槲皮素等具有祛痰、镇咳和平喘作用。

- 肝保护作用 ── 如水飞蓟宾（水飞蓟素）、次水飞蓟素、水飞蓟宁(异水飞蓟素)及水飞蓟亭等，临床可治疗急、慢性肝炎，肝硬化及多种中毒性肝损伤等疾病。

- 对内分泌系统的作用 ── 如染料木素和大豆素等异黄酮类具有雌激素样作用，这可能因为它们和己烯雌酚的结构相似有关。

三、黄酮类化合物的生物合成途径

黄酮类化合物在植物体内为复合型生物合成途径，即分别经莽草酸途径和乙酸-丙二酸途径，由3个丙二酰辅酶A和一个香豆酰辅酶A在查耳酮合成酶的作用下生成查耳酮。此过程经同位素标记证明3个丙二酰辅酶A形成A环，香豆酰辅酶A构成B环以及提供A、B环之间的三碳链。生成的查耳酮再经查耳酮异构化酶的作用生成二氢黄酮。二氢黄酮在各种酶的作用下生成其他类型黄酮类化合物。

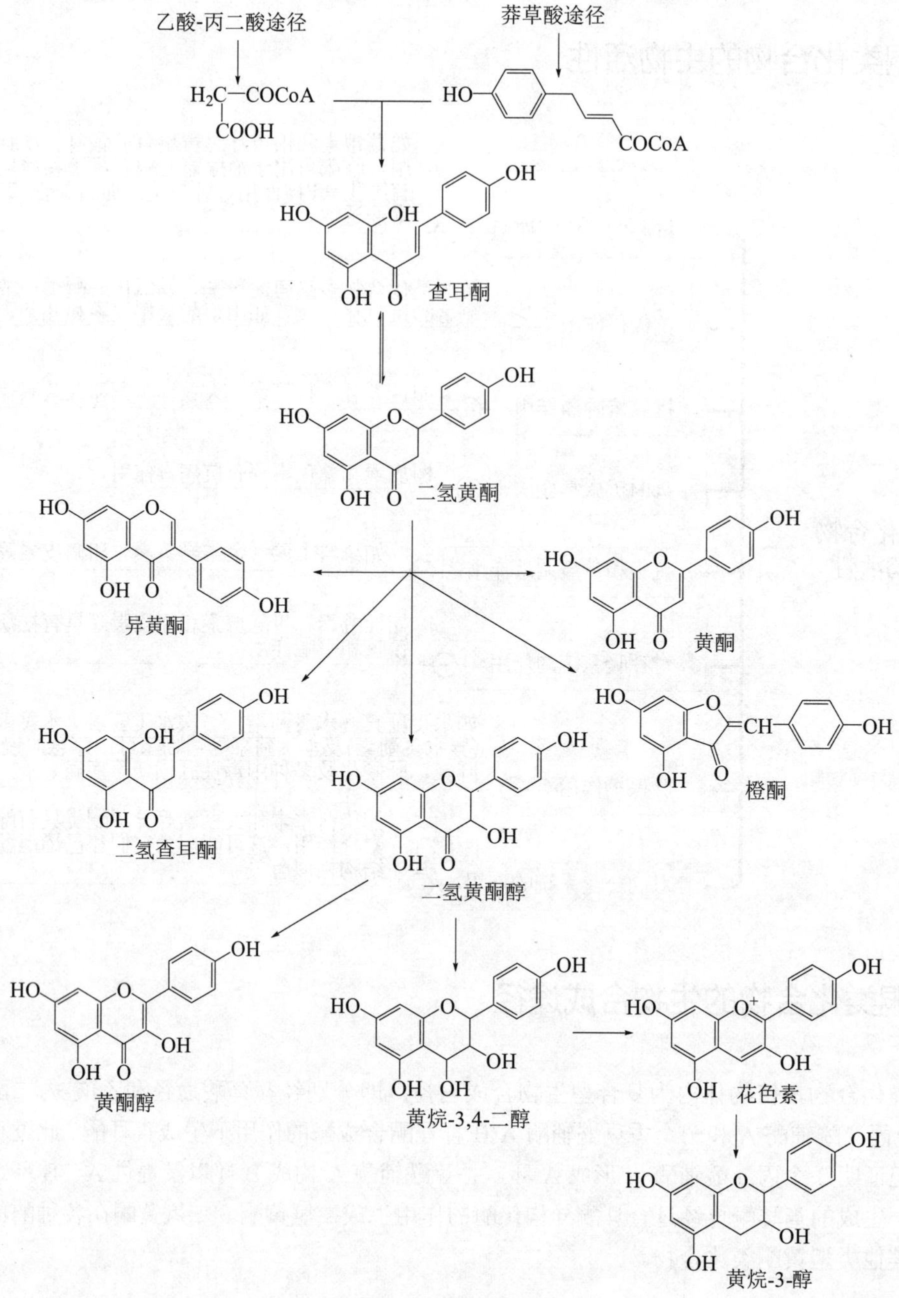

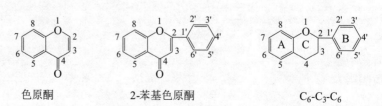

乙酸-丙二酸途径
莽草酸途径
H_2C—COCoA
COOH
HO
COCoA
查耳酮
二氢黄酮
异黄酮
黄酮
二氢查耳酮
二氢黄酮醇
橙酮
黄酮醇
黄烷-3,4-二醇
花色素
黄烷-3-醇

黄酮类化合物生物合成途径

第二节 黄酮类化合物的结构与分类

一、黄酮类化合物的结构

色原酮

2-苯基色原酮

A
C
B

C_6-C_3-C_6

笔记

依据黄酮类化合物 A 环和 B 环之间的三碳链的氧化程度、三碳链是否构成环状结构、3 位是否有羟基取代以及 B 环连接的位置等差异，将主要的天然黄酮类化合物进行分类。

类型	基本结构	类型	基本结构
黄酮类		花色素类	
黄酮醇类		黄烷-3-醇类	
二氢黄酮类		黄烷-3,4-二醇类	
二氢黄酮醇类		橙酮类	
异黄酮类		异橙酮类	
二氢异黄酮		𠮾酮类	
查耳酮类		高异黄酮类	
二氢查耳酮类		双黄酮类	

黄酮类化合物结构复杂多样，主要表现在以下方面。

1. 母核构成

黄酮类化合物多数具有 C_6-C_3-C_6 骨架，少数具有 C_6-C_1-C_6 骨架（如双苯吡酮类）以及 C_6-C_4-C_6 骨架（如高异黄酮类）。C_6 部分多数与 C_3 部分形成六元环，少数形成五元环如橙酮，也有构成脂链如查耳酮。C 环的双键被氢化为单键则形成二氢衍生物，如二氢黄酮、二氢黄酮醇等。B

环连接位置多数在 C-2，少数在 C-3（如异黄酮类），也有在 C-4（如新黄酮类）。两分子黄酮类化合物相互聚合则形成双黄酮，此外也有三聚体形式存在。

2. 取代基

黄酮类化合物的 A 环和 B 环上常存在一个或多个羟基，如 A 环上的 C-5 和 C-7、B 环上的 C-3′、C-4′和 C-5′；黄酮环上的 O-烷基化（如甲氧基、亚基二氧基、O-异戊烯基等）、C-烷基化（如甲基、异戊烯基、苯基、苄基等）。

3. 糖苷化

黄酮类化合物在中药中多以苷类形式存在，由于苷元以及糖的种类、数量、连接位置、连接方式的差异，形成了数目众多、结构各异的黄酮苷类化合物。

（1）组成黄酮苷常见的糖类

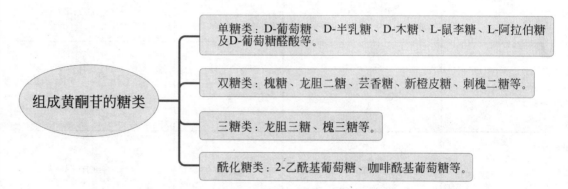

组成黄酮苷的糖类

单糖类：D-葡萄糖、D-半乳糖、D-木糖、L-鼠李糖、L-阿拉伯糖及D-葡萄糖醛酸等。

双糖类：槐糖、龙胆二糖、芸香糖、新橙皮糖、刺槐二糖等。

三糖类：龙胆三糖、槐三糖等。

酰化糖类：2-乙酰基葡萄糖、咖啡酰基葡萄糖等。

（2）苷键原子和苷化位置　在黄酮苷中，糖的连接位置与苷元结构类型相关。黄酮苷类化合物多数为 O-苷，苷元上酚羟基几乎都可成苷，黄酮、二氢黄酮和异黄酮多在 7-OH 上形成单糖链苷；黄酮醇和二氢黄酮醇多在 3-、7-、3′-、4′-的 OH 上形成单糖链苷或在 3,7-、3,4′-以及 7,4′-二羟基上形成双糖链苷；花色苷多在 3-OH 连接一个糖或在 3,5-OH 形成二葡萄糖苷。此外还有少数 C-苷，C-苷中主要在 6 位和（或）8 位连接糖，如牡荆素、葛根素等。部分 C-苷中含有两个糖基。

牡荆素

葛根素

（3）黄酮与其他化合物形成黄酮复合物　黄酮类化合物可以与苯丙素、香豆素、倍半萜、生物碱等其他成分形成黄酮复合物。

二、黄酮类化合物的分类

（一）黄酮类

黄酮类的基本母核是 2-苯基色原酮，且 3 位上无含氧基团取代。天然黄酮 A 环的 5,7 位几乎均含羟基，B 环的 4′位含羟基或甲氧基，3′位有时含羟基或甲氧基。如欧亚旋覆花中的 6-甲氧基藤黄菌素，金银花中具有抗乳腺及生殖系统癌症的作用的木犀草素，芹菜中具有抗氧化和抗肿瘤的作用芹菜素等。

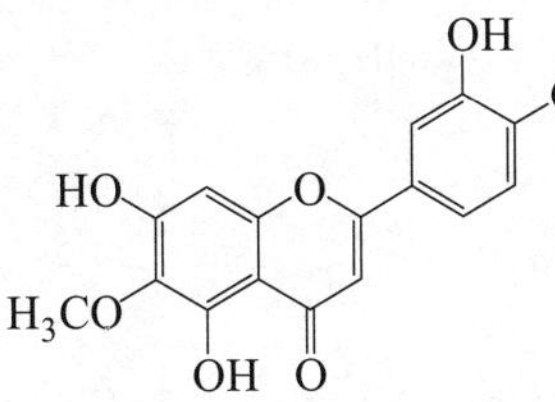

6-甲氧基藤黄菌素 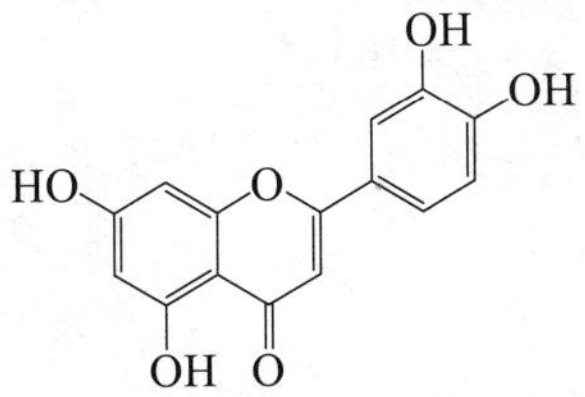　　　　木犀草素 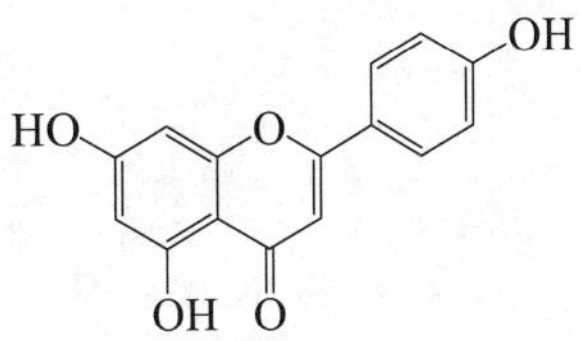　　　　芹菜素

（二）黄酮醇类

黄酮醇类是在黄酮基本母核的 3 位连有羟基或其他含氧基团的一类化合物。例如欧亚旋覆花中的 3,5,4'-三羟基-6,7,3'-三甲氧基黄酮、菠菜素、槲皮素等。该类化合物种类丰富，每一种黄酮醇可形成多种苷，在同一植物中常有数种结构相似的苷同时存在。

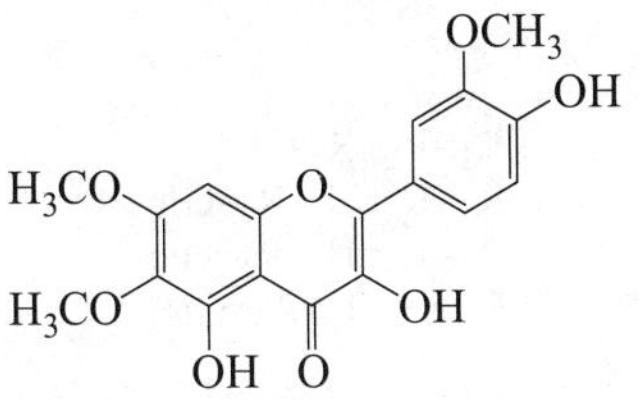

3, 5, 4'-三羟基-6, 7, 3'-三甲氧基黄酮 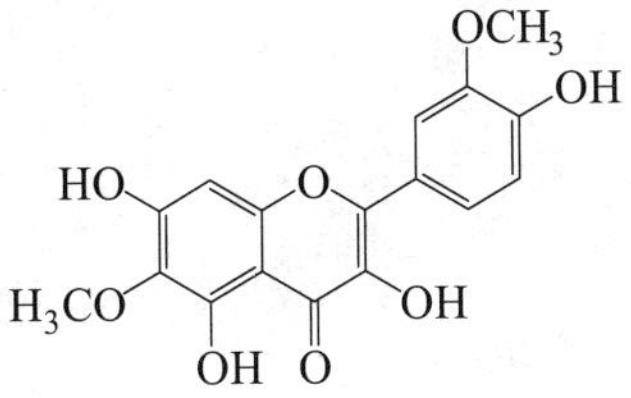　　　菠菜素 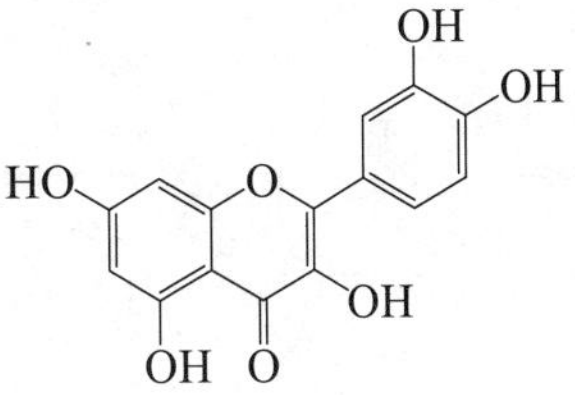　　　　槲皮素

（三）二氢黄酮类

二氢黄酮类是黄酮基本母核的 2、3 位双键被氢化而成的一类化合物。如陈皮中的橙皮素以及甘草中对消化性溃疡有抑制作用的甘草素等。

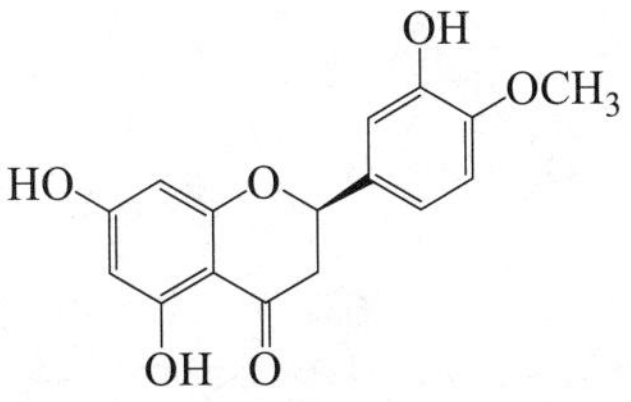

橙皮素 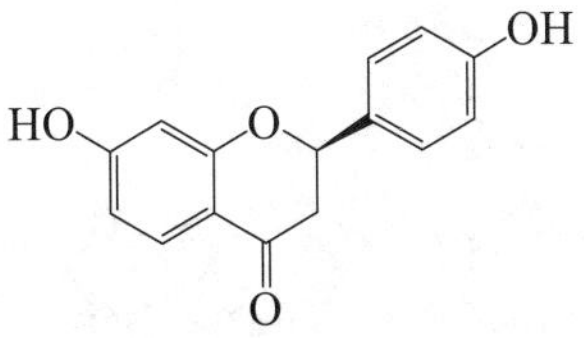　　　　甘草素

（四）二氢黄酮醇类

二氢黄酮醇类具有黄酮醇的 2、3 位被氢化的基本母核结构，在双子叶植物中（如豆科植物）较普遍存在，在裸子植物、单子叶植物（如姜科等）少数植物中也有存在。欧亚旋覆花中的 4'-O-甲基二氢槲皮素和 epitaxifolin 属于此类化合物。

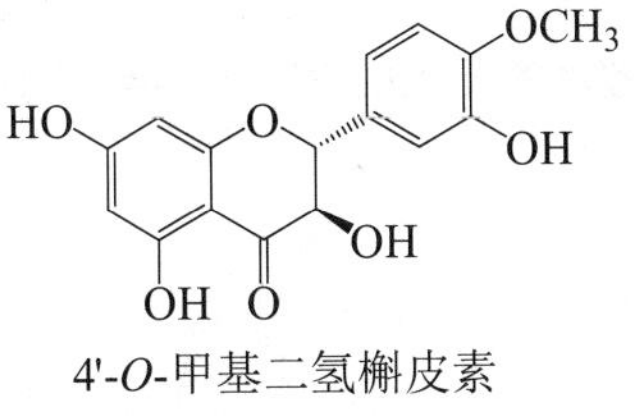

4'-O-甲基二氢槲皮素 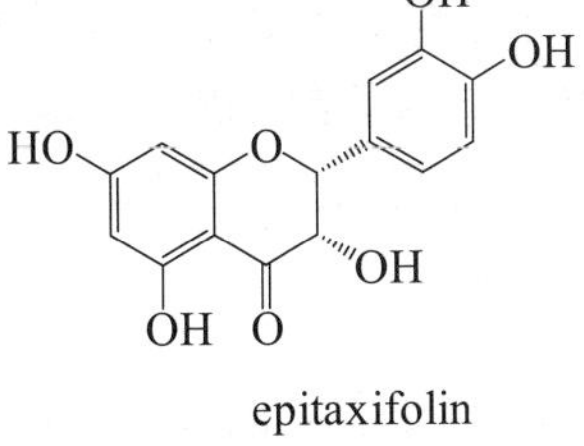　　　　epitaxifolin

在同一植物体中二氢黄酮与二氢黄酮醇常共存在，如满山红叶中的二氢槲皮素和槲皮素共存，桑枝中的二氢桑色素和桑色素共存。

笔记

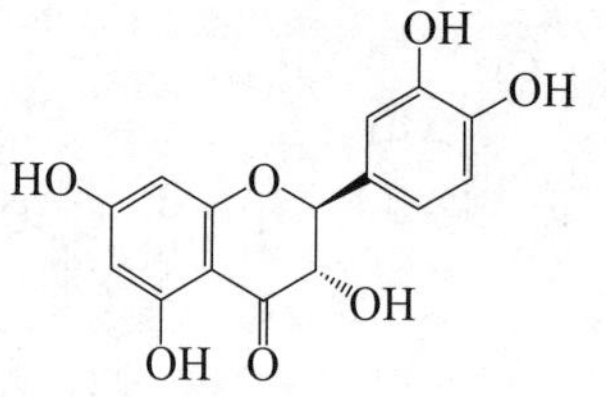

二氢槲皮素 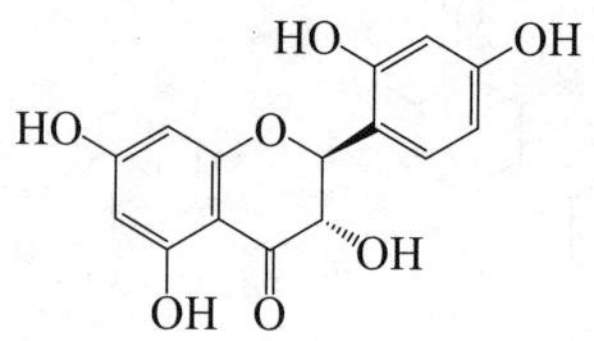　　　　　　　　　二氢桑色素

（五）异黄酮类

异黄酮类基本母核为 3-苯基色原酮，即 B 环与 C 环的 3 位相连。如中药葛根中所含的大豆素、大豆苷、大豆素-7,4′-二葡萄糖苷、葛根素等均属异黄酮类化合物。葛根总黄酮有增加冠状动脉血流量及降低心肌耗氧量的作用，大豆素具有类似罂粟碱的解痉作用，大豆苷、葛根素及大豆素均能缓解高血压患者的头痛等症状。

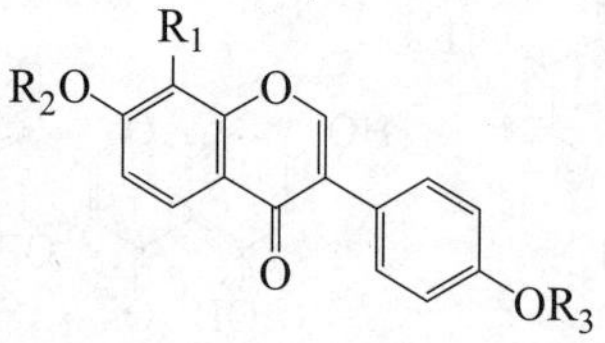

大豆素	$R_1=R_2=R_3=H$
大豆苷	$R_1=R_3=H$　$R_2=Glc$
葛根素	$R_2=R_3=H$　$R_1=Glc$
大豆素-7,4′-二葡萄糖苷	$R_1=H$　$R_2=R_3=Glc$

（六）二氢异黄酮类

二氢异黄酮类化合物具有异黄酮的 2、3 位被氢化的基本母核结构。中药广豆根中所含有的紫檀素、三叶豆紫檀苷和高丽槐素等均属二氢异黄酮衍生物，皆具有一定的抗肿瘤活性。毛鱼藤中所含的鱼藤酮也属于二氢异黄酮的衍生物，具有较强的杀虫和毒鱼作用，可作为农药杀虫剂。

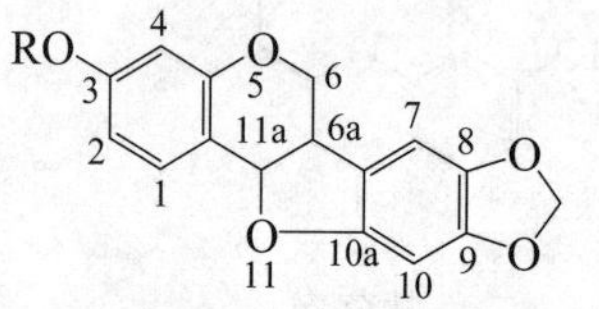

紫檀素　　　　　R=CH₃
三叶豆紫檀苷　　R=Glc　　　　　　　　　　鱼藤酮
高丽槐素　　　　R=H

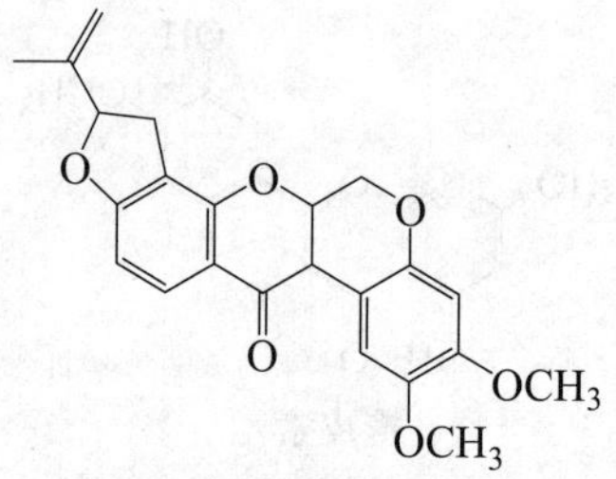

（七）查耳酮类

查耳酮类是二氢黄酮 C 环的 1、2 位键断裂生成的开环衍生物，即三碳链没有形成环状结构，在菊科、豆科、苦苣苔科植物中分布较多。查耳酮从化学结构上可视为是由苯甲醛与苯乙酮类缩合而成的一类化合物，其 2′-羟基衍生物为二氢黄酮的异构体，两者可以相互转化。在酸性条件下转化为无色的二氢黄酮，碱化后即可转化为深黄色的 2′-羟基查耳酮。查耳酮类的母核碳原子的编号不同于其他黄酮类化合物。

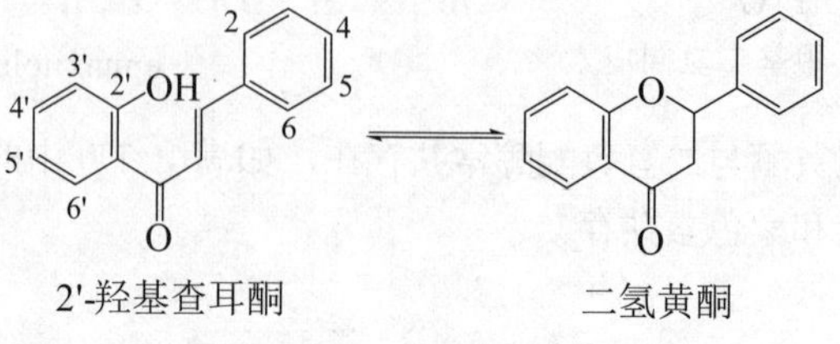

2′-羟基查耳酮　　　　　　　　　二氢黄酮

查耳酮类为黄酮类化合物生物合成过程的重要底物，当植物中含有查耳酮异构化酶，多数查耳酮在异构化酶作用下转化为黄酮类化合物，因此在植物中含量相对较低，但在多数植物中都存在，尤其是花中，有些是花中色素的主要成分。如红花的花中含红花苷、新红花苷和醌式红花苷，在开发初期由于花中主要含无色的新红花苷及微量红花苷，故花冠呈淡黄色。开花中期由于花中主要含的是红花苷，故花冠呈深黄色。开花后期氧化变成红色的醌式红花苷，故花冠呈红色。

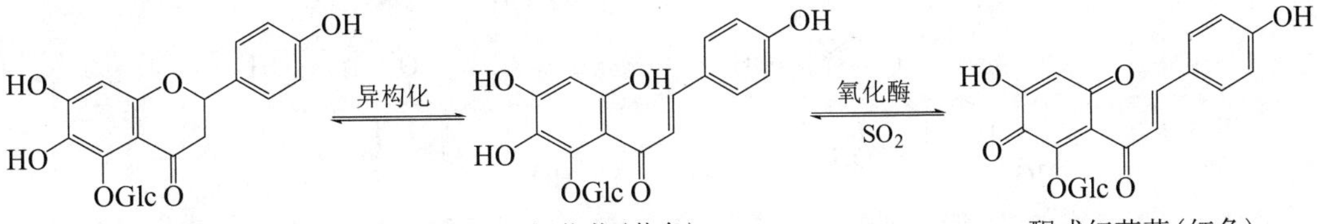

新红花苷　　　　　　红花苷（黄色）　　　　　　醌式红花苷（红色）

（八）二氢查耳酮类

二氢查耳酮类为查耳酮 α 和 β 位双键氢化而成的一类化合物，在植物界中分布极少，如蔷薇科植物根皮和苹果果皮、枝叶和根皮中含有的梨根苷。

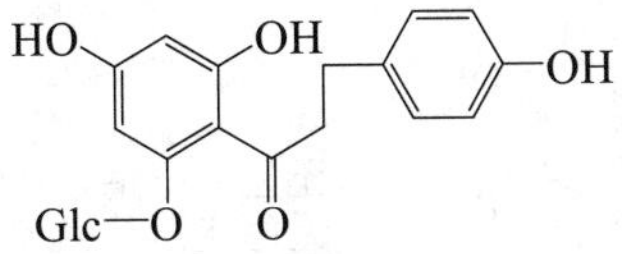

梨根苷

（九）橙酮类

橙酮类又称噢哢类，母核中含苯并呋喃环，即 C 环为含氧五元环，植物中分布较少，主要分布于玄参科、菊科、苦苣苔科和单子叶植物莎草科中，如黄花波斯菊中的硫磺菊素。母核碳原子编号不同于其他黄酮类化合物。

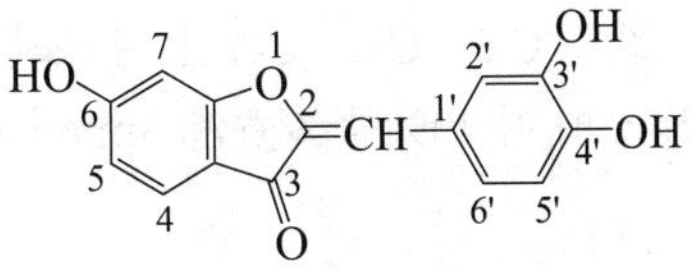

硫磺菊素

（十）黄烷醇类

黄烷醇类化合物常以分子聚合的形式生成鞣质，在植物体内可作为鞣质的前体。根据其 C 环 3、4 位所连羟基的不同可分为黄烷-3-醇类和黄烷-3,4-二醇类。

1. 黄烷-3-醇类

黄烷-3-醇类又称为儿茶素类，在植物中分布广泛，主要分布于含鞣质的木本植物中。儿茶素为中药儿茶的主要成分，具有显著的抗氧化活性和一定的抗肿瘤活性。儿茶素有四个旋光异构体，但（+）儿茶素和（−）表儿茶素为植物体中主要存在形式。

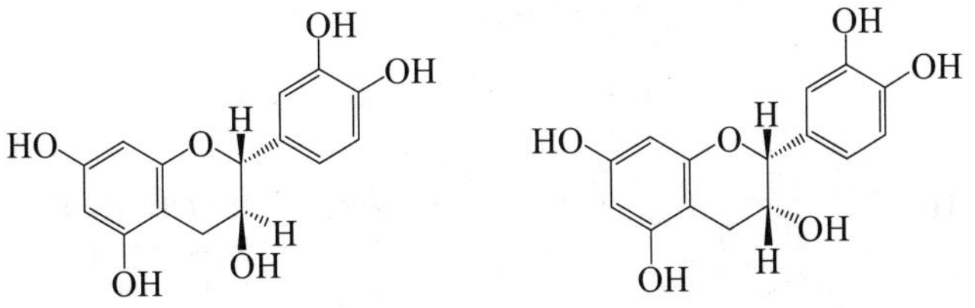

（+）儿茶素　　　　　　　　（−）表儿茶素

常用解表中药麻黄根中的麻黄宁 A 和麻黄宁 B 是黄烷-3-醇的二聚体，两者的差别仅是 C_2、C_3、C_4 位构型，均具有抗肿瘤活性。

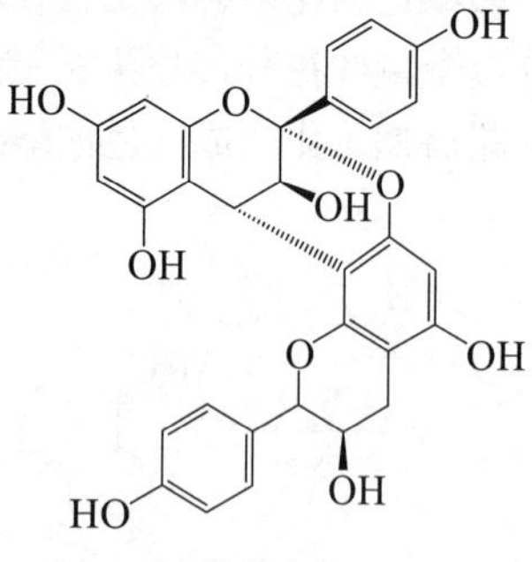

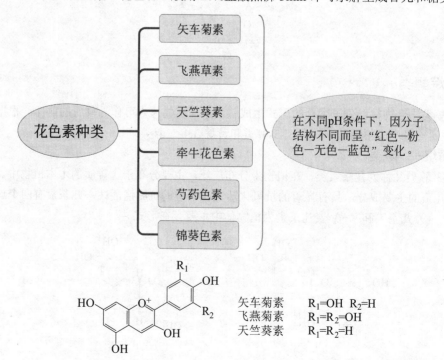

麻黄宁A 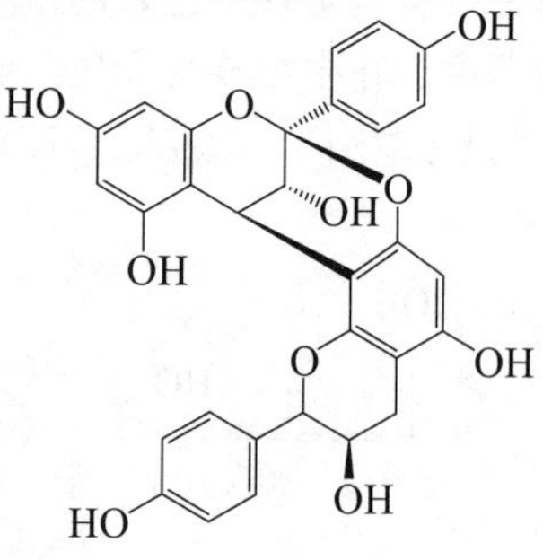　　　　　　　　麻黄宁B

2. 黄烷-3,4-二醇类

黄烷-3,4-二醇类又称为无色花色素类，本身无色，在紫外灯下无明显荧光，在氢氧化钠水溶液中呈黄色。这类成分在植物界分布广泛，常存于含鞣质的木本植物和蕨类植物中，如无色矢车菊素、无色飞燕草素和无色天竺葵素等。

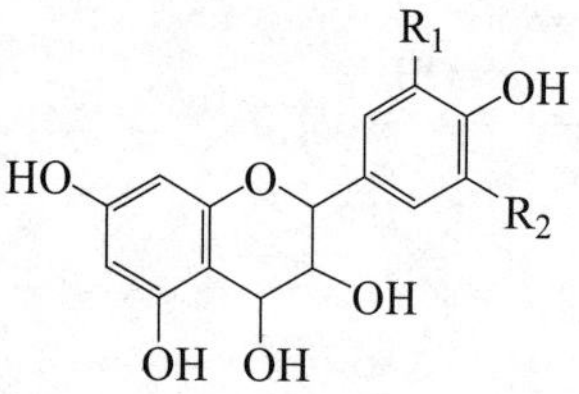

无色矢车菊素	R_1=OH R_2=H
无色飞燕草素	R_1=R_2=OH
无色天竺葵素	R_1=R_2=H

（十一）花色素类

花色素又称为花青素，在植物中分布广泛，可使植物的花、果、叶、茎和果实等呈现不同颜色，是水溶性天然色素。花色素结构中具有 2-苯基苯并吡喃型阳离子的母核，1 位氧原子以锌盐形式存在，且 C 环 4 位无羰基。在植物体中常与一个或多个葡萄糖、鼠李糖、半乳糖、阿拉伯糖等连接形成花色苷；多数花色素在 C-3、C-5、C-7 上有羟基取代，由于 B 环上取代基不同，形成了不同种类的花色素。花色苷一般用 20%盐酸煮沸 3min 即可水解生成苷元和糖类。

花色素种类
- 矢车菊素
- 飞燕草素
- 天竺葵素
- 牵牛花色素
- 芍药色素
- 锦葵色素

在不同pH条件下，因分子结构不同而呈"红色—粉色—无色—蓝色"变化。

矢车菊素	R_1=OH R_2=H
飞燕菊素	R_1=R_2=OH
天竺葵素	R_1=R_2=H

（十二）双黄酮类

双黄酮是由两分子黄酮或其衍生物聚合生成的二聚物。常见的天然双黄酮由两分子芹菜素或其甲醚衍生物构成，根据它们的结合方式不同又分为以下 4 类。

3′,8″-双芹菜素型	银杏叶分离出的银杏双黄酮、异银杏素和白果素等即为此种类型的化合物。银杏双黄酮具有解痉、降压和扩张冠状血管的作用，临床上常用于治疗冠心病	银杏双黄酮 $R_1=CH_3$ $R_2=H$ 异银杏素 $R_1=H$ $R_2=CH_3$ 白果素 $R_1=R_2=H$
6,8″-双芹菜素型	如野漆核果中的贝壳杉黄酮	贝壳杉黄酮
8,8″-双芹菜素型	如柏黄酮	柏黄酮
双苯醚型	如扁柏黄酮由两分子芹菜素通过 C_4-O-C_6 醚键连接而成	扁柏黄酮

（十三）其他黄酮类

1. 𠮶酮类

𠮶酮又称苯并色原酮或双苯吡酮，有由苯环与色原酮的 2，3 位骈合而成的基本母核，是较为特殊的黄酮类化合物，常分布于龙胆科、藤黄科植物中，在百合科植物中也有存在。如存在于石韦、芒果和知母中的异芒果素，有止咳祛痰作用。

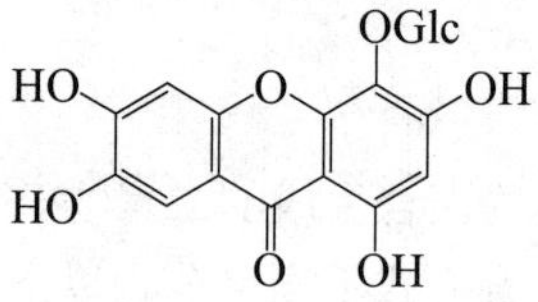

异芒果素

2. 呋喃色原酮类

呋喃色原酮类在植物界分布较少，如凯刺种子和果实中的凯林，为最早发现的一种有扩张冠状血管作用的黄酮类化合物。

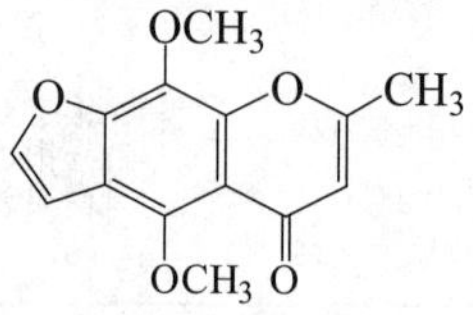

凯林

3. 新黄酮类

新黄酮类虽也具有 C_6-C_3-C_6 的通式，但 B 环连接在 C 环的 C-4 位上，其结构与一般黄酮类化合物有较大的变化，故也有学者将其归为香豆素类。主要存在豆科蝶形花亚科植物中，如中药降香中存在的黄檀内酯。

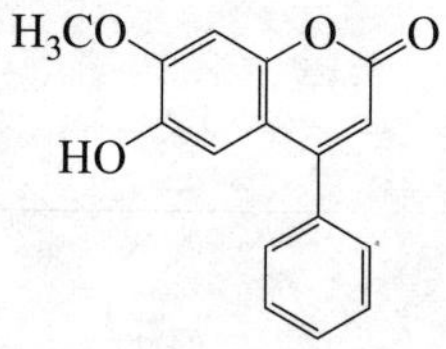

黄檀内酯

4. 高异黄酮类

高异黄酮类基本结构是苯甲基色原酮，在 C 环与 B 环间多了一个—CH_2—，具 C_6-C_4-C_6 骨架，如马齿苋中的 oleracone F。

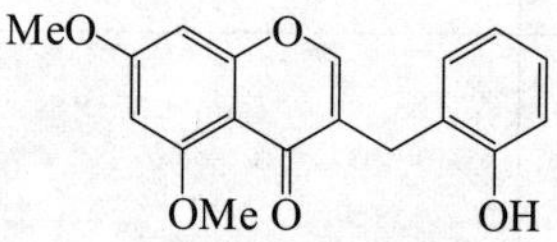

oleracone F

5. 黄酮复合物

黄酮类化合物与苯丙素、香豆素、倍半萜、生物碱等其他类型成分形成黄酮复合物，如水飞蓟果实及种子中的水飞蓟素，是由二氢黄酮醇类和苯丙素衍生物连接而成的黄酮苯丙素；番荔枝科植物排骨灵叶和枝中的裂原蛋白 A 是由黄酮和倍半萜经 C-C 键结合而成的倍半萜黄酮；榕碱及异榕碱则为生物碱型黄酮。

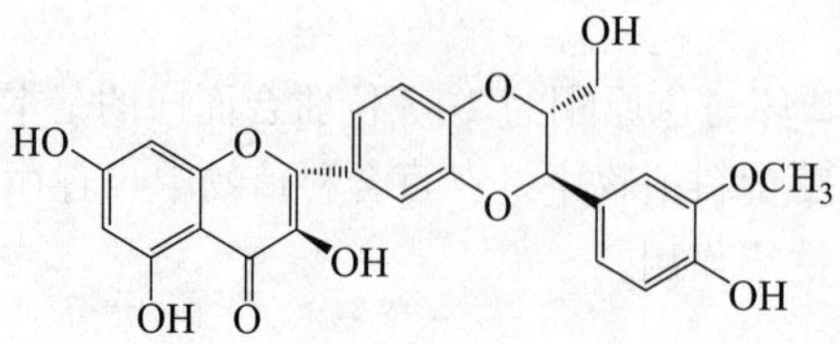

水飞蓟素

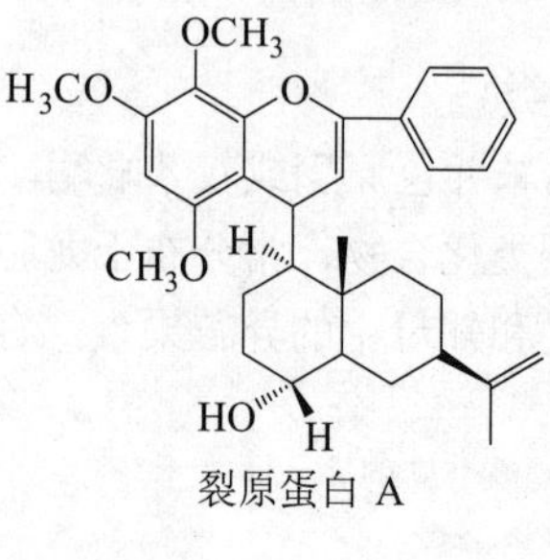

裂原蛋白 A

笔记

	R_1	R_2
榕碱	(N—CH₃吡咯烷基)	H
异榕碱	H	(N—CH₃吡咯烷基)

第三节　黄酮类化合物的理化性质

一、性状

（一）形态

黄酮类化合物多为结晶性固体，少数（如黄酮苷类）为无定形粉末，且熔点较高。

（二）颜色

大部分黄酮类化合物呈黄色，分子中是否存在交叉共轭体系、含有的助色团（—OH、—OCH₃ 等）类型、数目以及取代位置与其所呈现颜色密切相关。如黄酮的色原酮部分并无颜色，在其 2 位上引入苯环形成交叉共轭体系后，通过电子转移、重排，使共轭链延长，因而显现出颜色。

黄酮类化合物的交叉共轭体系

黄酮、黄酮醇分子中的 7 位或 4′位引入—OH 或—OCH₃后，其颜色加深，其原因是引入助色团产生 p-π 共轭，促进电子移位、重排，并使共轭系统延长，若其他位置引入—OH 或—OCH₃ 等助色团则对颜色改变较小。

在可见光下，黄酮、黄酮醇及其苷类多显灰黄至黄色，查耳酮为黄至橙黄色，二氢黄酮、二氢黄酮醇因不具有交叉共轭体系故而无色，异黄酮类因共轭链短而不显色或显淡黄色。花色素及其苷的颜色随 pH 变化而不同，一般 pH<7 时显红色，pH 为 8.5 时显紫色，pH>8.5 时显蓝色。

黄酮醇类在紫外光下多呈亮黄色或黄绿色荧光，当 3 位羟基被甲基化或糖苷化后，与黄酮类相似仅显暗淡的棕色。查耳酮和橙酮类显深黄棕色或亮黄色的荧光，经氨气熏后转变为橙红色的荧光。异黄酮类和花色苷类分别呈紫色及棕色荧光。二氢黄酮类、二氢黄酮醇类、黄烷醇类及其苷类均不显荧光。

二、旋光性

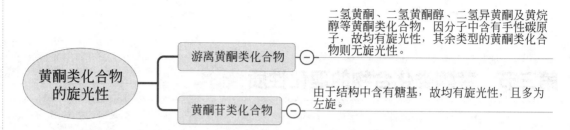

黄酮类化合物的旋光性

游离黄酮类化合物 —— 二氢黄酮、二氢黄酮醇、二氢异黄酮及黄烷醇等黄酮类化合物，因分子中含有手性碳原子，故均有旋光性，其余类型的黄酮类化合物则无旋光性。

黄酮苷类化合物 —— 由于结构中含有糖基，故均有旋光性，且多为左旋。

三、溶解性

黄酮类化合物的溶解性因其结构类型及存在状态（苷或苷元，单糖苷、双糖苷或三糖苷等）不同而有显著差异。

（一）游离黄酮类化合物

游离黄酮类化合物多数难溶或不溶于水，易溶于甲醇、乙醇、丙酮、乙酸乙酯、乙醚等有机溶剂及稀碱水溶液。

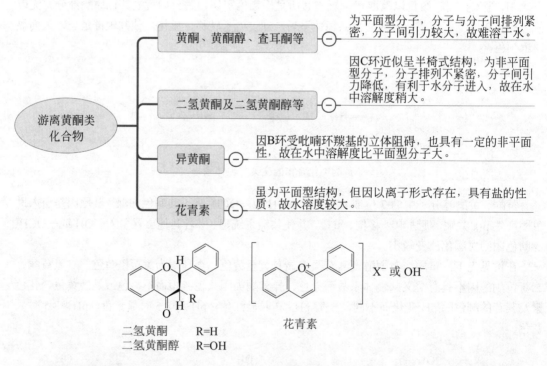

游离黄酮类化合物

黄酮、黄酮醇、查耳酮等 —— 为平面型分子，分子与分子间排列紧密，分子间引力较大，故难溶于水。

二氢黄酮及二氢黄酮醇等 —— 因C环近似呈半椅式结构，为非平面型分子，分子排列不紧密，分子间引力降低，有利于水分子进入，故在水中溶解度稍大。

异黄酮 —— 因B环受吡喃环羰基的立体阻碍，也具有一定的非平面性，故在水中溶解度比平面型分子大。

花青素 —— 虽为平面型结构，但因以离子形式存在，具有盐的性质，故水溶度较大。

二氢黄酮　　R=H
二氢黄酮醇　　R=OH

花青素

黄酮类化合物分子引入羟基后，其在水中的溶解度增加；而羟基被甲基化后，则增加其在有机溶剂中的溶解度。如川陈皮素（5,6,7,8,3′,4′-六甲氧基黄酮）可溶于石油醚，而多羟基黄酮类化合物一般不溶于石油醚。

（二）黄酮苷类化合物

该类化合物羟基苷化后，脂溶性降低，水溶性增加。黄酮苷一般易溶于水、甲醇、乙醇等大极性溶剂中而难溶或不溶于苯、三氯甲烷、石油醚等小极性溶剂。黄酮苷分子中糖基数目和结合的位置与溶解度有关。一般多糖苷比单糖苷水溶性大，3位羟基苷比相应的7位羟基苷水溶性大，主要是由于 3 位糖基与 4 位羰基的立体障碍使分子的平面性减弱而使水溶性增大，如槲皮素-3-*O*-葡萄糖苷的水溶性大于槲皮素-7-*O*-葡萄糖苷。

四、酸碱性

（一）酸性

黄酮类化合物因多具有酚羟基而显酸性，可溶于碱性水溶液以及吡啶、甲酰胺、二甲基甲酰胺等有机溶剂。该类化合物的酸性强弱与酚羟基数目和位置有关。以黄酮为例，其酚羟基酸性由强到弱的顺序依次为：

7,4′-二 OH＞7 或 4′-OH＞一般酚-OH＞5-OH

7 位与 4′位均有酚羟基者，由于 p-π 共轭效应，使其酸性增强，故可溶于碳酸氢钠水溶液中。7 位或 4′位上有酚羟基者，能溶于碳酸钠水溶液，但不溶于碳酸氢钠水溶液。具一般酚羟基者，能溶于氢氧化钠水溶液；5 位有酚羟基者，因 5-OH 可与 4 位羰基形成分子内氢键，故酸性最弱。此性质可用于黄酮类化合物的提取、分离。

（二）碱性

黄酮类化合物分子中的 γ-吡喃环上的 1 位氧原子具有未共享电子对，故表现出微弱的碱性，可与强无机酸如浓硫酸、浓盐酸等生成极不稳定锌盐，加水后立即分解。

黄酮分子与强酸成盐

此外，黄酮类化合物与浓硫酸成锌盐常表现出特殊的颜色，故可用于鉴别。例如，黄酮、黄酮醇类显黄色至橙色并有荧光，二氢黄酮类显橙色（冷时）至紫红色（加热时），查耳酮类显橙红色至洋红色，异黄酮、二氢异黄酮类显黄色，噢呋类显红色至洋红色。

五、显色反应

（一）还原反应

1. 盐酸-镁粉反应

该反应为鉴别黄酮类化合物最常用的颜色反应。将样品溶于甲醇或乙醇中，加入少量镁粉，振摇，再滴加几滴浓盐酸即可显出颜色（必要时微热）。其中多数黄酮、黄酮醇、二氢黄酮以及二氢黄酮醇显橙红色～紫红色，少数显紫～蓝色，若分子中 B 环有—OH 或—OCH₃助色团取代时颜色变深。异黄酮、查耳酮、橙酮以及儿茶素类则无此颜色反应。特别注意，花色素、部分查耳酮、橙酮等单纯在浓盐酸酸性条件下也能产生颜色变化。必要时须预先做空白对照实验，即在供试液中不加镁粉，而仅加入浓盐酸进行观察，若产生红色，则表明供试液中含有花色素或某些查耳酮或某些橙酮等。另外，为避免在该反应中提取液本身颜色较深的干扰，可注意观察加入镁粉后升起的泡沫颜色，如泡沫为红色，即为阳性反应。

过去认为盐酸-镁粉反应是生成了花色苷元，现在一般认为是生成阳碳离子的缘故。

2. 四氢硼钠反应

四氢硼钠是二氢黄酮类化合物专属性较高的还原剂，二氢黄酮类化合物可被四氢硼钠还原产生红～紫红色。其他黄酮类化合物均不显色，故与之区别。方法是在试管中加入适量的样品甲醇液，加入等量的 2% NaBH₄ 的甲醇液，1min 后再加几滴浓盐酸或浓硫酸，即生成紫色～紫红色。此反应也可在滤纸上进行，在滤纸上点上样品的甲醇液，喷 2% NaBH₄ 的甲醇液，1min 后熏浓盐酸蒸气，则二氢黄酮类或二氢黄酮醇类的斑点产生颜色反应。

3. 钠汞齐还原反应

将钠汞齐加入黄酮类化合物的乙醇溶液，静置数分钟至数小时或加热，滤过，滤液用盐酸酸化，黄酮、二氢黄酮、异黄酮、二氢异黄酮类显红色，黄酮醇类显黄色至淡红色，二氢黄酮醇类显棕黄色。

黄酮类化合物的还原反应

反应名称	鉴定对象	反应结果	注意点
盐酸-镁粉反应	黄酮类化合物	红色	查耳酮、橙酮、儿茶素类无此反应，故可用于鉴别
四氢硼钠反应	二氢黄酮类化合物	紫红色	其他黄酮化合物无此类反应，故可用于鉴别
钠汞齐反应	黄酮及黄酮醇类、二氢黄酮及二氢黄酮醇类、异黄酮及二氢异黄酮	红色、黄色或棕黄色	黄酮醇显黄色至淡红色

（二）与金属盐类试剂的络合反应

黄酮类化合物多具有 3-羟基、4-羰基或 5-羟基、4-羰基或邻二酚羟基，故可以与许多金属盐类试剂（铝盐、锆盐、镁盐、锶盐以及铅盐等）反应，生成有色络合物或沉淀。但与铅盐的反应因可能造成环境污染，现已不再应用。

1. 三氯化铝反应

将样品乙醇溶液和 1% 三氯化铝（AlCl₃）乙醇溶液反应，多数生成黄色络合物，在紫外灯下显鲜黄色或黄绿色荧光，此反应可用于黄酮类化合物的定性以及定量分析。此反应可以在滤纸、薄层或试管中进行。

5-羟基黄酮铝盐络合物　　　　黄酮醇盐络合物

2. 锆盐-枸橼酸反应

利用该反应可鉴别黄酮分子中是否存在游离的 3-羟基或 5-羟基。将 2% 二氯氧锆（ZrOCl₂）甲醇溶液加入样品的甲醇溶液中，3-羟基黄酮与 5-羟基黄酮均能与之生成黄色络合物；继续滴加入 2% 枸橼酸甲醇溶液，如黄色不减退，表示有 3-羟基或 3,5-羟基；如黄色显著减退，加水稀释后变为无色，表示有 5-羟基而无 3-羟基。5-羟基、4-羰基与锆盐生成的络合物稳定性不如 3-羟基、4-羰基锆络合物，容易被弱酸分解，故有此现象。

锆盐显色反应也可在滤纸上进行，得到黄绿色并有荧光的锆盐络合物斑点。

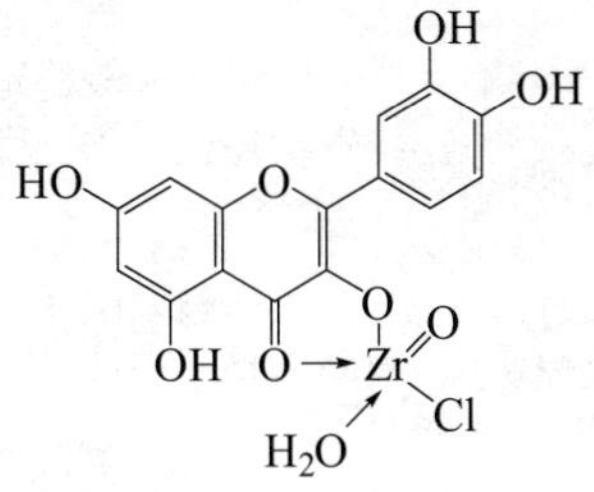

锆盐络合物

3. 氨性氯化锶反应

黄酮类化合物的分子中若邻二酚羟基可与氨性氯化锶试剂反应。取少许样品置小试管中，加入 1mL 甲醇溶解（必要时可在水浴上加热）后，再加 3 滴 0.01mol/L 氯化锶（$SrCl_2$）的甲醇溶液以及 3 滴被氨气饱和的甲醇溶液，若有邻二酚羟基，则产生绿～棕色乃至黑色沉淀。

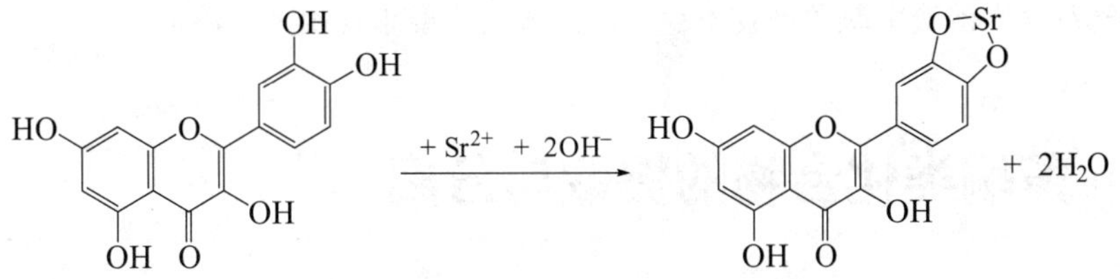

邻二酚羟基黄酮与氯化锶生成锶络合物

4. 醋酸镁反应

将样品液滴于滤纸，喷醋酸镁甲醇溶液，加热，在紫外灯下观察，黄酮、黄酮醇、异黄酮类等显黄～橙黄～褐色，二氢黄酮、二氢黄酮醇类显天蓝色荧光。

5. 三氯化铁反应

多数黄酮类化合物分子中含有酚羟基，故可与三氯化铁（酚类常用的显色剂）水溶液或醇溶液发生显色反应，分子中所含的酚羟基数目及位置不同，可呈现绿、蓝、紫等不同颜色。

（三）硼酸显色反应

在酸性条件下，黄酮类化合物分子中含有下列基本结构时，可与硼酸反应产生亮黄色，如在草酸条件下一般呈带绿色荧光的黄色，在枸橼酸丙酮条件下显无荧光的黄色。因此，可鉴别 5-羟基黄酮和 6′-羟基查耳酮。

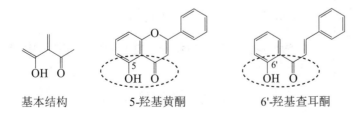

基本结构　　　　　5-羟基黄酮　　　　　6'-羟基查耳酮

（四）碱性试剂反应

黄酮类化合物根据类型不同可与碱性溶液反应可显黄色、橙色或红色等，故该反应鉴别黄酮类化合物类型有一定意义，此外还可用于鉴别分子中某些结构特征。

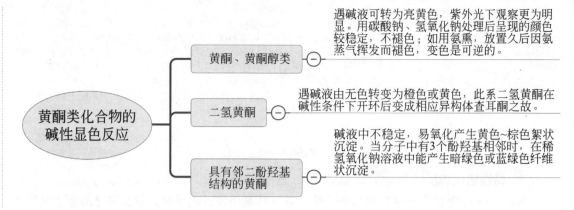

黄酮类化合物的碱性显色反应

- 黄酮、黄酮醇类 — 遇碱液可转为亮黄色，紫外光下观察更为明显。用碳酸钠、氢氧化钠处理后呈现的颜色较稳定，不褪色；如用氨熏，放置久后因氨蒸气挥发而褪色，变色是可逆的。
- 二氢黄酮 — 遇碱液由无色转变为橙色或黄色，此系二氢黄酮在碱性条件下开环后变成相应异构体查耳酮之故。
- 具有邻二酚羟基结构的黄酮 — 碱液中不稳定，易氧化产生黄色~棕色絮状沉淀。当分子中有3个酚羟基相邻时，在稀氢氧化钠溶液中能产生暗绿色或蓝绿色纤维状沉淀。

（五）与五氯化锑反应

将 2%五氯化锑的四氯化碳溶液加入样品的无水四氯化碳溶液中，查耳酮类生成红或紫红色沉淀，黄酮、二氢黄酮及黄酮醇类呈黄色至橙色。故该反应可鉴别查耳酮类化合物。需要注意，在湿空气及含水溶液中颜色产物不稳定，故该反应要求使用无水溶剂。

第四节　黄酮类化合物的提取与分离

一、黄酮类化合物的提取方法

1. 乙醇或甲醇提取法

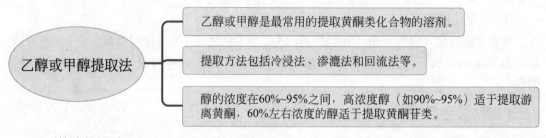

乙醇或甲醇提取法
- 乙醇或甲醇是最常用的提取黄酮类化合物的溶剂。
- 提取方法包括冷浸法、渗漉法和回流法等。
- 醇的浓度在60%~95%之间，高浓度醇（如90%~95%）适于提取游离黄酮，60%左右浓度的醇适于提取黄酮苷类。

2. 热水提取法

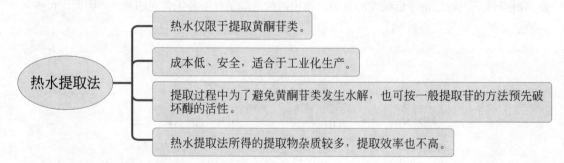

热水提取法
- 热水仅限于提取黄酮苷类。
- 成本低、安全，适合于工业化生产。
- 提取过程中为了避免黄酮苷类发生水解，也可按一般提取苷的方法预先破坏酶的活性。
- 热水提取法所得的提取物杂质较多，提取效率也不高。

3. 碱性水或碱性稀醇提取法

黄酮类成分多具有酚羟基，显酸性，因此可用碱性水或碱性稀醇提取，酸化提取液后，黄酮类化合物游离，或沉淀析出，或使用有机溶剂萃取。常用稀氢氧化钠溶液以及石灰水（氢氧化钙水溶液）作为碱性水溶液。稀氢氧化钠水溶液优点是浸出能力较强；缺点是浸出杂质较多，若将其浸出液酸化，迅速滤去（如在半小时内滤去）先析出的沉淀物（多半是杂质），再析出的沉淀物可能是较纯的黄酮类化合物。石灰水能使含多羟基的鞣质，或含羧基的果胶、黏液质等水溶性杂质生成钙盐沉淀，不被溶出，利于纯化浸出液；但缺点是浸出效果可能比稀氢氧化钠水溶液低，且某些黄酮类化合物与钙生成不溶物，不被溶出。5%氢氧化钠稀乙醇液浸出效果较好，但浸出液酸化后，部分析出的黄酮类化合物被稀醇溶解，因此产品的收率可能降低。

用碱性溶剂提取时，应避免碱浓度过高，防止在强碱下加热时，黄酮类化合物母核遭到破坏。加酸酸化时，也应避免酸性过强，防止生成𬊈盐，重新溶解析出的黄酮类化合物，使产品收率降低。可加硼酸保护分子中邻二酚羟基。

4. 系统溶剂提取法

用极性由小到大的溶剂可以依次提取出极性由小到大的黄酮类化合物。例如，先用石油醚或正己烷脱脂（针对叶类或全草类药材）；再依次用苯提取含异戊烯基或多甲氧基黄酮、甲基的黄酮；三氯甲烷、乙醚、乙酸乙酯提取多数游离的黄酮类化合物；丙酮、乙醇、甲醇、甲醇-水（1∶1）提取多羟基黄酮、双黄酮、查耳酮以及橙酮类化合物；沸水、稀醇提取苷类成分；1%盐酸溶液提取花色素类化合物等。

5. 超临界萃取法

超临界 CO_2 萃取技术与有机溶剂法相比，优点是具有提取效率高、无溶剂残留、活性成分和热不稳定成分不易被分解破坏，尤其适用于提取或精制热敏性和易氧化的化合物。提取率与温度、压力、CO_2 消耗量等因素相关，通过控制温度、压力以及调节改性剂的种类和用量，还可以实现选择性萃取和分离纯化。

二、黄酮类化合物的分离方法

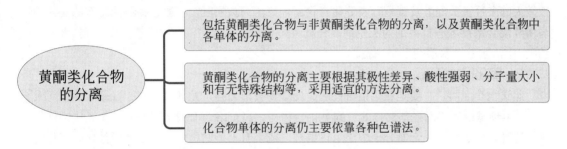

黄酮类化合物的分离

- 包括黄酮类化合物与非黄酮类化合物的分离，以及黄酮类化合物中各单体的分离。
- 黄酮类化合物的分离主要根据其极性差异、酸性强弱、分子量大小和有无特殊结构等，采用适宜的方法分离。
- 化合物单体的分离仍主要依靠各种色谱法。

（一）溶剂萃取法

用水或不同浓度的醇提取得到的浸出物成分复杂，黄酮类化合物经常不能直接析出，需回收溶剂，使成糖浆状或浓水液。然后用不同极性的溶剂进行依次萃取，可使游离黄酮与黄酮苷分离或使极性较小与极性较大的黄酮分离。

利用黄酮类化合物与杂质极性不同，选用不同溶剂进行萃取可达到精制纯化目的。

溶剂萃取过程在除去杂质的同时，往往还可以收到分离苷和苷元或极性苷元与非极性苷元的效果。常用的溶剂系统有：水-石油醚、水-乙醚、水-乙酸乙酯、水-正丁醇等。萃取得到的组分可以进一步采用其他方法继续分离。

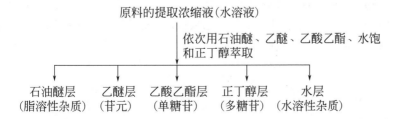

（二）聚酰胺吸附法

黄酮类化合物多具有酚羟基，与聚酰胺形成氢键吸附，故与不含酚羟基的成分分离，该法常用于总黄酮的分离纯化。在操作过程中，对吸附有酚类物质的聚酰胺柱先用水将糖类等洗脱亲水性杂质，再用 95%乙醇洗脱黄酮等酚类化合物。

（三）硼酸络合法

黄酮类化合物若含邻二酚羟基，可用硼酸与其络合，生成物易溶于水，可与其他类型的黄酮类化合物分离。例如，将山柰酚和槲皮素混合物溶于乙酸乙酯中，用饱和的硼酸水溶液萃取，槲皮素因分子中具有邻二酚羟基，可与硼酸络合而溶于水，山柰酚因分子中无邻二酚羟基则仍保留在乙酸乙酯层中，最终将二者分离。

（四）pH 梯度萃取法

该法适用于分离酸性强弱不同的游离黄酮类化合物。黄酮类化合物酚羟基数目及位置不同其酸性强弱不同，故将混合物溶于有机溶剂（如乙醚）中，用 5%$NaHCO_3$ 可以萃取出 7,4'-二羟基黄酮、5%Na_2CO_3 萃取出 7-或 4'-羟基黄酮、0.2%NaOH 萃取出具有一般酚羟基的黄酮、4%NaOH 萃取出 5-羟基黄酮，因此实现相互分离。

（五）柱色谱法

1. 硅胶柱色谱

此法应用范围较广，主要适宜分离极性较低的异黄酮、二氢黄酮、二氢黄酮醇及高度甲基化或乙酰化的黄酮及黄酮醇类等黄酮类化合物。少数情况下，在加水去活化后也可用于分离极性较大的多羟基黄酮醇及黄酮苷类等化合物。分离游离黄酮时，一般选择不同比例的三氯甲烷与甲醇混合溶剂等有机溶剂为洗脱剂；分离黄酮苷时常用极性较大的三氯甲烷-甲醇-水、乙酸乙酯-丙酮-水等含水溶剂系统洗脱。

2. 氧化铝柱色谱

此法很少应用，主要是氧化铝对黄酮类化合物吸附力强，尤其是具有 3-羟基、4-羰基或 5-羟基、4-羰基或邻二酚羟基结构的黄酮类化合物与铝离子络合而被牢固地吸附在氧化铝柱上，难以洗脱。但黄酮类化合物分子中无上述结构，或虽有上述结构但羟基已被甲基化或苷化时，可用氧化铝柱色谱分离。

3. 聚酰胺柱色谱

聚酰胺对各种黄酮类化合物有较好的分离效果，是较为理想的吸附剂，且其容量比较大，适合于制备性分离。

一般认为聚酰胺色谱的分离机制是"氢键吸附"，即吸附作用是通过其酰胺羰基与黄酮类化合物分子上的酚羟基形成氢键缔合而产生的，其吸附强度主要取决于黄酮类化合物分子中酚羟基的数目与位置等，以及洗脱溶剂与黄酮类化合物或与聚酰胺之间形成氢键缔合能力的大小。溶剂分子与聚酰胺或黄酮类化合物形成氢键缔合的能力越强，则聚酰胺对黄酮类化合物的吸附作用越弱。

黄酮类化合物在聚酰胺柱上洗脱时大体有下列规律。

① 黄酮类化合物分子中能形成氢键的基团数目，即酚羟基数目越多吸附力越强，在色谱柱上越难以被洗脱。例如对桑色素的吸附力强于山柰酚。

桑色素   山柰酚

② 当分子中酚羟基数目相同时，酚羟基的位置影响其吸附能力。若酚羟基所处位置易于形成分子内氢键，则其与聚酰胺的吸附力降低，洗脱容易。故聚酰胺对处于 C_4-羰基邻位的羟基（即 3-或 5-位）的吸附力弱于处于其他位置的羟基；对具有邻二酚羟基的黄酮的吸附力弱于具有间二酚羟基或对二酚羟基的黄酮。若黄酮类分子中的酚羟基能与其他基团形成分子内氢键，则降低聚酰胺对它的吸附力。例如对大豆素的吸附力强于毛蕊异黄酮。

大豆素   >   毛蕊异黄酮

③ 分子内芳香化程度越高，共轭双键越多，则吸附力越强，因此查耳酮比相应的二氢黄酮吸附力强。例如对橙皮查耳酮的吸附力强于橙皮素。

橙皮查耳酮   >   橙皮素

④ 不同类型黄酮化合物的洗脱顺序为：异黄酮＞二氢黄酮醇＞黄酮＞黄酮醇。

⑤ 洗脱剂的影响：聚酰胺与各类化合物在水中形成氢键的能力最强，在有机溶剂中较弱，在碱性溶剂中最弱。故各种溶剂在聚酰胺柱上的洗脱能力由弱至强的顺序为：水＜甲醇或乙醇（浓度由低到高）＜丙酮＜稀氢氧化钠水溶液或氨水＜甲酰胺＜二甲基甲酰胺（DMF）＜尿素水溶液。

⑥黄酮苷元与黄酮苷：如果以含水溶剂（如醇-水）作洗脱剂时，黄酮苷比黄酮苷元容易被洗脱，且洗脱的先后顺序一般是：三糖苷＞双糖苷＞单糖苷＞黄酮苷元；若以有机溶剂（如三氯甲烷-甲醇非水溶剂系统）作洗脱剂，结果则相反，黄酮苷元比黄酮苷容易被洗脱，后者并不符合"氢键吸附"规律。有人认为这是因为聚酰胺具有"双相色谱"特性，即其分子中非极性的脂肪链以及极性的酰胺基团同时存在，当用极性溶剂（如含水溶剂系统）洗脱时，聚酰胺作为非极性固定相，其色谱行为类似反相分配色谱，由于黄酮苷比黄酮苷元极性大，因此黄酮苷比相应的黄酮苷元先被洗脱下来。当用有机溶剂（如三氯甲烷-甲醇）洗脱时，聚酰胺作为极性固定相，其色谱行为类似正相分配色谱，因此黄酮苷比相应的黄酮苷元后被洗脱下来。

上述吸附规律也适用于黄酮类化合物在聚酰胺薄层色谱上的行为。

可用极性较小的三氯甲烷-甲醇-丁酮-丙酮、苯-石油醚-丁酮-甲醇等混合溶剂聚酰胺柱色谱分离黄酮苷元，甲醇-水或乙醇-水等混合溶剂聚酰胺柱色谱分离黄酮苷。

4. 葡聚糖凝胶柱色谱

常用于分离黄酮类化合物凝胶为 Sephadex G 型和 Sephadex LH-20。当分离游离黄酮时，主要靠吸附作用，因吸附力的强弱不同而分离，一般黄酮类化合物的酚羟基数目越多，与凝胶的吸附强度越大，越难洗脱。分离黄酮苷时，主要靠分子筛作用，黄酮苷的分子量越大，越容易被洗脱。

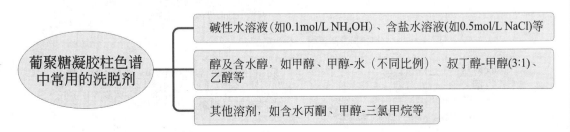

葡聚糖凝胶柱色谱中常用的洗脱剂

- 碱性水溶液（如0.1mol/L NH₄OH）、含盐水溶液（如0.5mol/L NaCl）等
- 醇及含水醇，如甲醇、甲醇-水（不同比例）、叔丁醇-甲醇(3:1)、乙醇等
- 其他溶剂，如含水丙酮、甲醇-三氯甲烷等

5．大孔吸附树脂法

大孔吸附树脂是一类有机高分子聚合物吸附剂，优点是具有物理化学稳定性高、吸附选择性独特、不受无机物存在的影响、再生简便、解吸条件温和、使用周期长、费用低等，因其提取率较高、成本低，所以适合工业化生产，目前已较多地用于分离富集黄酮类化合物。分离效果受大孔树脂的种类、样品液浓度、pH、流速、洗脱剂的种类以及用量等因素影响。

（六）高效液相色谱法

高效液相色谱法对各种类型黄酮类化合物均可获得较好的分离效果。由于黄酮类化合物大多具有多个羟基，黄酮苷含有糖基，花色素类为离子型化合物，故多采用反相高效液相色谱法分离，常用的流动相为含有一定比例的甲酸或乙酸的甲醇-水或乙腈-水溶剂系统。可用正相高效液相色谱法（苯-乙腈或苯-丙酮等溶剂系统为流动相）分离多甲氧基黄酮或黄酮类化合物的乙酰物。

（七）超临界流体色谱法

超临界流体色谱多用超临界二氧化碳为流动相分离黄酮类化合物，但仅适于非极性化合物的分离；加入甲醇、异丙醇等极性夹带剂，可增强其溶剂力以对中等极性化合物进行分离；对强极性化合物，除了加入极性夹带剂外，还需加入另外一种极性更强的化合物，分离效果受流动相组成、压力、温度及固定相等影响。

第五节　黄酮类化合物的检识

一、理化检识

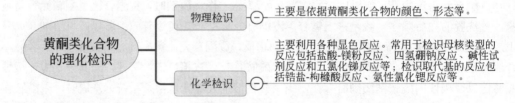

二、色谱检识

（一）薄层色谱法

1．硅胶薄层色谱

该方法是检识黄酮类化合物的常用方法，常用于检识极性较小的游离黄酮以及极性较大的黄酮苷。

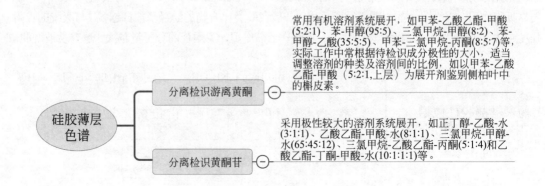

2. 聚酰胺薄层色谱

聚酰胺色谱主要用于检识各类型含游离酚羟基的黄酮类化合物，原理为氢键吸附。黄酮类化合物的聚酰胺薄层色谱采用的展开剂中大多含有醇、酸或水，或兼有两者。

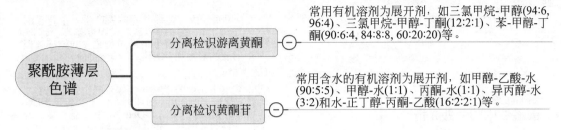

聚酰胺薄层色谱
- **分离检识游离黄酮** ⊖ 常用有机溶剂为展开剂，如三氯甲烷-甲醇(94:6, 96:4)、三氯甲烷-甲醇-丁酮(12:2:1)、苯-甲醇-丁酮(90:6:4, 84:8:8, 60:20:20)等。
- **分离检识黄酮苷** ⊖ 常用含水的有机溶剂为展开剂，如甲醇-乙酸-水(90:5:5)、甲醇-水(1:1)、丙酮-水(1:1)、异丙醇-水(3:2)和水-正丁醇-丙酮-乙酸(16:2:2:1)等。

3. 纤维素薄层色谱

纤维素薄层色谱属分配色谱，主要用于分离极性较强的黄酮苷类化合物，其色谱行为类似纸色谱。常用的展开剂溶剂为苯-乙酸-水（125∶72∶3）、三氯甲烷-乙酸-水（10∶9∶1）、5%～40%乙酸、正丁醇-乙酸-水（4∶1∶5）等。

（二）纸色谱法

纸色谱法适用于检识包括游离黄酮和黄酮苷类的各种类型黄酮类化合物，采用双向纸色谱法可以检识比较复杂的混合物。

黄酮类化合物在纸色谱展开时的 R_f 值与其结构有关。

1. 同一类型化合物

当用醇性展开剂（如 BAW 系统）展开时，分子中羟基数目越多、极性越大则 R_f 值越小；反之，羟基数目越少、极性越小则 R_f 值越大。

2. 不同类型化合物

黄酮、黄酮醇、查耳酮等平面型分子，用水性展开剂展开时，几乎停留在原点不动（R_f < 0.02）；二氢黄酮、二氢黄酮醇、二氢查耳酮等非平面型分子，因亲水性稍强，R_f 值较大（0.10～0.30）。

3. 黄酮苷元和黄酮苷

用醇性展开剂展开时，因黄酮苷极性比黄酮苷元大，R_f 值相应降低，故同一类型苷元的黄酮苷其 R_f 值依次为：苷元＞单糖苷＞双糖苷。用水性展开剂展开时，则相反，黄酮苷元几乎停留在原点不动，苷类的 R_f 值大，糖链越长 R_f 值越大，且糖的结合位置也影响 R_f 值。

第六节　黄酮类化合物的结构研究

一、紫外光谱特征

紫外光谱法可用于黄酮类化合物的结构鉴定，一般程序为：先测定样品甲醇溶液的紫外光谱；再分别测定样品甲醇溶液加入各种诊断试剂后的紫外光谱。常见的诊断试剂有甲醇钠（NaOMe）、乙酸钠（NaOAc）、乙酸钠/硼酸（NaOAc/H_3BO_3）、三氯化铝（AlCl_3）及三氯化铝/盐酸（AlCl_3/HCl）等。根据加入诊断试剂后，紫外吸收峰（峰带Ⅰ或峰带Ⅱ）的位移值的不同判断黄酮类化合物的结构类型和取代位置。如果样品是黄酮苷类化合物，往往先进行水解或甲基化后水解，再测定其苷元或苷元衍生物的紫外光谱。

随着 ^1H NMR、^{13}C NMR 和 MS 技术的发展，实际工作中已较少使用紫外光谱鉴定黄酮类化合物。

🖊 笔记

（一）黄酮类化合物在甲醇溶液中的紫外光谱

在甲醇溶液中，大多数黄酮类化合物的紫外吸收光谱由两个主要吸收带（峰带Ⅰ或峰带Ⅱ）组成。

黄酮类化合物在甲醇溶液中的紫外光谱
- 峰带Ⅰ：(300～400nm)由桂皮酰共轭体系产生：主要受B环、C环影响，整个母核氧取代程度越高，越有利于电子跃迁，则带Ⅰ将越向长波方向位移。但5-OH形成的氢键和7-OH形成的p-π共轭对带Ⅰ也有影响。
- 峰带Ⅱ：(220～280 nm)由苯甲酰共轭体系产生：主要受A环氧取代程度的影响。B环影响较小，但可影响其峰形，如B环上仅有4'-OH时，带Ⅱ显单峰，若B环上有3',4'-OH时，带Ⅱ显双峰（或一个主峰一个肩峰）。

峰带Ⅱ（苯甲酰共轭体系）　　　　峰带Ⅰ（桂皮酰共轭体系）

不同类型的黄酮化合物的带Ⅰ或带Ⅱ的峰位、峰形和吸收强度不同。因此，根据它们的紫外光谱特征可以大致推测黄酮类化合物的结构类型。

黄酮类化合物 UV 吸收范围

带Ⅱ/nm	带Ⅰ/nm	黄酮类型
250～280	304～350	黄酮
250～280	328～357	黄酮醇（3-OH 取代）
250～280	358～385	黄酮醇（3-OH 游离）
245～270	310～330（肩峰）	异黄酮
270～295	300～330（肩峰）	二氢黄酮、二氢黄酮醇
220～270（低强度）	340～390	查耳酮
230～270（低强度）	370～430	橙酮
270～280	465～560	花青素及其苷

1. 黄酮及黄酮醇类

黄酮和黄酮醇的紫外光谱图形相似，均出现两个图形相似、强度相近的主峰。但两者的带Ⅰ位置不同，黄酮及黄酮醇的带Ⅰ分别位于304～350nm 和 358～385nm。故可以区别这两类化合物。

带Ⅰ或带Ⅱ的峰位以及峰形受黄酮、黄酮醇的 A 环、B 环上取代基的性质和位置影响。例如7-和4'-位引入羟基、甲氧基等含氧基团，可引起相应吸收带红移。又如3-或5-位引入羟基，因与4位的羰基形成分子内氢键，前者使带Ⅰ红移，后者使带Ⅰ和带Ⅱ均红移。带Ⅰ红移值(nm)随 B 环上的含氧取代基逐渐增加而增加，但带Ⅱ不产生位移，有时可改变带Ⅱ的峰形。

B 环上引入羟基对黄酮类化合物 UV 光谱中带Ⅰ的影响

化合物	羟基位置		带Ⅰ/nm	
	A 环或 C 环	B 环		
3,5,7-三羟基黄酮（高良姜素）	3,5,7	—	359	红移
3,5,7,4'-四羟基黄酮（山奈酚）	3,5,7	4'	367	
3,5,7,3',4'-五羟基黄酮（槲皮素）	3,5,7	3',4'	370	
3,5,7,3',4',5'-六羟基黄酮（杨梅素）	3,5,7	3',4',5'	374	

带Ⅱ的峰位主要受 A 环氧取代程度的影响，当 A 环上的含氧取代基增加时，使带Ⅱ红移，而对带Ⅰ无影响，或影响甚微，但 5-羟基黄酮除外。

A 环上引入羟基对黄酮类化合物 UV 光谱中带Ⅱ的影响

化合物	A 环上羟基位置	带Ⅱ/nm
黄酮	—	250
5-羟基黄酮	5	268
7-羟基黄酮	7	252
5,7-二羟基黄酮	5，7	268
5,6,7-三羟基黄酮（黄芩素）	5，6，7	274
5,7,8-三羟基黄酮（去甲汉黄芩素）	5，7，8	281

2. 异黄酮、二氢黄酮和二氢黄酮醇类

异黄酮、二氢黄酮和二氢黄酮醇类化合物的结构中均有苯甲酰系统，而无桂皮酰系统，所以它们的紫外光谱特征是带Ⅱ吸收很强，而带Ⅰ以肩峰或低强度吸收峰出现。故易于区别黄酮、黄酮醇、查耳酮、橙酮等。

3. 查耳酮和橙酮类

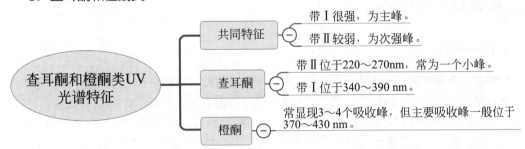

黄酮母核上的羟基被甲基化或苷化后，可引起相应吸收带位移，特别是带Ⅰ蓝移。酚羟基乙酰化后，其原来对紫外光谱的影响将会完全消除。

（二）加入诊断试剂后引起的位移及在结构鉴定中的意义

在黄酮类化合物的甲醇溶液中，分别加入以下诊断试剂后，其紫外吸收峰带可能发生位移，可根据位移的情况推断其酚羟基的取代位置等结构信息。

以黄酮和黄酮醇为例，说明几种主要的诊断试剂与其结构特征的关系。

黄酮和黄酮醇类化合物加入诊断试剂前后的 UV 光谱及结构特征

试剂	带Ⅱ/nm	带Ⅰ/nm	结构特征
甲醇	240～280	304～385	两峰强度基本相同
		304～350，黄酮	具体位置与母核上—OH，—OCH$_3$
		328～357，3-OR	等负性取代基有关
		352～385，3-OH	电负性取代基越多，越红移
甲醇钠	A 环有取代	红移 40～60 强度不降	示有 4'-OH
	红移小	红移 50～60 强度不降	示有 3-OH，无 4'-OH
	无意义	320~330 有吸收	示有 7- OH，成苷后消失
	吸收谱图随时间延长而衰退		示有对碱敏感的取代结构,易氧化破坏,如 3,4'-、3,3',4'-、5,6,7-、5,7,8-、5, 3',4'-羟基等
未熔融乙酸钠	红移 5～20		示有 7-OH
		在长波一侧有明显肩峰	示有 4'-OH，但无 3-和（或）7-OH
熔融乙酸钠		红移 40～65 强度下降	示有 4'-OH
	吸收图谱随时间延长而衰退		有对碱敏感的取代结构（同上）

续表

试剂	带Ⅱ/nm	带Ⅰ/nm	结构特征
乙酸钠/硼酸		红移 12~30	示 B 环有邻二酚羟基
	红移 5-10		示 A 环有邻二酚羟基（不包括 5,6-位）
	AlCl₃/HCl 图谱与 AlCl₃ 图谱相同		示结构中无邻二酚羟基
	AlCl₃/HCl 图谱与 AlCl₃ 图谱不同		示结构中可能有邻二酚羟基
		蓝移 20	示 B 环有邻三酚羟基
		蓝移 30~40	示 B 环有邻二酚羟基
		蓝移 50~65	示 A、B 环均可能有邻二酚羟基
三氯化铝及三氯化铝/盐酸	AlCl₃/HCl 图谱与 MeOH 图谱相同		示无 3-OH 及/或 5-OH
	AlCl₃/HCl 图谱与 MeOH 图谱不同		示可能有 3-OH 及/或 5-OH
		红移 17~20	示有 5-OH，且有 6-含氧取代基
		红移 35~55	示只有 5-OH，无 3-OH
		红移 50~60	示有 3-OH，或 3,5-二 OH
		红移 60	示只有 3-OH

二、核磁共振谱特征

（一）¹H–HMR 谱

黄酮类化合物氢谱规律性较强，是结构鉴定的重要方法。根据化合物的极性，常选用的氘代试剂有氘代三氯甲烷（CDCl₃）、氘代二甲基亚砜（DMSO-d₆）及氘代吡啶（Pyridine-d₅）等。其中，DMSO-d₆ 溶剂优点是其溶解范围宽，可得到包括羟基在内的所有的氢质子信号峰。羟基的氢质子属活泼氢，加入重水（D₂O）后其信号峰消失。此外，黄酮类化合物可以用（CH₃）₃SiCl试剂生成硅醚化衍生物后，溶于四氯化碳中测定。

黄酮类化合物的 ¹HNMR 规律性较强，归纳如下。

1. A 环质子

（1）5,7-二羟基黄酮类化合物　为最常见的黄酮。A 环上的芳香氢 H-6，H-8 相互间位偶合，均为二重峰（d，J=2.5Hz），化学位移范围为 5.70~6.90，其中 H-8 的信号较 H-6 的信号位于低场。7-OH 成苷后，H-6 和 H-8 信号均向低场位移。

5,7-二羟基黄酮类化合物中 H-6 和 H-8 的化学移位

化合物	H-6	H-8
黄酮、黄酮醇、异黄酮	6.00~6.20d	6.30~6.50d
黄酮、黄酮醇、异黄酮的 7-O-葡萄糖苷	6.20~6.40d	6.50~6.90d
二氢黄酮、二氢黄酮醇	5.75~5.95d	5.90~6.10d
二氢黄酮、二氢黄酮醇的 7-葡萄糖苷	5.90~6.10d	6.10~6.40d

（2）7-羟基黄酮类化合物　A 环上有 H-5、H-6、H-8 三个芳香氢信号。H-5 的信号峰由于受到 C-4 位羰基的负屏蔽作用以及 H-6 的邻偶作用，位于较低场，显示为二重峰（d，J=9.0Hz），化学位移约为 8.0。H-6 显示为双二重峰（dd，J=2.5，9.0Hz）；H-8 显示为二重峰（d，J=2.5Hz）；它们的信号峰均较 5,7-二羟基黄酮类的氢出现在低场，且信号峰的位置可能颠倒。

7-羟基黄酮类化合物中 H-5、H-6、H-8 的化学移位

化合物	H-5	H-6	H-8
黄酮、黄酮醇、异黄酮	7.90~8.20d	6.70~7.10dd	6.70~7.00d
二氢黄酮、二氢黄酮醇	7.70~7.90d	6.40~6.50dd	6.30~6.40d

（3）5,6,7-羟基黄酮类化合物　与5,7-二羟基黄酮类化合物相比，H-8向低场位移至δ6.8～7.0之间。

2．B环质子

与A环的芳香氢相比，B环的芳香氢的信号峰位于较低场。

（1）4′-氧取代黄酮类化合物　4′-氧取代黄酮类化合物B环的4个质子可以分成H-2′、H-6′和H-3′、H-5′两组，每组质子均表现为双重峰（2H，d，$J\approx8.0$Hz），化学位移位于δ6.5～7.9，C环对H-2′、H-6′的去屏蔽效应及4′-OR对H-3′、H-5′的屏蔽作用导致比A环质子处于稍低的磁场，且H-2′、H-6′比H-3′、H-5′位于低场，二者化学位移相比相差约为1.0。二氢黄酮与黄酮相比，由于C环与B环不共轭，H-2′、H-6′与H-3′、H-5′的化学位移相差变少，约为0.5。

4′-氧取代黄酮类化合物中H-2′、H-6′和H-3′、H-5′的化学移位

化合物	H-2′、H-6′	H-3′、H-5′
黄酮类	7.70～7.90d	6.50～7.10d
黄酮醇类	7.90～8.10d	6.50～7.10d
二氢黄酮类	7.10～7.30d	6.50～7.10d
二氢黄酮醇类	7.20～7.40d	6.50～7.10d
异黄酮类	7.20～7.50d	6.50～7.10d

（2）3′,4′-二氧取代黄酮和黄酮醇　B环H-5′因与H-6′的邻位偶合,故以双重峰的形式出现在δ6.70～7.10（d，$J\approx8.0$Hz）。H-2′因与H-6′的间偶，亦以双重峰的形式出现在约δ7.2（d，$J\approx$2.0Hz）处。H-6′因分别与H-2′和H-5′偶合，则以双二重峰出现在约δ7.9（dd，$J\approx2.0$，8.0Hz）处。H-2′和H-6′峰常重叠或部分重叠，需认真辨认。

3′,4′-二氧取代黄酮类化合物中H-2′和H-6′的化学移位

化合物	H-2′	H-6′
黄酮（3′,4′-OH 及 3′-OH，4′-OCH₃）	7.20～7.30d	7.30～7.50dd
黄酮醇（3′,4′-OH 及 3′-OH，4′-OCH₃）	7.50～7.70d	7.60～7.90dd
黄酮醇（3′-OCH₃，4′-OH）	7.60～7.80d	7.40～7.60dd
黄酮醇（3′,4′-OH，3-O-糖）	7.20～7.50d	7.30～7.70dd

若H-2′通常比H-6′出现在高磁场区，则黄酮和黄酮醇的3′,4′-位上是3′-OH、4′-OMe；若H-2′通常比H-6′出现在低磁场区，则黄酮和黄酮醇的3′,4′-位上是3′-OMe、4′-OH，故H-2′和H-6′的化学位移可以推断黄酮和黄酮醇的3′,4′-位上是3′-OH、4′-OMe，还是3′-OMe、4′-OH。

（3）3′,4′-二氧取代异黄酮、二氢黄酮及二氢黄酮醇　H-2′、H-5′及H-6′为化学位移在δ6.70～7.10的复杂多重峰（常常组成两组峰）。每个质子化学位移主要取决于它们相对于含氧取代基的邻位或对位，C环对这些质子的影响极小。

（4）3′,4′,5′-三氧取代黄酮类化合物　如果3′-、4′-、5′-均为羟基，则H-2′和H-6′以一个相当于两个质子的单峰出现在δ6.50～7.50区域。但当3′-或5′-OH被甲基化或苷化，则H-2′和H-6′因相互偶合而分别以一个双重峰（$J\approx2.0$Hz）出现。

（5）2′,4′,5′-三氧取代黄酮类化合物　H-3′由于处于2个羟基的邻位，位于高场δ6.40～6.70，而H-6′化学位移δ7.30～7.60。

3．C环质子

各类黄酮化合物结构上的不同主要来源于C环，且C环质子在^{1}H-NMR谱中特征明显，故可用来确定它们的结构类型和相互鉴别。

（1）黄酮及黄酮醇类化合物　黄酮类C环的烯氢H-3显示为尖锐的单峰：δ_H6.30（CDCl₃，1H，s），可能会与某些黄酮中的H-8或H-6信号重叠，应注意区别。如果用DMSO-d₆为溶剂，

笔记

其信号峰将向低场位移至 δ_H 6.77 左右。黄酮醇类的 3 位氢被含氧取代基取代，因此在 ^{1}H-NMR 谱上没有 C 环质子。

（2）异黄酮类化合物　异黄酮的烯氢 H-2 信号峰，受 α，β-不饱和羰基的负屏蔽效应和 2 位含氧基团的吸电子效应影响，向低场位移（CDCl$_3$，δ_H 7.60～7.80，s），若以 DMSO-d$_6$ 为溶剂，将向低场位移到 δ_H 8.50～8.70 处。

（3）二氢黄酮和二氢黄酮醇类化合物　二氢黄酮的 H-2 与不等同的两个 H-3 偶合（$J_{2,3\text{-cis}}$=5.0Hz，$J_{2,3\text{-cis}}$=11.0Hz），显示为双二重峰，化学位移值中心在 δ_H 5.00～5.50。化学位移值不同的两个 H-3，既有同碳偕偶（J=17.0Hz），又分别与 H-2 存在邻位偶合，因此分别显示为双二重峰，其化学位移值中心位于 δ_H 2.80 左右，但往往相互重叠。

天然的二氢黄酮醇中，H-2 和 H-3 一般为反式双直立键，分别显示为二重峰（J=11.0Hz）。H-2 和 H-3 的化学位移值分别在 δ_H 4.80～5.00 和 δ_H 4.10～4.30。当 3-OH 成苷后，H-2 及 H-3 信号分别向低场位移到 δ_H 5.00～5.60 和 δ_H 4.30～4.60。

二氢黄酮　　　　(2R, 3R)-二氢黄酮醇　　　　(2S, 3S)-二氢黄酮醇

二氢黄酮和二氢黄酮醇中 H-2 和 H-3 的化学移位

化合物	H-2	H-3
二氢黄酮	5.00～5.50dd	接近 2.80dd
二氢黄酮醇	4.80～5.00d	4.10～4.30d
二氢黄酮醇-3-O-糖苷	5.00～5.60d	4.30～4.60d

（4）查耳酮和橙酮类

① 查耳酮中，α-H 化学位移为 δ_H 6.70～7.40（d，J=17.0Hz）；β-H 化学位移为 δ_H 7.00～7.70（d，J=17.0Hz）。

② 橙酮中，苄基质子显示为单峰，δ_H 6.37～6.94（DMSO-d$_6$，1H，s）或 δ_H 6.50～6.70（CDCl$_3$，1H，s）。

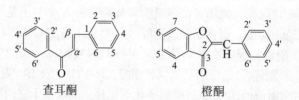

查耳酮　　　　　　橙酮

4. 糖基上的质子

（1）单糖苷类　黄酮苷中，与苷元相连的糖的端基 C 上的氢质子（以 H-1″表示）与糖上其他氢相比，处在最低场，峰位与糖的种类成以及苷的位置有关。

黄酮单糖苷中 H-1″的化学移位

化合物	H-1″	化合物	H-1″
黄酮醇-3-O-葡萄糖苷	5.70～6.00	黄酮醇-3-O-鼠李糖苷	5.00～5.10
黄酮醇-7-O-葡萄糖苷	4.80～5.20	黄酮醇-7-O-鼠李糖苷	5.10～5.30
黄酮醇-4′-O-葡萄糖苷	4.80～5.20	二氢黄酮醇-3-O-葡萄糖苷	4.10～4.30
黄酮类-5-O-葡萄糖苷	4.80～5.20	二氢黄酮醇-3-O-鼠李糖苷	4.00～4.20
黄酮类-6-及 8-C-糖苷	4.80～5.20		

鼠李糖苷的特征信号是糖上的甲基显示为积分值相当于三个质子的二重峰：δ_H 0.80~1.20（3H，d，J=6.5Hz）。

可用黄酮苷类化合物中端基质子信号的偶合常数来判断苷键的构型。

（2）双糖苷类　黄酮双糖苷的末端糖上的质子（H-1‴）因离黄酮苷元较远，受到的负屏蔽作用小，其信号峰比 H-1″的位于较高场。H-1‴的化学位移值受末端糖的连接位置影响。

5. 其他质子

（1）乙酰氧基上的质子　脂肪族乙酰氧基的氢质子信号在 δ_H 1.65~2.10（3H，s）；芳香族乙酰氧基的质子在 δ_H 2.30~2.50（3H，s）。

（2）甲氧基上的质子　除少数例外，甲氧基质子一般以单峰出现在 δ 3.5~4.1 处。虽然糖上的一般质子也在此区域出现吸收峰，但它们均不是单峰，故极易区别。甲氧基在母核上的位置，可用 2D-NMR（HMBC、NOESY 谱等）确定。

（3）羟基质子　DMSO-d_6 为溶剂可测定黄酮类化合物羟基质子。7、3′、4′和5′位的酚羟基质子信号一般出现在 δ 9.0~10.5 处。而 5 位的酚羟基质子由于与 4 位羰基形成氢键，向低场位移，位于 δ 12.0~13.0。向被测定的样品溶液中加入 D_2O，这些信号即消失。

（4）C_6-CH_3 和 C_8-CH_3 质子　其中 C_6-CH_3 质子比 C_8-CH_3 质子出现在稍高磁场处（约 δ 0.2）。如以异黄酮为例，C_6-CH_3 质子和 C_8-CH_3 质子分别出现在 δ 2.04~2.27 处以及 δ 2.14~2.45 处。

（5）异戊烯基质子　黄酮的 6-及 8-位常具有异戊烯基取代，异戊烯基的 2 个甲基质子为 2 个单峰信号出现在 δ 1.7~1.8，亚甲基常以双峰出现在 δ 3.4 处，烯质子常以三重峰出现在 δ 5.2 处，较容易识别，且在不同氘代溶剂中的位移值差别不大。

（二）^{13}C-NMR 谱

1. A 环

（1）5,7-二羟基黄酮类化合物　该类化合物 A 环的 C-6 和 C-8 由于位于酚羟基的邻位，出现在较高场 δ 90~100，且 C-6 信号比 C-8 信号处在低场。在黄酮和黄酮醇类化合物中，二者化学位移相差约为 δ 5。二氢黄酮和二氢黄酮醇中，C-6 信号向高场位移，使二者化学位移相差减少，约为 δ 1.0。C-5、C-7 和 C-9 由于直接同酚羟基相连，信号位于低场，约为 δ 155~165。C-10 位置较为固定，约为 δ 102~106。当 C-6 或 C-8 有烷基或碳糖苷取代时，C-6 或 C-8 信号将发生较大的低场位移。如 C-6 位有甲基或异戊烯基取代，则 C-6 信号低场位移 δ 6.0~9.6，当 C-6 位有碳糖基取代，则 C-6 信号低场位移 δ 10。

（2）7-羟基黄酮类化合物　A 环的 C-7 位羟基造成 C-6、C-8 位处于高场，化学位移值小于 120，C-5 位 C-7 位羟基影响较小，约在 δ 120~125。

（3）5,6,7-三羟基黄酮类化合物　与 5,7-二羟基黄酮类化合物相比，当 6 位有羟基取代后，C-6 向低场位移至 δ 130~140，C-8 受到的影响较小。反之，8 位有羟基取代后，C-8 向低场位移至 δ 130~135，C-6 受到的影响较小。

2. B 环

（1）4′-羟基取代黄酮类化合物　黄酮、黄酮醇和异黄酮的 C-1′信号一般较为稳定在 δ 121~122 的很窄的范围中。由于二氢黄酮的 B 环与 C 不环共轭，C-1′信号向低场位移至 δ 128~130。同时，受羟基的影响，C-2′、6′（约为 δ 128.0）总是比 C-3′、5′（约为 δ 115.0）处于低场。

（2）3′,4′-二羟基取代黄酮类化合物　C-3′、C-4′化学位移约为 δ 145。C-2′、C-5′以及 C-6′处于高场，小于 δ 120。

3. C 环

不同结构类型黄酮类化合物的 C 环碳的化学位移不同，故可根据 C 环碳的化学位移确定黄酮类化合物结构类型。下表中列出了不同类型黄酮化合物 C 环 2、3 以及 4 位的化学位移值，通过比较三者之间的差异，可以区分各类黄酮结构。

¹³C-NMR 谱中 C 环 2、3 和 4 的化学位移特征

C-2	C-3	C-4	归属
160.0～165.0	103.0～112.0	174.0～184.0	黄酮类
150.0～155.0	122.0～126.0	174.0～181.0	异黄酮类
145.0～150.0	136.0～139.0	172.0～177.0	黄酮醇类
75.0～80.2	42.8～44.6	189.5～199.5	二氢黄酮类
75.0～82.7	71.0～79.0	188.0～197.0	二氢黄酮醇类
146.1～147.7	111.6～111.9	182.5～182.7	橙酮类
137.8～140.7	122.1～122.3	168.6～169.8	异橙酮类
136.9～145.4	116.6～128.1	188.0～197.0	查耳酮类

4. 糖苷上糖的连接位置

苷化位移是 ^{2}D NMR（HMQC 和 HMBC）谱出现之前判断糖连接位置的重要手段。黄酮类化合物的酚羟基在形成 O-糖苷后，苷元及糖均将产生相应的苷化位移。通常成苷后，糖上的端基碳向低场位移，苷化位移约为 δ +4.0～+6.0。苷元苷化位碳原子向高场移位移，δ -1.0～-3.0。其邻、对位向低场移动。当 5 位羟基形成糖苷键后，将会对 A 环、B 环以及 C 环均产生较大的苷化位移。

在苷化位移无法判断糖的连接位置时，可使用 ^{2}D NMR 谱。通常先分析 HMQC 或 HSQC 谱，归属各个碳和其相连氢的化学位移，然后应利用 HMBC 谱确定糖的链接位置。

黄酮类化合物的 8 位与 6 位较易与糖端基碳直接相连形成碳苷，此时糖端基碳将位于约 δ 75～80 区域内。同时利用 HMBC 谱确定糖的链接位置。

三、质谱特征

黄酮类化合物的分子离子峰可以用 EI-MS（电子轰击质谱）、FD-MS（场解吸质谱）、FAB-MS（快原子轰击质谱）、ESI-MS（电喷雾质谱）等方法测。多数黄酮类苷元的分子离子峰在 EI-MS 中较强，成为基峰。但黄酮苷类化合物用 EI-MS 难以得到分子离子峰，因为其极性大，难气化，对热不稳定，故可以应用 FD-MS、FAB-MS、ESI-MS 等软电离质谱技术直接测定，获得很强的分子离子峰[M]$^+$或准分子离子峰，同时也可得到有关苷元及糖基部分的重要结构信息，为黄酮苷类化合物的结构确定提供重要的依据。也可以将黄酮苷类化合物醚化成三甲基硅醚化衍生物后，再测其 EI-MS。

游离黄酮类化合物的 EI-MS 中，除分子离子峰[M]$^+$外，常常出现[M-H]$^+$、[M-CH$_3$]$^+$（甲基化衍生物）、[M-CO]$^+$等碎片离子峰。游离黄酮类化合物的 EI-MS 主要通过裂解途径 I 和裂解途径 II 两种基本方式裂解，由这两种裂解产生保留着 A 环、B 环的基本骨架的碎片离子 A$_1$$^{+\cdot}$、B$_1$$^{+\cdot}$、B$_2$$^{+\cdot}$，且 A$_1$$^{+\cdot}$碎片与相应的 B$_1$$^{+\cdot}$碎片的质荷比与分子离子 M$^{+\cdot}$的相等，这在结构鉴定中有重要意义。此外，还有[M-1]$^+$（M-H）及[M-28]$^+$[M-CO]以及由碎片离子 A$_1$$^{+\cdot}$生成[A$_1$-28]$^+$及 B$_1$$^{+\cdot}$生成[B$_2$-28]$^+$等次要过程。

这两种裂解方式相互竞争、相互制约。B$_2$$^{+\cdot}$、[B$_2$-CO]$^+$离子强度几乎与 A$_1$$^{+\cdot}$、B$_1$$^{+\cdot}$离子以及由 A$_1$$^{+\cdot}$、B$_1$$^{+\cdot}$进一步裂解产生的一系列离子（如[A$_1$-CO]$^+$、[A$_1$-CH$_3$]$^+$等）总强度成反比。

裂解途径 I （RDA裂解）

1. 黄酮类化合物的EI-MS基本裂解途径Ⅰ

大多数游离黄酮类化合物的分子离子峰为基峰；[M-28]$^+$（[M-CO]）峰以及由裂解途径Ⅰ得到的 $A_1^{+\cdot}$和$B_1^{+\cdot}$峰明显。6,8-位有-OCH$_3$时，得到失去甲基的[M-15]$^+$强峰（为基峰），随后再失去CO，生成[M-43]$^+$碎片离子。黄酮类化合物的EI-MS基本裂解途径如下。

2. 黄酮醇类化合物的EI-MS基本裂解途径Ⅱ

多数游离黄酮醇类化合物的分子离子峰为基峰，其基本裂解途径如下，得到的 B_2^+离子及其失去CO所形成的[B$_2$-28]$^+$有重要意义。若黄酮醇类化合物上的氧取代超过4个时，只能产生微弱的 $A_1^{+\cdot}$和$B_1^{+\cdot}$离子。

第七节　含黄酮类化合物的中药实例

一、槐米

槐米中主要含有芦丁、槲皮素等黄酮类化合物及少量皂苷类及多糖、黏液质等。研究表明，槐米中芦丁含量可高达 20% 以上，槐花开放后降至 10% 左右。芦丁可用于治疗毛细血管脆性引起的出血症以及高血压的辅助治疗。芦丁是制备槲皮素、羟乙基槲皮素、羟乙基芦丁、二乙胺基乙基芦丁等的原料。2020 年版《中国药典》以总黄酮和芦丁为指标成分进行鉴别和含量测定，要求含总黄酮以芦丁计，槐花不得少于 8.0%，槐米不得少于 20.0%；其中芦丁的含量槐花不得少于 6.0%，槐米不得少于 15.0%。

黄酮类化合物的提取分离如下。

槐米粉末

　　加约6倍量水及硼砂适量，煮沸，搅拌下缓缓加入石灰乳至
　　pH8~9。保持该pH值，微沸20~30分钟，随时补充失去的
　　水分，趁热抽滤，药渣加4倍量的水，同法提取2次

合并提取液

　　在60~70℃下，用浓盐酸调pH2~3，搅匀，静置，抽滤，
　　水洗至洗液呈中性，60℃干燥

芦丁粗品

　　热水或乙醇重结晶

芦丁

二、黄芩

（一）化学成分

黄芩中主要成分为黄酮类化合物，如黄芩苷、黄芩素、汉黄芩苷、汉黄芩素、木蝴蝶素 A、二氢木蝴蝶素 A 等，其中黄芩苷是主要有效成分，含量为 4.0%～5.2%，具有抗菌、消炎作用。2020 年版《中国药典》以黄芩苷为指标成分进行鉴别和含量测定，要求含黄芩苷不得少于 9.0%。此外，黄芩苷还有降低转氨酶的作用。黄芩素（黄芩苷元）的磷酸酯钠盐可用于治疗过敏、哮喘等疾病。

黄芩苷　　R=GlcA
黄芩素　　R=H

汉黄芩苷

黄芩苷为淡黄色针晶，熔点 223℃，几乎不溶于水，难溶于甲醇、乙醇、丙酮，可溶于含水醇和热乙酸。溶于碱水及氨水初显黄色，不久则变为黑棕色。经水解后生成的苷元黄芩素分子中具有邻三酚羟基，易被氧化转为醌类衍生物而显绿色，这即是黄芩因保存或炮制不当而变绿色的原因。黄芩变绿后，有效成分受到破坏，质量随之降低。

黄芩苷　　　　　　　黄芩素（黄色）　　　　　　绿色

（二）黄酮类化合物的提取分离

1. 超声法

黄芩粗粉
分别加10倍、8倍量水超声2次，每次40min，滤过
药渣
滤液
加盐酸调pH1~2，80℃ 保温30min，
静置，离心沉淀
沉淀
上清液
加适量的水搅匀，加NaOH调节pH=7，
再加等量乙醇，滤过
滤渣
滤液
加盐酸调pH1~2，充分搅拌，加热至80℃，
保温30min，滤过
沉淀
滤液
水洗，50%乙醇洗，95%乙醇洗涤或重结晶
黄芩苷

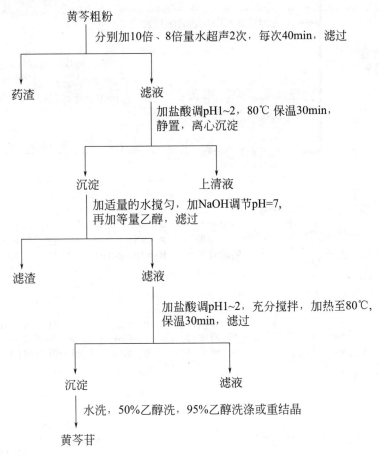

2. 聚酰胺吸附法

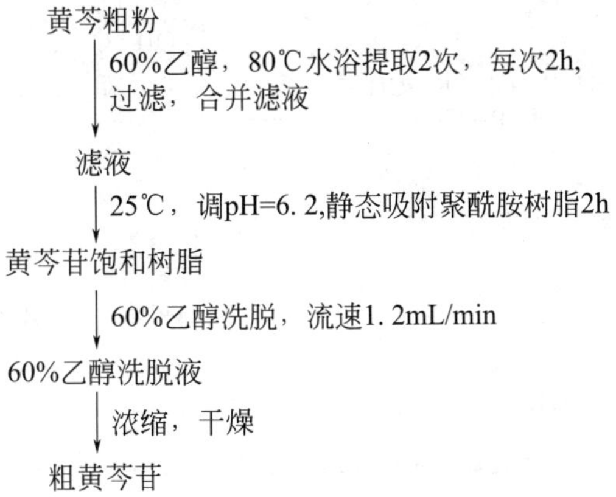

黄芩粗粉
60%乙醇，80℃水浴提取2次，每次2h，
过滤，合并滤液
滤液
25℃，调pH=6. 2,静态吸附聚酰胺树脂2h
黄芩苷饱和树脂
60%乙醇洗脱，流速1. 2mL/min
60%乙醇洗脱液
浓缩，干燥
粗黄芩苷

三、淫羊藿

淫羊藿中总黄酮为主要有效成分，主要包括淫羊藿苷、淫羊藿次苷、淫羊藿新苷 A~E、去甲淫羊藿苷、淫羊藿脂素等，其中以淫羊藿苷为代表成分。2020 年版《中国药典》以总黄酮和总黄酮醇苷为指标成分进行鉴别和含量测定，要求含总黄酮以淫羊藿苷计不得少于 5.0%，朝鲜淫羊藿不得少于 0.5%；淫羊藿、柔毛淫羊藿、箭叶淫羊藿均不得少于 1.5%。

淫羊藿中所含黄酮类化合物主要分为四种类型。

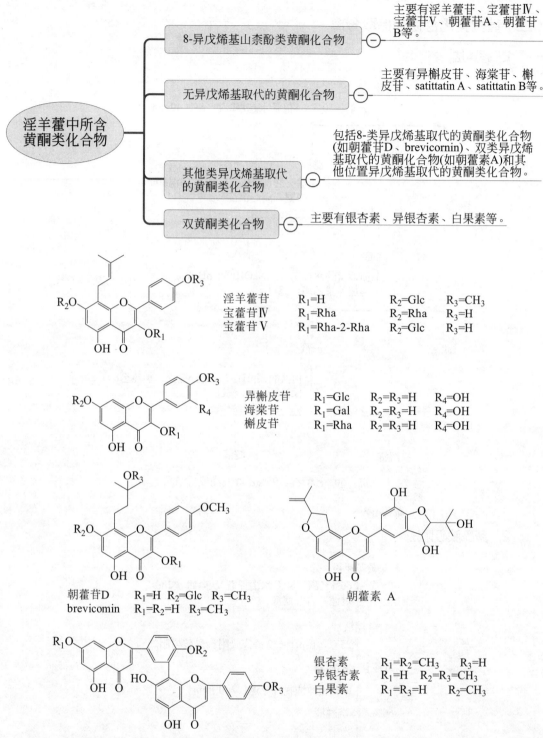

主要有淫羊藿苷、宝藿苷IV、宝藿苷V、朝藿苷A、朝藿苷B等。

8-异戊烯基山奈酚类黄酮化合物

主要有异槲皮苷、海棠苷、槲皮苷、satittatin A、satittatin B等。

无异戊烯基取代的黄酮化合物

淫羊藿中所含黄酮类化合物

其他类异戊烯基取代的黄酮类化合物

包括8-类异戊烯基取代的黄酮类化合物(如朝藿苷D、brevicornin)、双类异戊烯基取代的黄酮类化合物(如朝藿素A)和其他位置异戊烯基取代的黄酮类化合物。

双黄酮类化合物

主要有银杏素、异银杏素、白果素等。

淫羊藿苷	R₁=H	R₂=Glc	R₃=CH₃
宝藿苷Ⅳ	R₁=Rha	R₂=Rha	R₃=H
宝藿苷Ⅴ	R₁=Rha-2-Rha	R₂=Glc	R₃=H

淫羊藿苷　$R_1=H$　　$R_2=Glc$　$R_3=CH_3$
宝藿苷Ⅳ　$R_1=Rha$　　$R_2=Rha$　$R_3=H$
宝藿苷Ⅴ　$R_1=Rha\text{-}2\text{-}Rha$　$R_2=Glc$　$R_3=H$

异槲皮苷　$R_1=Glc$　$R_2=R_3=H$　$R_4=OH$
海棠苷　　$R_1=Gal$　$R_2=R_3=H$　$R_4=OH$
槲皮苷　　$R_1=Rha$　$R_2=R_3=H$　$R_4=OH$

朝藿苷D　　$R_1=H$　$R_2=Glc$　$R_3=CH_3$
brevicomin　$R_1=R_2=H$　$R_3=CH_3$

朝藿素 A

银杏素　　$R_1=R_2=CH_3$　　$R_3=H$
异银杏素　$R_1=H$　$R_2=R_3=CH_3$
白果素　　$R_1=R_3=H$　　$R_2=CH_3$

　　淫羊藿的主要有效成分为苷类化合物，故常采用乙醇、碱溶液、水等为溶剂提取。以水为溶剂提取，浓缩时间过长，有效成分破坏大，且无效杂质成分多；以碱溶液为溶剂提取，会发生碱性水解，使苷类有效成分提取量减少；以乙醇为溶剂提取，pH适中，苷类成分损失较少，故一般选用乙醇提取淫羊藿的有效成分。此外，可以采用超声波提取法，避免了高温对提取成分的影响，既可提高提取效率，又可缩短提取时间。

四、陈皮

　　陈皮主要含黄酮类成分，如橙皮苷、川陈皮素、新橙皮苷等。此外，陈皮还含丰富的挥发油。

橙皮苷为无色细树枝状针形结晶（pH 6～7沉淀所得），熔点258～262℃（250℃软化），难溶于水，微溶于甲醇及热冰乙酸，几乎不溶于丙酮、苯及三氯甲烷，易溶于稀碱及吡啶。

橙皮苷具有维持血管的正常渗透压、降低血管的脆性、缩短流血时间等作用，临床上常作为治疗高血压的辅助药和止血药。

五、葛根

（一）化学成分

葛根中的大豆素、大豆苷、葛根素等均属异黄酮类化合物。2020年版《中国药典》以葛根素为指标成分进行鉴别和含量测定，要求含葛根素不得少于2.4%。

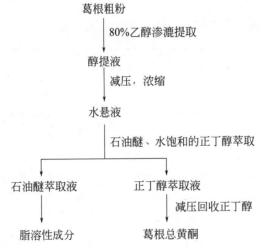

	R₁	R₂	R₃
大豆素	H	H	H
大豆苷	H	Glc	H
葛根素	Glc	H	H

（二）总黄酮的提取分离

1. 溶剂萃取法

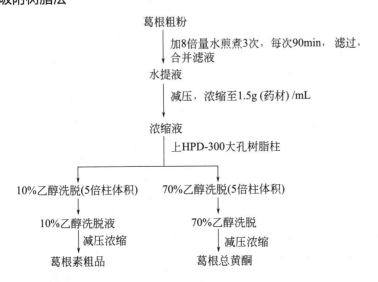

2. 大孔吸附树脂法

葛根粗粉
↓ 加8倍量水煎煮3次，每次90min，滤过，合并滤液
水提液
↓ 减压，浓缩至1.5g（药材）/mL
浓缩液
↓ 上HPD-300大孔树脂柱

10%乙醇洗脱(5倍柱体积)　　70%乙醇洗脱(5倍柱体积)
↓　　　　　　　　　　　　↓
10%乙醇洗脱液　　　　　　70%乙醇洗脱
↓ 减压浓缩　　　　　　　　↓ 减压浓缩
葛根素粗品　　　　　　　　葛根总黄酮

六、红花

红花含大量黄酮类化合物，主要由以山柰酚为母体结构和以槲皮素为母体的糖苷组成，此外，还含有色素、脂肪酸、酚酸、挥发油等成分，其中色素主要是指红花黄色素和红色素。红花的主要有效成分是红花黄色素（多种查耳酮苷类的混合物），具有改善心肌供血、抑制血管平滑肌细胞增殖、抑制血栓形成、抗氧化、降血压、降血脂、抑制免疫等多种作用。其中红花黄色素 A 是红花黄色素中的主要成分。

七、银杏叶

（一）化学成分

银杏叶中的黄酮类化合物包括单黄酮、双黄酮、黄酮苷及儿茶素类等。国内外多将槲皮素及其苷、山柰酚及其苷类、木犀草素及其苷类作为银杏黄酮质量控制的指标性成分。2020 年版《中国药典》以总黄酮醇苷和萜类内酯为指标成分进行鉴别和含量测定，以槲皮素、山柰酚和异鼠李素的含量换算总黄酮醇苷的含量，要求含总黄酮醇苷不得少于 0.40%；以银杏内酯 A、银杏内酯 B、银杏内酯 C 和白果内酯的总量计，要求含萜类内酯不得少于 0.25%。

银杏叶制剂是血小板激活因子抑制剂，长期服用可能抑制血小板的凝血功能，引起脑出血。此外，还可引起过敏、粒细胞减少、剥脱性皮炎等不良反应。

银杏叶中所含黄酮类化合物主要分为以下四种类型。

单黄酮类	主要有山柰酚、槲皮素、芹菜素、木犀草素、杨梅素等 	芹菜素　　$R_1=R_2=R_3=H$ 山柰酚　　$R_1=OH$　$R_2=R_3=H$ 槲皮素　　$R_1=R_2=OH$　$R_3=H$ 杨梅素　　$R_1=R_2=R_3=OH$ 木犀草素　$R_1=R_3=H$　$R_2=OH$
双黄酮类	主要有银杏素（银杏双黄酮）、异银杏素（异银杏双黄酮）、去甲银杏双黄酮、穗花杉双黄酮等 	银杏双黄酮　　$R_1=R_2=CH_3$　$R_3=R_4=H$ 异银杏双黄酮　$R_1=R_3=CH_3$　$R_2=R_4=H$ 去甲银杏双黄酮　$R_1=CH_3$　$R_2=R_3=R_4=H$ 穗花杉双黄酮　$R_1=R_2=R_3=R_4=H$
黄酮苷类	主要有槲皮素-3-葡萄糖苷、山柰酚-3-鼠李糖苷、山柰酚-3-葡萄糖-6-鼠李糖苷、木犀草素-3-葡萄糖苷等 	山柰酚-3-鼠李糖苷　　　　$R_1=O$-Rha　$R_2=R_3=H$ 槲皮素-3-葡萄糖苷　　　　$R_1=O$-Glc　$R_2=OH$　$R_3=H$ 木犀草素-3-葡萄糖苷　　　$R_1=O$-Glc　$R_2=OH$　$R_3=H$ 山柰酚-3-葡萄糖-6-鼠李糖苷　$R_1=O$-Glc-Rha　$R_2=R_3=H$
儿茶素类	主要有儿茶素、表儿茶素、没食子酰儿茶素和表没食子酰儿茶素等 	儿茶素　　　　　　$3S$　$R=H$ 表儿茶素　　　　　$3R$　$R=H$ 没食子酰儿茶素　　$3S$　$R=OAC$ 表没食子酰儿茶素　$3R$　$R=OAC$

（二）提取

1. 大孔吸附树脂法

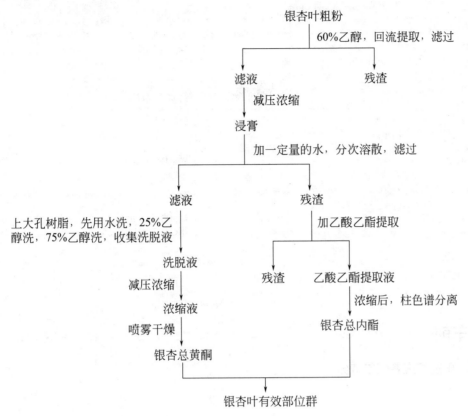

银杏叶粗粉

60%乙醇，回流提取，滤过

滤液　　　　　　　　残渣

减压浓缩

浸膏

加一定量的水，分次溶散，滤过

滤液　　　　　　　　残渣

上大孔树脂，先用水洗，25%乙醇洗，75%乙醇洗，收集洗脱液　　　　　加乙酸乙酯提取

洗脱液　　　　残渣　　乙酸乙酯提取液

减压浓缩　　　　　　　　浓缩后，柱色谱分离

浓缩液　　　　　　　　银杏总内酯

喷雾干燥

银杏总黄酮

银杏叶有效部位群

2. 超临界流体萃取法

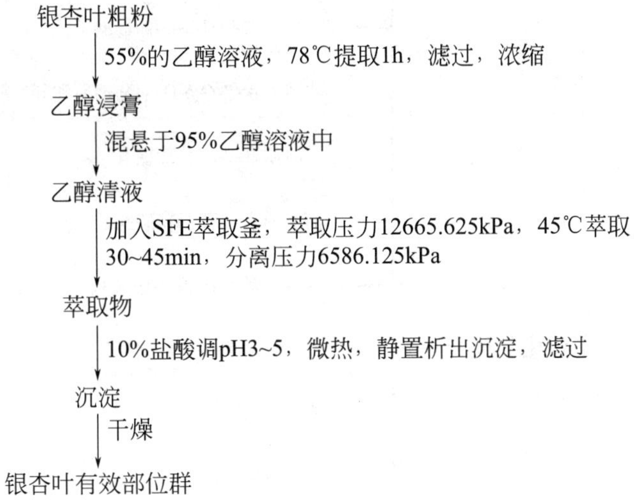

银杏叶粗粉

55%的乙醇溶液，78℃提取1h，滤过，浓缩

乙醇浸膏

混悬于95%乙醇溶液中

乙醇清液

加入SFE萃取釜，萃取压力12665.625kPa，45℃萃取30~45min，分离压力6586.125kPa

萃取物

10%盐酸调pH3~5，微热，静置析出沉淀，滤过

沉淀

干燥

银杏叶有效部位群

3. 丙酮提取法

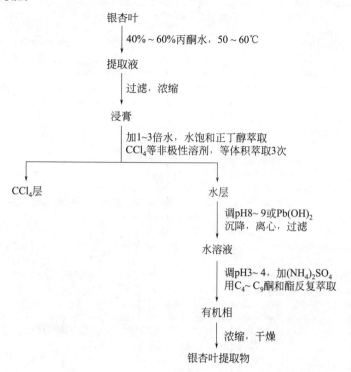

银杏叶

　　↓ 40%～60%丙酮水，50～60℃

提取液

　　↓ 过滤，浓缩

浸膏

　　↓ 加1~3倍水，水饱和正丁醇萃取
　　　 CCl₄等非极性溶剂，等体积萃取3次

CCl₄层　　　　　　　　　　　水层

　　　　　　　　　　　↓ 调pH8～9或Pb(OH)₂
　　　　　　　　　　　　 沉降，离心，过滤

　　　　　　　　　 水溶液

　　　　　　　　　　　↓ 调pH3～4，加(NH₄)₂SO₄
　　　　　　　　　　　　 用C₄～C₉酮和酯反复萃取

　　　　　　　　　 有机相

　　　　　　　　　　　↓ 浓缩，干燥

　　　　　　　　 银杏叶提取物

八、车前

1. 车前的主要化学成分

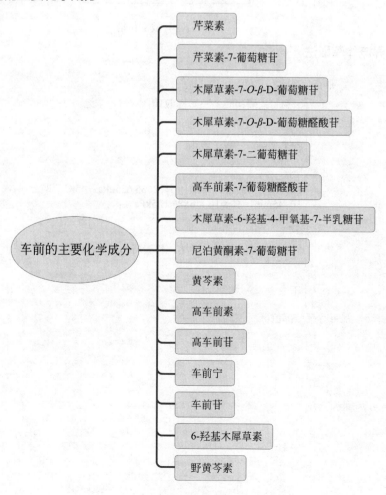

车前的主要化学成分
- 芹菜素
- 芹菜素-7-葡萄糖苷
- 木犀草素-7-*O*-β-D-葡萄糖苷
- 木犀草素-7-*O*-β-D-葡萄糖醛酸苷
- 木犀草素-7-二葡萄糖苷
- 高车前素-7-葡萄糖醛酸苷
- 木犀草素-6-羟基-4-甲氧基-7-半乳糖苷
- 尼泊黄酮素-7-葡萄糖苷
- 黄芩素
- 高车前素
- 高车前苷
- 车前宁
- 车前苷
- 6-羟基木犀草素
- 野黄芩素

2. 毛平车前的黄酮类成分的提取分离

毛平车前的干燥全草，用 80%乙醇提取，提取液减压浓缩至无醇味，用适量水分散，依次用石油醚、三氯甲烷、乙酸乙酯、正丁醇萃取。三氯甲烷部分经硅胶柱色谱（石油醚-三氯甲烷或石油醚-乙酸乙酯梯度洗脱）、重结晶等方法分得 4 个化合物：β-谷甾醇、硬脂酸、熊果酸、齐墩果酸。乙酸乙酯部分经硅胶柱色谱（三氯甲烷-甲醇梯度洗脱）、Sephadex LH-20、C$_{18}$柱色谱和重结晶等方法，分得 4 个化合物：芹菜素、木犀草素、β-胡萝卜苷、高车前素。正丁醇部分经硅胶柱色谱（三氯甲烷-甲醇梯度洗脱）、Sephadex LH-20、C$_{18}$柱色谱和重结晶等方法，分得 4 个化合物：梓醇、majoroside、martynoside、高车前苷。

```
                    毛平车前的干燥全草
                         │ 80%乙醇提取，减压浓缩至无醇味，
                         │ 以适量水混悬
                       水溶液
                         │ 依次以石油醚、三氯甲烷、
                         │ 乙酸乙酯、正丁醇萃取
       ┌─────────────────┼─────────────────┐
   三氯甲烷部分        乙酸乙酯部分        正丁醇部分
       │ 硅胶柱色谱       │ 硅胶柱色谱        │ 硅胶柱色谱
       │ 重结晶           │ Sephadex LH-20   │ Sephadex LH-20
       │                 │ 重结晶            │ 重结晶
   β-谷甾醇           芹菜素             梓醇
   硬脂酸             木犀草素           高车前苷
   熊果酸             高车前素           majoroside
   齐墩果酸           β-胡萝卜苷         martynoside
```

九、灯盏花

灯盏花含有的黄酮类成分主要有以下几种。

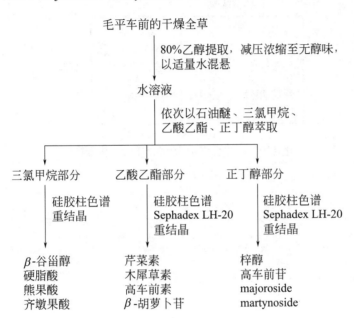

3,5,6,4'-四羟基-7-甲氧基黄酮（Ⅰ）　　　5,7,4'-三羟基黄酮（Ⅱ）

3,5,6,7,4'-五羟基黄酮（Ⅲ）　　　5,6,7'-三羟基黄酮（Ⅳ）

5,7,4'-三羟基二氢黄酮（Ⅴ）

分离流程如下。

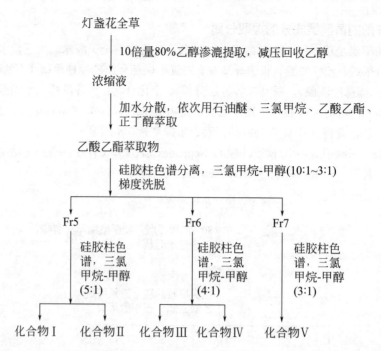

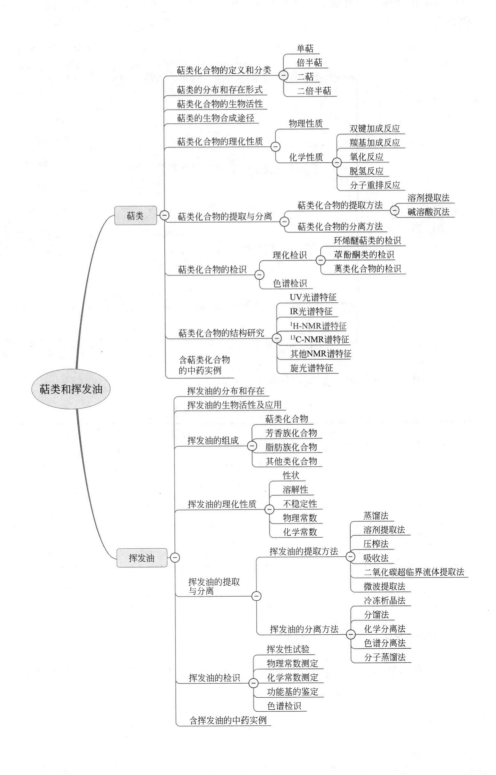

萜类和挥发油

萜类
- 萜类化合物的定义和分类
  - 单萜
  - 倍半萜
  - 二萜
  - 二倍半萜
- 萜类的分布和存在形式
- 萜类化合物的生物活性
- 萜类的生物合成途径
- 萜类化合物的理化性质
  - 物理性质
  - 化学性质
    - 双键加成反应
    - 羰基加成反应
    - 氧化反应
    - 脱氢反应
    - 分子重排反应
- 萜类化合物的提取与分离
  - 萜类化合物的提取方法
    - 溶剂提取法
    - 碱溶酸沉法
  - 萜类化合物的分离方法
- 萜类化合物的检识
  - 理化检识
    - 环烯醚萜类的检识
    - 草酚酮类的检识
    - 薁类化合物的检识
  - 色谱检识
- 萜类化合物的结构研究
  - UV光谱特征
  - IR光谱特征
  - ^{1}H-NMR谱特征
  - ^{13}C-NMR谱特征
  - 其他NMR谱特征
  - 旋光谱特征
- 含萜类化合物的中药实例

挥发油
- 挥发油的分布和存在
- 挥发油的生物活性及应用
- 挥发油的组成
  - 萜类化合物
  - 芳香族化合物
  - 脂肪族化合物
  - 其他类化合物
- 挥发油的理化性质
  - 性状
  - 溶解性
  - 不稳定性
  - 物理常数
  - 化学常数
- 挥发油的提取与分离
  - 挥发油的提取方法
    - 蒸馏法
    - 溶剂提取法
    - 压榨法
    - 吸收法
    - 二氧化碳超临界流体提取法
    - 微波提取法
  - 挥发油的分离方法
    - 冷冻析晶法
    - 分馏法
    - 化学分离法
    - 色谱分离法
    - 分子蒸馏法
- 挥发油的检识
  - 挥发性试验
  - 物理常数测定
  - 化学常数测定
  - 功能基的鉴定
  - 色谱检识
- 含挥发油的中药实例

第一节　萜类

一、概述

（一）萜类化合物的定义和分类

萜类化合物为一类基本碳骨架多具有两个或两个以上异戊二烯单位（C_5单位）结构特征的化合物。

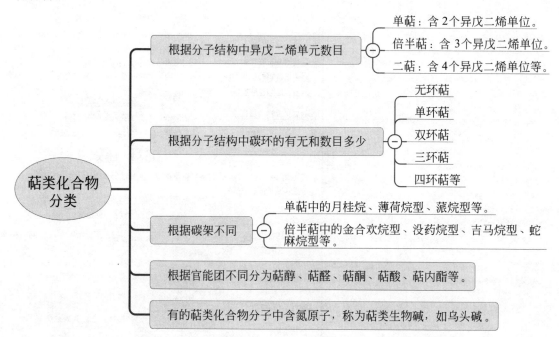

萜类化合物的分类及分布见下表。

萜类化合物的分类及分布

类别	碳原子数	异戊二烯单位数	分布
半萜	5	1	植物叶、花、果实
单萜	10	2	挥发油（精油）
倍半萜	15	3	挥发油（精油）
二萜	20	4	树脂、苦味素、植物醇
二倍半萜	25	5	海绵、植物病菌、昆虫次生代谢物
三萜	30	6	皂苷、树脂、植物乳汁
四萜	40	8	植物胡萝卜素
多萜	$7.5 \times 10^3 \sim 3 \times 10^5$	>8	橡胶

（二）萜类的分布和存在形式

萜类化合物主要分布于被子植物、裸子植物以及藻类、菌类、苔藓类和蕨类植物中。

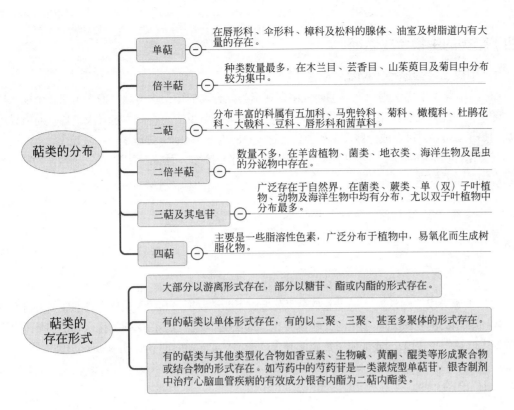

萜类的分布

- 单萜 — 在唇形科、伞形科、樟科及松科的腺体、油室及树脂道内有大量的存在。
- 倍半萜 — 种类数量最多，在木兰目、芸香目、山茱萸目及菊目中分布较为集中。
- 二萜 — 分布丰富的科属有五加科、马兜铃科、菊科、橄榄科、杜鹃花科、大戟科、豆科、唇形科和茜草科。
- 二倍半萜 — 数量不多，在羊齿植物、菌类、地衣类、海洋生物及昆虫的分泌物中存在。
- 三萜及其皂苷 — 广泛存在于自然界，在菌类、蕨类、单（双）子叶植物、动物及海洋生物中均有分布，尤以双子叶植物中分布最多。
- 四萜 — 主要是一些脂溶性色素，广泛分布于植物中，易氧化而生成树脂化物。

萜类的存在形式

- 大部分以游离形式存在，部分以糖苷、酯或内酯的形式存在。
- 有的萜类以单体形式存在，有的以二聚、三聚、甚至多聚体的形式存在。
- 有的萜类与其他类型化合物如香豆素、生物碱、黄酮、醌类等形成聚合物或结合物的形式存在。如芍药中的芍药苷是一类蒎烷型单萜苷，银杏制剂中治疗心脑血管疾病的有效成分银杏内酯为二萜内酯类。

（三）萜类化合物的生物活性

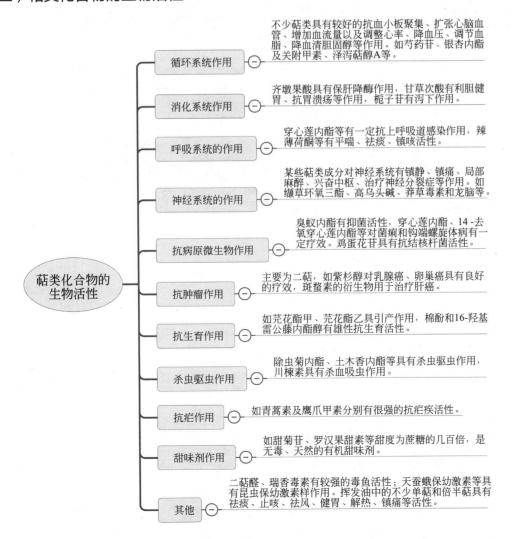

萜类化合物的生物活性

- 循环系统作用 — 不少萜类具有较好的抗血小板聚集、扩张心脑血管、增加血流量以及调整心率、降血压、调节血脂、降血清胆固醇等作用。如芍药苷、银杏内酯及关附甲素、泽泻萜醇A等。
- 消化系统作用 — 齐墩果酸具有保肝降酶作用，甘草次酸有利胆健胃、抗胃溃疡等作用，栀子苷有泻下作用。
- 呼吸系统的作用 — 穿心莲内酯等有一定抗上呼吸道感染作用，辣薄荷酮等有平喘、祛痰、镇咳活性。
- 神经系统的作用 — 某些萜类成分对神经系统有镇静、镇痛、局部麻醉、兴奋中枢、治疗神经分裂症等作用。如缬草环氧三酯、高乌头碱、莽草毒素和龙脑等。
- 抗病原微生物作用 — 臭蚁内酯有抑菌活性，穿心莲内酯、14-去氧穿心莲内酯等对菌痢和钩端螺旋体有一定疗效。鸡蛋花苷具有抗结核杆菌活性。
- 抗肿瘤作用 — 主要为二萜，如紫杉醇对乳腺癌、卵巢癌具有良好的疗效，斑蝥素的衍生物用于治疗肝癌。
- 抗生育作用 — 如芫花酯甲、芫花酯乙具引产作用，棉酚和16-羟基雷公藤内酯醇有雄性抗生育活性。
- 杀虫驱虫作用 — 除虫菊内酯、土木香内酯等具有杀虫驱虫作用，川楝素具有杀血吸虫作用。
- 抗疟作用 — 如青蒿素及鹰爪甲素分别有很强的抗疟疾活性。
- 甜味剂作用 — 如甜菊苷、罗汉果甜素等甜度为蔗糖的几百倍，是无毒、天然的有机甜味剂。
- 其他 — 二萜醛、瑞香毒素有较强的毒鱼活性；天蚕蛾保幼激素等具有昆虫保幼激素样作用。挥发油中的不少单萜和倍半萜具有祛痰、止咳、祛风、健胃、解热、镇痛等活性。

（四）萜类的生物合成途径

1. 甲戊二羟酸途径（MVA途径）

（1）经验异戊二烯法则 在早期研究中发现萜类化合物的碳架均可划分为2个或2个以上异戊二烯单位，此外实验结果显示：将橡胶（萜类）进行降解反应可得到大量异戊二烯；而将异戊二烯加热至280℃也可合成一些简单萜类化合物。1887年，Wallach提出了"经验异戊二烯法则"，认为萜类化合物是由异戊二烯经头尾顺序或非头尾顺序相接缩合而成，异戊二烯法则被作为判断萜类化合物的重要依据。

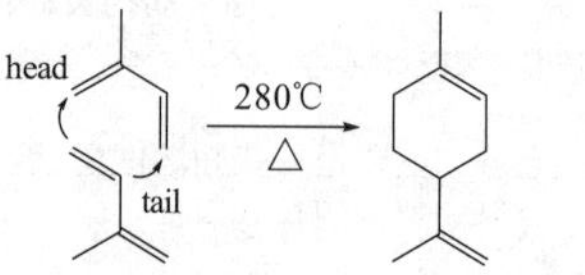

2分子异戊二烯   二戊烯

（2）生源异戊二烯法则 随着新的萜类化合物不断被发现，其中一些化合物的碳架不符合异戊二烯法则。1938年Ruzicka提出了"生源异戊二烯法则"的假设，指出萜类化合物的前体是"活性的异戊二烯"，之后Lynen证明了焦磷酸异戊烯酯（Δ^3-isopentenyl pyrophosphate，IPP）的存在，Folkers证明(3R)-甲戊二羟酸（3R-mevalonic acid，MVA）是IPP的关键前体，确证了"生源异戊二烯法则"的合理性。

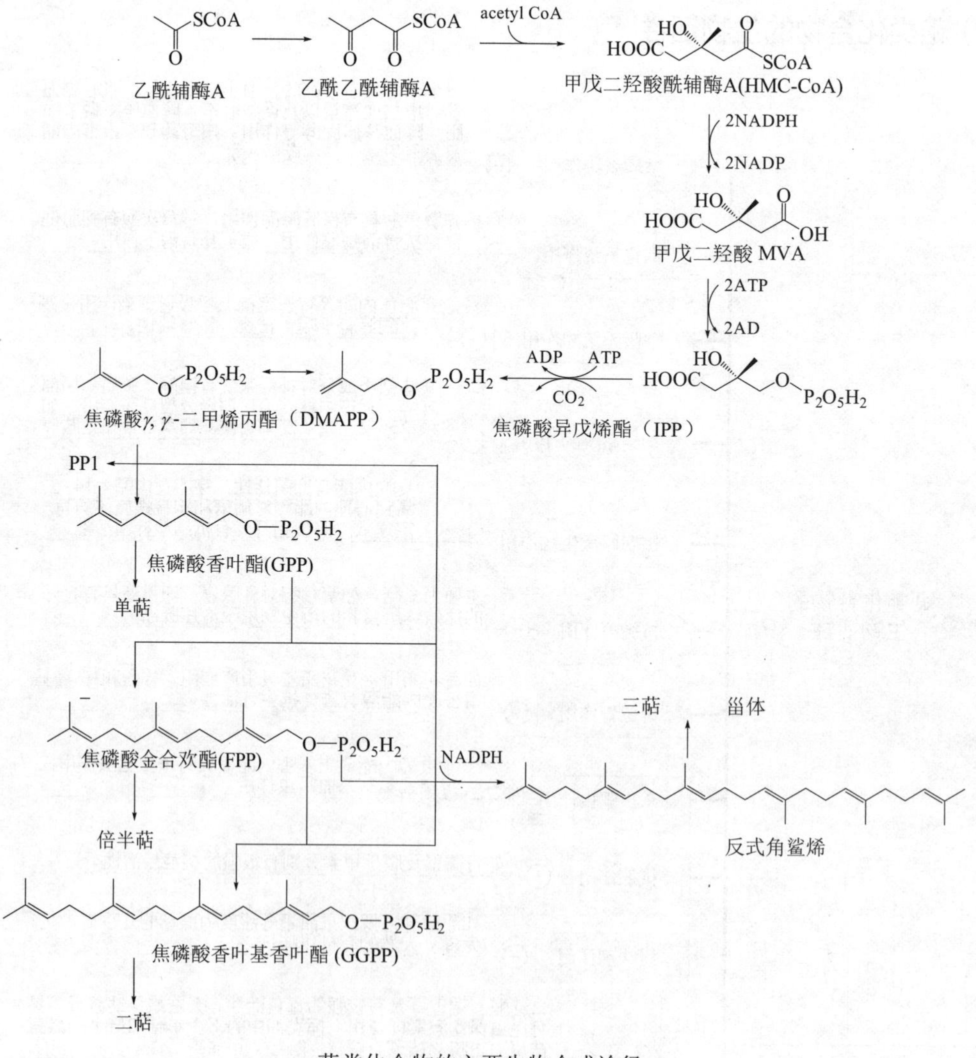

萜类化合物的主要生物合成途径

2. 丙酮酸/磷酸甘油醛途径（DOXP/MEP 途径）

萜类的生物合成还存在一条非甲戊二羟酸途径，即丙酮酸/磷酸甘油醛途径，以丙酮酸和磷酸甘油醛为原料，在转酮酶的催化作用下聚合生成 5-磷酸脱氧木酮糖（DOXP），经异构化和还原等形成 2-甲基赤藓糖-4-磷酸（MEP），再经磷酸化、环化等步骤生成 IPP，进一步衍生出单萜、倍半萜、二萜等化合物，由于 5-磷酸脱氧木酮糖和 2-甲基赤藓糖-4-磷酸为主要前体，故称为 DOXP/MEP 途径。

二、单萜

单萜类化合物由 2 个异戊二烯单元组成，因此，大多数单萜化合物的基本骨架由 10 个碳原子构成。单萜类化合物根据结构中形成碳环的个数可分为无环（链状）单萜、单环单萜、双环单萜等。

（一）无环单萜

无环单萜	月桂烷型	
	艾蒿烷型	
	薰衣草烷型	
月桂烯和罗勒烯	互为同分异构体，是典型的无环单萜烃，月桂烯主要存在于桂叶、蛇麻花（啤酒花）、马鞭等挥发油中，具有一定的祛痰和镇咳作用；罗勒烯主要存在于罗勒、万寿菊属的一些植物中，含有具特殊香味的单萜，是香料工业的重要原料	
香叶醇	牻牛儿苗油、玫瑰油、香叶天竺葵油及香茅叶的挥发油中均含有香叶醇，有似玫瑰的香味，是玫瑰系香料的主要香味成分之一，亦是香料工业不可缺少的原料。玫瑰花中的香叶醇葡萄糖苷可缓慢水解，形成香叶醇，使花的芳香保持久长。香叶醇可与无水氯化钙形成结晶性分子复合物，利用这一性质可方便地将其从挥发油中分离出来，该结晶复合物加水后分解，再进行减压蒸馏即可提纯	
橙花醇	香叶醇的顺反异构体，在香橙油及香柠檬果皮挥发油中存在，也是香料工业不可或缺的原料	

笔记

续表

香茅醇	存在于香茅油、玫瑰油等多种植物的挥发油中，亦可由香叶醇或橙花醇部分氢化还原后得到	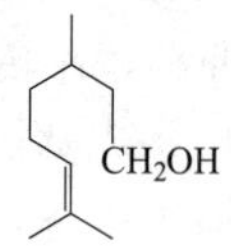
蒿酮	存在于黄花蒿挥发油中。蒿酮虽由两个异戊二烯单位组成，但不是头-尾或尾-尾相联而成，是一种非典型的单萜	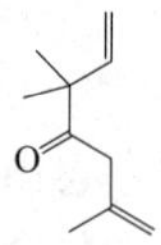
柠檬醛	又称枸橼醛，具有顺反异构体。反式为 α-柠檬醛，又称香叶醛，顺式为 β-柠檬醛，又称橙花醛。天然的柠檬醛通常为 α-柠檬醛与 β-柠檬醛的混合物，以 α-柠檬醛为主，具有柠檬香气，为重要的香料，在香茅油中的含量可达70%～85%	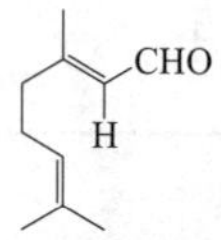 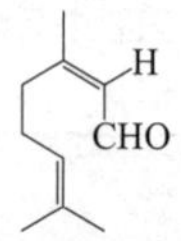

（二）单环单萜

常见类型有对-薄荷烷型、环香叶烷型和䓬酚酮类等。

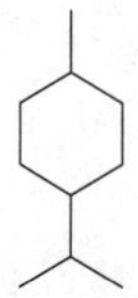

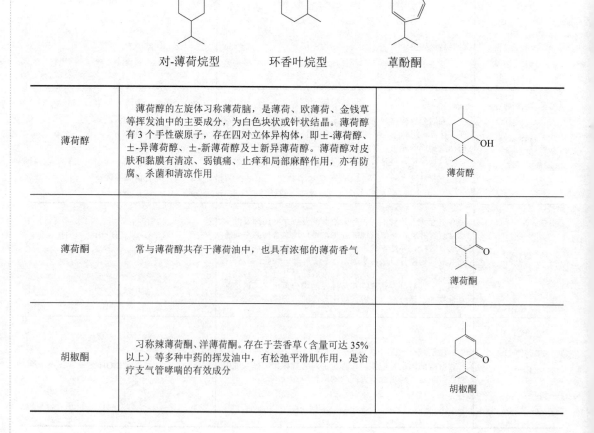

对-薄荷烷型 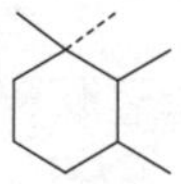　　　环香叶烷型　　　䓬酚酮

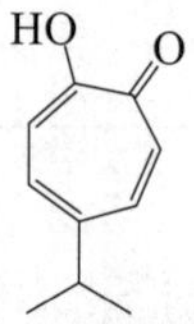

薄荷醇	薄荷醇的左旋体习称薄荷脑，是薄荷、欧薄荷、金钱草等挥发油中的主要成分，为白色块状或针状结晶。薄荷醇有3个手性碳原子，存在四对立体异构体，即±-薄荷醇、±-异薄荷醇、±-新薄荷醇及±新异薄荷醇。薄荷醇对皮肤和黏膜有清凉、弱镇痛、止痒和局部麻醉作用，亦有防腐、杀菌和清凉作用	
薄荷酮	常与薄荷醇共存于薄荷油中，也具有浓郁的薄荷香气	
胡椒酮	习称辣薄荷酮、洋薄荷酮。存在于芸香草（含量可达35%以上）等多种中药的挥发油中，有松弛平滑肌作用，是治疗支气管哮喘的有效成分	

续表

桉油精	桉叶挥发油中的主成分（约占 70%），在桉油低沸点馏分（白油）中可达 30%。蛔蒿花蕾挥发油中亦含有桉油精。属于单萜氧化物，遇盐酸、氢溴酸、磷酸及甲苯酚等可形成结晶性加成物，加碱处理又分解出桉油精。有似樟脑的香气，具有解热、消炎、抗菌、防腐、平喘及镇痛作用，常用作香料和防腐杀菌剂	桉油精
紫罗兰酮	存在于千屈菜科指甲花挥发油中，工业上由柠檬醛与丙酮缩合制备。紫罗兰酮是混合物，α-紫罗兰酮（环中双键处于 4，5 位）具有馥郁的香气，可用于配制香料，β-紫罗兰酮（环中双键处于 5，6 位）可用作合成维生素 A 的原料	α-紫罗兰酮
斑蝥素	存在于斑蝥、芫青干燥虫体中，含量约为 2%，可作为皮肤发赤、发泡或生毛剂。近年来制备成 N-羟斑蝥胺，试用于肝癌治疗，有一定效果	斑蝥素

（三）双环单萜

双环单萜的结构类型有 15 种以上，常见的有 6 种，如蒎烷型、莰烷型、蒈烷型、苧烷型、异莰烷型和葑烷型等。其中以蒎烷型和莰烷型较稳定，形成的衍生物也较多。

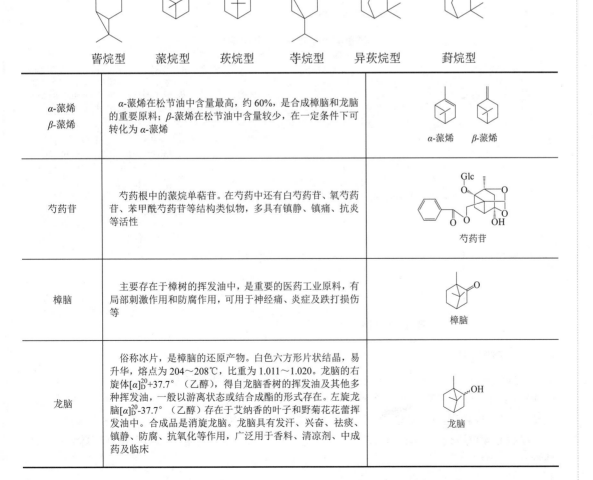

蒈烷型　蒎烷型　莰烷型　苧烷型　异莰烷型　葑烷型

α-蒎烯 β-蒎烯	α-蒎烯在松节油中含量最高，约 60%，是合成樟脑和龙脑的重要原料；β-蒎烯在松节油中含量较少，在一定条件下可转化为 α-蒎烯	α-蒎烯　β-蒎烯
芍药苷	芍药根中的蒎烷单萜苷。在芍药中还有白芍药苷、氧芍药苷、苯甲酰芍药苷等结构类似物，多具有镇静、镇痛、抗炎等活性	芍药苷
樟脑	主要存在于樟树的挥发油中，是重要的医药工业原料，有局部刺激作用和防腐作用，可用于神经痛、炎症及跌打损伤等	樟脑
龙脑	俗称冰片，是樟脑的还原产物。白色六方形片状结晶，易升华，熔点为 204～208℃，比重为 1.011～1.020。龙脑的右旋体$[\alpha]_D^{20}$+37.7°（乙醇），得自龙脑香树的挥发油及其他多种挥发油，一般以游离状态或结合成酯的形式存在。左旋龙脑$[\alpha]_D^{20}$-37.7°（乙醇）存在于艾纳香的叶子和野菊花花蕾挥发油中。合成品是消旋龙脑。龙脑具有发汗、兴奋、祛痰、镇静、防腐、抗氧化等作用，广泛用于香料、清凉剂、中成药及临床	龙脑

（四）环烯醚萜

环烯醚萜类是一类特殊的单萜，为臭蚁二醛的缩醛衍生物。

臭蚁二醛原是从臭蚁的防卫性分泌物分离出的物质，是衍生环烯醚萜的关键性中间氧化物。

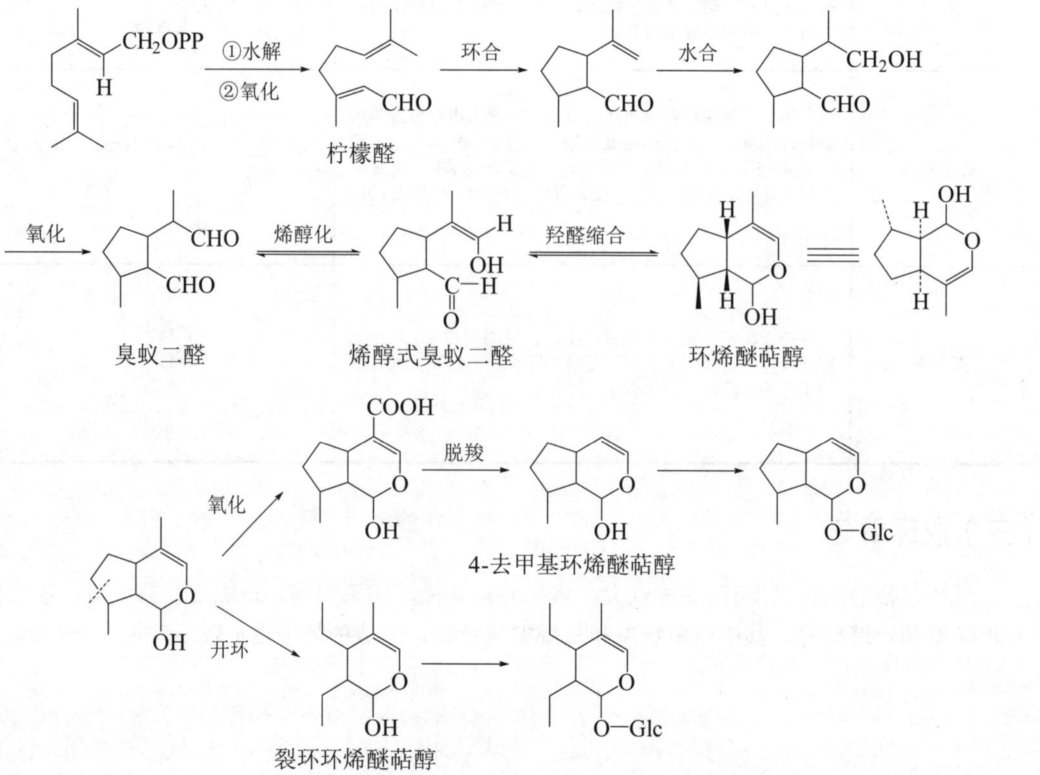

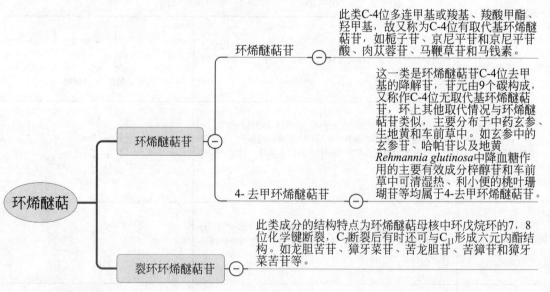

①水解
②氧化
环合
水合
柠檬醛
氧化
烯醇化
羟醛缩合
臭蚁二醛
烯醇式臭蚁二醛
环烯醚萜醇
氧化
脱羧
开环
4-去甲基环烯醚萜醇
裂环环烯醚萜醇

环烯醚萜类化合物的生物合成途径

环烯醚萜
环烯醚萜苷
环烯醚萜苷
此类C-4位多连甲基或羧基、羧酸甲酯、羟甲基，故又称为C-4位有取代基环烯醚萜苷，如栀子苷、京尼平苷和京尼平苷酸、肉苁蓉苷、马鞭草苷和马钱素。
4-去甲环烯醚萜苷
这一类是环烯醚萜苷C-4位去甲基的降解苷，苷元由9个碳构成，又称作C-4位无取代基环烯醚萜苷，环上其他取代情况与环烯醚萜苷类似，主要分布于中药玄参、生地黄和车前草中。如玄参中的玄参苷、哈帕苷以及地黄 Rehmannia glutinosa中降血糖作用的主要有效成分梓醇苷和车前草中可清湿热、利小便的桃叶珊瑚苷等均属于4-去甲环烯醚萜苷。
裂环环烯醚萜苷
此类成分的结构特点为环烯醚萜母核中环戊烷环的7，8位化学键断裂，C7断裂后有时还可与C11形成六元内酯结构。如龙胆苦苷、獐牙菜苷、苦龙胆苷、苦獐苷和獐牙菜苦苷等。

1. 环烯醚萜苷

环烯醚萜类成分多以苷的形式存在，且多为 C_1-羟基与葡萄糖结合成的单糖苷。苷元多具有 10 个碳原子，C_3 或 C_4 大多含有双键；C_5、C_6、C_7 常有羟基取代，C_8 多为甲基或羟甲基；C_6 或 C_7 可形成环酮，C_7 和 C_8 之间有时具有环氧醚结构；C_1、C_5、C_8、C_9 多为手性碳原子。

根据 C-4 位取代基的有无，此类化合物进一步又分为环烯醚萜苷及 4-去甲基环烯醚萜苷两种类型。

（1）环烯醚萜苷

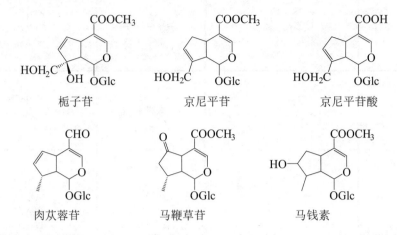

栀子苷　　　　　　京尼平苷　　　　　　京尼平苷酸

肉苁蓉苷　　　　　马鞭草苷　　　　　　马钱素

（2）4-去甲环烯醚萜苷

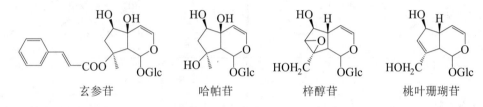

玄参苷　　　　　哈帕苷　　　　　梓醇苷　　　　　桃叶珊瑚苷

2. 裂环环烯醚萜苷

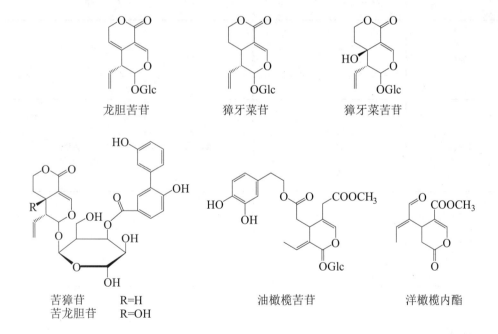

龙胆苦苷　　　　　獐牙菜苷　　　　　獐牙菜苦苷

苦獐苷　　　R=H　　　　　油橄榄苦苷　　　　　洋橄榄内酯
苦龙胆苷　　R=OH

三、倍半萜

倍半萜是指骨架由 3 个异戊二烯单位构成、含 15 个碳原子的化合物类群。倍半萜与单萜均为植物挥发油的重要组成成分，是挥发油高沸程（250～280℃）的主要组分，但也有低熔点的固体。焦磷酸金合欢酯（FPP）是倍半萜生物合成的前体。

中药中常见的倍半萜结构骨架包括如下。

吉马烷		伪愈创木烷	
桉烷		缬草烷	
橄榄烷		斧柏烷	
土青木香烷		雪松烷	
愈创木烷		月桂烷	
蛇麻烷		异月桂烷	
没药烷		菖蒲烷	
杜松烷		石竹烷	
乌药烷		莽草烷	
丁香烷		苦味毒烷	

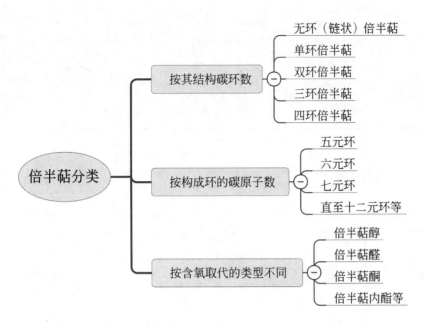

（一）无环倍半萜

常见类型为金合欢烷型。

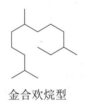

金合欢烷型

金合欢烯	根据双键位置不同，以 α 和 β 两种形式同时存在于枇杷叶、生姜及洋甘菊的挥发油中	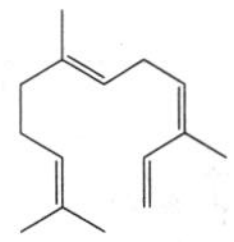 α-金合欢烯 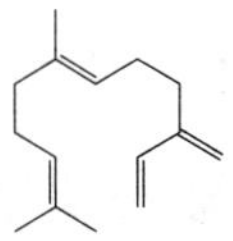　β-金合欢烯
金合欢醇	在金合欢花油、橙花油、香茅油中含量较多，是重要的高级香料原料	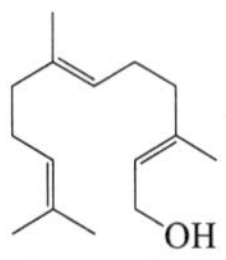 金合欢醇
橙花叔醇	具有苹果香，是橙花油中主要成分之一	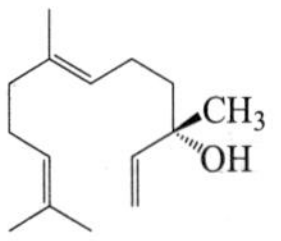 橙花叔醇

（二）单环倍半萜

单环倍半萜有从三元环至十二元环等多种类型，其中，以六元环居多，如没药烷型；还有十元环如吉马烷型、十一元环如蛇麻烷型等大环类型。

笔记

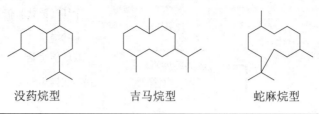

没药烷型　　　　吉马烷型　　　　蛇麻烷型

没药烷型	没药烯存在于没药、八角茴香等中药的挥发油中，有 α、β、γ 三种异构体	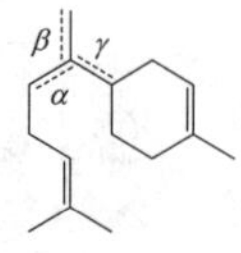 没药烯
吉马烷型	吉马酮存在于牻牛儿苗科植物大根老鹳草、杜鹃花科植物兴安杜鹃叶的挥发油中，具有平喘、镇咳的作用	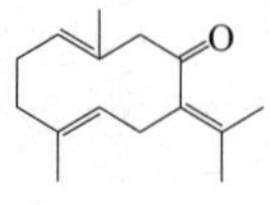 吉马酮
蛇麻烷型	α-蛇麻烯存在于葎草科植物蛇麻挥发油中，可使啤酒产生独特的香气，具有抗炎作用	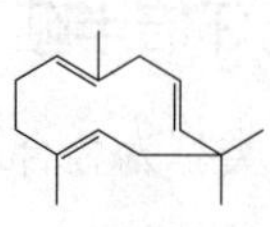 α-蛇麻烯
其他	青蒿素是从中药青蒿中分离得到的一种具有过氧基团的六元环倍半萜内酯，有很好的抗恶性疟疾活性	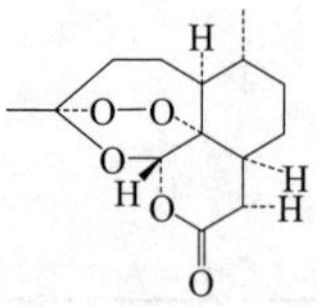 青蒿素

（三）双环倍半萜

双环倍半萜的结构类型很多，根据两个环的连接方式不同可分为并环、连环和螺环型双环倍半萜，以双环并环的类型为多，最常见的是两个六元环骈合而成的萘型，还有五元环骈七元环的薁型等。

1. 萘型

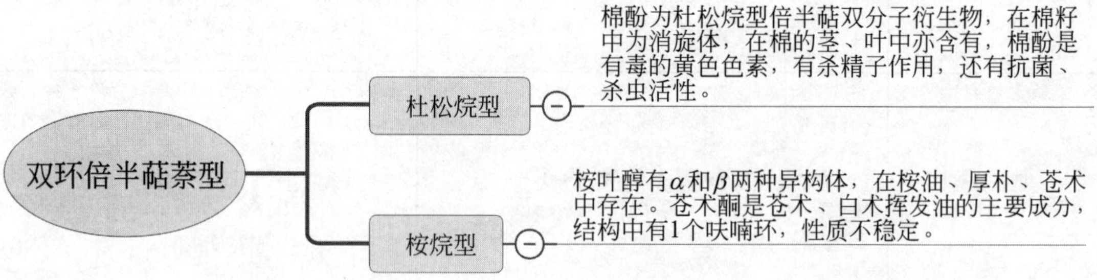

双环倍半萜萘型

杜松烷型 ⊖ 棉酚为杜松烷型倍半萜双分子衍生物，在棉籽中为消旋体，在棉的茎、叶中亦含有，棉酚是有毒的黄色色素，有杀精子作用，还有抗菌、杀虫活性。

桉烷型 ⊖ 桉叶醇有 α 和 β 两种异构体，在桉油、厚朴、苍术中存在。苍术酮是苍术、白术挥发油的主要成分，结构中有1个呋喃环，性质不稳定。

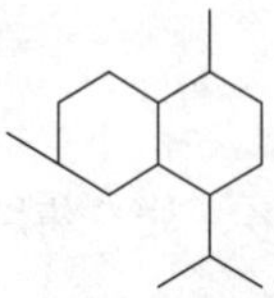

杜松烷型 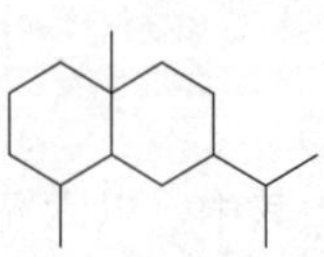　　　　桉烷型 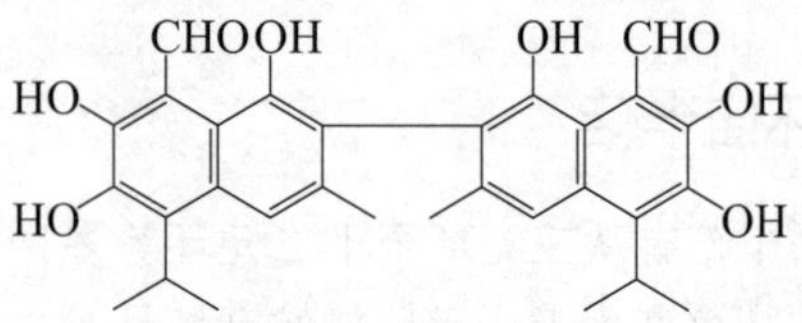　　　　棉酚

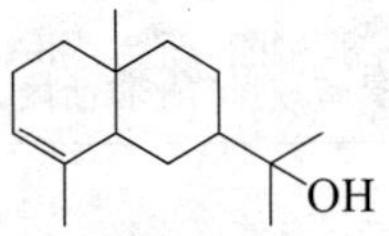

α-桉醇 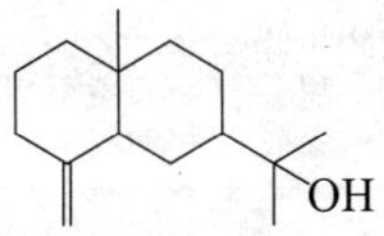　　　　　β-桉醇 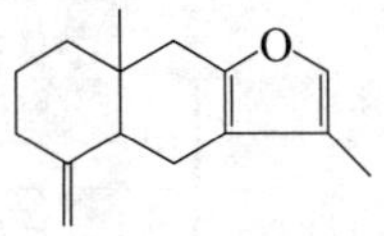　　　　　苍术酮

2. 薁型

薁型倍半萜为五元环骈七元环的芳烃衍生物，可看成由环戊二烯负离子和环庚三烯正离子骈合而成，其碳架有愈创木烷型、伪愈创木烷型等。

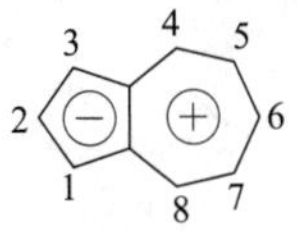

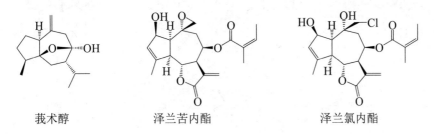

薁 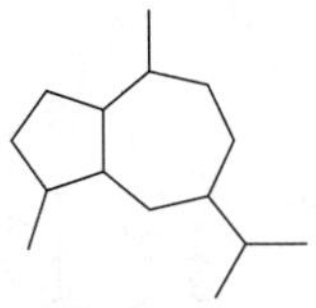　　　　愈创木烷型 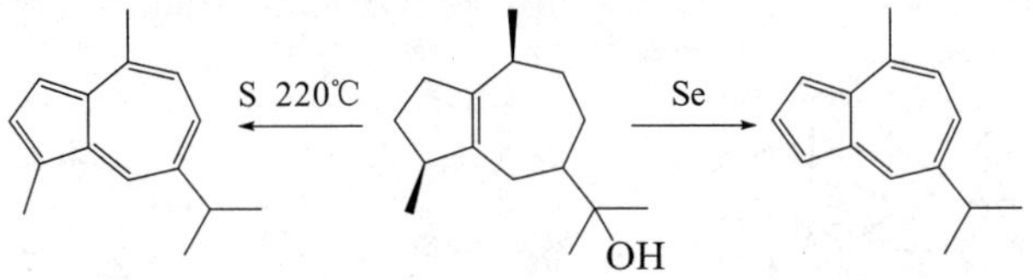　　　愈创木薁　　　愈创木醇　　　2,4-二甲基-7-异丙基薁

薁类化合物多具有抑菌、抗肿瘤、杀虫等活性，如莪术醇存在于莪术根茎的挥发油中，泽兰苦内酯、泽兰氯内酯是圆叶泽兰中的薁类倍半萜内酯，它们都具有抗肿瘤活性。

莪术醇　　　　　泽兰苦内酯　　　　　泽兰氯内酯

3. 其他

β-白檀醇属于β-檀香烷型倍半萜，为白檀木挥发油中沸点较高的组分，用作香料的固香剂，并具有较强的抗菌作用。

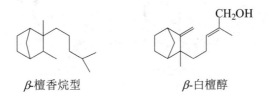

β-檀香烷型　　　　　β-白檀醇

（四）三环倍半萜

三环倍半萜如α-白檀醇存在于白檀木的挥发油中，有很强的抗菌作用，曾用为尿道消毒药。环桉醇存在于对枝软骨藻中，具有显著的抗金黄色葡萄球菌和白念珠菌活性。

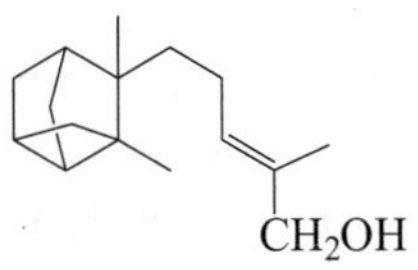

α-白檀醇 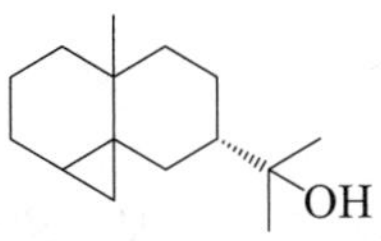　　　　　环桉醇

四、二萜

二萜是指骨架由 4 个异戊二烯单位构成，含 20 个碳原子的一类化合物。二萜广泛分布于植物界，许多植物分泌的乳汁、树脂等均以二萜类化合物为主。

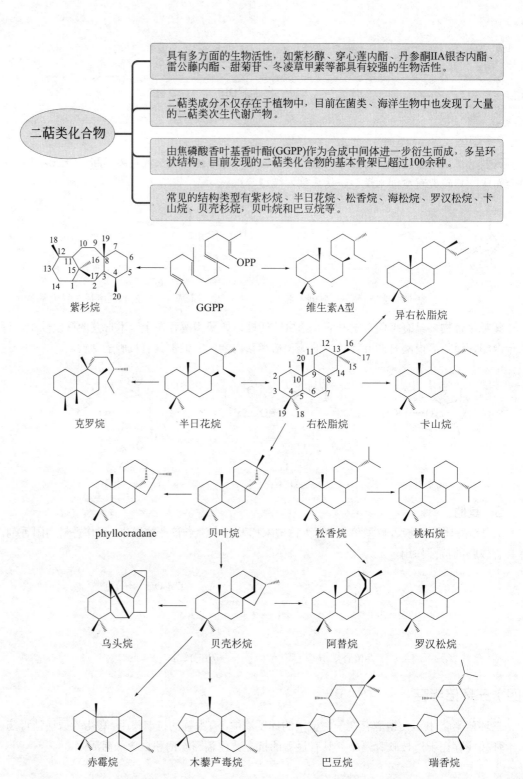

具有多方面的生物活性，如紫杉醇、穿心莲内酯、丹参酮IIA银杏内酯、雷公藤内酯、甜菊苷、冬凌草甲素等都具有较强的生物活性。

二萜类成分不仅存在于植物中，目前在菌类、海洋生物中也发现了大量的二萜类次生代谢产物。

由焦磷酸香叶基香叶酯(GGPP)作为合成中间体进一步衍生而成，多呈环状结构。目前发现的二萜类化合物的基本骨架已超过100余种。

常见的结构类型有紫杉烷、半日花烷、松香烷、海松烷、罗汉松烷、卡山烷、贝壳杉烷，贝叶烷和巴豆烷等。

紫杉烷　　GGPP　　维生素A型　　异右松脂烷

克罗烷　　半日花烷　　右松脂烷　　卡山烷

phyllocradane　　贝叶烷　　松香烷　　桃柘烷

乌头烷　　贝壳杉烷　　阿替烷　　罗汉松烷

赤霉烷　　木藜芦毒烷　　巴豆烷　　瑞香烷

（一）无环二萜

植物醇是叶绿素的组成成分，也是合成维生素 E 和维生素 K_1 的原料。

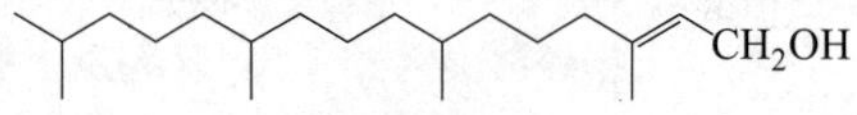

植物醇

（二）单环二萜

维生素 A 在动物肝脏中含量丰富，尤以鱼肝中为甚，多以酯的形式存在。

維生素A

（三）双环二萜

穿心莲	穿心莲叶含有较多二萜内酯类成分，其中，穿心莲内酯是抗炎的主要活性成分，临床上已用于治疗急性菌痢、胃肠炎、咽喉炎、感冒发热等，但其水溶性较差，为了增强溶解度，将穿心莲内酯制备成溶解度较大的穿心莲内酯磺酸钠或穿心莲内酯丁二酸半酯钾盐	穿心莲内酯　　　穿心莲内酯磺酸钠
银杏内酯	为银杏根皮及叶的苦味成分，是银杏叶制剂中治疗心脑血管病的主要有效成分之一。目前已分离出银杏内酯 A～C、银杏内酯 M、银杏内酯 J	R_1　R_2　R_3 银杏内酯 A　　OH　H　H 银杏内酯 B　　OH　OH　H 银杏内酯 C　　OH　OH　OH 银杏内酯 M　　H　OH　OH 银杏内酯 J　　OH　H　OH

（四）三环二萜

常见的基本母核有松香烷、海松烷、紫杉烷等。

松香烷　　　　　海松烷　　　　　　紫杉烷

松香烷	左松脂酸是松脂不挥发性成分的主要组成成分。左松脂酸易发生异构化转变为性质更稳定的松香酸。实际上，松脂经水蒸气蒸馏分出松节油后，在剩余的松香中已全部转变为松香酸，而不再以左松脂酸存在。松脂中同时存在的二萜类成分还有新松香酸和去氢松香酸等	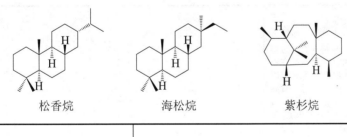 左松脂酸　　　　松脂酸 松香酸　　　　　新松香酸

海松烷	雷公藤甲素、雷公藤乙素及 16-羟基雷公藤内酯醇是从雷公藤中分离出的抗癌活性物质。雷公藤甲素对乳癌和胃癌细胞系集落形成有抑制作用，16-羟基雷公藤内酯醇具有较强的抗炎、免疫抑制和雄性抗生育作用	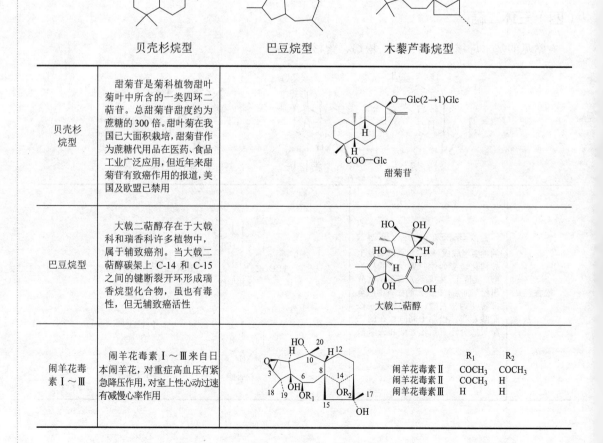雷公藤甲素　　　R₁=H　　　R₂=H　R₃=CH₃ 雷公藤乙素　　　R₁=β-OH　R₂=H　R₃=CH₃ 16-羟基雷公藤内酯醇　R₁=H　　R₂=H　R₃=CH₂OH
紫杉烷	紫杉醇，存在于红豆杉科红豆杉属的多种植物中，为具有紫杉烷骨架的二萜类化合物，临床上主要用于治疗卵巢癌、乳腺癌和肺癌等，有较好疗效	紫杉醇

（五）四环二萜

　　四环二萜有贝壳杉烷型、巴豆烷型、木藜芦毒烷型等碳架。

贝壳杉烷型　　　　　巴豆烷型　　　　　木藜芦毒烷型

贝壳杉烷型	甜菊苷是菊科植物甜叶菊叶中所含的一类四环二萜苷。总甜菊苷甜度约为蔗糖的 300 倍。甜叶菊在我国已大面积栽培，甜菊苷作为蔗糖代用品在医药、食品工业广泛应用，但近年来甜菊苷有致癌作用的报道，美国及欧盟已禁用	O—Glc(2→1)Glc COO—Glc 甜菊苷
巴豆烷型	大戟二萜醇存在于大戟科和瑞香科许多植物中，属于辅致癌剂。当大戟二萜醇碳架上 C-14 和 C-15 之间的键断裂开环形成瑞香烷型化合物，虽也有毒性，但无辅致癌活性	大戟二萜醇
闹羊花毒素 Ⅰ～Ⅲ	闹羊花毒素 Ⅰ～Ⅲ来自日本闹羊花，对重症高血压有紧急降压作用，对室上性心动过速有减慢心率作用	R₁　　R₂ 闹羊花毒素Ⅱ　COCH₃　COCH₃ 闹羊花毒素Ⅱ　COCH₃　H 闹羊花毒素Ⅲ　H　　H

五、二倍半萜

　　二倍半萜类可以看成是由 5 个异戊二烯单位构成的化合物，基本碳架包含 25 个碳原子。其生物合成的前体是焦磷酸香叶基金合欢酯（FPP）。此类成分数量不多，在羊齿植物、菌类、地衣类、海洋生物及昆虫分泌物中陆续发现。二倍半萜类共有无环、单环、二环、三环、四环及五环六种类型。

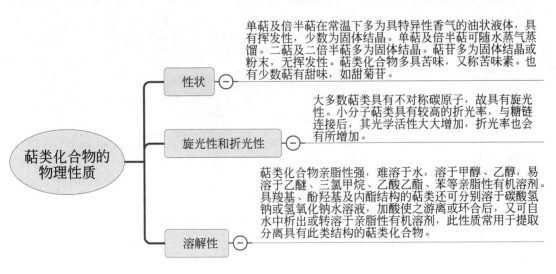

呋喃海绵素-3	从海绵中分得的链状二倍半萜化合物	
seco-manoalide	从 *LuffarilLa uariabillis* 中分得的具有抗菌作用的单环二倍半萜	
蛇孢假壳素 A	真菌稻芝麻枯病菌的成分，具有 C_5-C_8-C_5 骈合基本骨架，有抑制白癣菌及毛滴虫生长发育作用	

六、萜类化合物的理化性质

（一）物理性质

萜类化合物的物理性质

- 性状 — 单萜及倍半萜在常温下多为具特异性香气的油状液体，具有挥发性，少数为固体结晶。单萜及倍半萜可随水蒸气蒸馏。二萜及二倍半萜多为固体结晶。萜苷多为固体结晶或粉末，无挥发性。萜类化合物多具苦味，又称苦味素。也有少数萜有甜味，如甜菊苷。

- 旋光性和折光性 — 大多数萜类具有不对称碳原子，故具有旋光性。小分子萜类具有较高的折光率，与糖链连接后，其光学活性大大增加，折光率也会有所增加。

- 溶解性 — 萜类化合物亲脂性强，难溶于水，溶于甲醇、乙醇，易溶于乙醚、三氯甲烷、乙酸乙酯、苯等亲脂性有机溶剂。具羧基、酚羟基及内酯结构的萜类还可分别溶于碳酸氢钠或氢氧化钠水溶液，加酸使之游离或环合后，又可自水中析出或转溶于亲脂性有机溶剂，此性质常用于提取分离具有此类结构的萜类化合物。

（二）化学性质

1. 双键加成反应

溴加成反应	不饱和萜在冰乙酸或乙醚-乙醇混合溶液中滴加溴，于冰冷却的条件下可生成溴加成物结晶

卤化氢加成反应	萜类双键可与卤化氢类试剂如氯化氢、溴化氢在冰乙酸中进行加成反应，产物于冰水中析出结晶。如柠檬烯与氯化氢在冰乙酸溶液中反应，加冰水后析出柠檬烯二氢氯化物晶体
亚硝酰氯反应	许多不饱和萜的双键可以和亚硝酰氯（Tilden 试剂）发生加成反应，生成氯化亚硝基衍生物，多呈蓝色或蓝绿色，可用于不饱和萜类物质的分离和鉴定。萜烯的氯化亚硝基衍生物还可与伯胺或仲胺（常用六氢吡啶）缩合成亚硝基胺类，产物具有较好的结晶及一定的物理常数，可用于鉴定。需注意的是，非四取代萜烯的氯化亚硝基衍生物结晶多为无色二聚体，可加热至熔融或制成溶液解聚而呈蓝或蓝绿色
Diels-Alder反应	具有共轭二烯结构的萜类化合物可与顺丁烯二酸酐产生 Diels-Alder 反应，生成结晶性产物，可初步证明共轭双键的存在。但有些具两个非共轭双键的萜类由于双键移位也可与顺丁烯二酸酐生成加成物，应结合紫外光谱等其他数据综合分析

2. 羰基加成反应

亚硫酸氢钠加成	具羰基（醛或酮）的萜类化合物可与亚硫酸氢钠反应，生成结晶性加成物，用酸或碱（多用草酸、硫酸或碳酸钠）处理可分解复原成原萜醛或萜酮。反应时要注意控制条件，如果时间过长或温度过高，会使双键发生不可逆的加成。如柠檬醛与亚硫酸氢钠反应，在不同条件下得到不同的加成物
吉拉德（Girard）试剂加成	Girard 试剂是一类带季铵基团的酰肼，常用 Girard T 和 Girard P 两种，可与具羰基的萜反应，生成水溶性腙，从而与脂溶性非羰基萜类成分分离 $(CH_3)_3N^+CH_2CONHNH_2Cl^-$　　　　$N^{\pm}CH_2CONHNH_2Cl^-$ Girard 试剂T　　　　　　　　　　Girard 试剂P

续表

	反应时在含羰基萜的乙酸—无水乙醇溶液中加入 Girard 试剂（加乙酸可促进反应），加热回流，反应结束加水稀释，用乙醚萃取非羰基萜类化合物，水层用硫酸或盐酸酸化，再用乙醚萃取，蒸去溶剂后即得原萜醛或萜酮
吉拉德（Girard）试剂加成	

3. 氧化反应

萜类化合物的氧化反应

- 不同氧化剂作用于萜类化合物中的不同基团，生成各种氧化产物，此性质多用于工业生产。
- 常用氧化剂有臭氧、铬酐（三氧化铬）、高锰酸钾等，其中以臭氧应用最为广泛。
- 臭氧可将萜类化合物中的烯烃进行氧化，用于测定双键的位置，亦可用于相关的醛酮合成。如月桂烯在臭氧作用下可氧化成醛和酮。

$$3O_3 \qquad [H] \qquad H_3C-CO-CH_3 \; + \; \text{CHO-CH}_2\text{CH}_2\text{-CHO} \; + \; 2HCHO \; + \; 3H_2O$$

月桂烯　　　　　　　　丙酮　　α-羰基戊二醛　甲醛　　水

4. 脱氢反应

通常在惰性气体保护下进行，与硫或硒共热（200～300℃），以铂黑或钯作为催化剂，环萜的碳架因脱氢转变为芳香烃类衍生物，可通过合成或者紫外光谱等方法进行鉴定，从而推断萜类化合物母核，在早期鉴定萜类化合物母核骨架时具有重要意义。

β-桉醇的脱氢反应

5. 分子重排反应

萜类化合物在发生加成、消除或亲核取代反应时，常发生 Wagner-Meerwein 重排，使碳架发生改变。目前工业上制备樟脑的方法即由 α-蒎烯经 Wagner-Meerwein 重排后，再进行氧化制得。

α-蒎烯　　Al₂O₃ 150～160℃ 异构化　　HCOOH　　重排　　H-CO-O—

水解　　OH　　Cr₂O₃/强碱型树脂 丙酮　　樟脑

七、萜类化合物的提取与分离

（一）萜类化合物的提取方法

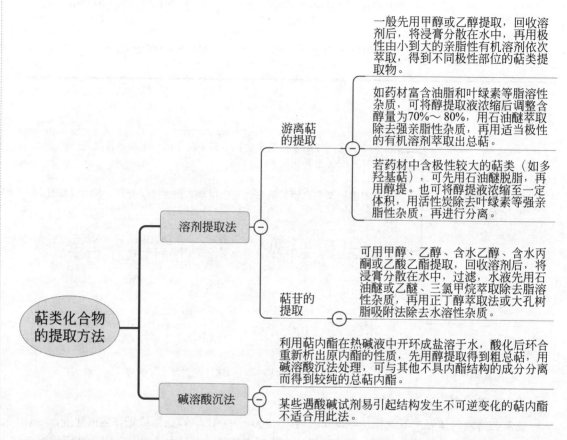

一般先用甲醇或乙醇提取，回收溶剂后，将浸膏分散在水中，再用极性由小到大的亲脂性有机溶剂依次萃取，得到不同极性部位的萜类提取物。

如药材富含油脂和叶绿素等脂溶性杂质，可将醇提取液浓缩后调整含醇量为70%～80%，用石油醚萃取除去强亲脂性杂质，再用适当极性的有机溶剂萃取出总萜。

若药材中含极性较大的萜类（如多羟基萜），可先用石油醚脱脂，再用醇提。也可将醇提液浓缩至一定体积，用活性炭除去叶绿素等强亲脂性杂质，再进行分离。

可用甲醇、乙醇、含水乙醇、含水丙酮或乙酸乙酯提取，回收溶剂后，将浸膏分散在水中，过滤，水液先用石油醚或乙醚、三氯甲烷萃取除去脂溶性杂质，再用正丁醇萃取法或大孔树脂吸附法除去水溶性杂质。

利用萜内酯在热碱液中开环成盐溶于水，酸化后环合重新析出原内酯的性质，先用醇提得到粗总萜，用碱溶酸沉法处理，可与其他不具内酯结构的成分分离而得到较纯的总萜内酯。

某些遇酸碱试剂易引起结构发生不可逆变化的萜内酯不适合用此法。

（二）萜类化合物的分离方法

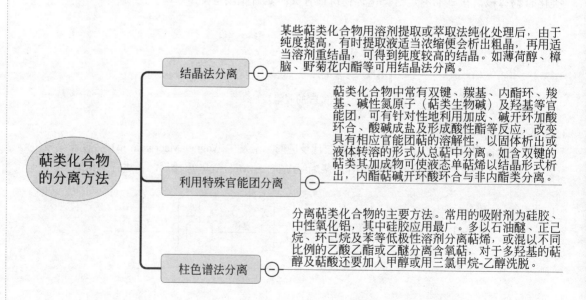

某些萜类化合物用溶剂提取或萃取法纯化处理后，由于纯度提高，有时提取液适当浓缩便会析出粗晶，再用适当溶剂重结晶，可得到纯度较高的结晶。如薄荷醇、樟脑、野菊花内酯等可用结晶法分离。

萜类化合物中常有双键、羰基、内酯环、羧基、碱性氮原子（萜类生物碱）及羟基等官能团，可有针对性地利用加成、碱开环加酸环合、酸碱成盐及形成酸性酯等反应，改变具有相应官能团萜的溶解性，以固体析出或液体转溶的形式从总萜中分离。如含双键的萜类其加成物可使液态单萜烯以结晶形式析出，内酯萜碱开环酸环合与非内酯类分离。

分离萜类化合物的主要方法。常用的吸附剂为硅胶、中性氧化铝，其中硅胶应用最广。多以石油醚、正己烷、环己烷及苯等低极性溶剂分离萜烯，或混以不同比例的乙酸乙酯或乙醚分离含氧萜，对于多羟基的萜醇及萜酸还要加入甲醇或用三氯甲烷-乙醇洗脱。

八、萜类化合物的检识

（一）理化检识

1. 环烯醚萜类的检识

由于分子结构中具有半缩醛羟基，性质活泼，遇酸、碱、羰基化合物和氨基酸等能反应，形成不同颜色的产物，其检识反应见下表。

环烯醚萜类的检识反应

反应名称	试剂	现象	备注
氨基酸反应	氨基酸（甘氨酸、亮氨酸、谷氨酸）	红色至蓝色，后生成蓝色沉淀	京尼平显蓝紫色沉淀，使皮肤染成蓝色
Weiggering 反应	Trim-Hill 试剂（乙酸、0.2%硫酸铜、浓硫酸）	不同颜色	车叶草苷、桃叶珊瑚苷显蓝色，哈帕苷显紫红色
Shear 反应	Shear 试剂（浓盐酸：苯胺体积比为1：15）	使吡喃衍生物产生特殊颜色	车叶草苷产生黄色后变为棕色，最后转为深绿色

需要注意的是，上述检识反应并不是对每种环烯醚萜类化合物都为阳性反应，故应多做几种反应，并佐以苷的检识反应进行补充。

2. 草酚酮类的检识

草酚酮具有一般酚类的性质，能与铁、铜等金属离子生成有颜色的络盐，可用于检识。

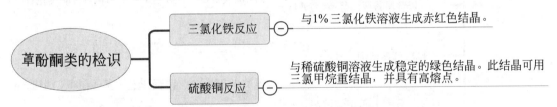

草酚酮类的检识 ── 三氯化铁反应 ── 与1%三氯化铁溶液生成赤红色结晶。

── 硫酸铜反应 ── 与稀硫酸铜溶液生成稳定的绿色结晶。此结晶可用三氯甲烷重结晶，并具有高熔点。

许多其他酚类也可与三氯化铁及硫酸铜生成相似颜色的沉淀或结晶，因此，根据这些检识反应定性时，要结合草酚酮的挥发性及其羰基（1650～1600cm^{-1}）和羟基（3200～3100cm^{-1}）的红外光谱吸收峰等进行综合分析。

3. 薁类化合物的检识

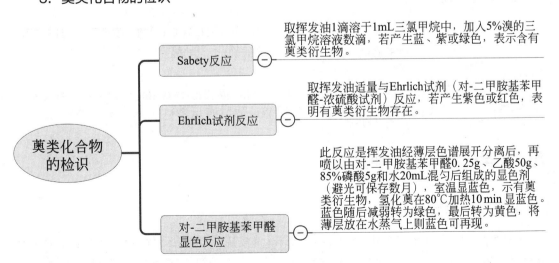

薁类化合物的检识 ── Sabety反应 ── 取挥发油1滴溶于1mL三氯甲烷中，加入5%溴的三氯甲烷溶液数滴，若产生蓝、紫或绿色，表示含有薁类衍生物。

── Ehrlich试剂反应 ── 取挥发油适量与Ehrlich试剂（对-二甲胺基苯甲醛-浓硫酸试剂）反应，若产生紫色或红色，表明有薁类衍生物存在。

── 对-二甲胺基苯甲醛显色反应 ── 此反应是挥发油经薄层色谱展开分离后，再喷以由对-二甲胺基苯甲醛0.25g、乙酸50g、85%磷酸5g和水20mL混匀后组成的显色剂（避光可保存数月），室温显蓝色，示有薁类衍生物，氢化薁在80℃加热10min显蓝色。蓝色随后减弱转为绿色，最后转为黄色，将薄层放在水蒸气上则蓝色可再现。

（二）色谱检识

1. 通用显色剂

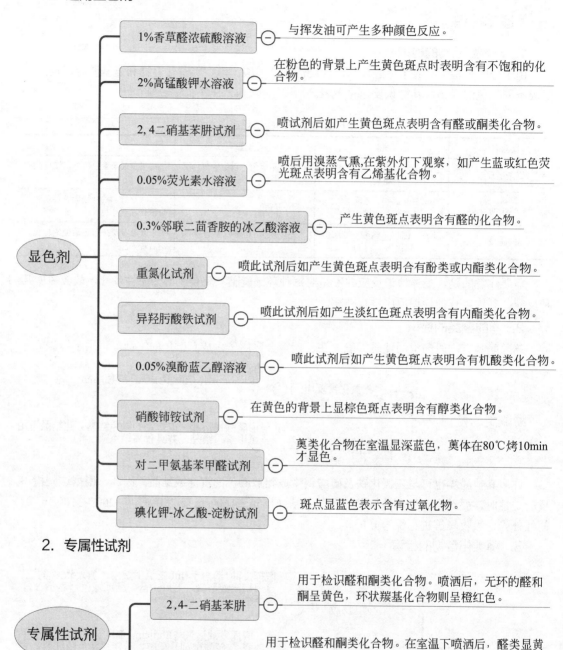

显色剂

- 1%香草醛浓硫酸溶液 —— 与挥发油可产生多种颜色反应。
- 2%高锰酸钾水溶液 —— 在粉色的背景上产生黄色斑点时表明含有不饱和的化合物。
- 2,4二硝基苯肼试剂 —— 喷试剂后如产生黄色斑点表明含有醛或酮类化合物。
- 0.05%荧光素水溶液 —— 喷后用溴蒸气熏,在紫外灯下观察，如产生蓝或红色荧光斑点表明含有乙烯基化合物。
- 0.3%邻联二茴香胺的冰乙酸溶液 —— 产生黄色斑点表明含有醛的化合物。
- 重氮化试剂 —— 喷此试剂后如产生黄色斑点表明含有酚类或内酯类化合物。
- 异羟肟酸铁试剂 —— 喷此试剂后如产生淡红色斑点表明含有内酯类化合物。
- 0.05%溴酚蓝乙醇溶液 —— 喷此试剂后如产生黄色斑点表明含有机酸类化合物。
- 硝酸铈铵试剂 —— 在黄色的背景上显棕色斑点表明含有醇类化合物。
- 对二甲氨基苯甲醛试剂 —— 奠类化合物在室温显深蓝色，奠体在80℃烤10min才显色。
- 碘化钾-冰乙酸-淀粉试剂 —— 斑点显蓝色表示含有过氧化物。

2. 专属性试剂

专属性试剂

- 2,4-二硝基苯肼 —— 用于检识醛和酮类化合物。喷洒后，无环的醛和酮呈黄色，环状羰基化合物则呈橙红色。
- 邻联茴香胺 —— 用于检识醛和酮类化合物。在室温下喷洒后，醛类显黄至棕色，加热后颜色变深而背景颜色亦变深。

九、萜类化合物的结构研究

（一）UV 光谱特征

UV 光谱可判断环烯醚萜类化合物中的 α、β-不饱和羰基及烯醚键，如 C_4 有—COOH、—COOR 取代,在 230～240nm 有较强吸收,当在 0.01mol/L 氢氧化钠溶液中测定则吸收峰红移 30～40nm,根据该峰是否存在可判断 C_4 取代状况。例如，马鞭草苷元在醇中测定 λ_{max} 为 240nm（ε 9050），在 0.01mol/L NaOH 溶液中测定则为 271nm（ε 19000）。如环戊烷部分有羰基则在 270～290nm 处出

✎ 笔记

现 n→π*引起的弱峰（$\varepsilon<100$）。

（二）IR 光谱特征

IR 光谱可判断环烯醚萜类化合物 C_4 有无—COOR 取代基，是否为裂环环烯醚萜类，五元环中有无羟基、羰基、双键及环氧结构，主要特征如下：

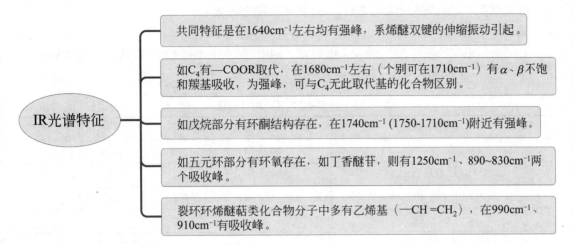

IR光谱特征

- 共同特征是在1640cm^{-1}左右均有强峰，系烯醚双键的伸缩振动引起。
- 如C_4有—COOR取代，在1680cm^{-1}左右（个别可在1710cm^{-1}）有α、β不饱和羰基吸收，为强峰，可与C_4无此取代基的化合物区别。
- 如戊烷部分有环酮结构存在，在1740cm^{-1}（1750-1710cm^{-1}）附近有强峰。
- 如五元环部分有环氧存在，如丁香醚苷，则有1250cm^{-1}、890~830cm^{-1}两个吸收峰。
- 裂环环烯醚萜类化合物分子中多有乙烯基（—CH=CH$_2$），在990cm^{-1}、910cm^{-1}有吸收峰。

（三）^{1}H-NMR 谱特征

^{1}H-NMR 谱是测定萜类化合物结构的重要方法，在环烯醚萜结构鉴定中可用于判定其结构类型，并对确定许多立体化学（构型、构象）结构有帮助，其中 H-1 与 H-3 的信号最具有鉴别意义。

1. H-1

由于 C_1 原子与两个 O 原子相连，H-1 氢谱信号出现在较低磁场，δ 值在 4.5~6.2 之间。H-1 与 H-9 相互偶合，它们的偶合常数 $J_{1,9}$ 可用于判断二氢吡喃环的构型和构象，如 $J_{1,9}$ 为 0~3Hz，表明 H-1 处于平伏键，C_1-OH（或 O-Glc）则处于直立键，C-1 折向平面上方；如 $J_{1,9}$ 为 7~10Hz，表明 H-1 处于直立键，C_1-OH（或 O-Glc）处于平伏键，二氢吡喃环几乎处于同一平面，但 C_1 折向下方。

2. H-3 和 H-4

H-3 信号可用以区别环烯醚萜 C_4 有无取代基以及取代基的种类，见下表。

H-3 的 ^{1}H-NMR 特征

C_4取代基	H-3δ	偶合常数/Hz
—COOR	7.3~7.7（个别 7.1~8.1）	$J_{3,5}$=0~2（H-3 与 H-5 远程偶合）
—CH$_3$	6.0~6.2	多重峰
—CH$_2$OR	6.2~6.6	多重峰
无取代基	6.5 左右	双二重峰（dd），$J_{3,4}$=6~8（H-3 与 H-4 邻偶），$J_{3,5}$=0~2（H-3 与 H-5 远程偶合）

当 C-3 和 C-4 间形成双键，若 C-3 和 C-4 均无取代，则 H-3 和 H-4 均为 dd 峰，H-3 的 δ 值为 6.20~6.53，H-4 的 δ 值为 4.77~5.49，$J_{3,4}$=6.0~6.5Hz，$J_{3,5}$=1.0~2.0Hz，$J_{4,5}$=2.9~5.0Hz。

3. 其他质子信号

C_8 上常连有 10-CH$_3$，若 C_8 为叔碳，则 10-CH$_3$ 的 δ 值多在 1.1~1.2，为二重峰，J= 6Hz；若 C_7~C_8 之间有双键，该甲基 δ 值移至 2.0 左右，变成单峰或宽单峰。分子中如有—COOCH$_3$ 取代基，其 OCH$_3$ 一般出现在 δ3.7~3.9 之间，为单峰。

（四）^{13}C-NMR 谱特征

萜类化合物多由异戊二烯片段连接而成，故可根据碳信号个数判断化合物类型。在环烯醚萜类化合物 ^{13}C-NMR 谱中最特征的信号为 C-1、C-3、C-4、C-10。

1. C-1

环烯醚萜 C_1-OH 常与葡萄糖成苷，C-1 的 δ 值在 95～104。

2. C-3 和 C-4

环烯醚萜绝大多数有 $\Delta^{3,4}$，受到 2 位 O 原子的影响，C-3 比 C-4 处于低场，当 C_4 无取代或取代基不同时，C-3 和 C-4 化学位移会有所不同，见下表。

C-3 和 C-4 的 ^{13}C-NMR 特征

C-3，C-4 取代情况	C-3δ	C-4δ
$\Delta^{3(4)}$，C_4 无取代	140.3～145.3	104.6～108.3
$\Delta^{3(4)}$，C_4-COOR 或 -COOCH$_3$	148.5～155.9	104.7～116.6
$\Delta^{3(4)}$，C_4-CHO	161.4～166.2	122.2～126.6
$\Delta^{3(4)}$，C_3 无取代	56 左右	

3. C-10 和 C-11

C-10 一般为甲基，或甲基被氧化为羟甲基或羧基；C-11 通常为羧酸甲酯、羧基或醛基，当 C-10 和 C-11 取代基不同时，其化学位移会相应变化，见下表。

C-10 和 C-11 化学位移

C-10	δ	C-11	δ
C_{10}-CH$_3$	13.9～27.5	C_{11}-COOCH$_3$	167～169
C_{10}-CH$_2$OH	66 左右（C$_7$ 有双键，61 左右）	C_{11}-COOH	170～175
C_{10}-COOH	175～177	C_{11}-CHO	190 左右

4. 其他碳原子

C-5	C-5 无取代时，δ 值为 27～44；如 C-5 连有羟基，δ 值为 71～74
C-6	◇5，6 位均无取代时，δ 值约为 31～42 ◇如 C-6 连有羟基，δ 值约为 75～83 ◇如 C-6 为羰基，δ 值约为 211～216
C-7 和 C-8	◇C-7 无取代时，其 δ 值约为 33～48 ◇如 C-7 连有羟基，其 δ 值约为 75 ◇如 C-8 连有羟基，其 δ 值约为 62 ◇如果有 $\Delta^{7,8}$，且 C-8 有羟甲基取代，则 C_7 比 C_8 处于高场 ◇如果 C-8 有羧基取代，则 C_7 比 C_8 处于低场 ◇8-去甲基环烯醚萜苷由于 8 位无甲基，如有 $\Delta^{7,8}$，δ 值在 134～136；如 C_7 和 C_8 与氧形成含氧三元环，δ 值一般在 56～60

（五）其他 NMR 谱特征

多数萜类分子结构复杂，可利用 DEPT 技术测定伯、仲、叔、季碳碳原子类型，二维 HSQC 或 HMQC 谱可把 ^{1}H 核和与其直接相连的 ^{13}C 关联起来，HMBC 谱可以把 ^{1}H 核和与其远程偶合的 ^{13}C 关联起来，NOESY 谱用于提供空间的连接和立体化学的信息。

（六）旋光谱特征

旋光谱对确定化合物的立体结构有重要意义。如具有环戊酮结构的环烯醚萜类，一般显示较强的（-）Cotton 效应，有助于判断羰基的存在及某些立体结构。

十、含萜类化合物的中药实例

（一）狼毒

狼毒中的含有多种骨架结构类型的二萜类成分，包括对映-松香烷型、巴豆烷型以及对映-海松烷型等。其中，以对映-松香烷型二萜 17-羟基岩大戟内酯 B 含量最多，该化合物对于结核分枝杆菌显示出了明显的抑制活性，有望作为潜在的抗结核药物的先导化合物。*ent*-8(14)-Pimarene-15*R*,16-diol 是狼毒中对映-海松烷型二萜的代表化合物。此外，狼毒中还含有丰富的巴豆烷型二萜，如 9-羟基喜树碱，此类成分被证实具有抗 HIV 活性。

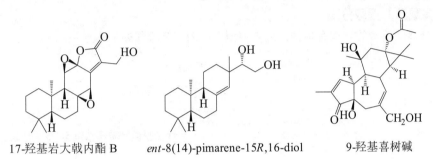

17-羟基岩大戟内酯 B   *ent*-8(14)-pimarene-15*R*,16-diol   9-羟基喜树碱

（二）青蒿

1. 化学成分

青蒿所含的萜类化合物有：蒿酮、异蒿酮、桉油精、樟脑、α-蒎烯、β-蒎烯等单萜；青蒿素、青蒿甲素、青蒿乙素、青蒿丙素、青蒿酸、青蒿醇等倍半萜；β-香树脂乙酸酯等三萜；此外还含有黄酮、香豆素和植物甾醇类成分。其中倍半萜内酯化合物研究最为深入。

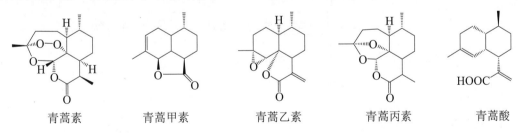

青蒿素   青蒿甲素   青蒿乙素   青蒿丙素   青蒿酸

2. 青蒿素的构效关系和结构修饰

青蒿素的水溶性很差，通过结构修饰，得到了抗疟效价更高的水溶性青蒿琥酯及油溶性好的蒿甲醚。青蒿琥酯钠可供静脉注射以抢救血栓型恶性疟疾。

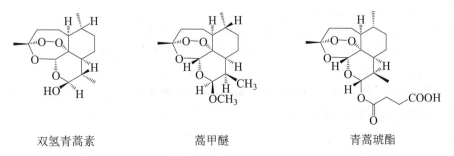

双氢青蒿素   蒿甲醚   青蒿琥酯

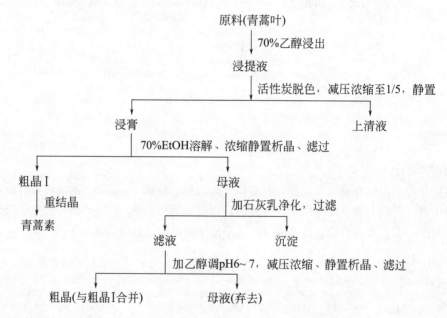

双氢青蒿素与含卤素原子、羧基、硫羧基或苯环等取代基的烷基醚类在Lewis酸或三甲基硅氯催化下，反应生成一系列具有抗疟活性的双氢青蒿素脂肪醚类衍生物。其中，蒿甲醚和蒿乙醚具有抗疟活性高、作用迅速、毒副作用小等特点，在临床上广泛应用。

双氢青蒿素与酸、酸酐或其他酰基化试剂在无水二氯甲烷溶剂中，用三乙胺或吡啶催化合成出双氢青蒿素的酯类衍生物，如青蒿琥酯，其钠盐水溶性好，具有抗疟活性高、速效、低毒等特点，作为临床广泛应用的抗疟药物。

3. 青蒿素的生物转化

除了通过结构修饰的途径研究并制备疗效更好的青蒿素衍生物，用生物转化也可以制备出多种青蒿素衍生物，如利用灰色链霉菌 *Streptomyces griseus* 可将青蒿素及蒿甲醚转化为具有抗疟作用的 9α-羟基青蒿素，这在有机合成中较难做到；利用长春花悬浮细胞将青蒿素转化为 3α-羟基去氧青蒿素，为新药开发提供了一条有效的途径。

4. 青蒿素的提取分离

提取分离青蒿素的方法有多种，适合中型生产的工艺流程如下。

原料(青蒿叶)

　↓ 70%乙醇浸出

浸提液

　↓ 活性炭脱色，减压浓缩至1/5，静置

浸膏　　　　　　　　　　　　　　　　　　　上清液

　↓ 70%EtOH溶解、浓缩静置析晶、滤过

粗晶Ⅰ　　　　　　　　　　　母液

　↓ 重结晶　　　　　　　　　　↓ 加石灰乳净化，过滤

青蒿素　　　　　　滤液　　　　　　　　　　沉淀

　　　　　　　　　↓ 加乙醇调pH6~7，减压浓缩、静置析晶、滤过

　　　　粗晶(与粗晶Ⅰ合并)　　　　　母液(弃去)

（三）紫杉

1. 化学成分

目前，已从红豆杉属植物中分离出近 200 多种紫杉烷二萜类似物。其中，紫杉醇具有显著的抗肿瘤活性，分子结构中 C-4、C-5、C-20 位的环氧丙烷结构、C-2 的苯甲酰氧基及 C-4 位的乙酰基是活性必需基团。紫杉醇在植物体内可以游离状态存在，也可与糖结合成苷，如 7-木糖基紫杉醇和 7-木糖基-10-去乙酰紫杉醇。

紫杉醇的含量在同属不同种植物、不同部位及不同采集期差别很大，大体上在 0.001%~0.076%（干品）。紫杉醇因在植物体内含量低，紫杉生长缓慢，树皮剥去后不能再生，来源受限。紫杉醇的全合成虽获得成功，但合成步骤复杂、成本昂贵，目前尚无工业应用价值。现大多是以浆果紫杉的新鲜叶子中提取紫杉醇前体 10-去乙酰巴卡亭Ⅲ为原料，经过四步化学过程可半合成紫杉醇，收取率近 50%。

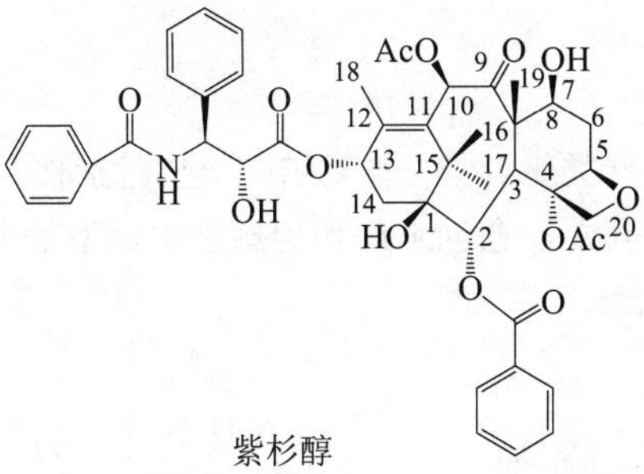

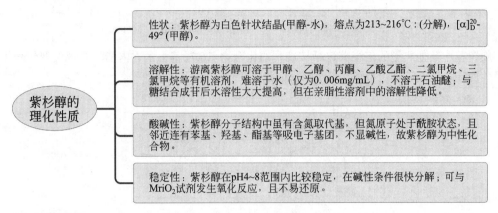

AcO
9
O
OH
19
7
18
12
11
10
16
8
6
O
O
13
15
17
5
N
H
OH
14
1
3
4
O
HO
2
OAc
20
O
O

紫杉醇

2. 理化性质

紫杉醇的理化性质
性状：紫杉醇为白色针状结晶(甲醇-水)，熔点为213~216℃：(分解)，$[\alpha]_D^{20}$-49° (甲醇)。
溶解性：游离紫杉醇可溶于甲醇、乙醇、丙酮、乙酸乙酯、二氯甲烷、三氯甲烷等有机溶剂，难溶于水（仅为0. 006mg/mL），不溶于石油醚；与糖结合成苷后水溶性大大提高，但在亲脂性溶剂中的溶解性降低。
酸碱性：紫杉醇分子结构中虽有含氮取代基，但氮原子处于酰胺状态，且邻近连有苯基、羟基、酯基等吸电子基团，不显碱性，故紫杉醇为中性化合物。
稳定性：紫杉醇在pH4~8范围内比较稳定，在碱性条件很快分解；可与$MriO_2$试剂发生氧化反应，且不易还原。

3. 提取分离

（1）提取　传统溶剂提取大多采用甲醇、乙醇、甲醇-二氯甲烷（1∶1）、乙酸乙酯-丙酮（1∶1）等浸提，蒸去溶剂得到浸膏，以等体积水稀释，先用石油醚萃取除去脂溶性杂质，继用二氯甲烷或三氯甲烷萃取，回收溶剂得稠浸膏状提取物。

采用 CO_2 超临界流体萃取法比传统溶剂法具有较高的提取效率，如用 CO_2 以及 CO_2 和乙醇的混合物提取红豆杉树皮中紫杉醇，提取温度为 318K（45℃），压力为 18.07～25.79 MPa，紫杉醇大部分能得到有效地提取。

（2）分离　一般采用硅胶干柱、常压柱、低压柱等色谱方法分离，以二氯甲烷-甲醇或三氯甲烷-甲醇或己烷-丙酮等溶剂进行梯度洗脱，通常要进行多次柱色谱分离才能得到纯品。也有采用制备性 TLC、HPLC 以及 HPLC 与 HSCCC（高速逆流色谱）相结合的方法把紫杉醇与三尖杉宁碱分开。

紫杉醇的生产制备工艺见下图。

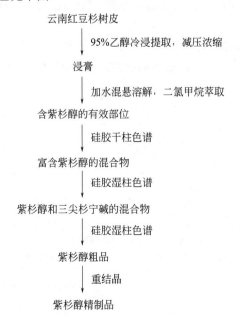

云南红豆杉树皮
95%乙醇冷浸提取，减压浓缩
浸膏
加水混悬溶解，二氯甲烷萃取
含紫杉醇的有效部位
硅胶干柱色谱
富含紫杉醇的混合物
硅胶湿柱色谱
紫杉醇和三尖杉宁碱的混合物
硅胶湿柱色谱
紫杉醇粗品
重结晶
紫杉醇精制品

笔记

（四）旋覆花

旋覆花中含有大量的倍半萜类化合物，骨架结构类型包括桉烷型、吉玛烷型、愈创木烷型、伪愈创木烷型、苍耳烷型等。其中，愈创木烷和伪愈创木烷型倍半萜含量较高，包括旋覆花内酯和 8-*epi*-florilenalin-2-*O*-acetate。

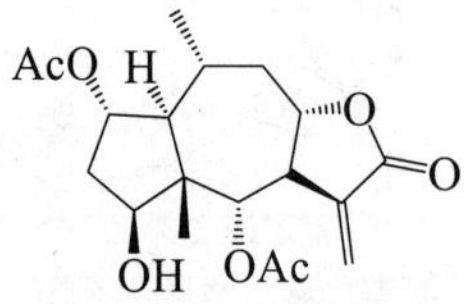

旋覆花内酯 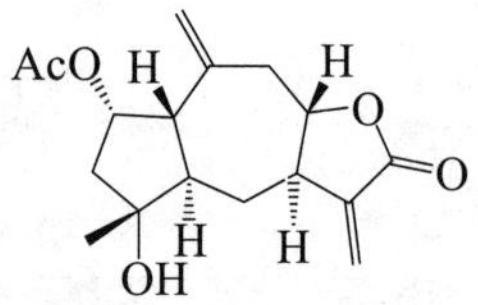　　　　　　　8-*epi*-florilenalin-2-*O*-acetate

旋覆花中其他类型的倍半萜包括桉烷型的化合物 1*β*-羟基土木香内酯，吉玛烷型代表化合物泽兰内酯，以及苍耳烷型倍半萜 6*β*-hydroxytomentosin。

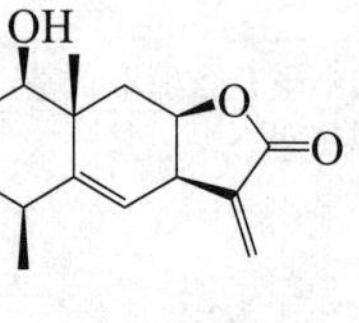

1*β*-羟基土木香内酯 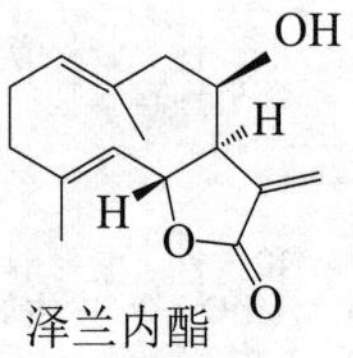　　　　泽兰内酯

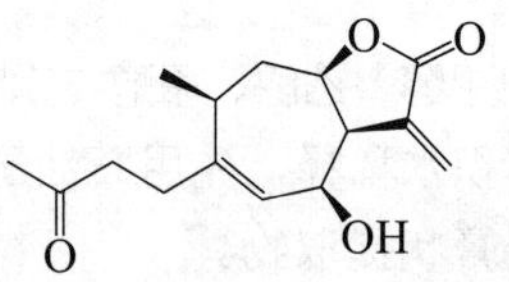

6*β*-hydroxytomentosin

（五）穿心莲

1. 化学成分

穿心莲的化学成分主要包括二萜内酯类化合物、黄酮类化合物、甾体类化合物、糖类、缩合鞣质、酮、醛和无机盐等成分，其中以二萜内酯类化合物含量最为丰富，如穿心莲内酯、脱水穿心莲内酯、去氧穿心莲内酯和新穿心莲内酯等，临床用于治疗急性菌痢、胃肠炎、咽喉炎、感冒发热等，疗效确切。

穿心莲内酯类水溶性较差，为增强其水溶性，可将穿心莲内酯在无水吡啶中与丁二酸酐作用制备成丁二酸半酯的钾盐，或与亚硫酸钠在酸性条件下制备成穿心莲内酯磺酸钠，用于制备浓度较高的注射剂。

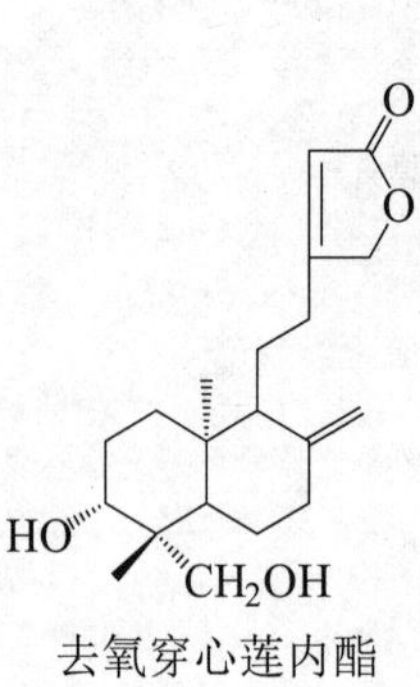

去氧穿心莲内酯 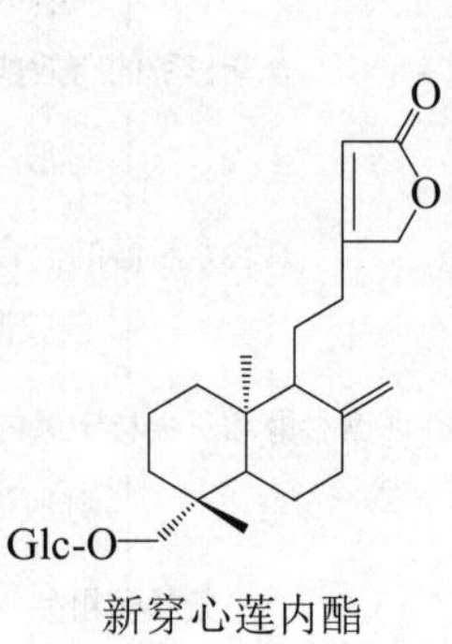　　　　　新穿心莲内酯

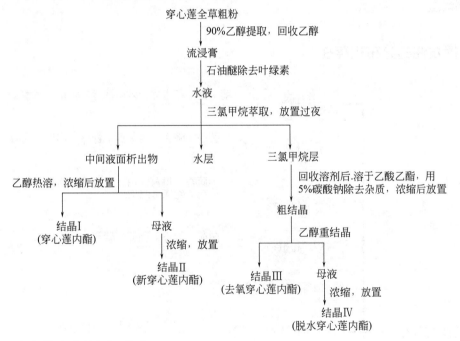

2. 二萜内酯类化合物的提取分离

穿心莲全草粗粉
　　│90%乙醇提取，回收乙醇
流浸膏
　　│石油醚除去叶绿素
水液
　　│三氯甲烷萃取，放置过夜
├──────────────┬──────────────┐
中间液面析出物　　　　水层　　　　三氯甲烷层

中间液面析出物
乙醇热溶，浓缩后放置
├──────────────┐
结晶Ⅰ　　　　　母液
(穿心莲内酯)　　│浓缩，放置
　　　　　　　结晶Ⅱ
　　　　　　　(新穿心莲内酯)

三氯甲烷层
回收溶剂后.溶于乙酸乙酯，用
5%碳酸钠除去杂质，浓缩后放置
粗结晶
　　│乙醇重结晶
├──────────────┐
结晶Ⅲ　　　　　母液
(去氧穿心莲内酯)　│浓缩，放置
　　　　　　　结晶Ⅳ
　　　　　　　(脱水穿心莲内酯)

3. 穿心莲内酯的提取分离

穿心莲全草粗粉
　　│加入1300U的纤维素酶，
　　│酶解条件pH=4，100min，滤过
滤渣
　　│加入10倍于原料的75%的乙醇，
　　│超声提取2次，每次20min
提取液
　　│上DA-201-B树脂饱和
饱和树脂
　　│pH=5，60%乙醇洗脱，流速为3倍柱体积/h
洗脱液
　　│浓缩干燥
穿心莲内酯

（六）玄参

玄参中主要的化学成分有环烯醚萜苷、生物碱、苯丙素苷和三萜皂苷。富含环烯醚萜类成分是玄参科植物的共同特点，玄参中主要包括玄参苷、哈帕苷和桃叶珊瑚苷等环烯醚萜类成分。

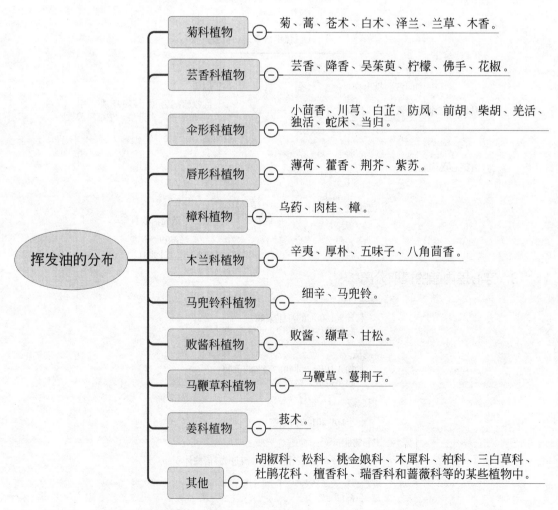

玄参苷　　　　哈帕苷　　　　桃叶珊瑚苷

第二节　挥发油

一、概述

（一）挥发油的分布和存在

挥发油的分布		
	菊科植物	菊、蒿、苍术、白术、泽兰、兰草、木香。
	芸香科植物	芸香、降香、吴茱萸、柠檬、佛手、花椒。
	伞形科植物	小茴香、川芎、白芷、防风、前胡、柴胡、羌活、独活、蛇床、当归。
	唇形科植物	薄荷、藿香、荆芥、紫苏。
	樟科植物	乌药、肉桂、樟。
	木兰科植物	辛夷、厚朴、五味子、八角茴香。
	马兜铃科植物	细辛、马兜铃。
	败酱科植物	败酱、缬草、甘松。
	马鞭草科植物	马鞭草、蔓荆子。
	姜科植物	莪术。
	其他	胡椒科、松科、桃金娘科、木犀科、柏科、三白草科、杜鹃花科、檀香科、瑞香科和蔷薇科等的某些植物中。

挥发油一般存在于植物的分泌细胞、腺毛、油室、油管或树脂道等各种组织和器官中。

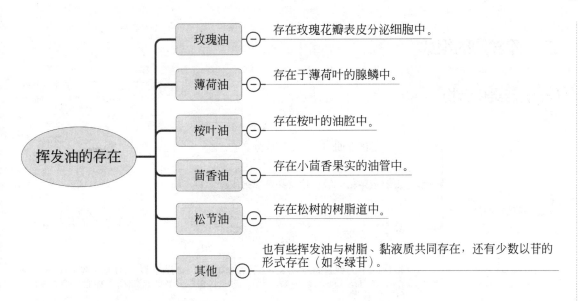

挥发油的存在

玫瑰油 —— 存在玫瑰花瓣表皮分泌细胞中。

薄荷油 —— 存在于薄荷叶的腺鳞中。

桉叶油 —— 存在桉叶的油腔中。

茴香油 —— 存在小茴香果实的油管中。

松节油 —— 存在松树的树脂道中。

其他 —— 也有些挥发油与树脂、黏液质共同存在，还有少数以苷的形式存在（如冬绿苷）。

（二）挥发油的生物活性及应用

挥发油具有镇咳、平喘、祛痰、消炎、抗菌、祛风、解毒、健胃、解热、镇痛、镇静、清头目、透疹、活血、驱虫、利尿、降压、强心、抗肿瘤、抗过敏和抗氧化等多方面的生物活性。

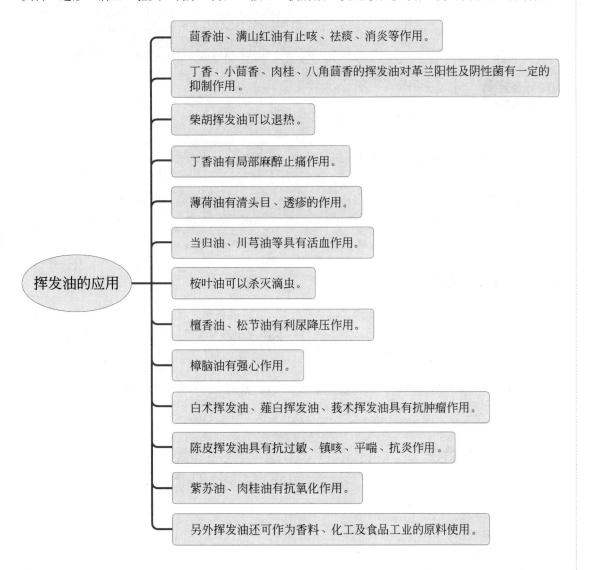

挥发油的应用

茴香油、满山红油有止咳、祛痰、消炎等作用。

丁香、小茴香、肉桂、八角茴香的挥发油对革兰阳性及阴性菌有一定的抑制作用。

柴胡挥发油可以退热。

丁香油有局部麻醉止痛作用。

薄荷油有清头目、透疹的作用。

当归油、川芎油等具有活血作用。

桉叶油可以杀灭滴虫。

檀香油、松节油有利尿降压作用。

樟脑油有强心作用。

白术挥发油、薤白挥发油、莪术挥发油具有抗肿瘤作用。

陈皮挥发油具有抗过敏、镇咳、平喘、抗炎作用。

紫苏油、肉桂油有抗氧化作用。

另外挥发油还可作为香料、化工及食品工业的原料使用。

二、挥发油的组成

（一）萜类化合物

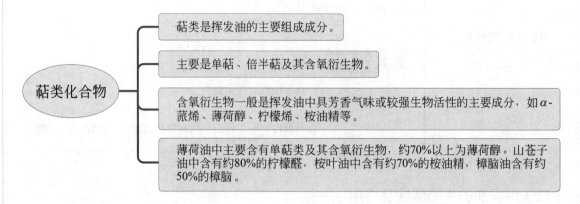

萜类化合物
- 萜类是挥发油的主要组成成分。
- 主要是单萜、倍半萜及其含氧衍生物。
- 含氧衍生物一般是挥发油中具芳香气味或较强生物活性的主要成分，如α-蒎烯、薄荷醇、柠檬烯、桉油精等。
- 薄荷油中主要含有单萜类及其含氧衍生物，约70%以上为薄荷醇。山苍子油中含有约80%的柠檬醛，桉叶油中含有约70%的桉油精，樟脑油含有约50%的樟脑。

（二）芳香族化合物

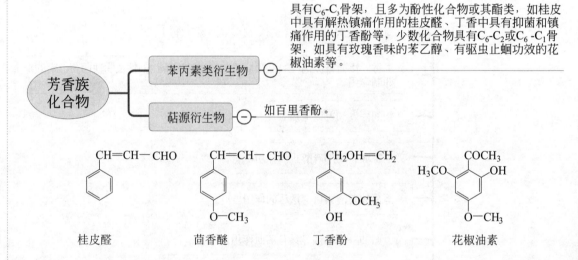

芳香族化合物
- 苯丙素类衍生物 ─ 具有C_6-C_3骨架，且多为酚性化合物或其酯类，如桂皮中具有解热镇痛作用的桂皮醛、丁香中具有抑菌和镇痛作用的丁香酚等，少数化合物具有C_6-C_2或C_6-C_1骨架，如具有玫瑰香味的苯乙醇、有驱虫止蛔功效的花椒油素等。
- 萜源衍生物 ─ 如百里香酚。

桂皮醛　　　　茴香醚　　　　丁香酚　　　　花椒油素

（三）脂肪族化合物

有些小分子的脂肪族化合物在挥发油中也广泛存在，但含量一般不及萜类和芳香族化合物。如松节油中的正庚烷、陈皮中的正壬醇、壬酸以及薄荷中的辛醇-3、鱼腥草挥发油中的癸酰乙醛（鱼腥草素）和人参挥发油中的人参炔醇等。

$$CH_3-(CH_2)_8-CO-CH_2-CHO \qquad CH_2=CH-CH(OH)-(C\equiv C)_2-CH_2-CH=CH-(CH_2)_6-CH_3$$

癸酰乙醛　　　　　　　　　　　　　　　　人参炔醇

（四）其他类化合物

除以上三类化合物外，还有些成分在植物体内以苷的形式存在，其经酶解后的苷元能随水蒸气蒸馏，故也称之为"挥发油"。

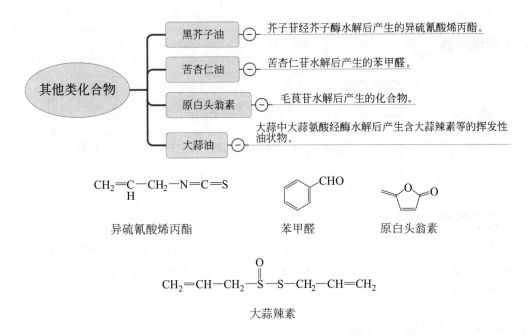

三、挥发油的理化性质

（一）性状

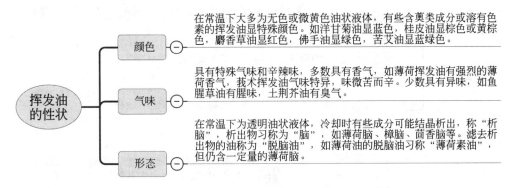

（二）挥发性

挥发油具有挥发性，可通过油迹试验区别挥发油与脂肪油，即挥发油在常温下可自行挥发而不留油迹，而脂肪油留下油迹。

（三）溶解性

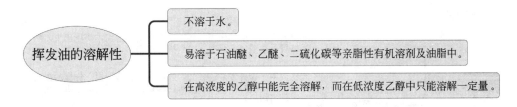

（四）不稳定性

挥发油稳定性较差，与空气及光线接触会逐渐氧化变质，相对密度、黏度增大，颜色变深，失去原有香味，并能形成树脂样物质，不能再随水蒸气蒸馏，因此挥发油应贮存于棕色瓶内，密闭并低温保存。

✏ 笔记

（五）物理常数

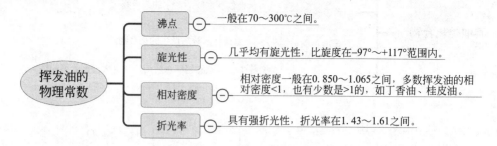

（六）化学常数

挥发油中的化学成分常具有双键、醇羟基、醛、酮、酸性基团、内酯等结构，因此可相应地能与溴及亚硫酸氢钠发生加成反应、与肼类产生缩合反应，并有银镜反应、异羟肟酸铁反应、皂化反应及与碱成盐的反应等。

四、挥发油的提取与分离

（一）挥发油的提取方法

1. 蒸馏法

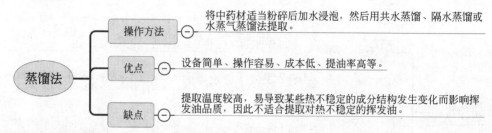

2. 溶剂提取法

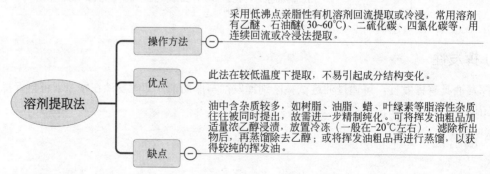

3. 压榨法

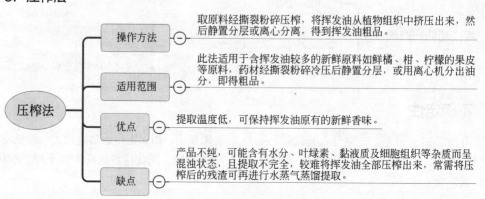

4. 吸收法

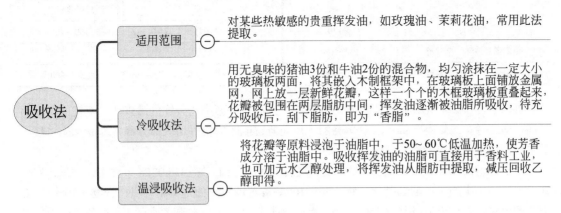

吸收法
- 适用范围 — 对某些热敏感的贵重挥发油，如玫瑰油、茉莉花油，常用此法提取。
- 冷吸收法 — 用无臭味的猪油3份和牛油2份的混合物，均匀涂抹在一定大小的玻璃板两面，将其嵌入木制框架中，在玻璃板上面铺放金属网，网上放一层新鲜花瓣，这样一个个的木框玻璃板重叠起来，花瓣被包围在两层脂肪中间，挥发油逐渐被油脂所吸收，待充分吸收后，刮下脂肪，即为"香脂"。
- 温浸吸收法 — 将花瓣等原料浸泡于油脂中，于50~60℃低温加热，使芳香成分溶于油脂中。吸收挥发油的油脂可直接用于香料工业，也可加无水乙醇处理，将挥发油从脂肪中提取，减压回收乙醇即得。

5. 二氧化碳超临界流体提取法

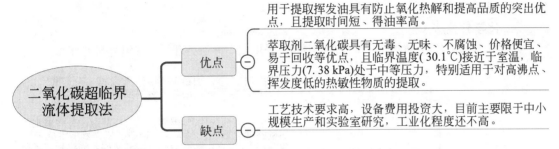

二氧化碳超临界流体提取法
- 优点 — 用于提取挥发油具有防止氧化热解和提高品质的突出优点，且提取时间短、得油率高。萃取剂二氧化碳具有无毒、无味、不腐蚀、价格便宜、易于回收等优点，且临界温度(30.1℃)接近于室温，临界压力(7.38 kPa)处于中等压力，特别适用于对高沸点、挥发度低的热敏性物质的提取。
- 缺点 — 工艺技术要求高，设备费用投资大，目前主要限于中小规模生产和实验室研究，工业化程度还不高。

6. 微波提取法

微波提取挥发性成分，具有操作方便、装置简单、提取时间短、提取率高、溶剂用量少、产品纯正等优点。与传统的乙醇浸提相比，微波处理得到的薄荷挥发油几乎不含叶绿素和薄荷酮，具有一定的优势。将剪碎的薄荷叶放入盛有正己烷的烧杯中，经微波短时间处理后，薄荷油释放到正己烷中。显微镜观察叶面，可看到脉管和腺体破碎，则提取结束。20s 的微波提取与水蒸气蒸馏 2h、索氏提取 6h 相当，且提取产物的质量优于传统方法的产物。应用微波萃取大蒜油时接近环境温度，萃取时间短，得到的萃取成分重复性和产品质量均一，热敏性成分损失少。

（二）挥发油的分离方法

1. 冷冻析晶法

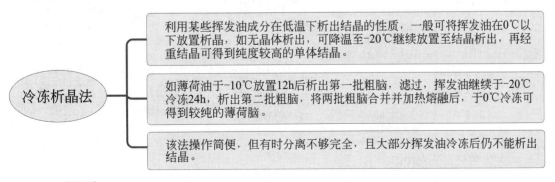

冷冻析晶法
- 利用某些挥发油成分在低温下析出结晶的性质，一般可将挥发油在0℃以下放置析晶，如无晶体析出，可降温至-20℃继续放置至结晶析出，再经重结晶可得到纯度较高的单体结晶。
- 如薄荷油于-10℃放置12h后析出第一批粗脑，滤过，挥发油继续于-20℃冷冻24h，析出第二批粗脑，将两批粗脑合并并加热熔融后，于0℃冷冻可得到较纯的薄荷脑。
- 该法操作简便，但有时分离不够完全，且大部分挥发油冷冻后仍不能析出结晶。

2. 分馏法

挥发油的组成成分由于类别不同，它们的沸点也有差别。以萜类成分为例，根据不同萜类化合物骨架碳原子的数目，双键的数目、位置和含氧基团的不同，它们的沸点有一定差距，而且还有一定的规律性，如下表。

萜类的沸程

萜类	常压沸程/℃	萜类	常压沸程/℃
半萜类	～130	单萜烯烃无环三个双键	180～200
单萜烯烃双环一个双键	150～170	含氧单萜	200～230
单萜烯烃单环二个双键	170～180	倍半萜及其含氧衍生物	230～300

可以看出，萜类化合物随着碳数增多则沸点升高；单萜类化合物的沸点随着双键的增多而升高，即三烯＞二烯＞一烯；含氧单萜的沸点随着官能团的极性增大而升高，即醚＜酮＜醛＜醇＜酸；但酯比相应的醇沸点高。

由于挥发油成分多数在高温下不稳定，常采用减压分馏。在1333.22Pa条件下，一般于35～70℃被蒸馏出来的是单萜烯类化合物，70～100℃被蒸馏出来的是单萜含氧化合物，80～110℃被蒸馏出来的是倍半萜及其含氧衍生物，有时倍半萜含氧化合物沸点很高。所得各馏分中的成分常呈交叉情况，所以经分馏后得到的馏分仍可能是混合物，需经进一步精馏或结合冷冻、重结晶、色谱等方法，才可能得到单一成分。

3. 化学分离法

根据挥发油中各组分的结构或官能团不同，采用化学方法处理，使各组分得到分离。

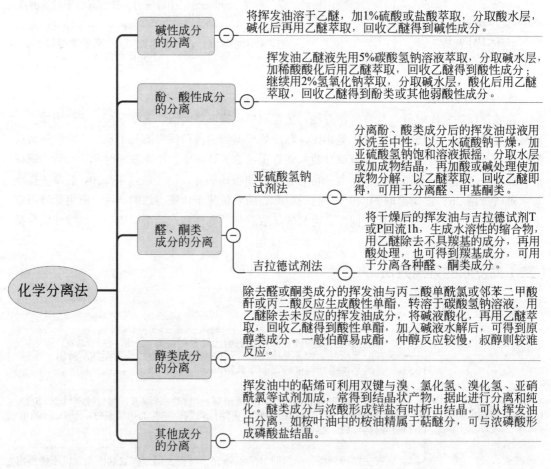

挥发油的分离流程如下。

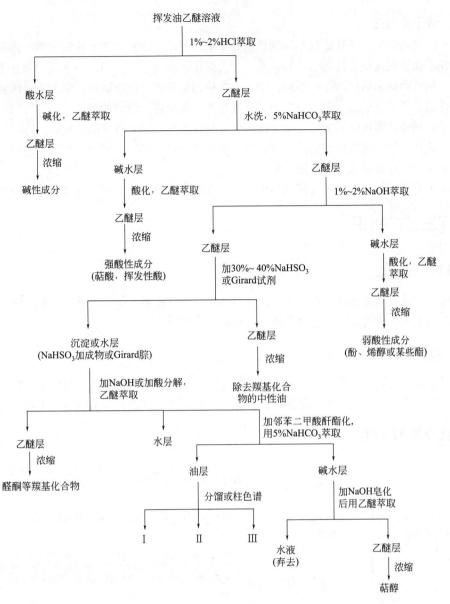

4. 色谱分离法

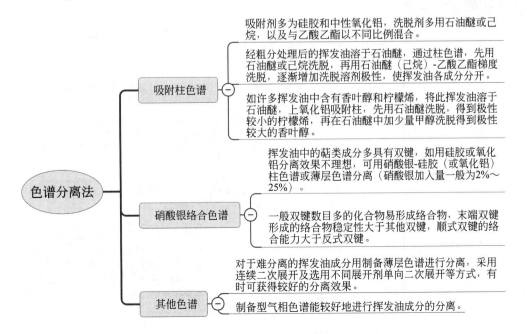

5. 分子蒸馏法

分子蒸馏的分离原理是依据不同物质的分子运动平均自由程差别而达到分离的效果,当液体混合物沿加热板流动并被加热,轻、重分子会逸出液面而进入气相,由于轻、重分子的自由程不同,从液面逸出后移动距离不同,因此,在恰当地设置一块冷凝板,则轻分子达到冷凝板被冷凝排出,而重分子达不到冷凝板沿混合液排出,从而达到分离的目的。

分子蒸馏法具有操作温度低、真空度高、受热时间短、分离效率高等优点,特别适宜于高沸点、热敏性、易氧化物质的分离,可有选择地蒸馏出目标产物,常用于挥发油的提纯和重要成分的分离;但设备要求高,价格昂贵。

如用分子蒸馏技术对广藿香挥发油中的广藿香醇进行分离,其质量分数有较大提高。

五、挥发油的检识

(一)挥发性试验

将样品制成石油醚溶液滴在滤纸上,观察油斑能否自行挥发而不留痕迹,如油斑在空气中能挥散,可能含有挥发油;如油斑不消失,可能含油脂。

(二)物理常数测定

相对密度、比旋度、折光率及沸点等是鉴定挥发油常用的物理常数。因折光率测定所需样品极少,且操作简便迅速,可先测定样品折光率,若不符合规定,其余检查可不必进行。

(三)化学常数测定

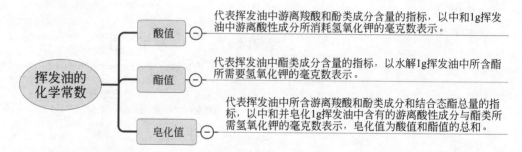

(四)功能基的鉴定

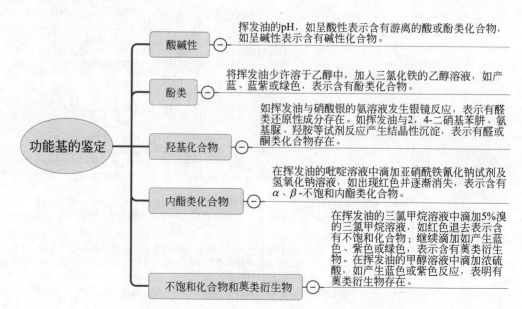

（五）色谱检识

1. 薄层色谱

（1）吸附剂和展开剂

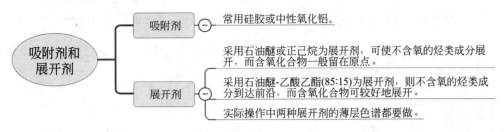

吸附剂和展开剂 —— 吸附剂 —— 常用硅胶或中性氧化铝。

展开剂 ——
- 采用石油醚或正己烷为展开剂，可使不含氧的烃类成分展开，而含氧化合物一般留在原点。
- 采用石油醚-乙酸乙酯(85:15)为展开剂，则不含氧的烃类成分到达前沿，而含氧化合物可较好地展开。
- 实际操作中两种展开剂的薄层色谱都要做。

（2）显色剂

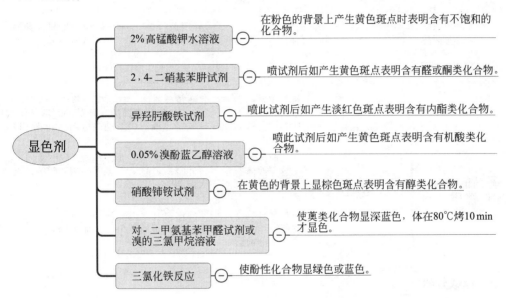

显色剂
- 2%高锰酸钾水溶液 —— 在粉色的背景上产生黄色斑点时表明含有不饱和的化合物。
- 2，4-二硝基苯肼试剂 —— 喷试剂后如产生黄色斑点表明含有醛或酮类化合物。
- 异羟肟酸铁试剂 —— 喷此试剂后如产生淡红色斑点表明含有内酯类化合物。
- 0.05%溴酚蓝乙醇溶液 —— 喷此试剂后如产生黄色斑点表明含有机酸类化合物。
- 硝酸铈铵试剂 —— 在黄色的背景上显棕色斑点表明含有醇类化合物。
- 对-二甲氨基苯甲醛试剂或溴的三氯甲烷溶液 —— 使薁类化合物显深蓝色，体在80℃烤10 min才显色。
- 三氯化铁反应 —— 使酚性化合物显绿色或蓝色。

2. 气相色谱

气相色谱法现已广泛用于挥发油的定性定量分析。定性分析主要是对挥发油中已知成分进行鉴定，可利用已知成分的对照品与挥发油在同一色谱条件下测定，比对相对保留值，以初步确定挥发油中的相应成分。定性分析则基于色谱峰面积，一般需要有标准品进行回收率试验。

3. 气相色谱-质谱联用（GC-MS）

挥发油中许多未知成分没有对照品作对照，则应选用 GC-MS 技术进行分析鉴定。现多采用气相色谱-质谱-数据系统联用技术，大大加快了挥发油鉴定的速度也提高了研究水平。分析时，首先将样品注入气相色谱仪，经分离后得到的各个组分依次进入分离器，浓缩后的各组分又依次进入质谱仪。质谱仪对每个组分进行检测，通过计算机与数据库的标准谱对照，给出该化合物的可能结构，最后，参考有关文献数据加以确认。

六、含挥发油的中药实例

（一）薄荷

1. 化学成分

薄荷挥发油的化学成分复杂，油中主要含有单萜类、芳香族、脂肪族化合物等，共计几十种。如薄荷醇、薄荷酮、乙酸薄荷酯以及胡椒酮、芳樟醇、桉油精、香芹酮、柠檬烯等。薄荷油的质量优劣主要依据其中薄荷醇含量的高低而定。

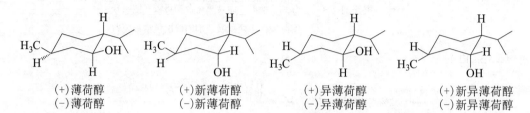

薄荷酮　　乙酸薄荷酮　　胡椒酮　　芳樟醇　　香芹酮　　柠檬烯

薄荷醇有 3 个手性碳原子，应有 8 种立体异构体，但其中只有（－）薄荷醇和（＋）新薄荷醇存在于薄荷油中，其余异构体均为人工合成品。

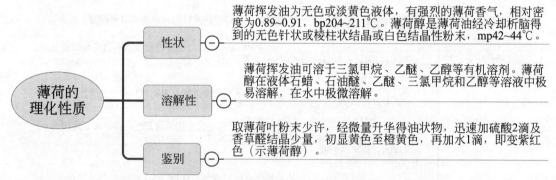

（＋）薄荷醇　　　　（＋）新薄荷醇　　　　（＋）异薄荷醇　　　　（＋）新异薄荷醇
（－）薄荷醇　　　　（－）新薄荷醇　　　　（－）异薄荷醇　　　　（－）新异薄荷醇

2. 理化性质

```
               ┌── 性状 ──○ 薄荷挥发油为无色或淡黄色液体，有强烈的薄荷香气，相对密
               │            度为0.89~0.91，bp204~211℃。薄荷醇是薄荷油经冷却析脑得
薄荷的          │            到的无色针状或棱柱状结晶或白色结晶性粉末，mp42~44℃。
理化性质 ───────┤
               ├── 溶解性 ──○ 薄荷挥发油可溶于三氯甲烷、乙醚、乙醇等有机溶剂。薄荷
               │             醇在液体石蜡、石油醚、乙醚、三氯甲烷和乙醇等溶液中极
               │             易溶解，在水中极微溶解。
               │
               └── 鉴别 ──○ 取薄荷叶粉末少许，经微量升华得油状物，迅速加硫酸2滴及
                            香草醛结晶少量，初显黄色至橙黄色，再加水1滴，即变紫红
                            色（示薄荷醇）。
```

3. 提取分离

（1）冷冻析脑法

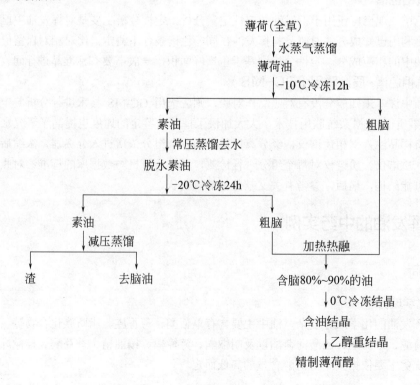

（2）分馏法

薄荷油
0~5℃，冷冻，滤过
薄荷脑
油状物
常压分馏，合并馏分
<150℃馏分
(乙醛、丙酮、异戊酸、异戊醇)
150~200℃馏分
(单萜)
200~250℃馏分
0~5℃析晶
薄荷醇
> 250℃馏分
(倍半萜)

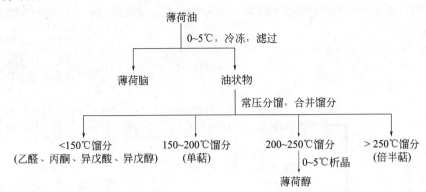

（二）莪术

1. 化学成分

温莪术根茎所含挥发油中主要为倍半萜类化合物，主要含有莪术醇，莪术二酮、吉马酮、*β*-榄香烯、莪术烯、桉油精、樟脑等。《中国药典》规定，本品含挥发油不得少于 1.5%（mL/g）。研究表明，莪术醇及莪术二酮为温莪术挥发油中治疗宫颈癌的主要有效成分。

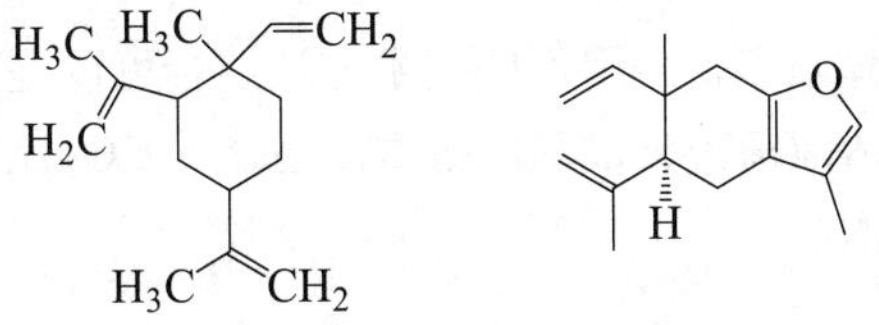

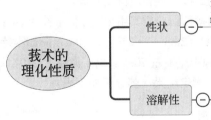

β-榄香烯　　莪术烯

2. 理化性质

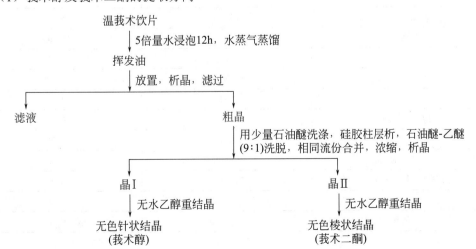

莪术的理化性质
性状
莪术挥发油为淡棕色，味微苦而辛，气味特异。莪术醇亦称姜黄环薁醇、姜黄醇，为无色针状结晶，mp 143～144℃，在加热条件下可变为棒状并发生升华现象。莪术二酮为无色棱状结晶，mp 61～62℃。
溶解性
莪术挥发油难溶于水，能与石油醚、甲醇、乙醇、丙酮、乙酸乙酯及三氯甲烷等任意混溶。莪术醇易溶于乙醚、三氯甲烷，可溶于乙醇，微溶于石油醚，难溶于水。莪术二酮易溶于乙醚、三氯甲烷，微溶于石油醚。

3. 提取分离

（1）莪术醇及莪术二酮的提取分离

温莪术饮片
5倍量水浸泡12h，水蒸气蒸馏
挥发油
放置，析晶，滤过
滤液
粗晶
用少量石油醚洗涤，硅胶柱层析，石油醚-乙醚(9∶1)洗脱，相同流份合并，浓缩，析晶
晶Ⅰ
无水乙醇重结晶
无色针状结晶
(莪术醇)
晶Ⅱ
无水乙醇重结晶
无色棱状结晶
(莪术二酮)

笔记

（2）β-榄香烯的提取分离　提取方法主要有水蒸气蒸馏法、超临界 CO_2 萃取法等，超临界 CO_2 萃取法可在低温条件下进行，有利于防止 β-榄香烯双键氧化反应。分离精制方法主要有色谱法、精馏法等。

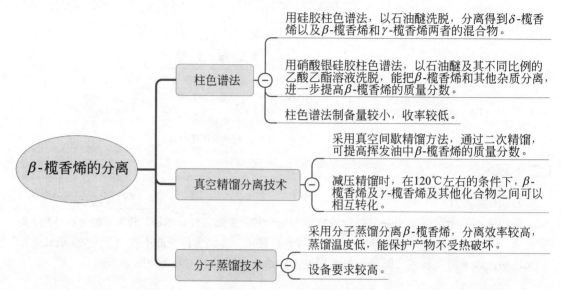

由于 β-榄香烯同分异构体众多，采用不同技术方法结合可以提高 β-榄香烯的质量分数，如采用水蒸气蒸馏、多排同步精馏精密分馏联用技术，超临界 CO_2 流体萃取结合精馏技术，精密分精馏与柱色谱联用分离技术等。

（三）陈皮

陈皮含挥发油 1.5%～2.0%，油中主要成分为右旋柠檬烯，占 70% 以上。此外，还有 β-榄香烯、δ-榄香烯、α-金合欢烯、α-胡椒烯、乙酸芳樟酯等 70 余种成分，所含成分随栽培品种不同和生长环境不同略有变化。陈皮中还含有黄酮类化合物如橙皮苷和新橙皮苷等。

采用水蒸气蒸馏法提取陈皮挥发油，运用气相色谱-质谱联用分析其组分，分析条件为 GC：OV-17 石英毛细管柱，30m×0.25mm×0.25μm，柱温 60℃（2min）→270℃，20℃/min，维持270℃ 20min，载气 He，进样温度 250℃；质谱条件，EI 源电子能量 70eV，离子源温度 230℃，倍增电压 1.1kV，扫描范围 40～260u，扫描速率 0.2s/次，测定结果（部分）如下表。

陈皮挥发油部分成分和含量

成分	分子式	含量/%
d-柠檬烯	$C_{10}H_{16}$	69.86
β-松油烯	$C_{10}H_{16}$	8.38
β-月桂烯	$C_{10}H_{16}$	5.40
间-伞花烯	$C_{10}H_{16}$	2.32
β-松油醇	$C_{10}H_{18}O$	1.37
β-蒎烯	$C_{10}H_{16}$	1.21
[d]-香荟烯	$C_{10}H_{16}$	0.71
4-松油醇	$C_{10}H_{18}O$	0.70
异松油烯	$C_{10}H_{16}$	0.61
邻苯二甲酸二乙酯	$C_{13}H_{24}O_2$	0.50
正癸醛	$C_{12}H_{20}O$	0.40
β-桉油醇	$C_{15}H_{26}O$	0.31

第七章

三萜类化合物

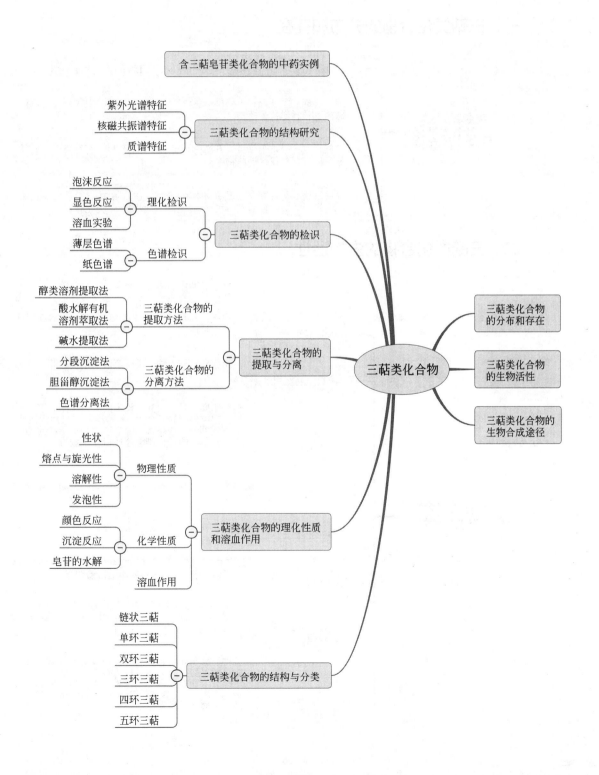

含三萜皂苷类化合物的中药实例

紫外光谱特征
核磁共振谱特征 —— 三萜类化合物的结构研究
质谱特征

泡沫反应
显色反应 —— 理化检识
溶血实验
薄层色谱 —— 色谱检识 —— 三萜类化合物的检识
纸色谱

醇类溶剂提取法
酸水解有机溶剂萃取法 —— 三萜类化合物的提取方法
碱水提取法
分段沉淀法 —— 三萜类化合物的分离方法 —— 三萜类化合物的提取与分离
胆甾醇沉淀法
色谱分离法

性状
熔点与旋光性 —— 物理性质
溶解性
发泡性
颜色反应 —— 三萜类化合物的理化性质和溶血作用
沉淀反应 —— 化学性质
皂苷的水解
溶血作用

链状三萜
单环三萜
双环三萜
三环三萜 —— 三萜类化合物的结构与分类
四环三萜
五环三萜

三萜类化合物

三萜类化合物的分布和存在

三萜类化合物的生物活性

三萜类化合物的生物合成途径

第一节　概述

三萜类化合物是一类基本母核由 30 个碳原子组成的萜类物质,其结构可视为由 6 个异戊二烯(C_5H_6)单位聚合而成。大多数三萜类化合物与糖结合成苷,因其水溶液振摇后能产生大量持久性肥皂样且不因加热而消失的泡沫,故被称为三萜皂苷。因多数三萜皂苷具有羧基,所以又被称为酸性皂苷。

一、三萜类化合物的分布和存在

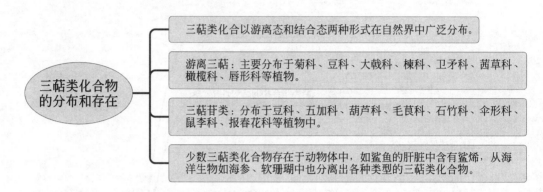

三萜类化合物的分布和存在
- 三萜类化合以游离态和结合态两种形式在自然界中广泛分布。
- 游离三萜:主要分布于菊科、豆科、大戟科、楝科、卫矛科、茜草科、橄榄科、唇形科等植物。
- 三萜苷类:分布于豆科、五加科、葫芦科、毛茛科、石竹科、伞形科、鼠李科、报春花科等植物中。
- 少数三萜类化合物存在于动物体中,如鲨鱼的肝脏中含有鲨烯,从海洋生物如海参、软珊瑚中也分离出各种类型的三萜类化合物。

二、三萜类化合物的生物活性

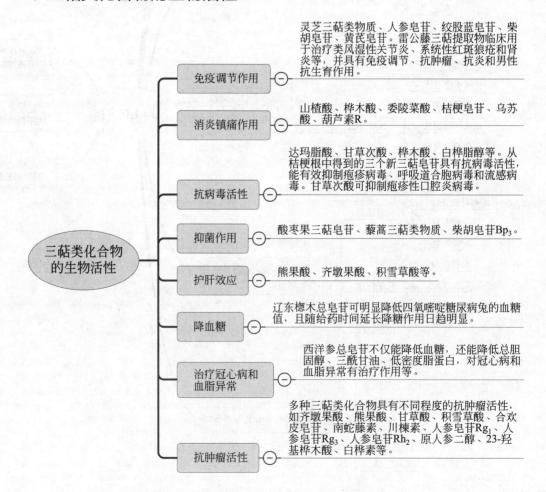

三萜类化合物的生物活性
- 免疫调节作用——灵芝三萜类物质、人参皂苷、绞股蓝皂苷、柴胡皂苷、黄芪皂苷。雷公藤三萜提取物临床用于治疗类风湿性关节炎、系统性红斑狼疮和肾炎等,并具有免疫调节、抗肿瘤、抗炎和男性抗生育作用。
- 消炎镇痛作用——山楂酸、桦木酸、委陵菜酸、桔梗皂苷、乌苏酸、葫芦素R。
- 抗病毒活性——达玛脂酸、甘草次酸、桦木酸、白桦脂醇等。从桔梗根中得到的三个新三萜皂苷具有抗病毒活性,能有效抑制疱疹病毒、呼吸道合胞病毒和流感病毒。甘草次酸可抑制疱疹性口腔炎病毒。
- 抑菌作用——酸枣果三萜皂苷、藜芦三萜类物质、柴胡皂苷Bp_3。
- 护肝效应——熊果酸、齐墩果酸、积雪草酸等。
- 降血糖——辽东楤木总皂苷可明显降低四氧嘧啶糖尿病兔的血糖值,且随给药时间延长降糖作用日趋明显。
- 治疗冠心病和血脂异常——西洋参总皂苷不仅能降低血糖,还能降低总胆固醇、三酰甘油、低密度脂蛋白,对冠心病和血脂异常有治疗作用等。
- 抗肿瘤活性——多种三萜类化合物具有不同程度的抗肿瘤活性,如齐墩果酸、熊果酸、甘草酸、积雪草酸、合欢皮皂苷、南蛇藤素、川楝素、人参皂苷Rg_1、人参皂苷Rg_3、人参皂苷Rh_2、原人参二醇、23-羟基桦木酸、白桦素等。

三、三萜类化合物的生物合成途径

三萜类化合物的生物合成途径从生源来看，是由焦磷酸金合欢酯（FPP）尾尾缩合形成鲨烯，鲨烯、氧化鲨烯或双氧化鲨烯再经过不同的途径环合而成。

OPP
PPO
焦磷酸金合欢酯
焦磷酸金合欢酯

鲨烯

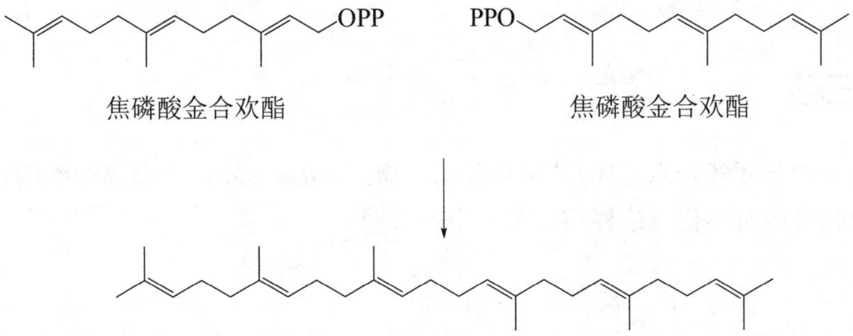

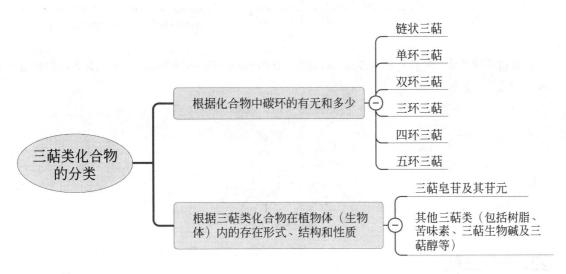

根据经验异戊二烯法则，三萜类化合物多数具有30个碳原子，但有些三萜类化合物的碳原子数不是30个，如楝烷型四环三萜类成分仅由26个碳原子构成，由于其生源途径符合生源异戊二烯法则，也归属于三萜类化合物范畴。

第二节 三萜类化合物的结构与分类

三萜类化合物的分类
根据化合物中碳环的有无和多少
链状三萜
单环三萜
双环三萜
三环三萜
四环三萜
五环三萜
根据三萜类化合物在植物体（生物体）内的存在形式、结构和性质
三萜皂苷及其苷元
其他三萜类（包括树脂、苦味素、三萜生物碱及三萜醇等）

一、链状三萜

链状三萜多为鲨烯类化合物，如鲨烯主要存在于鲨鱼肝油及其他鱼类肝油中的非皂化部分，也存在于某些植物油（如茶籽油、橄榄油等）的非皂化部分。2,3-环氧鲨烯是鲨烯转变为三环、四环和五环三萜的重要生源中间体。如动物和真菌中的羊毛脂醇正是通过环氧鲨烯环化形成的。在动物体内，它是由鲨烯在肝脏通过环氧酶的作用而生成的。2,3-环氧鲨烯在环化酶（从鼠肝中提得）或弱酸性介质中很容易被环化。

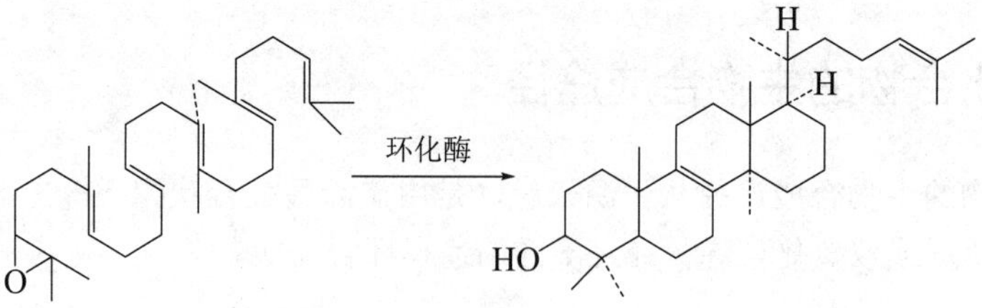

2,3-环氧鲨烯　　　　　羊毛脂醇

二、单环三萜

单环三萜中的单环多为六元环,从菊科蓍属植物 *Achillea odorta* 中分离得到的蓍醇 A 是 2,3-环氧鲨烯在生物合成时环化反应停留在第一步的首例。

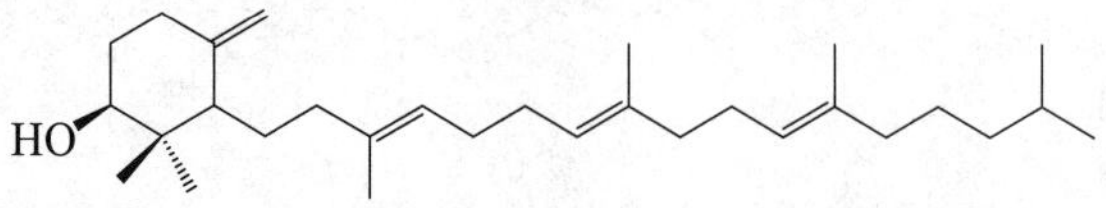

蓍醇A

三、双环三萜

从一种生长于太平洋的海绵中得到的 2 个双环三萜醇(naurol A 和 B)是对映异构体,在结构中心具有一个线型共轭四烯。

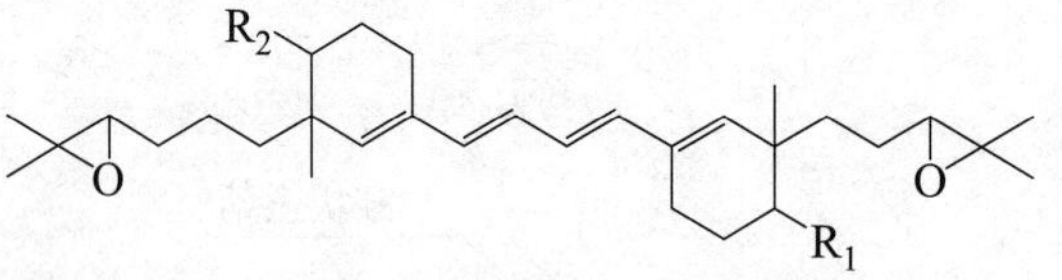

naurol A　　R$_1$=R$_2$=β-OH
naurol B　　R$_1$=R$_2$=α-OH

西葫芦醇是从一种红色海绵 *Siphonochalina siphonella* 中分离得到的具有七元含氧环的新双环骨架的三萜类化合物。

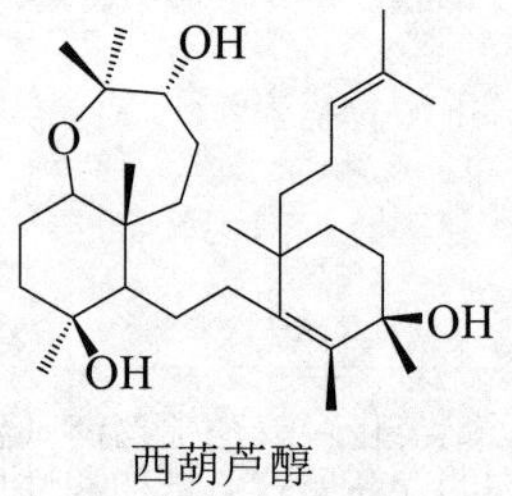

西葫芦醇

四、三环三萜

从蕨类植物伏石蕨的新鲜全草中分离得到的两个三环三萜类化合物:C$_{13}$-βH-岭南臭椿三烯和 C$_{13}$-αH-岭南臭椿三烯,从生源上可看作是由 α-polypodatetraenes 和 γ-polypodatetraenes 环合而成。

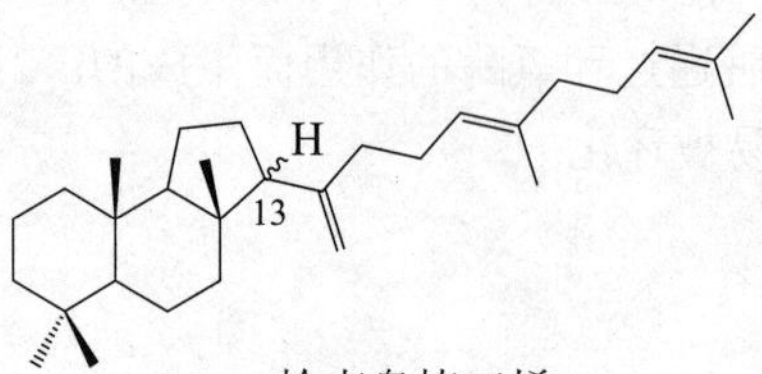

岭南臭椿三烯

　　lansioside A、lansioside B、lansioside C 是从楝科 *Lansium domesticum* 果皮中分离得到的具有新三环骨架的三萜苷类化合物，其中 lansioside A 是从植物中得到的一种极罕见的乙酰氨基葡萄糖苷。

lansioside A　R=*N*-acetyl-*β*-D-glucosamine
lansioside B　R=*β*-D-glucose
lansioside C　R=*β*-D-xylose

五、四环三萜

　　四环三萜类是中药中广泛存在的一类重要化合物，如在人参、西洋参、三七、绞股蓝、大枣、罗汉果中，多以苷类形式存在。依据苷元结构不同，分为羊毛脂烷型、甘遂烷型、大戟烷型、达玛烷型、葫芦素烷型、原萜烷型、楝烷型和环菠萝蜜烷型等不同类型，研究表明四环三萜皂苷具有显著的抗炎、抗肿瘤、保肝、免疫调节、镇静安神等生物学活性。

（一）羊毛脂甾烷型

　　羊毛脂甾烷也叫羊毛脂烷，其结构特点是 A/B 环、B/C 环和 C/D 环都是反式，C_{20} 为 *R* 构型，侧链 10*β*、13*β*、14*α*、17*β* 构型。

　　羊毛脂醇是羊毛脂的主要成分，它也存在于大戟属植物 *Euphorbia balsamifera* 的乳液中。

羊毛脂烷　　　　　　　　　　羊毛脂醇

（二）甘遂烷型和大戟烷型

　　甘遂烷是羊毛脂甾烷的立体异构体，基本碳架相同，只是 C_{13}、C_{14} 和 C_{17} 上的取代基构型不同，即是 13*α*、14*β*、17*α*-羊毛脂甾烷。

　　大戟烷的基本母核结构与甘遂烷相似，只是在 C_{20} 的构型不同，甘遂烷为 *S* 型，而大戟烷为 *R* 型。此类化合物四环母核结构固定，属刚性结构，且含氧取代较少，变化较多的在 C_{17} 的边链结构，如长链、成环、醛基化或羧基化等。

甘遂烷　　　　　　　　　　大戟烷

　　大戟醇存在于许多大戟属植物乳液中，如甘遂、狼毒和千金子等植物。乳香二烯酮酸和异乳香二烯酮酸为乳香中含有的大戟烷衍生物。

大戟醇 　　　　　乳香二烯酮酸 　　$\Delta^{7(8)}$
　　　　　　　　　异乳香二烯酮酸 　$\Delta^{8(9)}$

（三）达玛烷型

达玛烷型是由环氧鲨烯经椅-椅-椅-船式构象形成，其结构特点是 A/B、B/C、C/D 环均为反式稠合，C_{20} 为 R 或 S 构型，C_8、C_{10} 分别连有 β 构型角甲基，C_{13} 连有 β-H，17 位侧链为 β 构型。

达玛烷

五加科植物人参、三七和西洋参的根、茎、叶中均含有多种人参皂苷，其苷元绝大多数属于达玛烷型四环三萜。

从酸枣仁中分离出多种皂苷，例如酸枣仁皂苷 A、B、G 都属于达玛烷型四环三萜苷，其中酸枣仁皂苷 A 经酶解后失去一分子葡萄糖后即转变为酸枣仁皂苷 B。

	R
酸枣仁皂苷元	H
酸枣仁皂苷A	$-\text{Ara}\overset{3}{\underset{|2}{-}}\text{Glc}\overset{6}{-}\text{Glc}$ 　Rha 　Xyl
酸枣仁皂苷B	$-\text{Ara}\overset{3}{\underset{|2}{-}}\text{Glc}\overset{2}{-}\text{Xyl}$ 　Rha

$\text{Xyl}\overset{2}{-}\text{Glc}\overset{3}{\underset{|2}{-}}\text{Are}-\text{O}$ 　Rha 　　酸枣仁皂苷G

（四）葫芦素烷型

葫芦素烷型基本骨架同羊毛脂烷型，结构特点是 A/B、B/C、C/D 环分别为反式、顺式、反式稠合，还有 A/B 环上的取代和羊毛脂烷型化合物不同，有 5β-H、8β-H、10α-H，C_{10} 上的甲基转到 C_9 上后呈 β 型。

葫芦素烷型化合物主要分布于葫芦科植物中，在十字花科、玄参科、秋海棠科等高等植物及一些大型真菌中也有发现。

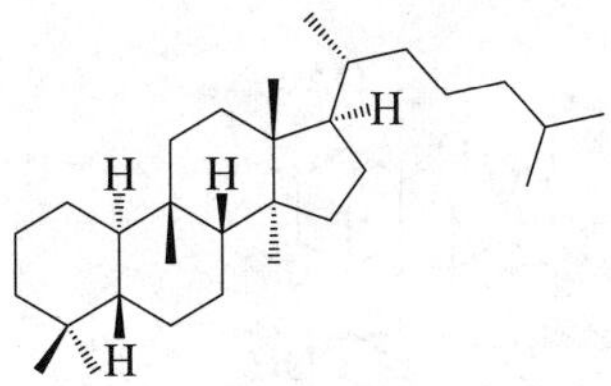

葫芦素烷

罗汉果中含有多种葫芦素烷型三萜皂苷，其中罗汉果甜素 V 味甜，其 0.02%水溶液比蔗糖约甜 250 倍，并具有清热镇咳之功效。

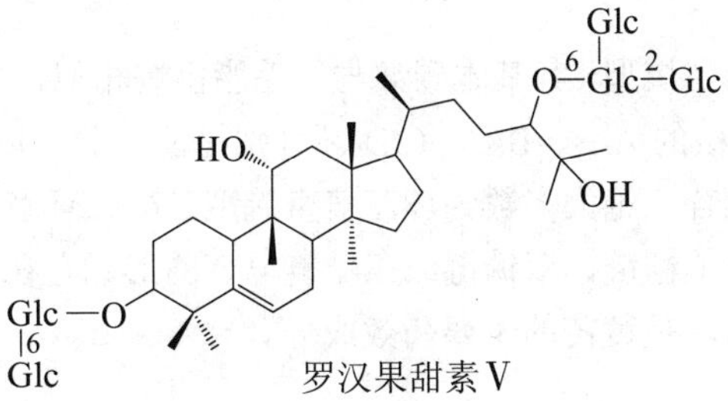

罗汉果甜素 V

（五）原萜烷型

原萜烷型与达玛烷型相似，其结构特点是 10 和 14 位上有 β-CH$_3$，8 位上有 α-CH$_3$，C$_{20}$ 为 S 构型。

近年来从不同产地、不同加工方法的泽泻药材中分离得到了 30 多个三萜类化合物，其结构多为原萜烷型四环三萜。其中泽泻萜醇 A 和泽泻萜醇 B 可降低血清总胆固醇，用于治疗高脂血症。

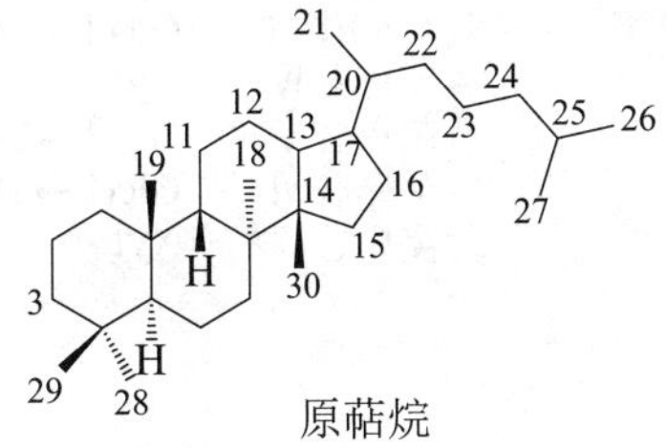

原萜烷

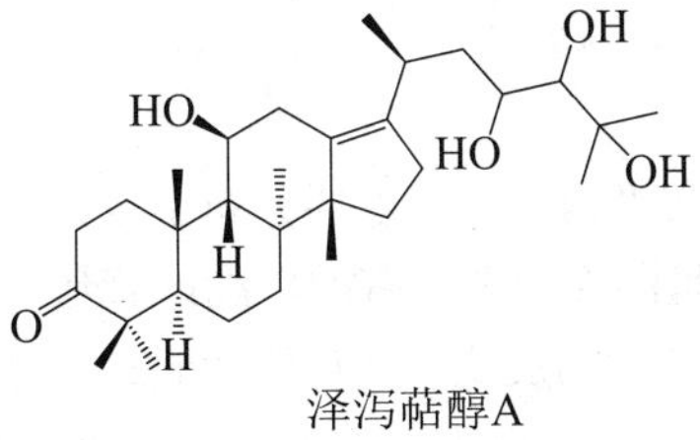

泽泻萜醇A 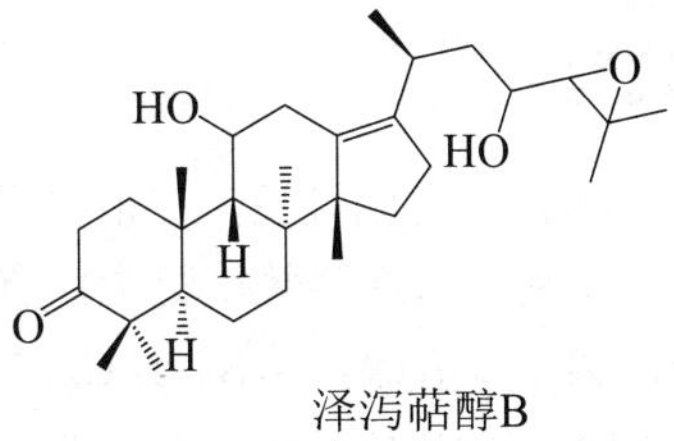　　泽泻萜醇B

（六）楝烷型

楝烷型三萜母核由 26 个碳构成，存在于楝科楝属植物果实及树皮中，具苦味，总称为楝苦素类成分。

川楝子为楝科植物川楝的干燥成熟果实，具有疏肝泄热、行气止痛、杀虫之功效，主要有效成分为川楝素和异川楝素，均有驱蛔作用。

棟烷　　　　　　　　川棟素　　　　　　　　异川棟素

（七）环菠萝蜜烷型

环菠萝蜜烷型又称环阿屯烷型，其基本碳架与羊毛脂甾烷相似，差别在于 10 位上的甲基与 9 位脱氢形成三元环，且母核的 A/B、B/C、C/D 环分别呈反、顺、反式稠合。

从中药黄芪中分离的皂苷元绝大多数为环菠萝蜜烷型三萜，环黄芪醇为其主要苷元。环黄芪醇在黄芪中以与糖结合成单糖链、双糖链或三糖链皂苷的形式存在，如黄芪皂苷 I～Ⅶ，其中黄芪皂苷Ⅳ又称黄芪甲苷，是黄芪的主要药效成分。

环菠萝蜜烷

	R_1	R_2	R_3
环黄芪醇	H	H	H
黄芪皂苷 I	Xyl(2,3-diAc)	Glc	H
黄芪皂苷Ⅱ	Xyl(2-Ac)	Glc	H
黄芪皂苷Ⅲ	Glc(1→2)Xyl	H	H
黄芪皂苷Ⅳ	Xyl	H	H
黄芪皂苷Ⅴ	Glc(1→2)Xyl	H	Glc
黄芪皂苷Ⅵ	Glc(1→2)Xyl	Glc	H
黄芪皂苷Ⅶ	Xyl	Glc	Glc

六、五环三萜

（一）齐墩果烷型

齐墩果烷型又称 β-香树脂烷型，在植物界分布极为广泛，主要分布于豆科、五加科、桔梗科、远志科、桑寄生科、木通科等植物中，有的呈游离状态，有的以酯或苷形式存在。齐墩果烷型三萜的基本碳架是多氢蒎，A/B、B/C、C/D 环均为反式，D/E 环为顺式。母核上有 8 个甲基，其中 C-8、C-10、C-17 位上的甲基均为 β 型，而 C-14 位上的甲基为 α 型，C-4 位和 C-20 位上各有一对偕甲基。分子中还可能有羟基、羧基、羰基和双键等，一般在 C-3 位有羟基且多为 β 型，也有 α 型；若有双键，则多在 C-11、C-12 位；若有羰基，则多在 C-11 位；若有羧基，则多在 C-24、C-28、C-30 位。

齐墩果酸最早是从木犀科植物油橄榄（习称齐墩果）的叶子中分离得到，在植物界广泛存在，有时在植物中以游离形式存在（如青叶胆、女贞子、白花蛇舌草、柿蒂、连翘等），但多数以苷的形式存在（如人参、三七、紫菀、柴胡、八月札、木通、牛膝、楤木等）。

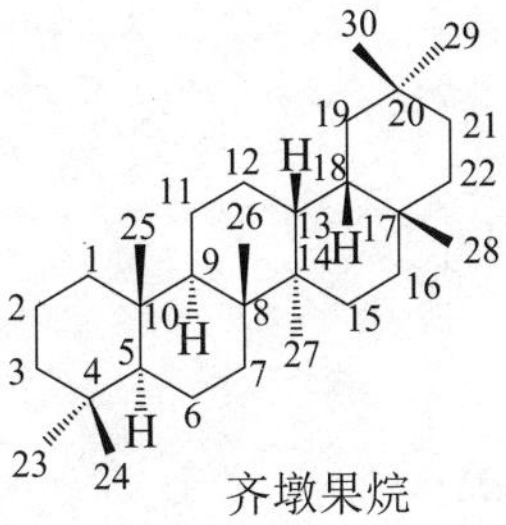

齐墩果烷 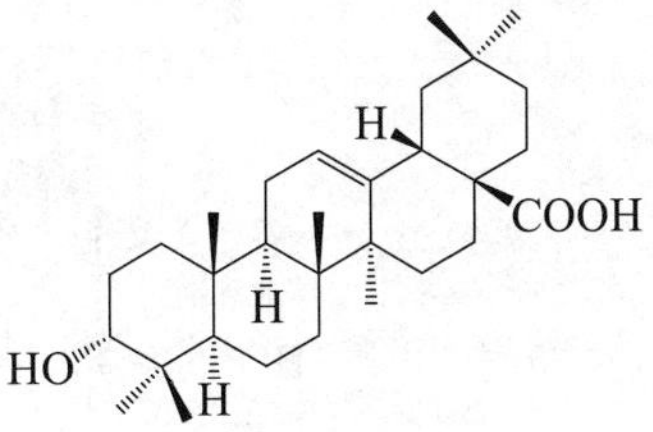　　　　齐墩果酸

中药商陆根中含有大量皂苷，如商陆皂苷甲、乙、丙，其苷元是商陆酸。商陆皂苷能显著促进小鼠白细胞的吞噬功能，能对抗由抗肿瘤药羟基脲引起的 DNA 转化率的下降，并能诱导生成 γ-干扰素。

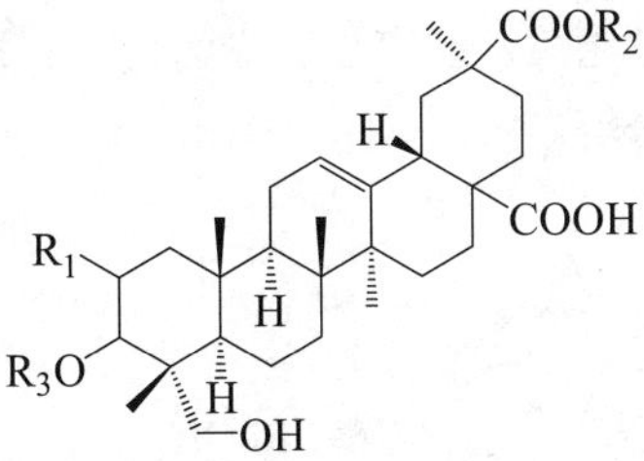

	R_1	R_2	R_3
商陆酸	H	H	H
商陆皂苷甲	OH	Me	Xly(4→1)-Glc
商陆皂苷乙	OH	Me	Xly
商陆皂苷丙	H	Me	Xly(4→1)-Glc
商陆皂苷丁	OH	Me	Glc

（二）乌苏烷型

乌苏烷型又称 α-香树脂烷型或熊果烷型。其分子结构与齐墩果烷型不同之处是 E 环上两个甲基位置的不同，分别位于 C-19 位和 C-20 位。

熊果烷型化合物多为熊果酸的衍生物。熊果酸又称乌苏酸，是熊果烷型的代表性化合物，它在植物界分布较广，如在熊果叶、栀子果实、女贞叶、车前草、白花蛇舌草、石榴的叶和果实等中均有存在。熊果酸在体外对革兰阳性菌、阴性菌及酵母菌有抑制活性，能明显降低大鼠的正常体温，并有安定作用。

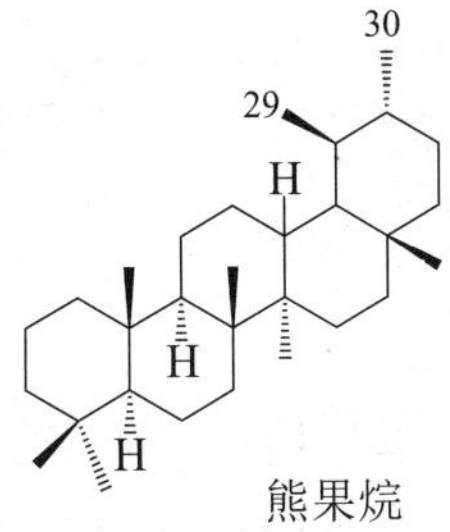

熊果烷 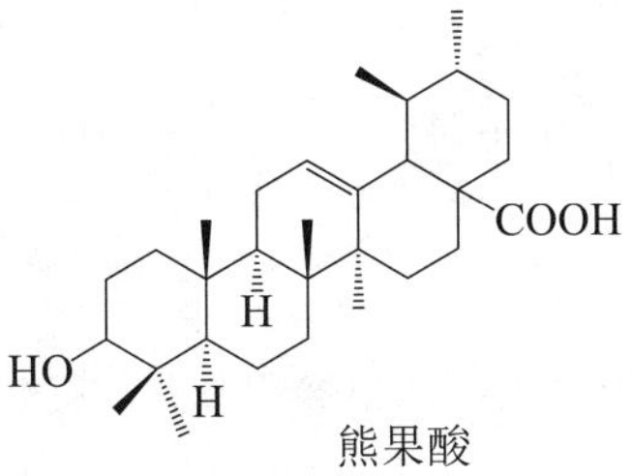　　　　熊果酸

伞形科植物积雪草中含多种熊果烷型三萜成分，对小鼠、大鼠有镇静、安定作用。从积雪草中提取分离得到的熊果烷型成分积雪草酸对四氯化碳诱发的小鼠肝损伤有显著的保护作用。

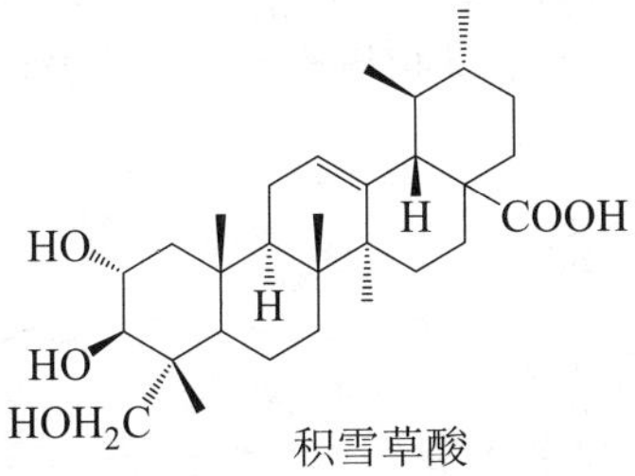

积雪草酸

菊科植物蒲公英中的蒲公英醇是属于熊果烷型的异构体蒲公英烷型三萜成分。

蒲公英醇

（三）羽扇豆烷型

羽扇豆烷型与齐墩果烷型的不同点是 E 环是由 C_{19} 和 C_{21} 连成的五元环，且在 E 环 C-19 位有 α 构型的异丙基取代，A/B、B/C、C/D、D/E 环均为反式，并有 $\Delta^{20(29)}$ 双键。重要化合物有羽扇豆种皮中的羽扇豆醇，酸枣仁、桦树皮、槐花中的白桦脂醇，酸枣仁、桦树皮、石榴树皮及叶、天门冬等中的白桦脂酸，还有柿属植物中的白桦脂醛等。

羽扇豆烷

羽扇豆醇　R=CH₃
白桦脂醇　R=CH₂OH
白桦脂酸　R=COOH
白桦脂醛　R=CHO

从忍冬科植物西南忍冬藤中得到两个羽扇豆烷型皂苷忍冬皂苷 A 和忍冬皂苷 B。

	R_1	R_2
忍冬皂苷A	Glc	Glc
忍冬皂苷B	Glc	Glc⁶—Glc

（四）木栓烷型

木栓烷型在生源上是由齐墩果烯甲基移位衍生而来，其结构特点是 A/B、B/C、C/D 环均为反式，D/E 环为顺式；C-4、C-5、C-9、C-14 位上各有一个 β-CH₃，C-13 位上有 α-CH₃，C-17 位多为 β-CH₃（有时是—CHO、—COOH、—CH₂OH），C-2、C-3 位常有羰基取代。

卫矛科植物雷公藤民间用于治疗关节炎、跌打损伤、皮肤病等，也作为农药用以杀虫、灭螺、毒鼠等。近年来国内用于治疗类风湿性关节炎、系统性红斑狼疮等症，疗效良好。目前，从雷公藤中已分离得到多种三萜类化合物，其中一类为木栓烷型三萜，如雷公藤酮是由雷公藤去皮根中分离出的三萜化合物，是失去 25 位甲基的木栓烷型衍生物。

木栓烷　　　　　雷公藤酮

（五）羊齿烷型和异羊齿烷型

羊齿烷型和异羊齿烷型的三萜成分，可认为是羽扇豆烷型的异构体，E 环上的异丙基在 C-22 位上，而 C-8 位上的角甲基转到 C-13 位上。

白茅根具有清热凉血、止血和利尿作用。从日本产的白茅根中分得多种羊齿烷型和异羊齿烷型三萜成分，包括白茅素、芦竹素和羊齿烯醇等。前者为异羊齿烷型，C-13 位甲基为 β 构型，C-14 位甲基为 α 构型，C-22 位上的异丙基为 β 构型；后二者为羊齿烷型，C-13 位甲基为 α 构型，C-14 位甲基为 β 构型，C-22 位上的异丙基为 α 构型。

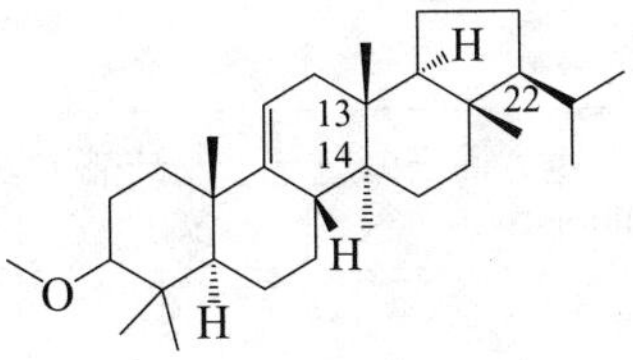

白茅素 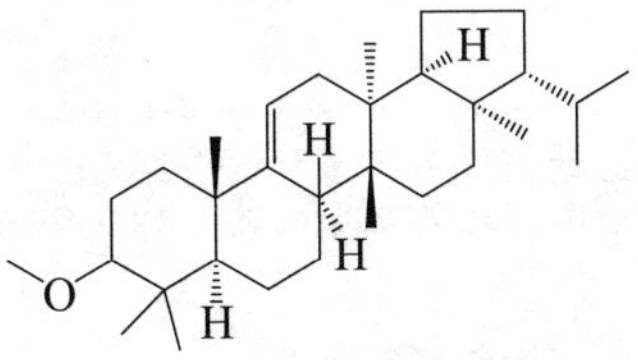　　　　　　　　　　芦竹素 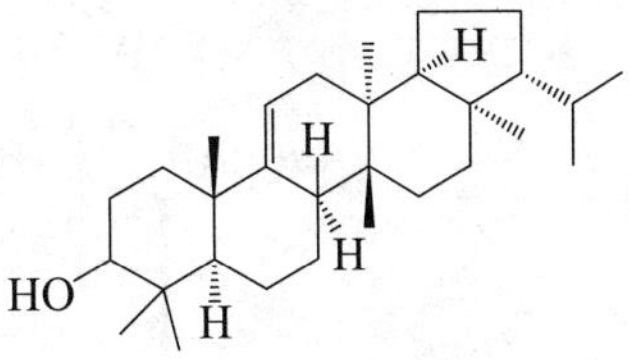　　　　　　　　　　羊齿烯醇

（六）何帕烷型和异何帕烷型

互为异构体的何帕烷和异何帕烷均为羊齿烷的异构体，C-14 和 C-18 位均有角甲基是其结构特点。

绵马鳞毛蕨（又称东北贯众）中含有的里白烯、达玛树脂中的羟基何帕酮均属何帕烷型三萜类化合物。

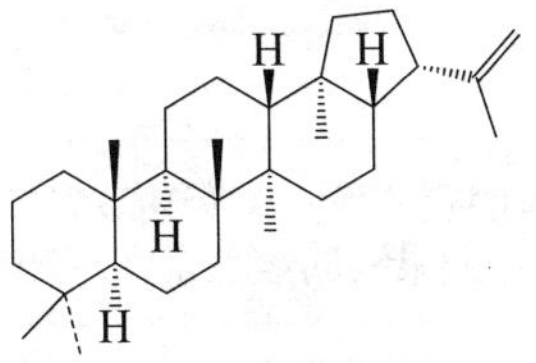

里白烯 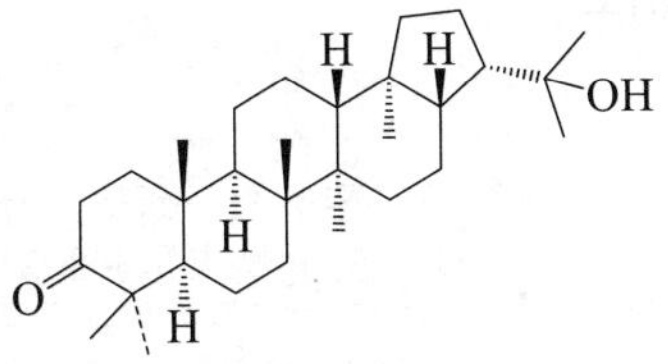　　　　　　　　　　　羟基何帕酮

（七）其他类型

如石松中的石松素和石松醇是 C 环为七元环的三萜类化合物。

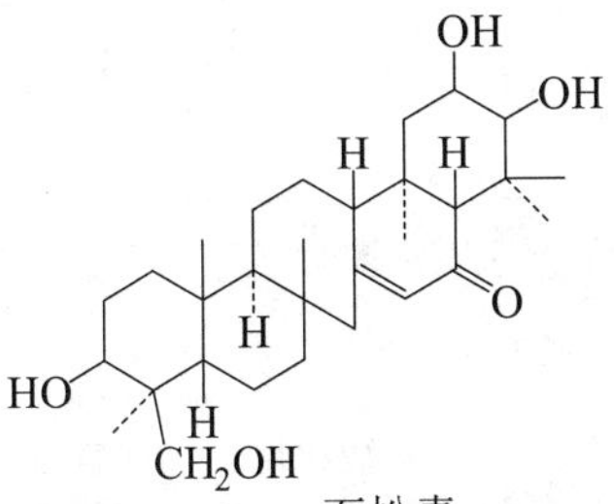

石松素 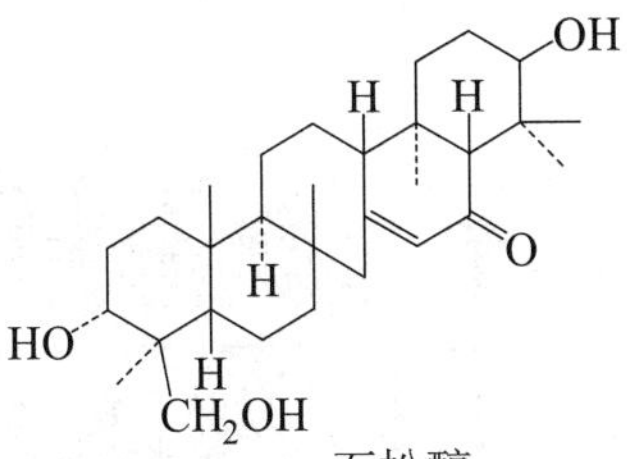　　　　　　　　　　　石松醇

第三节 三萜类化合物的理化性质和溶血作用

一、物理性质

（一）性状

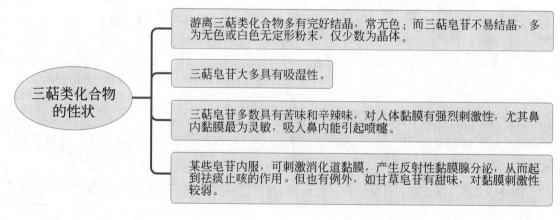

三萜类化合物
的性状

游离三萜类化合物多有完好结晶，常无色；而三萜皂苷不易结晶，多
为无色或白色无定形粉末，仅少数为晶体。

三萜皂苷大多具有吸湿性。

三萜皂苷多数具有苦味和辛辣味，对人体黏膜有强烈刺激性，尤其鼻
内黏膜最为灵敏，吸入鼻内能引起喷嚏。

某些皂苷内服，可刺激消化道黏膜，产生反射性黏膜腺分泌，从而起
到祛痰止咳的作用。但也有例外，如甘草皂苷有甜味，对黏膜刺激性
较弱。

（二）熔点与旋光性

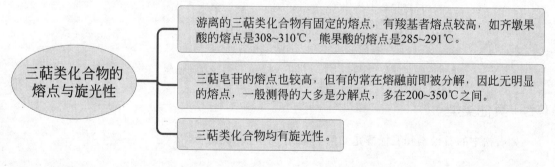

三萜类化合物的
熔点与旋光性

游离的三萜类化合物有固定的熔点，有羧基者熔点较高，如齐墩果
酸的熔点是308~310℃，熊果酸的熔点是285~291℃。

三萜皂苷的熔点也较高，但有的常在熔融前即被分解，因此无明显
的熔点，一般测得的大多是分解点，多在200~350℃之间。

三萜类化合物均有旋光性。

（三）溶解性

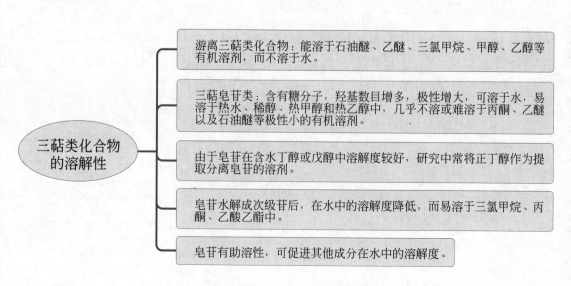

三萜类化合物
的溶解性

游离三萜类化合物：能溶于石油醚、乙醚、三氯甲烷、甲醇、乙醇等
有机溶剂，而不溶于水。

三萜皂苷类：含有糖分子，羟基数目增多，极性增大，可溶于水，易
溶于热水、稀醇、热甲醇和热乙醇中，几乎不溶或难溶于丙酮、乙醚
以及石油醚等极性小的有机溶剂。

由于皂苷在含水丁醇或戊醇中溶解度较好，研究中常将正丁醇作为提
取分离皂苷的溶剂。

皂苷水解成次级苷后，在水中的溶解度降低，而易溶于三氯甲烷、丙
酮、乙酸乙酯中。

皂苷有助溶性，可促进其他成分在水中的溶解度。

✎ 笔记

（四）发泡性

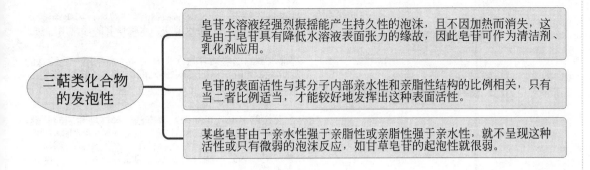

三萜类化合物
的发泡性

皂苷水溶液经强烈振摇能产生持久性的泡沫，且不因加热而消失，这是由于皂苷具有降低水溶液表面张力的缘故，因此皂苷可作为清洁剂、乳化剂应用。

皂苷的表面活性与其分子内部亲水性和亲脂性结构的比例相关，只有当二者比例适当，才能较好地发挥出这种表面活性。

某些皂苷由于亲水性强于亲脂性或亲脂性强于亲水性，就不呈现这种活性或只有微弱的泡沫反应，如甘草皂苷的起泡性就很弱。

二、化学性质

（一）颜色反应

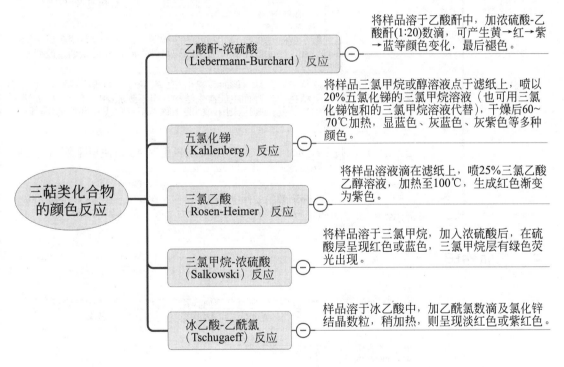

三萜类化合物
的颜色反应

乙酸酐-浓硫酸
（Liebermann-Burchard）反应

将样品溶于乙酸酐中，加浓硫酸-乙酸酐(1:20)数滴，可产生黄→红→紫→蓝等颜色变化，最后褪色。

五氯化锑
（Kahlenberg）反应

将样品三氯甲烷或醇溶液点于滤纸上，喷以20%五氯化锑的三氯甲烷溶液（也可用三氯化锑饱和的三氯甲烷溶液代替），干燥后60~70℃加热，显蓝色、灰蓝色、灰紫色等多种颜色。

三氯乙酸
（Rosen-Heimer）反应

将样品溶液滴在滤纸上，喷25%三氯乙酸乙醇溶液，加热至100℃，生成红色渐变为紫色。

三氯甲烷-浓硫酸
（Salkowski）反应

将样品溶于三氯甲烷，加入浓硫酸后，在硫酸层呈现红色或蓝色，三氯甲烷层有绿色荧光出现。

冰乙酸-乙酰氯
（Tschugaeff）反应

样品溶于冰乙酸中，加乙酰氯数滴及氯化锌结晶数粒，稍加热，则呈现淡红色或紫红色。

（二）沉淀反应

三萜皂苷的水溶液可以和一些金属盐类（如铅盐、钡盐、铜盐等）产生沉淀。

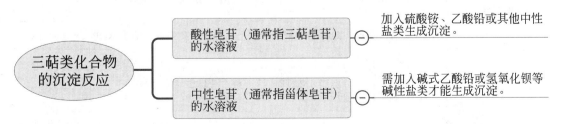

三萜类化合物
的沉淀反应

酸性皂苷（通常指三萜皂苷）
的水溶液

加入硫酸铵、乙酸铅或其他中性盐类生成沉淀。

中性皂苷（通常指甾体皂苷）
的水溶液

需加入碱式乙酸铅或氢氧化钡等碱性盐类才能生成沉淀。

✏ 笔记

（三）皂苷的水解

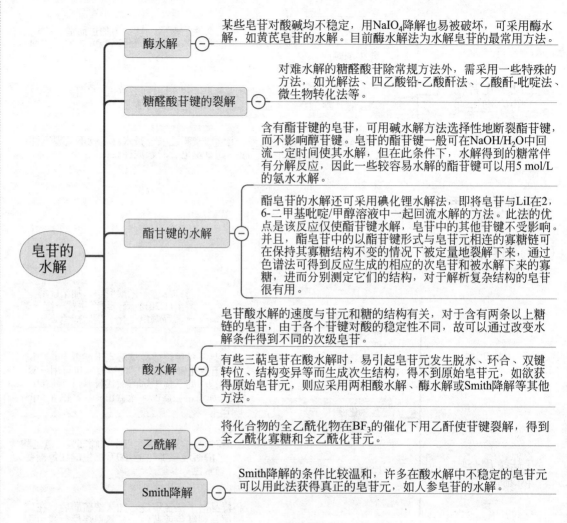

皂苷的水解

酶水解 — 某些皂苷对酸碱均不稳定，用NaIO$_4$降解也易被破坏，可采用酶水解，如黄芪皂苷的水解。目前酶水解法为水解皂苷的最常用方法。

糖醛酸苷键的裂解 — 对难水解的糖醛酸苷除常规方法外，需采用一些特殊的方法，如光解法、四乙酸铅-乙酸酐法、乙酸酐-吡啶法、微生物转化法等。

酯苷键的水解 — 含有酯苷键的皂苷，可用碱水解方法选择性地断裂酯苷键，而不影响醇苷键。皂苷的酯苷键一般可在NaOH/H$_2$O中回流一定时间使其水解，但在此条件下，水解得到的糖常伴有分解反应，因此一些较容易水解的酯苷键可以用5 mol/L的氨水水解。

酯皂苷的水解还可采用碘化锂水解法，即将皂苷与LiI在2,6-二甲基吡啶/甲醇溶液中一起回流水解的方法。此法的优点是该反应仅使酯苷键水解，皂苷中的其他苷键不受影响。并且，酯皂苷中的以酯苷键形式与皂苷元相连的寡糖链可在保持其寡糖结构不变的情况下被定量地裂解下来，通过色谱法可得到反应生成的相应的次皂苷和被水解下来的寡糖，进而分别测定它们的结构，对于解析复杂结构的皂苷很有用。

酸水解 — 皂苷酸水解的速度与苷元和糖的结构有关，对于含有两条以上糖链的皂苷，由于各个苷键对酸的稳定性不同，故可以通过改变水解条件得到不同的次级皂苷。

有些三萜皂苷在酸水解时，易引起皂苷元发生脱水、环合、双键转位、结构变异等而生成次生结构，得不到原始皂苷元，如欲获得原始皂苷元，则应采用两相酸水解、酶水解或Smith降解等其他方法。

乙酰解 — 将化合物的全乙酰化物在BF$_3$的催化下用乙酐使苷键裂解，得到全乙酰化寡糖和全乙酰化苷元。

Smith降解 — Smith降解的条件比较温和，许多在酸水解中不稳定的皂苷元可以用此法获得真正的皂苷元，如人参皂苷的水解。

三、溶血作用

溶血作用

皂苷的水溶液大多能破坏红细胞而有溶血作用，若将其水溶液注射到静脉中，毒性极大，低浓度就能产生溶血作用，因此皂苷通常又称为皂毒类。

皂苷水溶液肌内注射易引起组织坏死，口服则无溶血作用，可能与其在肠胃不被吸收有关。

各类皂苷的溶血作用强弱可用溶血指数表示，溶血指数是指在一定条件（等渗、缓冲及恒温）下，能使血液中红细胞完全溶解的最低浓度。例如甘草皂苷的溶血指数为1:4000，薯蓣皂苷的溶血指数为1:400 000。

皂苷能溶血，是因为多数皂苷能与胆甾醇结合生成不溶于水的分子复合物。

并不是所有皂苷都能破坏红细胞而产生溶血现象，例如人参总皂苷没有溶血现象，但经分离后，B型和C型人参皂苷具有显著的溶血作用，而A型人参皂苷则有抗溶血作用。

皂苷溶血活性还与糖链以及化合物结构有关，如多糖链皂苷经水解或酶解转变为单糖链皂苷后，会出现溶血作用；母核A环有极性基团且D或E环有中极性基团会有溶血作用。

✎ 笔记

第四节　三萜类化合物的提取与分离

一、三萜类化合物的提取方法

（一）醇类溶剂提取法

三萜皂苷常用醇类溶剂提取。若皂苷含有羟基、羧基等极性基团较多，亲水性强，用稀醇提取效果较好。该法为目前提取皂苷的常用方法，其提取流程如下。

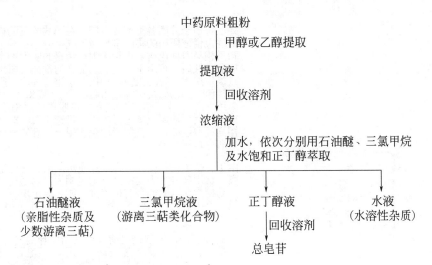

（二）酸水解有机溶剂萃取法

酸水解可使化合物糖苷键断裂，此法可在以皂苷元为提取目标时选用。将植物原料在酸性溶液中加热水解，过滤，药渣水洗后干燥，然后用有机溶剂提取出皂苷元。也可先用醇类溶剂提取出皂苷，然后加酸水解，滤出水解物，再用有机溶剂提取出皂苷元。

（三）碱水提取法

某些皂苷含有羧基，可溶于碱水，因此可用碱提酸沉法提取。

二、三萜类化合物的分离方法

（一）分段沉淀法

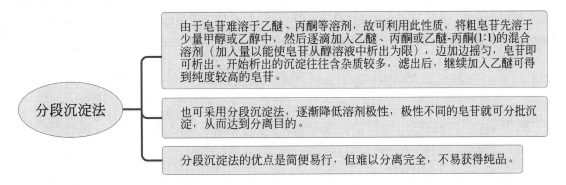

（二）胆甾醇沉淀法

皂苷可与胆甾醇生成难溶性的分子复合物，但三萜皂苷与胆甾醇形成的复合物不如甾体皂苷与胆甾醇形成的复合物稳定。此性质曾被用于皂苷的分离，即先将粗皂苷溶于少量乙醇中，再加入胆甾醇的饱和乙醇溶液，至不再析出沉淀为止（混合后需稍加热），滤过，取沉淀用水、醇、乙醚顺次洗涤以除去糖类、色素、油脂和游离的胆甾醇，将此沉淀干燥后，用乙醚回流提取，胆甾醇被乙醚提出，使皂苷解脱下来，残留物即为较纯的皂苷。

（三）色谱分离法

由于三萜苷类亲水性大，又常与其他极性相近的杂质共存，且有些三萜苷类结构差别不大，因此用上述分离方法很难获得单体。色谱分离法是目前分离三萜类化合物常用的方法。

色谱分离法

吸附柱色谱法 — 此法可用于分离各类型及不同存在形式的三萜化合物。吸附柱色谱依所用的吸附剂性质不同，分为正相吸附柱色谱和反相吸附柱色谱。正相吸附柱色谱的吸附剂常用硅胶，样品上柱后，可用不同比例的混合溶剂如三氯甲烷-丙酮、三氯甲烷-甲醇或三氯甲烷-甲醇-水进行梯度洗脱。反相吸附柱色谱通常以反相键相Rp-18、Rp-8或Rp-2为填充剂，常用甲醇-水或乙腈-水等溶剂为洗脱剂。反相色谱柱需用相应的反相薄层色谱进行检识，可选用Rp-18、Rp-8等反相高效薄层板。制备型薄层色谱用于皂苷的分离，有时也可取得较好效果。

分配柱色谱法 — 由于三萜类皂苷极性较大，故也可采用分配色谱法进行分离，常用硅胶等为支持剂，固定相为3%草酸水溶液等，流动相为含水的混合有机溶剂，如三氯甲烷-甲醇-水、二氯甲烷-甲醇-水、乙酸乙酯-乙醇-水等，也可用水饱和的正丁醇等作为流动相。

高效液相色谱法 — 高效液相色谱法是目前分离三萜皂苷类化合物最常用的方法，其分离效能较高。用于三萜皂苷的分离制备一般采用反相色谱柱，以甲醇-水、乙腈-水等系统为洗脱剂。

大孔树脂柱色谱法 — 大孔树脂色谱是常用于分离极性大的化合物的一种方法，尤其适用于皂苷的精制和分离。将含有皂苷的水溶液通过大孔树脂柱后，先用水洗涤除去糖和其他水溶性杂质，然后再用不同浓度的甲醇或乙醇依其浓度由低到高进行梯度洗脱，极性大的皂苷可被10%～30%的甲醇或乙醇洗脱下来，极性小的皂苷则被50%以上的甲醇或乙醇洗脱下来。

凝胶色谱法 — 凝胶色谱法是利用分子筛原理来分离分子量不同的化合物，在用不同浓度的甲醇、乙醇或水等溶剂洗脱时，各成分按分子量递减顺序依次被洗脱下来，即分子量大的皂苷先被洗脱下来，分子量小的皂苷后被洗脱下来。常用的填料如葡聚糖凝胶Sephadex LH-20等。

用色谱法分离三萜类化合物通常采用多种色谱法组合的方法，如先用大孔树脂柱色谱进行精制或初步分离，再通过正相硅胶柱色谱进行分离，结合低压或中压柱色谱、薄层制备色谱、高效液相色谱或凝胶色谱等方法进行进一步的分离。

第五节　三萜类化合物的检识

一、理化检识

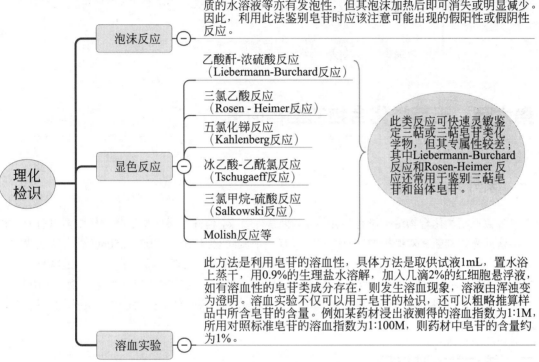

皂苷水溶液经强烈振摇能产生持久性泡沫，此性质可用于皂苷的鉴别。方法是取中药粉末1g，加水10 mL，煮沸10 min后滤出水液，振摇后产生持久性泡沫（15 min以上），且加热后泡沫无明显变化则为阳性。有的皂苷没有产生泡沫的性质，而有些化合物如蛋白质的水溶液等亦有发泡性，但其泡沫加热后即可消失或明显减少。因此，利用此法鉴别皂苷时应该注意可能出现的假阳性或假阴性反应。

乙酸酐-浓硫酸反应
（Liebermann-Burchard反应）

三氯乙酸反应
（Rosen - Heimer反应）

五氯化锑反应
（Kahlenberg反应）

冰乙酸-乙酰氯反应
（Tschugaeff反应）

三氯甲烷-硫酸反应
（Salkowski反应）

Molish反应等

此类反应可快速灵敏鉴定三萜或三萜皂苷类化学物，但其专属性较差；其中Liebermann-Burchard反应和Rosen-Heimer反应还常用于鉴别三萜皂苷和甾体皂苷。

此方法是利用皂苷的溶血性，具体方法是取供试液1mL，置水浴上蒸干，用0.9%的生理盐水溶解，加入几滴2%的红细胞悬浮液，如有溶血性的皂苷类成分存在，则发生溶血现象，溶液由浑浊变为澄明。溶血实验不仅可以用于皂苷的检识，还可以粗略推算样品中所含皂苷的含量。例如某药材浸出液测得的溶血指数为1:1M，所用对照标准皂苷的溶血指数为1:100M，则药材中皂苷的含量约为1%。

二、色谱检识

（一）薄层色谱

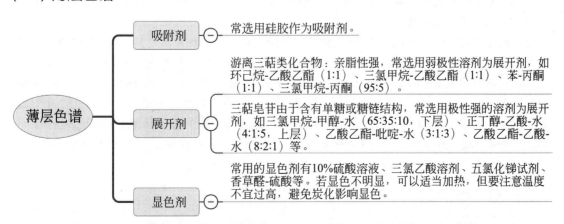

常选用硅胶作为吸附剂。

游离三萜类化合物：亲脂性强，常选用弱极性溶剂为展开剂，如环己烷-乙酸乙酯（1:1）、三氯甲烷-乙酸乙酯（1:1）、苯-丙酮（1:1）、三氯甲烷-丙酮（95:5）。

三萜皂苷由于含有单糖或糖链结构，常选用极性强的溶剂为展开剂，如三氯甲烷-甲醇-水（65:35:10，下层）、正丁醇-乙酸-水（4:1:5，上层）、乙酸乙酯-吡啶-水（3:1:3）、乙酸乙酯-乙酸-水（8:2:1）等。

常用的显色剂有10%硫酸溶液、三氯乙酸溶剂、五氯化锑试剂、香草醛-硫酸等。若显色不明显，可以适当加热，但要注意温度不宜过高，避免炭化影响显色。

反相薄层色谱也常用于三萜类化合物的检识，固定相为反相 Rp-18 或 Rp-8 填料，展开剂为甲醇-水或乙腈-水。在分离酸性皂苷时，样品由于极性较强在展开中易产生拖尾，展开剂中加入几滴甲酸或乙酸可以改善分离效果。

（二）纸色谱

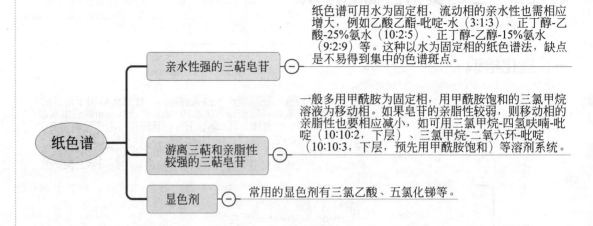

纸色谱可用水为固定相，流动的亲水性也需相应增大，例如乙酸乙酯-吡啶-水（3:1:3）、正丁醇-乙酸-25%氨水（10:2:5）、正丁醇-乙醇-15%氨水（9:2:9）等。这种以水为固定相的纸色谱法，缺点是不易得到集中的色谱斑点。

一般多用甲酰胺为固定相，用甲酰胺饱和的三氯甲烷溶液为移动相。如果皂苷的亲脂性较弱，则移动相的亲脂性也要相应减小，如可用三氯甲烷-四氢呋喃-吡啶（10:10:2，下层）、三氯甲烷-二氧六环-吡啶（10:10:3，下层，预先用甲酰胺饱和）等溶剂系统。

常用的显色剂有三氯乙酸、五氯化锑等。

第六节 三萜类化合物的结构研究

一、紫外光谱特征

多数三萜类化合物由于没有共轭体系，无紫外吸收，但齐墩果烷型三萜结构中多具有双键，可用紫外光谱判断其双键类型，如结构中只有一个孤立双键，仅在205～250nm处有微弱吸收；若有 α, β-不饱和羰基，最大吸收在242～250nm；如有异环共轭双烯，最大吸收在240、250、260nm；同环共轭双烯最大吸收则在285nm。此外，11-oxo，Δ^{12}-齐墩果烷型化合物，可用紫外光谱判断 H-18 的构型，当 H-18 为 β 构型，最大吸收为248～249nm；H-18 为 α 构型，最大吸收为242～243nm。

二、核磁共振谱特征

（一）^{1}H-HMR 谱

^{1}H-NMR 谱可很容易地获得三萜及其皂苷中甲基质子、连氧碳上的质子、烯氢质子及糖的端基质子信号等重要信息。

一般甲基质子信号在 δ_H 0.625～1.50，在 ^{1}H-NMR 谱的高场中出现多个甲基单峰是三萜类化合物的最大特征。齐墩果烷型的甲基信号均为单峰，乌苏烷类和四环三萜常可见甲基信号为双峰；环内双键氢质子的 δ_H 值一般＞5，如齐墩果烷类和乌苏烷类 C-12 烯氢在 δ_H 4.93～5.50处出现多重峰或宽单峰。环外烯氢的 δ_H 值一般＜5，如羽扇豆烯和何帕烯型的 C-29 位 2 个同碳烯氢信号多出现在 δ_H 4.30～5.00。由于羽扇豆烯型三萜 E 环上的异丙烯基受 C-12 位质子空间位阻的影响不能自由旋转，双键末端的两个质子不等价，表现为双峰，而何帕烯型的两个末端烯氢接近等价，合并为一单峰，利用这一特点可区别这两种母核。

（二）^{13}C-NMR 谱

^{13}C-NMR 是确定三萜类化合物结构最有效的手段，由于分辨率高，三萜或其皂苷的 ^{13}C-NMR 谱几乎可给出每一个碳的信号。在 ^{13}C-NMR 谱中，角甲基一般出现在 δ_C 18.9～33.7，其中 23-CH$_3$ 和 29-CH$_3$ 出现在低场，化学位移依次为 δ_C 28 和 33 左右。苷元中除与氧连接的碳

和烯碳外，其他碳一般在 δ_C 60 以下。烯碳原子最易分辨，当双键位于不同类型母核或同一母核的不同位置时，其碳原子化学位移有明显差别。下表列出一些常见类型三萜化合物 ^{13}C-NMR 的烯碳化学位移。

齐墩果烷、乌苏烷、羽扇豆烷类三萜主要烯碳的化学位移

三萜及双键的位置	烯碳 δ 值	其他特征碳
Δ^{12}-齐墩果烯	C-12：122～124 C-13：144～145	
11-oxo，Δ^{12}-齐墩果烯	C-12：128～129 C-13：155～167	C-11=O：199～200
Δ^{11}-13,28-epoxy-齐墩果烯	C-11：132～133 C-12：131～132	C-13：84～86
$\Delta^{11,13(18)}$-齐墩果烯（异环双烯）	C-11：126～127 C-12：125～126 C-13：136～137 C-18：133～135	
$\Delta^{9(11),12}$-齐墩果烯（同环双烯）	C-9：154～155 C-11：116～117 C-12：121～122 C-13：143～147	
Δ^{12}乌苏烯	C-12：124～125 C-13：138～140	

续表

三萜及双键的位置	烯碳 δ 值	其他特征碳
$\Delta^{20(29)}$-羽扇豆烯	C-29：109，C-20：150	

（三）其他 NMR 技术

DEPT 谱和 ^{1}H-^{1}H COSY 谱等 NMR 技术亦广泛用于三萜及其皂苷的结构研究中。DEPT 谱用于确定碳的类型（CH$_3$、CH$_2$、CH 和 C）。^{1}H-^{1}H COSY 谱主要通过分析相邻质子的偶合关系，确定皂苷元及糖上质子的归属。^{13}C-^{1}H COSY 谱和 HMQC 谱（异核多量子相关谱）主要用于碳连接质子的归属分析。近年，HMBC（异核多键相关谱）已被广泛用于糖与皂苷元的连接位置以及糖与糖之间连接位置的确定。因为在 HMBC 谱中，可清楚地观察到糖的端基氢与该糖苷键另一端直接相连的碳原子之间出现的明显的相关峰。另外，同核全相关谱 TOCSY（^{1}H-^{1}H HOHAHA 谱）对于皂苷元及糖环上的连续相互偶合氢的归属具有重要的作用，特别是在糖环上氢信号互相重叠时，往往可以通过任何一个分离较好的信号（如端基氢），而对所有该信号偶合体系中的其他质子信号予以全部解析。同样，通过氢检测的异核单量子全相关谱 HSQC-TOCSY（^{13}C-^{1}H HOHAHA 谱）对于皂苷元及糖环上具有连续相互偶合氢结构系统中的归属也具有特别的作用。在实际研究中，综合应用多种 ^{2}D-NMR 技术，即使是结构很复杂的三萜类化合物，往往也能够很容易阐明结构。

三、质谱特征

（一）游离三萜化合物

EI-MS 主要用于此类化合物鉴定，即通过对化合物分子离子峰和裂解碎片峰的分析，提供该类化合物的分子量、可能的结构骨架或取代基种类及位置等的信息。

（1）齐墩果-12-烯（乌苏-12-烯）型三萜化合物　其 EI-MS 显示分子离子峰 $[M]^+$ 及失去 CH$_3$、OH 或 COOH 等碎片峰。由于分子中存在 C$_{12}$ 双键，具环己烯结构，故 C 环易发生 RDA 裂解，出现分别含 A、B 环和 D、E 环的碎片离子峰。

（2）羽扇豆醇型三萜化合物　可出现失去异丙基产生的[M-43]$^+$的特征碎片离子峰。

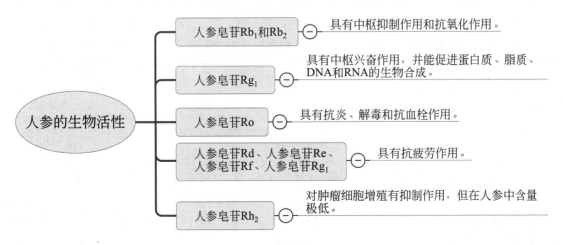

羽扇豆醇 m/z 246　　　　　　　　m/z 383

（二）三萜皂苷

由于三萜皂苷挥发性较差，目前常用场解析质谱（FD-MS）和正或负离子快原子轰击质谱（FAB-MS）分析带有糖分子的皂苷类结构。FD-MS 及 FAB-MS 两种质谱不依赖样品的挥发就可得到皂苷的准分子离子峰[M+H]$^+$、[M+Na]$^+$、[M+K]$^+$、[M-H]$^-$等，还可以给出皂苷失去寡糖基或单糖碎片峰，并同时出现相应的糖单元的碎片峰，电子轰击质谱（EI-MS）和化学电离质谱（CI-MS）技术则不适用于皂苷类结构的研究。以下述皂苷为例，该皂苷结构为齐墩果酸-3-O-β-D-葡萄糖基-(1→4)-O-β-D-葡萄糖基-(1→3)-O-α-L-鼠李糖基-(1→2)-O-α-L-阿拉伯糖苷，FAB-MS 呈现了 1081 [M+Na]$^+$准分子离子峰和 919 [(M+Na)-162]$^+$、757 [(M+Na)-162-162]$^+$、611[(M+Na)-162-162-146]$^+$以及 479 [(M+Na)-162-162-146-132]$^+$的碎片峰，根据以上数据不仅可知其分子量，还能推测出皂苷元与糖、糖与糖之间的连接顺序。

第七节　含三萜皂苷类化合物的中药实例

一、人参

人参含有皂苷、多糖、聚炔醇、挥发油、蛋白质、多肽、氨基酸、有机酸类等多种类型的化学成分。药理研究表明，人参皂苷为人参的主要有效成分，具有人参的主要生理活性。人参的根、茎、叶、花及果实中均含有多种人参皂苷。人参根中总皂苷的含量约 5%，根须中人参皂苷的含量比主根高。目前，已分离并鉴定结构的人参皂苷约 60 种。不同人参皂苷的药理作用不尽相同。

人参的生物活性

- 人参皂苷Rb$_1$和Rb$_2$ — 具有中枢抑制作用和抗氧化作用。
- 人参皂苷Rg$_1$ — 具有中枢兴奋作用，并能促进蛋白质、脂质、DNA和RNA的生物合成。
- 人参皂苷Ro — 具有抗炎、解毒和抗血栓作用。
- 人参皂苷Rd、人参皂苷Re、人参皂苷Rf、人参皂苷Rg$_1$ — 具有抗疲劳作用。
- 人参皂苷Rh$_2$ — 对肿瘤细胞增殖有抑制作用，但在人参中含量极低。

（一）结构类型

人参皂苷根据其苷元结构不同可分为人参二醇型（A 型）、人参三醇型（B 型）和齐墩果酸型（C 型）3 种。A 型和 B 型人参皂苷元属于达玛烷型四环三萜，在达玛烷骨架的 3 位和 12 位有羟基取代，C_{20} 为 S 构型。A 型与 B 型皂苷元的区别在于 6 位碳上是否有羟基取代，6 位无羟基者为 A 型皂苷元 20(S)-原人参二醇，6 位有羟基取代者为 B 型皂苷元 20(S)-原人参三醇，C 型皂苷元齐墩果酸为齐墩果烷型五环三萜。

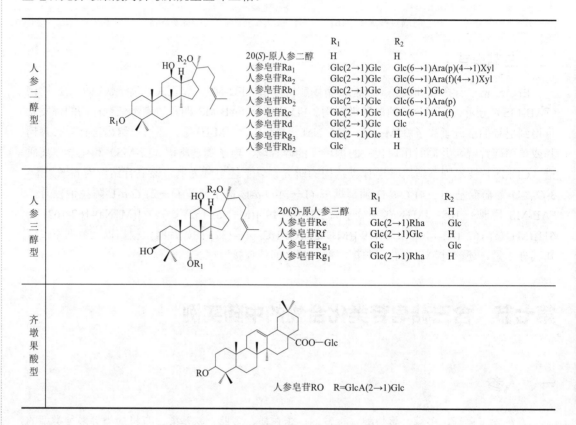

人参二醇型		R_1	R_2
	20(S)-原人参二醇	H	H
	人参皂苷Ra$_1$	Glc(2→1)Glc	Glc(6→1)Ara(p)(4→1)Xyl
	人参皂苷Ra$_2$	Glc(2→1)Glc	Glc(6→1)Ara(f)(4→1)Xyl
	人参皂苷Rb$_1$	Glc(2→1)Glc	Glc(6→1)Glc
	人参皂苷Rb$_2$	Glc(2→1)Glc	Glc(6→1)Ara(p)
	人参皂苷Rc	Glc(2→1)Glc	Glc(6→1)Ara(f)
	人参皂苷Rd	Glc(2→1)Glc	Glc
	人参皂苷Rg$_3$	Glc(2→1)Glc	H
	人参皂苷Rh$_2$	Glc	H

人参三醇型		R_1	R_2
	20(S)-原人参三醇	H	H
	人参皂苷Re	Glc(2→1)Rha	Glc
	人参皂苷Rf	Glc(2→1)Glc	H
	人参皂苷Rg$_1$	Glc	Glc
	人参皂苷Rg$_1$	Glc(2→1)Rha	H

齐墩果酸型

人参皂苷RO　R=GlcA(2→1)Glc

（二）水解反应

A 型和 B 型人参皂苷当用酸加热水解时，从水解产物中得不到真正的原皂苷元。其原因是这些皂苷元的性质不太稳定，当人参皂苷酸水解时，真正的皂苷元 20(S)-原人参二醇或 20(S)-原人参三醇侧链 20 位上的甲基和羟基发生差向异构化，转变为 20(R)-原人参二醇或 20(R)-原人参三醇，即苷元易从 S 构型转变为 R 构型，然后发生侧链环合，C_{20}-OH 上 H 加到侧链双键含氢较多的碳上，而 C_{20}-OH 上的 O 加到侧链双键含氢较少的碳上，从而生成了异构化产物人参二醇和人参三醇。反应过程如下。所以要得到真正的人参皂苷元，须采用酶水解或 Smith 降解法等温和的方法进行。

A型皂苷

$\xrightarrow{H^+}$ 　$\xrightarrow{\triangle}$

20(S)-原人参二醇(R$_1$、R$_2$=糖基)　　20(R)-原人参二醇　　人参二醇

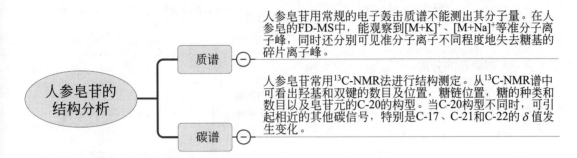

B型皂苷

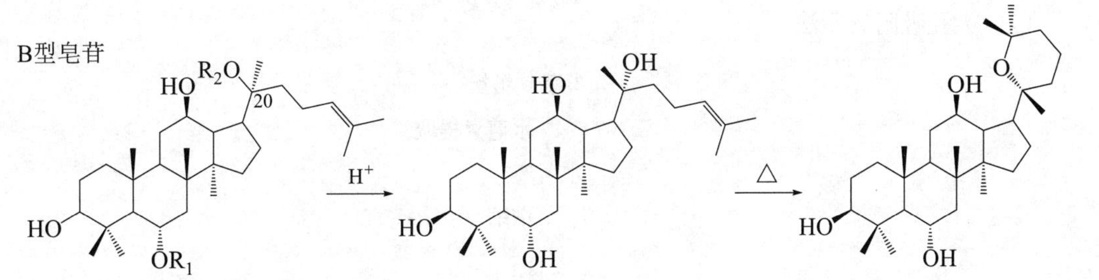

20(S)-原人参二醇(R₁、R₂=糖基) → 20(R)-原人参三醇 → 人参三醇

H^+ △

（三）人参皂苷的结构分析

人参皂苷的
结构分析

质谱 ⊝ —— 人参皂苷用常规的电子轰击质谱不能测出其分子量。在人参皂的FD-MS中，能观察到$[M+K]^+$、$[M+Na]^+$等准分子离子峰，同时还分别可见准分子离子不同程度地失去糖基的碎片离子峰。

碳谱 ⊝ —— 人参皂苷常用^{13}C-NMR法进行结构测定。从^{13}C-NMR谱中可看出羟基和双键的数目及位置，糖链位置，糖的种类和数目以及皂苷元的C-20的构型。当C-20构型不同时，可引起相近的其他碳信号，特别是C-17、C-21和C-22的δ值发生变化。

（四）提取分离

1. 总皂苷的提取

（1）溶剂提取法

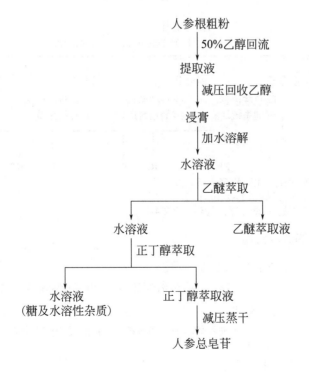

人参根粗粉
↓ 50%乙醇回流
提取液
↓ 减压回收乙醇
浸膏
↓ 加水溶解
水溶液
↓ 乙醚萃取
├── 水溶液
│   ↓ 正丁醇萃取
│   ├── 水溶液
│   │   （糖及水溶性杂质）
│   └── 正丁醇萃取液
│   ↓ 减压蒸干
│   人参总皂苷
└── 乙醚萃取液

（2）大孔吸附树脂法

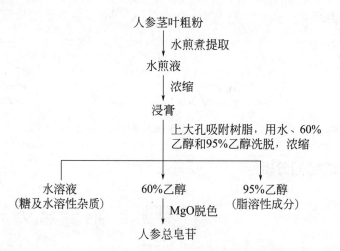

人参茎叶粗粉
　　│水煎煮提取
水煎液
　　│浓缩
浸膏
　　│上大孔吸附树脂，用水、60%
　　　乙醇和95%乙醇洗脱，浓缩

水溶液　　　　　60%乙醇　　　　95%乙醇
（糖及水溶性杂质）　　│MgO脱色　　（脂溶性成分）

人参总皂苷

2. 人参皂苷的分离

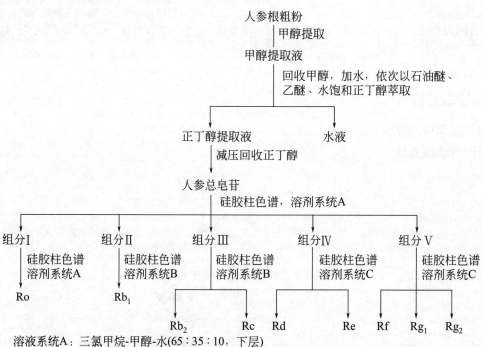

人参根粗粉
　　│甲醇提取
甲醇提取液
　　│回收甲醇，加水，依次以石油醚、
　　　乙醚、水饱和正丁醇萃取

正丁醇提取液　　　　　　　水液
　　│减压回收正丁醇
人参总皂苷
　　│硅胶柱色谱，溶剂系统A

组分Ⅰ　　　组分Ⅱ　　　组分Ⅲ　　　　　组分Ⅳ　　　　　组分Ⅴ
│硅胶柱色谱　│硅胶柱色谱　│硅胶柱色谱　　│硅胶柱色谱　　│硅胶柱色谱
　溶剂系统A　　溶剂系统B　　溶剂系统B　　　溶剂系统C　　　溶剂系统C

Ro　　　　　Rb₁　　　　Rb₂　　Rc　Rd　　　Re　Rf　Rg₁　Rg₂

溶液系统A：三氯甲烷-甲醇-水(65∶35∶10，下层)
溶液系统B：正丁醇-乙酸乙酯-水(4∶1∶2，上层)
溶液系统C：三氯甲烷-甲醇-乙酸乙酯-水(2∶2∶4∶1,下层)

3. 人参皂苷元的提取分离

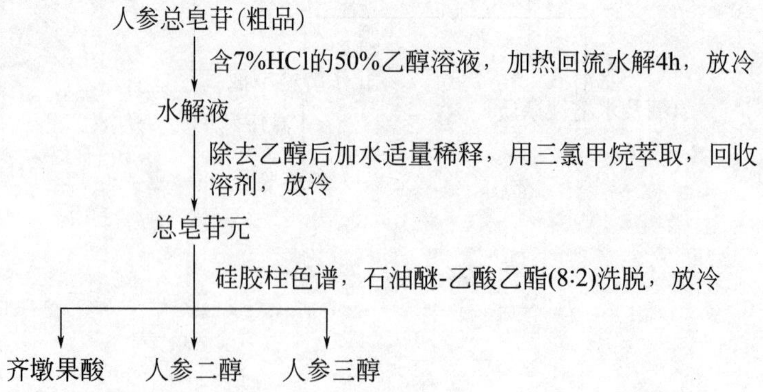

人参总皂苷（粗品）
　　│含7%HCl的50%乙醇溶液，加热回流水解4h，放冷
水解液
　　│除去乙醇后加水适量稀释，用三氯甲烷萃取，回收
　　　溶剂，放冷
总皂苷元
　　│硅胶柱色谱，石油醚-乙酸乙酯(8:2)洗脱，放冷

齐墩果酸　　人参二醇　　人参三醇

二、黄芪

黄芪的化学成分复杂，主要含皂苷、黄酮、多糖等成分。目前，已经从黄芪及其同属近缘植物中共分离出 40 余种三萜皂苷，其结构为四环三萜或五环三萜苷类，成苷的糖多为葡萄糖、半乳糖、鼠李糖，一般连接于苷元 3 位和 6 位。

黄芪甲苷即黄芪皂苷Ⅳ，是黄芪中主要生物活性成分，具有抗炎、降压、镇痛、镇静作用，并能促进肝脏 DNA 再生和调节机体免疫力的作用。结构上属于环菠萝蜜烷型四环三萜皂苷，其分子式 $C_{41}H_{68}O_{14}$，分子量 784，mp 295～296℃。其在酸性条件下水解时，除获得皂苷元环黄芪醇外，同时亦获得黄芪醇，这是由于环黄芪醇结构中 3 元环极易在酸水解时开裂，生成具有 $\Delta^{9(11)}$，10-CH$_3$ 的次生产物黄芪醇。因此，为避免环的开裂，一般采用两相酸水解或酶水解。

黄芪醇

《中国药典》以黄芪甲苷为指标成分对黄芪进行定性鉴别，以黄芪甲苷和毛蕊异黄酮葡萄糖苷为指标成分对黄芪进行含量测定，要求黄芪甲苷不得少于 0.080%，毛蕊异黄酮葡萄糖苷不得少于 0.020%。

三、三七

三七中主要的生物活性成分是三萜皂苷，含量高达 12%，其结构类型绝大多数属于达玛烷型四环三萜皂苷，结构特点是 C-8 位有角甲基，为 β-构型；C-13 位有 β-H；C-17 位有 β-侧链，C-20 构型是 S 型。三七皂苷根据其 6 位碳上是否有羟基分为人参二醇型皂苷和人参三醇型皂苷。人参二醇型皂苷的苷元为 20（S）-原人参二醇，人参三醇型皂苷的苷元为 20（S）-原人参三醇。三七皂苷 R_1 结构如下。

R=Glc(2→1)fuc, R'=Glc
三七皂苷R$_1$

《中国药典》以人参皂苷 Rg_1、人参皂苷 Rb_1 及三七皂苷 R_1 为指标成分对三七进行含量测定，要求含人参皂苷 Rg_1、人参皂苷 Rb_1 及三七皂苷 R_1 的总量不得少于 5.0%。在定性鉴别部分药典又增加人参皂苷 Re 作为检测指标，保证药材的质量。

四、甘草

（一）化学成分

甘草的主要成分是甘草皂苷，也称甘草酸，由于有甜味，又称为甘草甜素，其苷元是甘草次酸。甘草中除了甘草皂苷和甘草次酸以外，还含有其他类型的三萜皂苷、黄酮、生物碱和多糖类化合物。《中国药典》将甘草酸和甘草苷作为甘草的指标成分，分别采用甘草酸铵和甘草苷作为对照品。要求含甘草苷不得少于 0.50%，甘草酸不得少于 2.0%。

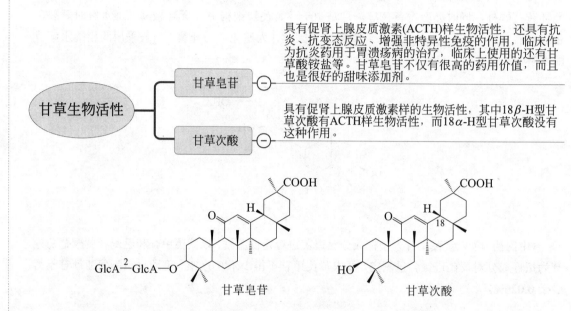

甘草生物活性
甘草皂苷
具有促肾上腺皮质激素(ACTH)样生物活性，还具有抗炎、抗变态反应、增强非特异性免疫的作用，临床作为抗炎药用于胃溃疡病的治疗，临床上使用的还有甘草酸铵盐等。甘草皂苷不仅有很高的药用价值，而且也是很好的甜味添加剂。
甘草次酸
具有促肾上腺皮质激素样的生物活性，其中18β-H型甘草次酸有ACTH样生物活性，而18α-H型甘草次酸没有这种作用。

COOH
H
O
GlcA—2—GlcA—O
甘草皂苷

COOH
H
18
O
HO
甘草次酸

（二）提取分离

1. 甘草皂苷（甘草酸铵盐）的提取分离

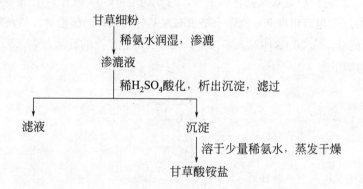

甘草细粉
稀氨水润湿，渗漉
渗漉液
稀H2SO4酸化，析出沉淀，滤过
滤液
沉淀
溶于少量稀氨水，蒸发干燥
甘草酸铵盐

2. 甘草酸单钾盐和甘草次酸的提取分离

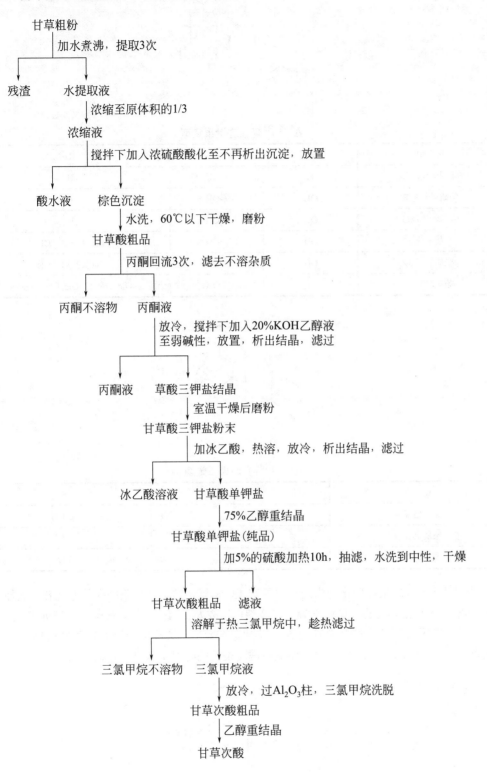

甘草粗粉
　　↓加水煮沸，提取3次
残渣　　水提取液
　　　　　↓浓缩至原体积的1/3
　　　　浓缩液
　　　　　↓搅拌下加入浓硫酸酸化至不再析出沉淀，放置
酸水液　　棕色沉淀
　　　　　↓水洗，60℃以下干燥，磨粉
　　　　甘草酸粗品
　　　　　↓丙酮回流3次，滤去不溶杂质
丙酮不溶物　丙酮液
　　　　　↓放冷，搅拌下加入20%KOH乙醇液
　　　　　　至弱碱性，放置，析出结晶，滤过
丙酮液　　草酸三钾盐结晶
　　　　　↓室温干燥后磨粉
　　　　甘草酸三钾盐粉末
　　　　　↓加冰乙酸，热溶，放冷，析出结晶，滤过
冰乙酸溶液　甘草酸单钾盐
　　　　　↓75%乙醇重结晶
　　　　甘草酸单钾盐(纯品)
　　　　　↓加5%的硫酸加热10h，抽滤，水洗到中性，干燥
甘草次酸粗品　滤液
　　　　　↓溶解于热三氯甲烷中，趁热滤过
三氯甲烷不溶物　三氯甲烷液
　　　　　↓放冷，过Al2O3柱，三氯甲烷洗脱
　　　　甘草次酸粗品
　　　　　↓乙醇重结晶
　　　　甘草次酸

五、柴胡

现代研究表明，柴胡中含有三萜皂苷、木脂素、黄酮、挥发油及多糖类化合物。其中，柴胡皂苷（含量 1.6%～3.8%）已被证明有解热、镇痛、镇咳、抗炎等作用，是柴胡的主要有效成分。至今从柴胡属植物中已分离出近 100 个三萜皂苷，均为齐墩果烷型。这些皂苷根据双键的位置可以分为数种，主要结构类型和代表性化合物的结构如下。

笔记

$\Delta^{11\text{-}13,28}$环氧齐墩果烯型

化合物	R_1	R_2	R_3
柴胡皂苷元 E	H	β-OH	H
柴胡皂苷元 F	OH	β-OH	H
柴胡皂苷元 G	OH	α-OH	H
柴胡皂苷 a	OH	β-OH	Fuc（3→1）Glc
柴胡皂苷 d	OH	α-OH	Fuc（3→1）Glc
柴胡皂苷 c	H	β-OH	Glc（6→1）Glc（4→1）Rha

$\Delta^{11\text{-}13(28)}$-齐墩果二烯型

化合物	R_1	R_2
柴胡皂苷 A	OH	β-OH
柴胡皂苷 D	OH	α-OH
柴胡皂苷 C	H	β-OH

　　$\Delta^{11\text{-}13,28}$环氧齐墩果烯型化合物结构中具有 13,28-氧环结构，是柴胡中的原生苷（或原生苷元），其氧环不稳定，在酸的作用下醚键可断裂，生成人工次生产物。如柴胡皂苷元 F、柴胡皂苷元 G 在酸的作用下产生柴胡皂苷元 A 和柴胡皂苷元 D，柴胡皂苷元 E 产生柴胡皂苷元 C 和柴胡皂苷元 B，柴胡皂苷元 B 是由于环氧醚键断裂的同时发生双键移位而生成。

柴胡皂苷元 B

　　柴胡总皂苷为无定形粉末，具有皂苷的一般性质，能溶于热水，易溶于甲醇、乙醇、正丁醇、吡啶，难溶于苯、三氯甲烷、乙醚等有机溶剂。柴胡皂苷主要有 a、d、c 三种，其中柴胡皂苷 a、柴胡皂苷 d 含量最高，具有明显的抗炎和降血脂功能，代表柴胡主要药理作用，柴胡皂苷 c 无此作用。

　　《中国药典》以柴胡皂苷 a 和柴胡皂苷 d 为指标成分对柴胡进行鉴别和含量测定，要求柴胡皂苷 a 和柴胡皂苷 d 的总量不得少于 0.30%。

　　柴胡总皂苷一般采用 5%吡啶-甲醇提取，浓缩液经正丁醇萃取回收正丁醇后利用乙醚沉淀的方法进行初步分离。粗皂苷可用热的乙酸乙酯去除脂溶性成分后用硅胶柱色谱或制备薄层色谱分离。

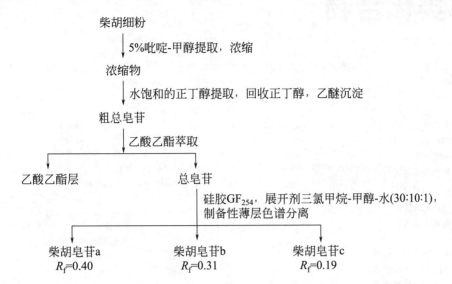

第八章

甾体类化合物

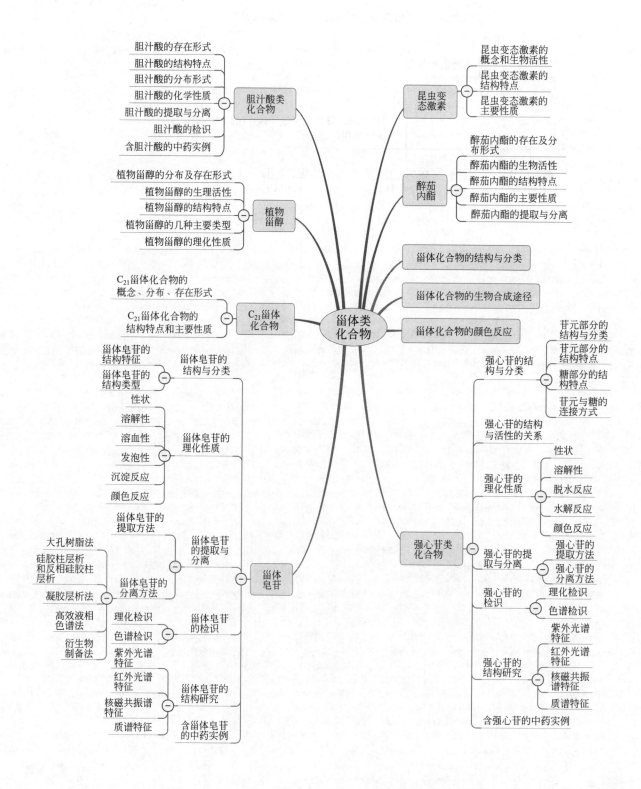

胆汁酸的存在形式
胆汁酸的结构特点
胆汁酸的分布形式
胆汁酸的化学性质　胆汁酸类化合物
胆汁酸的提取与分离
胆汁酸的检识
含胆汁酸的中药实例

昆虫变态激素的概念和生物活性
昆虫变态激素的结构特点　昆虫变态激素
昆虫变态激素的主要性质

植物甾醇的分布及存在形式
植物甾醇的生理活性
植物甾醇的结构特点　植物甾醇
植物甾醇的几种主要类型
植物甾醇的理化性质

醉茄内酯的存在及分布形式
醉茄内酯的生物活性
醉茄内酯的结构特点　醉茄内酯
醉茄内酯的主要性质
醉茄内酯的提取与分离

甾体化合物的结构与分类
甾体化合物的生物合成途径
甾体化合物的颜色反应

C_{21}甾体化合物的概念、分布、存在形式
C_{21}甾体化合物的结构特点和主要性质　C_{21}甾体化合物

甾体皂苷的结构特征
甾体皂苷的结构类型　甾体皂苷的结构与分类

性状
溶解性
溶血性
发泡性　甾体皂苷的理化性质
沉淀反应
颜色反应

甾体皂苷的提取方法　甾体皂苷的提取与分离
大孔树脂法
硅胶柱层析和反相硅胶柱层析
凝胶层析法　甾体皂苷的分离方法　甾体皂苷
高效液相色谱法
衍生物制备法

理化检识
色谱检识　甾体皂苷的检识

紫外光谱特征
红外光谱特征
核磁共振谱特征　甾体皂苷的结构研究
质谱特征

含甾体皂苷的中药实例

苷元部分的结构与分类
苷元部分的结构特点
糖部分的结构特点　强心苷的结构与分类
苷元与糖的连接方式

强心苷的结构与活性的关系

性状
溶解性
脱水反应
水解反应　强心苷的理化性质
颜色反应

强心苷的提取方法
强心苷的分离方法　强心苷的提取与分离

理化检识
色谱检识　强心苷的检识

紫外光谱特征
红外光谱特征
核磁共振谱特征　强心苷的结构研究
质谱特征

含强心苷的中药实例

强心苷类化合物

甾体类化合物

第一节　概述

甾体及其苷类化合物分子结构中都具有环戊烷骈多氢菲的甾体母核，主要包括甾体皂苷、强心苷、植物甾醇、胆汁酸、C_{21}甾、昆虫变态激素等，是广泛存在于自然界中的一类天然化学成分，在植物体内，经甲戊二羟酸生物合成途径转化、衍生形成。

（结构图）

一、甾体化合物的结构与分类

根据各类甾体成分 C-17 位侧链结构的不同可将其分为以下类型。

天然甾体化合物的种类及结构特点

名称	A/B	B/C	C/D	C_{17}取代基
甾体皂苷	顺、反	反	反	含氧螺杂环
强心苷	顺、反	反	顺	五元不饱和内酯环
植物甾醇	顺、反	反	反	8～10 个碳的脂肪烃
胆汁酸	顺	反	反	戊酸
C_{21}甾醇	反	反	顺	C_2H_5
昆虫变态激素	顺	反	反	8～10 个碳的脂肪烃

天然甾体化合物的 B/C 环都是反式，C/D 环多为反式，A/B 环有顺、反两种稠合方式。

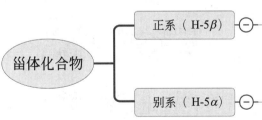

正系（H-5β）—— A/B环顺式稠合的称正系，即C_5上的氢原子和C_{10}上的角甲基都伸向环平面的前方，处于同一边，为β构型，以实线表示。

甾体化合物

别系（H-5α）—— A/B环反式稠合的称别系，即C_5上的氢原子伸向环平面的后方，与C_{10}上的角甲基不在同一边，为α构型，以虚线表示。甾体化合物母核的C_{10}、C_{13}、C_{17}侧链大都是β构型，C_3上有羟基，且多为β构型。甾体母核的其他位置上也可以有羟基、羰基、双键等功能团。

二、甾体化合物的生物合成途径

甾体化合物都是由甲戊二羟酸途径生物合成转化而来，从乙酰辅酶 A→鲨烯→2,3-氧化鲨烯→羊毛甾醇，再衍生成强心苷元类、甾体皂苷元类、C_{21}甾类、甾醇类等。

笔记

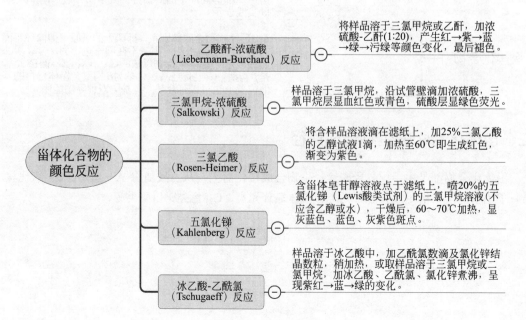

甾体化合物的生物合成途径

三、甾体化合物的颜色反应

甾体化合物的颜色反应		
乙酸酐-浓硫酸（Liebermann-Burchard）反应		将样品溶于三氯甲烷或乙酐，加浓硫酸-乙酐(1:20)，产生红→紫→蓝→绿→污绿等颜色变化，最后褪色。
三氯甲烷-浓硫酸（Salkowski）反应		样品溶于三氯甲烷，沿试管壁滴加浓硫酸，三氯甲烷层显血红色或青色，硫酸层显绿色荧光。
三氯乙酸（Rosen-Heimer）反应		将含样品溶液滴在滤纸上，加25%三氯乙酸的乙醇试液1滴，加热至60℃即生成红色，渐变为紫色。
五氯化锑（Kahlenberg）反应		含甾体皂苷醇溶液点于滤纸上，喷20%的五氯化锑（Lewis酸类试剂）的三氯甲烷溶液(不应含乙醇或水)，干燥后，60～70℃加热，显灰蓝色、蓝色、灰紫色斑点。
冰乙酸-乙酰氯（Tschugaeff）反应		样品溶于冰乙酸中，加乙酰氯数滴及氯化锌结晶数粒，稍加热，或取样品溶于三氯甲烷或二氯甲烷，加冰乙酸、乙酰氯、氯化锌煮沸，呈现紫红→蓝→绿的变化。

第二节　强心苷类化合物

一、强心苷的结构与分类

（一）苷元部分的结构与分类

天然来源的强心苷类化合物的苷元，根据 C_{17} 位连接的不饱和内酯环分为两类。

1. 甲型强心苷元

甲型强心苷元甾体母核由 23 个碳原子组成，C_{17} 位连接五元不饱和内酯环，即 $\Delta^{\alpha\beta}\text{-}\gamma\text{-}$内酯（$\Delta^{20(22)}$ 五元内酯）。C_{17} 位连接的不饱和内酯环大多数是 β 构型，个别为 α 构型。天然的强心苷多属于甲型强心苷，如夹竹桃苷元、毒毛旋花子苷 K、毛花洋地黄苷 A～E 等。

强心甾烯（甲型强心苷元）　　　　　　　夹竹桃苷元

2. 乙型强心苷元

乙型强心苷元的甾体母核由 24 个碳原子组成，C_{17} 位连接六元不饱和内酯环，即 $\Delta^{\alpha\beta,\gamma\delta}$-双烯-$\delta$-内酯（即 $\Delta^{20(21),22(23)}$ 六元内酯）的强心苷元，称为海葱甾二烯或蟾蜍甾二烯。C_{17} 位连接的不饱和内酯环是 β 构型，自然界中仅少数强心苷元属于此类。

海葱甾二烯或蟾蜍甾二烯（乙型强心苷元）　　　　海葱甾元

（二）苷元部分的结构特点

1. 甾体母核

甾体母核为环戊烷骈多氢菲结构，A、B、C、D 四个环的稠合构象为 A/B 环为顺式或反式，多为顺式，但乌沙苷元、乌勒苷元、副冠毒苷苷元和粉绿小冠花苷元为反式空间排列；B/C 环均为反式；C/D 环多为顺式。其中，C/D 环顺式（即 $C_{14}\text{-OH}$ 为 β-构型）是强心苷元区别于其他类型甾体化合物的重要特征之一。

2. 取代基及位置

强心苷元母核上 C_3 和 C_{14} 多为 β 构型羟基取代，少数是 α 构型，$C_3\text{-OH}$ 常与糖部分形成苷键；母核上双键一般位于 C_4、C_5 位或 C_5、C_6 位；C_{10}、C_{13}、C_{17} 各有一个侧链，C_{10} 多为甲基或氧化甲基，如—CH_3、—CH_2OH 和—CHO，C_{13} 均为甲基，C_{17} 为 β-构型的五元 γ-内酯环或六元 δ-内酯环。

（三）糖部分的结构特点

构成强心苷的糖有 20 多种，根据它们 C_2 位上有无羟基可以分成 α-羟基糖（2-羟基糖）和 α-去氧糖（2-去氧糖）两类。α-去氧糖常见于强心苷类，是区别于其他苷类成分的一个重要特征。

1. α-羟基糖

强心苷中常见的 α-羟基糖有 D-葡萄糖、6-去氧糖和 6-去氧糖甲醚。如 L-鼠李糖、L-夫糖、D-鸡纳糖、D-弩箭子糖、D-6-去氧阿洛糖、D-洋地黄糖和 L-黄花夹竹桃糖等。

L-鼠李糖　　　　D-6-去氧阿洛糖　　　　D-洋地黄糖　　　　L-黄花夹竹桃糖

2. α-去氧糖

强心苷化合物常见的 α-去氧糖有 2,6-二去氧糖和 2,6-二去氧糖甲醚。如 D-洋地黄毒糖、L-夹竹桃糖、D-加拿大麻糖、D-迪吉糖和 D-沙门糖等。

D-洋地黄毒糖　　　　L-夹竹桃糖　　　　D-迪吉糖　　　　D-沙门糖

（四）苷元与糖的连接方式

强心苷是苷元的 C_3 位羟基连接糖，多数形成低聚糖苷，少数为单糖苷或双糖苷。按其糖的种类以及糖和苷元的连接方式，可分为以下三种类型。

Ⅰ型：苷元-(2,6-去氧糖)$_x$-(D-葡萄糖)$_y$，如紫花洋地黄苷 A。
Ⅱ型：苷元-(6-去氧糖)$_x$-(D-葡萄糖)$_y$，如海葱苷 A。
Ⅲ型：苷元-(D-葡萄糖)$_y$，如绿海葱苷。

$x=1\sim3$，$y=1\sim2$。

天然存在的强心苷以 Ⅰ 型及 Ⅱ 型较多，Ⅲ 型较少。

紫花洋地黄苷A　　　R= -β-D-葡萄糖
洋地黄毒苷　　　　R=H

海葱苷A　　　　　　　　　　　绿海葱苷

二、强心苷的结构与活性的关系

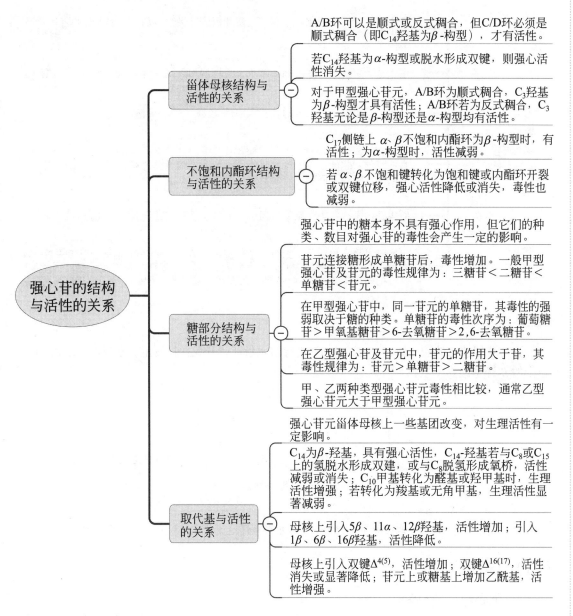

强心苷的结构与活性的关系

甾体母核结构与活性的关系
- A/B环可以是顺式或反式稠合，但C/D环必须是顺式稠合（即C_{14}羟基为β-构型），才有活性。
- 若C_{14}羟基为α-构型或脱水形成双键，则强心活性消失。
- 对于甲型强心苷元，A/B环为顺式稠合，C_3羟基为β-构型才具有活性；A/B环若为反式稠合，C_3羟基无论是β-构型还是α-构型均有活性。

不饱和内酯环结构与活性的关系
- C_{17}侧链上α、β不饱和内酯环为β-构型时，有活性；为α-构型时，活性减弱。
- 若α、β不饱和键转化为饱和键或内酯环开裂或双键位移，强心活性降低或消失，毒性也减弱。

糖部分结构与活性的关系
- 强心苷中的糖本身不具有强心作用，但它们的种类、数目对强心苷的毒性会产生一定的影响。
- 苷元连接糖形成单糖苷后，毒性增加。一般甲型强心苷及苷元的毒性规律为：三糖苷＜二糖苷＜单糖苷＜苷元。
- 在甲型强心苷中，同一苷元的单糖苷，其毒性的强弱取决于糖的种类。单糖苷的毒性次序为：葡萄糖苷＞甲氧基糖苷＞6-去氧糖苷＞2,6-去氧糖苷。
- 在乙型强心苷及苷元中，苷元的作用大于苷，其毒性规律为：苷元＞单糖苷＞二糖苷。
- 甲、乙两种类型强心苷元毒性相比较，通常乙型强心苷元大于甲型强心苷元。

取代基与活性的关系
- 强心苷元甾体母核上一些基团改变，对生理活性有一定影响。
- C_{14}为β-羟基，具有强心活性，C_{14}-羟基若与C_8或C_{15}上的氢脱水形成双建，或与C_8脱氢形成氧桥，活性减弱或消失；C_{10}甲基转化为醛基或羟甲基时，生理活性增强；若转化为羧基或无角甲基，生理活性显著减弱。
- 母核上引入5β、11α、12β羟基，活性增加；引入1β、6β、16β羟基，活性降低。
- 母核上引入双键$\Delta^{4(5)}$，活性增加；双键$\Delta^{16(17)}$，活性消失或显著降低；苷元上或糖基上增加乙酰基，活性增强。

三、强心苷的理化性质

（一）性状

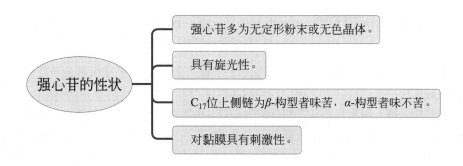

强心苷的性状
- 强心苷多为无定形粉末或无色晶体。
- 具有旋光性。
- C_{17}位上侧链为β-构型者味苦，α-构型者味不苦。
- 对黏膜具有刺激性。

（二）溶解性

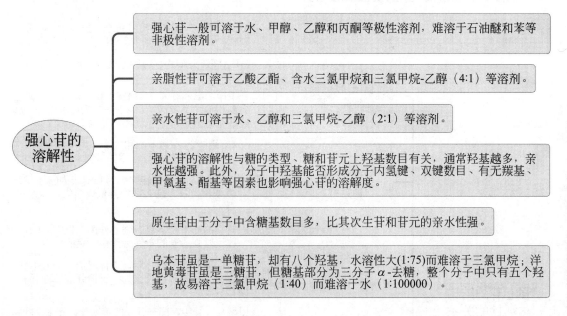

强心苷的
溶解性
- 强心苷一般可溶于水、甲醇、乙醇和丙酮等极性溶剂，难溶于石油醚和苯等非极性溶剂。
- 亲脂性苷可溶于乙酸乙酯、含水三氯甲烷和三氯甲烷-乙醇（4:1）等溶剂。
- 亲水性苷可溶于水、乙醇和三氯甲烷-乙醇（2:1）等溶剂。
- 强心苷的溶解性与糖的类型、糖和苷元上羟基数目有关，通常羟基越多，亲水性越强。此外，分子中羟基能否形成分子内氢键、双键数目、有无羧基、甲氧基、酯基等因素也影响强心苷的溶解度。
- 原生苷由于分子中含糖基数目多，比其次生苷和苷元的亲水性强。
- 乌本苷虽是一单糖苷，却有八个羟基，水溶性大(1:75)而难溶于三氯甲烷；洋地黄毒苷虽是三糖苷，但糖基部分为三分子α-去糖，整个分子中只有五个羟基，故易溶于三氯甲烷（1:40）而难溶于水（1:100000）。

（三）脱水反应

强心苷用较强的酸（如 3%～5% HCl）进行酸水解时，苷元往往发生脱水反应。C-14、C-5 位上的 β-羟基最易发生脱水。

羟基洋地黄毒苷　　　　　　　脱水羟基洋地黄毒苷元

（四）水解反应

1. 强心苷的酸水解

（1）温和酸水解　Ⅰ型强心苷苷元和 α-去氧糖之间、α-去氧糖与 α-去氧糖之间的糖苷键极易被酸水解，在温和的酸性条件下即可水解。用稀盐酸或稀硫酸（0.02～0.05mol/L）在含水醇中短时间加热回流，使Ⅰ型强心苷水解为苷元和糖。而 α-去氧糖与 α-羟基糖、α-羟基糖与 α-羟基糖之间的苷键在此条件下不易断裂，常得到二糖或三糖。如：

紫花洋地黄苷 A $\xrightarrow{\text{稀酸水解}}$ 洋地黄毒苷元+2 分子 D-洋地黄毒糖+D-洋地黄双糖

D-洋地黄双糖=D-洋地黄毒糖-D-葡萄糖

此法不适用于 16 位有甲酰基的洋地黄强心苷类的水解，因 16 位甲酰基即使在这种温和的条件下也能被水解。

（2）强烈酸水解　用于水解Ⅱ型和Ⅲ型强心苷。Ⅱ型和Ⅲ型强心苷与苷元直接相连的均为 α-羟基糖，由于糖的 2-羟基阻碍了苷键原子的质子化，使水解较为困难，用温和酸水解不能使其水解，必须增高酸的浓度（3%～5%），延长作用时间或同时加压，才能使 α-羟基糖定量地水解下来，但强酸条件下可引起苷元结构的改变，失去一分子或数分子水形成脱水苷元。

（3）氯化氢-丙酮法（Mannich 和 Siewert 法）　多数Ⅱ型强心苷用此法水解，可得原生苷元。将强心苷置于含 1%氯化氢的丙酮溶液中，20℃放置 2 周。因糖分子中 C_2-羟基和 C_3-羟基与丙酮反应，生成丙酮化物，进而水解可得到原生苷元和糖衍生物。例如以此法水解铃兰毒苷，其反应如下。

铃兰毒苷

$\xrightarrow[CH_3COCH_3]{HCl}$

毒毛旋花子苷元　　氯代L-鼠李糖丙酮化合物

本法适合于多数Ⅱ型强心苷的水解。但多糖苷极性太大，难溶于丙酮，则水解反应不易或不能进行。此外，个别强心苷用此法酸水解可能得到缩水苷元，例如黄夹次苷乙。

2. 强心苷的碱水解

在碱性条件下，强心苷的苷键虽不被水解。但分子中的酰基、内酯环会发生水解或裂解、双键移位、苷元异构化等反应。

（1）酰基的水解　强心苷的苷元或糖上的酰基遇碱可水解脱去酰基。α-去氧糖上的酰基最易脱去，用弱碱如碳酸氢钠、碳酸氢钾处理即可，而羟基糖或苷元上的酰基须用中强碱如氢氧化钙、氢氧化钡处理才可水解。甲酰基较乙酰基易水解，提取分离时，用氢氧化钙处理即可。上述 4 种碱只水解酰基，不影响内酯环。

（2）内酯环的水解　氢氧化钠、氢氧化钾碱性较强，不仅使所有酰基水解，而且还会使内酯环也水解开环。氢氧化钠、氢氧化钾的水溶液使内酯环开环后，加酸后可再环合；而氢氧化钠、氢氧化钾的醇溶液使内酯环开环后生成异构化苷，酸化不能再环合成原来的内酯环，为不可逆反应。

甲型强心苷在氢氧化钾的醇溶液中，通过内酯环的质子转移、双键转位以及 C-14 位羟基质子对 C-20 位的亲电加成作用而生成内酯型异构化苷，再经碱作用开环形成开链型异构化苷。且内酯环上的双键由 20（22）转移到 20（21），生成 C_{22}-活性亚甲基，可与很多试剂产生颜色反应。而乙型强心苷在同样条件下，不发生双键移位，但会发生内酯开环生成甲酯异构化苷。因此，后续的颜色反应可作为甲型强心苷与乙型强心苷区分的标志。

甲型强心苷　　　　　　　　　　　内酯型异构化苷　　开链型异构化苷

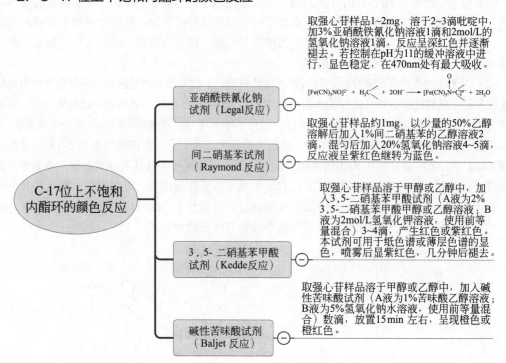

乙型强心苷　　　　　　　　　　　　　　　异构化苷

3. 强心苷的酶水解

酶水解有一定的专属性。在含强心苷的植物中，有水解葡萄糖苷的酶，但没有水解 α-去氧糖的酶。所以植物中的酶只能水解强心苷分子中的葡萄糖，保留 α-去氧糖而生成次级苷。例如：

$$紫花洋地黄苷\ A \xrightarrow{\ 紫花苷酶\ } 洋地黄毒苷 + D\text{-}葡萄糖（紫花苷酶为 \beta\text{-}葡萄糖苷酶）$$

含强心苷的植物中均有相应的水解葡萄糖苷的酶存在，故提取分离强心苷时，常可得到一系列同一苷元的苷类，其区别仅在于 D-葡萄糖个数的不同。

此外，来源于动物脏器（家畜的心肌、肝等）、蜗牛的消化液、紫苜蓿和一些霉菌中的水解酶，亦能使某些强心苷水解。尤其是蜗牛消化酶，几乎能水解所有苷键，可将强心苷分子中糖链逐步水解，直至获得苷元。

苷元类型不同，被酶水解难易程度也不同。毛花洋地黄苷和紫花洋地黄毒苷用紫花苷酶酶解，前者糖基上有乙酰基，对酶作用阻力大，故水解较慢，而后者水解快。一般来说，乙型强心苷较甲型强心苷更易被酶水解。

（五）颜色反应

1. 甾体母核的颜色反应

强心苷元具有甾体母核结构，可发生甾体母核的显色反应，如 Liebermann-Burchard 反应、Tschugaev 反应、磷酸反应、Salkowski 反应、三氯乙酸-氯胺 T 反应和五氯化锑反应等。其中，三氯乙酸-氯胺 T 反应可用以区别洋地黄类强心苷的各类苷元，即洋地黄毒苷元衍生的苷类显黄色荧光，羟基洋地黄毒苷元衍生的苷类显亮蓝色荧光，异羟基洋地黄毒苷元衍生的苷类显灰蓝色荧光。

2. C-17 位上不饱和内酯环的颜色反应

```
                                  取强心苷样品1~2mg，溶于2~3滴吡啶中，
                                  加3%亚硝酰铁氰化钠溶液1滴和2mol/L的
                                  氢氧化钠溶液1滴，反应呈深红色并逐渐
                                  褪去。若控制在pH为11的缓冲溶液中进
                                  行，显色稳定，在470nm处有最大吸收。

            亚硝酰铁氰化钠         [Fe(CN)₅NO]²⁻ + H₂C< + 2OH⁻ → [Fe(CN)₅N=C<]⁴⁻ + 2H₂O
            试剂（Legal反应）

                                  取强心苷样品约1mg，以少量的50%乙醇
                                  溶解后加入1%间二硝基苯的乙醇溶液2
            间二硝基苯试剂         滴，混匀后加入20%氢氧化钠溶液4~5滴，
            （Raymond反应）        反应液呈紫红色继转为蓝色。

C-17位上不饱和
内酯环的颜色反应                   取强心苷样品溶于甲醇或乙醇中，加
                                  入3,5-二硝基苯甲酸试剂（A液为2%
                                  3,5-二硝基苯甲酸甲醇或乙醇溶液；B
            3,5-二硝基苯甲酸       液为2mol/L氢氧化钾溶液，使用前等
            试剂（Kedde反应）      量混合）3~4滴，产生红色或紫红色。
                                  本试剂可用于纸色谱或薄层色谱的显
                                  色，喷雾后显紫红色，几分钟后褪去。

                                  取强心苷样品溶于甲醇或乙醇中，加入碱
            碱性苦味酸试剂         性苦味酸试剂（A液为1%苦味酸乙醇溶液；
            （Baljet 反应）        B液为5%氢氧化钠水溶液，使用前等量混
                                  合）数滴，放置15min 左右，呈现橙色或
                                  橙红色。
```

3. α-去氧糖颜色反应

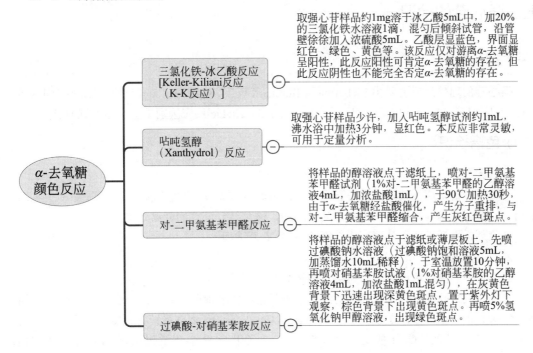

三氯化铁-冰乙酸反应 [Keller-Kiliani反应（K-K反应）] —○— 取强心苷样品约1mg溶于冰乙酸5mL中，加20%的三氯化铁水溶液1滴，混匀后倾斜试管，沿管壁徐徐加入浓硫酸5mL。乙酸层显蓝色，界面显红色、绿色、黄色等。该反应仅对游离α-去氧糖呈阳性，此反应阳性可肯定α-去氧糖的存在，但此反应阴性也不能完全否定α-去氧糖的存在。

咕吨氢醇（Xanthydrol）反应 —○— 取强心苷样品少许，加入咕吨氢醇试剂约1mL，沸水浴中加热3分钟，显红色。本反应非常灵敏，可用于定量分析。

对-二甲氨基苯甲醛反应 —○— 将样品的醇溶液点于滤纸上，喷对-二甲氨基苯甲醛试剂（1%对-二甲氨基苯甲醛的乙醇溶液4mL，加浓盐酸1mL），于90℃加热30秒，由于α-去氧糖经盐酸催化，产生分子重排，与对-二甲氨基苯甲醛缩合，产生灰红色斑点。

过碘酸-对硝基苯胺反应 —○— 将样品的醇溶液点于滤纸或薄层板上，先喷过碘酸钠水溶液（过碘酸钠饱和溶液5mL，加蒸馏水10mL稀释），于室温放置10分钟，再喷对硝基苯胺试液（1%对硝基苯胺的乙醇溶液4mL，加浓盐酸1mL混匀），在灰黄色背景下迅速出现深黄色斑点，置于紫外灯下观察，棕色背景下出现黄色斑点。再喷5%氢氧化钠甲醇溶液，出现绿色斑点。

四、强心苷的提取与分离

（一）强心苷的提取方法

强心苷的提取多选择乙醇或甲醇作提取溶剂，尤以70%～80%乙醇最为常用，不仅提取效率高，而且能抑制酶的活性。原料为种子或含脂类杂质较多时，一般先用石油醚或溶剂汽油脱脂后再进行提取。原料为叶，含叶绿素较多时，可将醇提取液浓缩至含适量浓度的醇，静置，使叶绿素等脂溶性杂质成胶状沉淀析出，滤过除去，或用活性炭吸附去除。与强心苷共存的鞣质、酚性及酸性物质、皂苷、水溶性色素等可用铅盐沉淀法、聚酰胺吸附法或氧化铝吸附法除去，但需注意强心苷也会被吸附而损失，其吸附量与提取液中乙醇浓度有关。

（二）强心苷的分离方法

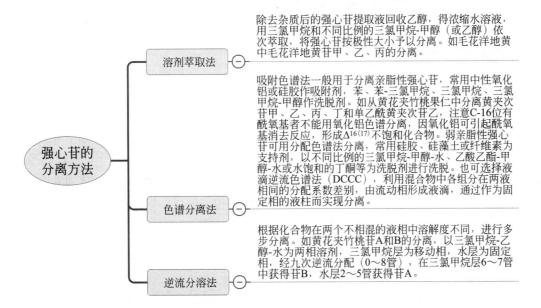

溶剂萃取法 —○— 除去杂质后的强心苷提取液回收乙醇，得浓缩水溶液，用三氯甲烷和不同比例的三氯甲烷-甲醇（或乙醇）依次萃取，将强心苷按极性大小予以分离。如毛花洋地黄中毛花洋地黄苷甲、乙、丙的分离。

色谱分离法 —○— 吸附色谱法一般用于分离亲脂性强心苷，常用中性氧化铝或硅胶作吸附剂，苯、苯-三氯甲烷、三氯甲烷、三氯甲烷-甲醇作洗脱剂。如从黄花夹竹桃果仁中分离黄夹次苷甲、乙、丙、丁和单乙酰黄夹次苷乙，注意C-16位有酰氧基者不能用氧化铝色谱分离，因氧化铝可引起酰氧基消去反应，形成$\Delta^{16(17)}$不饱和化合物。弱亲脂性强心苷可用分配色谱法分离，常用硅胶、硅藻土或纤维素为支持剂，以不同比例的三氯甲烷-甲醇-水、乙酸乙酯-甲醇-水或水饱和的丁酮等为洗脱剂进行洗脱。也可选择液滴逆流色谱法（DCCC），利用混合物中各组分在两液相间的分配系数差别，由流动相形成液滴，通过作为固定相的液柱而实现分离。

逆流分溶法 —○— 根据化合物在两个不相混的液相中溶解度不同，进行多步分离。如黄花夹竹桃苷A和B的分离，以三氯甲烷-乙醇-水为两相溶剂，三氯甲烷层为移动相，水层为固定相，经九次逆流分配（0～8管），在三氯甲烷层6～7管中获得苷B，水层2～5管获得苷A。

五、强心苷的检识

（一）理化检识

强心苷的理化反应主要由 Liebermann-Burchard 反应、Keller-Killiani 反应、Xanthydrol 反应、Legal 反应和 Kedde 反应等。并可利用 Legal 反应或 Kedde 反应区别甲型、乙型强心苷。

（二）色谱检识

1. 纸色谱

可用于分析亲脂性较强的强心苷及苷元，将滤纸预先以甲酰胺或丙二醇浸渍数分钟作为固定相，以苯或甲苯（用甲酰胺饱和）为移动相，便可达到满意的分离效果。

显色剂常用活性亚甲基试剂或三氯乙酸-氯胺 T 试剂。

2. 薄层色谱

强心苷类的薄层色谱有吸附薄层色谱和分配薄层色谱两种。

硅胶和反相硅胶是强心苷类吸附薄层色谱最常用的吸附剂，氧化铝一般不用于强心苷类的薄层色谱分析。在硅胶薄层色谱上分离强心苷类较好的展开溶剂系统有三氯甲烷-甲醇-冰乙酸（85：13：2）、乙酸乙酯-甲醇-水（80：5：5）、二氯甲烷-甲醇-甲酰胺（80：19：1）等。在反相硅胶薄层色谱上分离强心苷类的展开溶剂系统有甲醇-水、三氯甲烷-甲醇-水等。

分配薄层色谱常用硅胶、硅藻土、纤维素作载体，甲酰胺、二甲基甲酰胺或乙二醇等为固定相，展开溶剂系统的选择类似纸色谱。

纸色谱和薄层色谱上强心苷类的显色，常用三氯化锑试剂，活性亚甲基试剂（如 3,5-二甲基苯甲酸试剂等）。

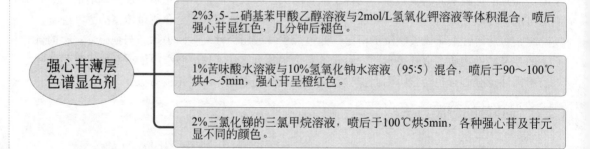

強心苷薄层色谱显色剂 —
- 2%3,5-二硝基苯甲酸乙醇溶液与2mol/L氢氧化钾溶液等体积混合，喷后强心苷显红色，几分钟后褪色。
- 1%苦味酸水溶液与10%氢氧化钠水溶液（95:5）混合，喷后于90～100℃烘4～5min，强心苷呈橙红色。
- 2%三氯化锑的三氯甲烷溶液，喷后于100℃烘5min，各种强心苷及苷元显不同的颜色。

六、强心苷的结构研究

（一）紫外光谱特征

在强心苷的紫外光谱中，具有 $\Delta^{\alpha\beta}$ 五元内酯环的强心苷元在 217～220nm 处呈现最大吸收，$\Delta^{\alpha\beta}$、$\Delta^{\gamma\delta}$-δ-六元内酯环的强心苷元在 295～300nm 处有特征吸收。当 $\Delta^{16(17)}$ 与 $\Delta^{\alpha\beta}$ 五元内酯环共轭，在 270nm 处出现强吸收；具有 $\Delta^{14(15)}$、$\Delta^{16(17)}$ 者，在 330nm 左右出现强吸收。苷元中的孤立羰基，如在 C-11 或 C-12 位，在 290nm 处出现低峰，在 C-19 位则在 303nm 处出现低峰。

（二）红外光谱特征

强心苷类化合物的红外光谱特征主要来自不饱和内酯环上羰基。根据羰基吸收峰的强度和峰位，可以区分苷元中的五元不饱和内酯环和六元不饱和内酯环，即区分甲、乙型强心苷。具

有 $\Delta^{\alpha\beta}$ 五元内酯环的甲型强心苷元，一般在 1800～1700cm^{-1} 处有 2 个羰基吸收峰；具有 $\Delta^{\alpha\beta,\gamma\delta}$ 六元内酯环的强心苷元，虽然在 1800～1700cm^{-1} 区域同也有 2 个羰基吸收峰，但因其环内共轭程度高，故两峰均较甲型强心苷元中相应的羰基峰向低波数位移约 40cm^{-1}。

（三）核磁共振谱特征

强心苷类化合物的 ^{1}H-NMR 谱中，高场区可见饱和的亚甲基及次甲基信号相互重叠严重，较难准确归属。但是，部分质子信号具有明显特征，易于解析，可为强心苷结构研究提供重要信息。甲型强心苷中，$\Delta^{\alpha\beta}$-γ-内酯环 C-21 位上的 2 个质子以宽单峰或三重峰或 AB 型四重峰（J = 18Hz）出现在 δ_C 4.50～5.00 区域；C-22 位上的烯质子因与 C-21 位上的 2 个质子产生远程偶合，以宽单峰出现在 δ_C 5.60～6.00 区域内。乙型强心苷中，其 $\Delta^{\alpha\beta,\gamma\delta}$-$\delta$-内酯环上的 H-21 以单峰形式出现在 δ_H 7.20 左右。H-22 和 H-23 分别在 δ_H 7.80 和 6.30 左右出现二重峰。

强心苷类化合物的 ^{13}C-NMR 谱可用于判断 A/B 环的构象。5α-H 者（如乌沙苷元），其 A/B 环中大多数碳的 δ 值比 5β-H 者（如洋地黄毒苷元）处于低场 2.0～8.0，而且前者 19 位甲基碳的 δ 值约为 12.0，后者约为 24.0。

（四）质谱特征

在 EI-MS 中，强心苷元的裂解方式较多，除 RDA 裂解、脱甲基、脱 17 位侧链、羟基的脱水和醛基脱—CO 外，还有一些由复杂开裂产生的特征碎片。甲型强心苷元可产生如下保留 γ-内酯环或内酯环加 D 环的碎片离子。

m/z 111　　　*m/z* 124　　　*m/z* 163　　　*m/z* 166

乙型强心苷元则可见以下保留 δ-内酯环的碎片离子，借此可与甲型强心苷元相区别。

m/z 109　　　*m/z* 123　　　*m/z* 135　　　*m/z* 136

在强心苷的 EI-MS 中，一般难以观察到分子离子，但可较清楚地看到连续失水或失糖基再失水而产生的碎片离子，以及来自苷元部分和糖基部分的碎片离子。因此，强心苷分子量和糖连接顺序的确定，目前多采用 FAB-MS 和 ESI-MS 等。

七、含强心苷的中药实例

（一）毛花洋地黄

毛花洋地黄是玄参科植物，是治疗心力衰竭的有效药物。其叶富含强心苷类化合物，多为次生苷。属于原生苷的有毛花洋地黄苷甲、毛花洋地黄苷乙、毛花洋地黄苷丙、毛花洋地黄苷丁和毛花洋地黄苷戊，以苷甲和苷丙的含量较高。

笔记

1. 主要化学成分及结构

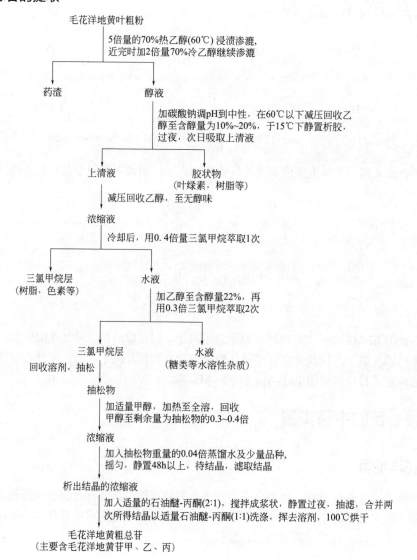

	R_1	R_2	R_3
洋地黄毒苷元	H	H	
羟基洋地黄毒苷元	H	OH	
异羟基洋地黄毒苷元	OH	H	
双羟基洋地黄毒苷元	OH	OH	
吉他洛苷元	H	−OCHO	
洋地黄毒苷	H	H	H
羟基洋地黄毒苷	H	OH	H
异羟基洋地黄毒苷	OH	H	H
双羟基洋地黄毒苷	OH	OH	H
吉他洛苷	H	−OCHO	H
毛花洋地黄苷甲	H	H	−OCCH₃
毛花洋地黄苷乙	H	OH	−OCCH₃
毛花洋地黄苷丙	OH	H	−OCCH₃
毛花洋地黄苷丁	OH	OH	−OCCH₃
毛花洋地黄苷戊	H	−OCHO	−OCCH₃

2. 总苷的提取

毛花洋地黄叶粗粉

　　↓ 5倍量的70%热乙醇(60℃)浸渍渗漉，
　　　近完时加2倍量70%冷乙醇继续渗漉

药渣　　　　　　　　　醇液

　　　　　　　　　　　↓ 加碳酸钠调pH到中性，在60℃以下减压回收乙
　　　　　　　　　　　　醇至含醇量为10%~20%，于15℃下静置析胶，
　　　　　　　　　　　　过夜，次日吸取上清液

上清液　　　　　　　　　胶状物
　　　　　　　　　　　　(叶绿素，树脂等)

　↓ 减压回收乙醇，至无醇味

浓缩液

　↓ 冷却后，用0.4倍量三氯甲烷萃取1次

三氯甲烷层　　　　　　水液
(树脂，色素等)

　　　　　　　　　　　↓ 加乙醇至含醇量22%，再
　　　　　　　　　　　　用0.3倍三氯甲烷萃取2次

三氯甲烷层　　　　　　水液
　　　　　　　　　　　(糖类等水溶性杂质)

回收溶剂，抽松↓

抽松物

　↓ 加适量甲醇，加热至全溶，回收
　　甲醇至剩余量为抽松物的0.3~0.4倍

浓缩液

　↓ 加入抽松物重量的0.04倍蒸馏水及少量品种，
　　摇匀，静置48h以上，待结晶，滤取结晶

析出结晶的浓缩液

　↓ 加入适量的石油醚-丙酮(2:1)，搅拌成浆状，静置过夜，抽滤，合并两
　　次所得结晶以适量石油醚-丙酮(1:1)洗涤，挥去溶剂，100℃烘干

毛花洋地黄粗总苷
(主要含毛花洋地黄苷甲、乙、丙)

3. 强心苷化合物的分离

毛花洋地黄粗总苷

将总苷溶于甲醇，滤过，向滤液中加三氯甲烷和水，
使总苷-甲醇-三氯甲烷-水的比例为1∶100∶500∶500

稀甲醇层 ← → 三氯甲烷层

稀甲醇层：减压浓缩至小体积，冷却，抽滤

三氯甲烷层：回收溶剂 → 残渣（主含苷甲和苷乙）

母液

粗结晶（主含苷丙和苷乙）

按上述分配比例进行二次分离

三氯甲烷层 ← → 稀甲醇层

三氯甲烷层：回收溶剂 → 残渣（主含苷乙）

稀甲醇层：减压浓缩 → 母液 / 结晶（主含苷丙）

4. 去乙酰化

毛花洋地黄苷丙去乙酰基，常采用氢氧化钙或碳酸钾。按毛花洋地黄苷丙-甲醇-氢氧化钙-水以 1g∶33mL∶50～70mg∶33mL 的配比，先将毛花洋地黄苷丙溶于甲醇中，氢氧化钙溶于水中，分别滤清，再混合均匀，静置过夜。监测水解液 pH，一般应使其稍显碱性。水解完毕，以 1%的盐酸调至中性。滤过，滤液减压浓缩至约 20%的体积，放置过夜，滤集沉淀或结晶，以甲醇重结晶即得纯品。

（二）黄花夹竹桃

黄花夹竹桃为夹竹桃科黄花夹竹桃属植物，临床用于治疗心力衰竭、喘息咳嗽、癫痫、跌打损伤、经闭等，其果仁中含有多种强心成分，含量近 10%，已分离得到黄夹苷甲与黄夹苷乙，用发酵酶解方法从次生苷中又得到 5 个单糖苷。从黄花夹竹桃中得到的次生苷混合物（商品名为强心灵），其强心效价比原生苷高 5 倍左右。

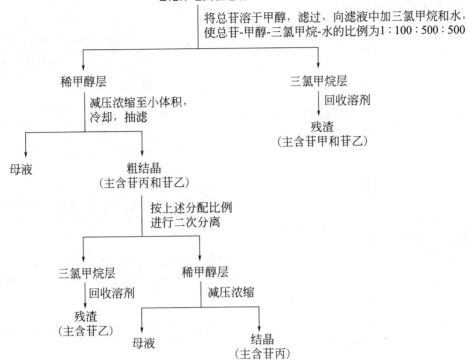

	R$_1$	R$_2$	R$_3$
黄夹苷甲	CHO	H	Glc-O-Glc
黄夹苷乙	CH$_3$	H	Glc-O-Glc
黄夹次苷甲	CHO	H	H
黄夹次苷乙	CH$_3$	H	H
黄夹次苷丙	CH$_2$OH	H	H
黄夹次苷丁	COOH	H	H
单乙酰黄夹次苷乙	CH$_3$	OCCH$_3$	H

（三）蟾酥

蟾酥是蟾蜍科动物中华大蟾蜍或黑眶蟾蜍等的耳下腺及皮肤腺分泌的白色浆液经加工干燥

笔记

而成，味辛，性温，具解毒止痛、开窍醒神之功效，临床用于痈疽疔疮、咽喉肿痛、中暑神昏等，是中成药六神丸、喉症丸、救心丸、蟾立苏等常用中药制剂的组成之一。

1. 主要化学成分及结构

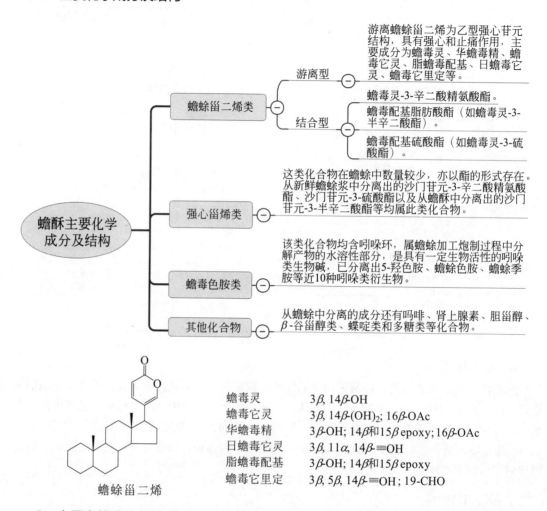

游离蟾蜍甾二烯为乙型强心苷元结构，具有强心和止痛作用，主要成分为蟾毒灵、华蟾毒精、蟾毒它灵、脂蟾毒配基、日蟾毒它灵、蟾毒它里定等。

蟾毒灵-3-辛二酸精氨酸酯。

蟾毒配基脂肪酸酯（如蟾毒灵-3-半辛二酸酯）。

蟾毒配基硫酸酯（如蟾毒灵-3-硫酸酯）。

这类化合物在蟾酥中数量较少，亦以酯的形式存在。从新鲜蟾蜍浆中分离出的沙门苷元-3-辛二酸精氨酸酯、沙门苷元-3-硫酸酯以及从蟾酥中分离出的沙门苷元-3-半辛二酸酯等均属此类化合物。

该类化合物均含吲哚环，属蟾酥加工炮制过程中分解产物的水溶性部分，是具有一定生物活性的吲哚类生物碱，已分离出5-羟色胺、蟾蜍色胺、蟾蜍季胺等近10种吲哚类衍生物。

从蟾蜍中分离的成分还有吗啡、肾上腺素、胆甾醇、β-谷甾醇类、蝶啶类和多糖类等化合物。

蟾毒灵	$3\beta, 14\beta\text{-OH}$
蟾毒它灵	$3\beta, 14\beta\text{-(OH)}_2; 16\beta\text{-OAc}$
华蟾毒精	$3\beta\text{-OH}; 14\beta$和$15\beta$ epoxy; $16\beta\text{-OAc}$
日蟾毒它灵	$3\beta, 11\alpha, 14\beta\text{=OH}$
脂蟾毒配基	$3\beta\text{-OH}; 14\beta$和$15\beta$ epoxy
蟾毒它里定	$3\beta, 5\beta, 14\beta\text{=OH}; 19\text{-CHO}$

蟾蜍甾二烯

2. 主要有效成分的性质

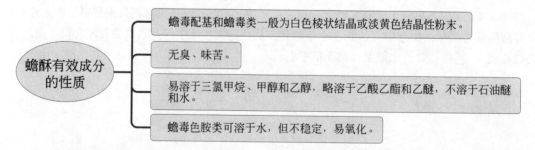

3. 主要有效成分的检识

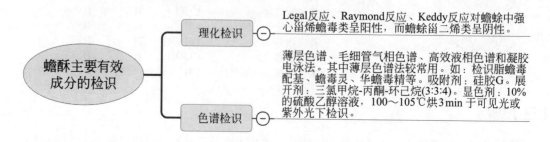

4. 提取分离

蟾蜍干燥皮中分离出华蟾毒精-3-戊二酰-L-精氨酸酯（V）、7 个蟾毒配基和 8 个蟾毒素，其分离流程如下。

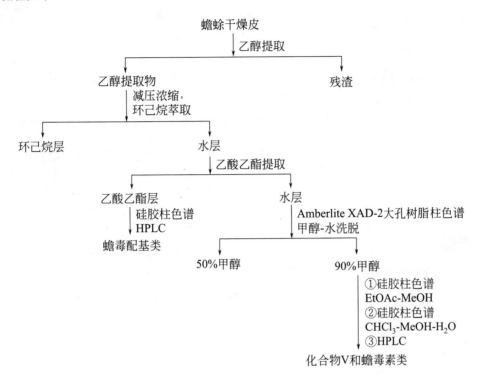

（四）葶苈子

葶苈子为十字花科植物播娘蒿或独行菜的干燥成熟种子，具有泻肺平喘、行水消肿的功效，可用于治疗痰涎壅肺、喘咳痰多、胸胁胀满、不得平卧、胸腹水肿、小便不利。

《中国药典》以槲皮素-3-O-β-D-葡萄糖-7-O-β-D-龙胆双糖苷为指标成分控制其质量，要求不得少于 0.075%。葶苈子含有多种强心苷类化合物，如伊夫单苷、葶苈苷、伊夫双苷、糖芥苷等。其结构和提取分离方法如下。

伊夫单苷	R=CH₃	R₁=H	R₂=L-鼠李糖
葶苈苷	R=CHO	R₁=OH	R₂=D-洋地黄毒糖
伊夫双苷	R=CH₃	R₁=H	R₂=L-鼠李糖-D-葡萄糖
糖芥苷	R=CHO	R₁=OH	R₂=D-洋地黄毒糖-D-葡萄糖

华东葶苈子
↓ 粉碎，石油醚脱脂，甲醇提取
甲醇提取物
↓ 水分散，三氯甲烷萃取

- 三氯甲烷萃取物
  - 中性氧化铝柱色谱；三氯甲烷、三氯甲烷-乙醇梯度洗脱
    - 三氯甲烷-乙醇(98:2) → 伊夫单苷
    - 三氯甲烷-乙醇(96:4) → 葶苈苷
- 水液
  - 三氯甲烷-乙醇(2:1)萃取
    - 水层
    - 三氯甲烷-乙醇(2:1)萃取物
      - 硅藻土分配色谱；以丁酮饱和水为固定相；以水饱和丁酮为移动相
        - 伊夫双苷
        - 糖芥苷

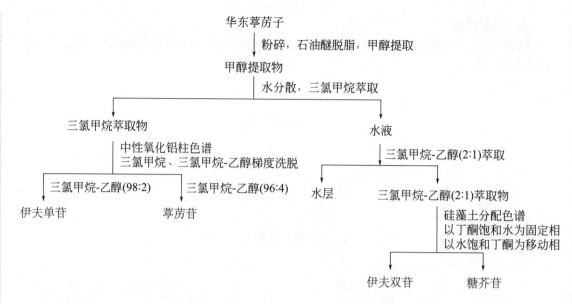

（五）香加皮

1. 香加皮中主要强心苷及其化学结构

香加皮中含有甲型强心苷，以杠柳毒苷和杠柳次苷为主要成分，苷元主要包括萝藦苷元和野棉根苷两类。其化学结构如下。

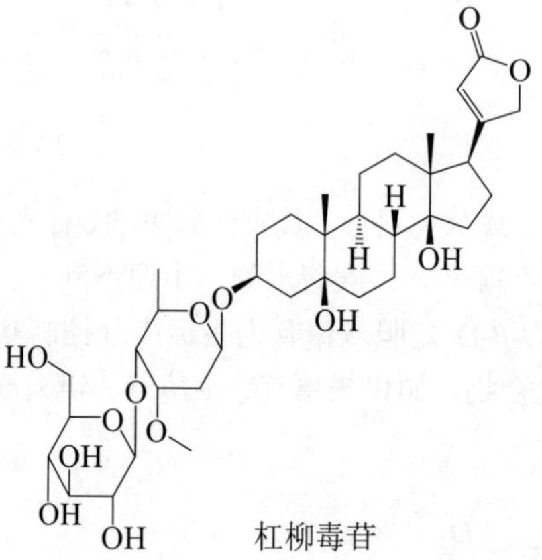

杠柳毒苷

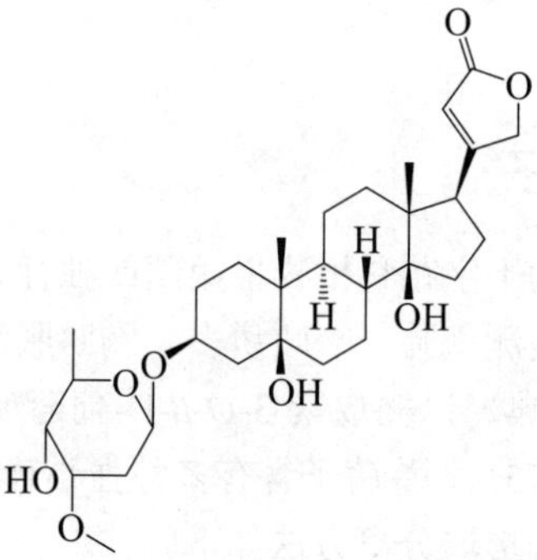

杠柳次苷

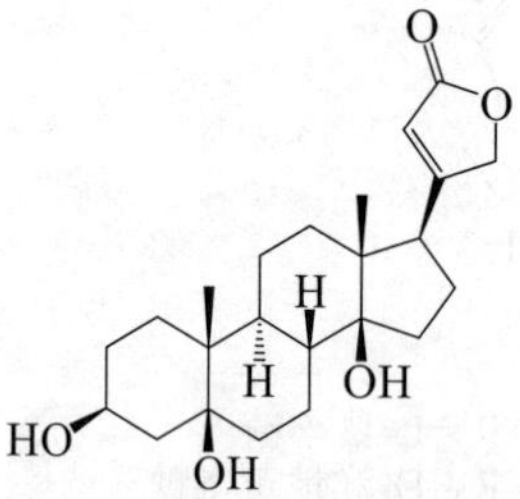

萝藦苷元

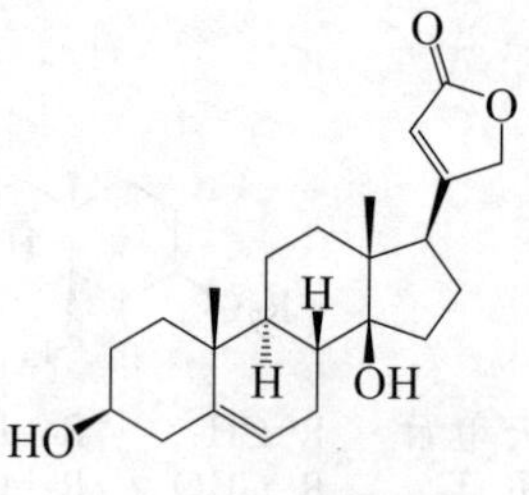

野棉根苷

2. 香加皮中强心苷的毒性表现和临床不良反应

```
                                              香加皮有一定毒性，杠柳毒苷是香加皮
                                              毒性的主要来源，香加皮生药制剂给猫
                                              灌胃1g/kg可致死。

                                              中毒后血压先升后降，心肌收缩力先增
                                  毒性表现 ─    强继而减弱，心律不齐，乃至心肌纤颤
                                              而死亡。

   香加皮中强心苷的毒性                          长期毒性实验表明，香加皮可降低大鼠
   表现和临床不良反应                            的心、脾、卵巢指数，增加大鼠的睾丸、
                                              肾指数，对肝、肺、肾上腺、胸腺、脑
                                              指数无明显影响。

                                              主要是恶心、呕吐、腹泻等胃肠道
                                              症状以及心率减慢、早搏、房室传
                                  临床不良反应 ─ 导阻滞等心律失常表现。香加皮毒
                                              性成分结构清楚，作用明确，因此
                                              其临床不良反应是可以预防的。
```

（六）罗布麻叶

1. 罗布麻叶中主要强心苷及其化学结构

罗布麻叶中所含强心苷主要是甲型强心苷，苷元是毒毛旋花子苷元，包括三个苷：加拿大麻苷、毒毛旋花子苷元-β-D-毛地黄糖苷、毒毛旋花子苷元-β-D-葡萄糖基-(1→4)-β-D-毛地黄糖苷。其化学结构如下。

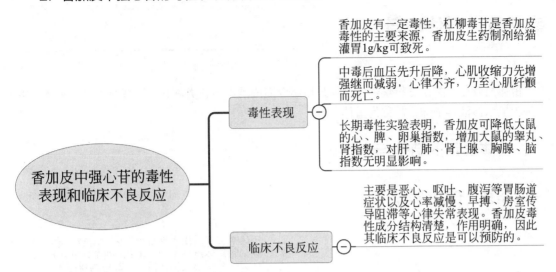

毒毛旋花子苷元　　　　　　加拿大麻苷

毒毛旋花子苷元-β-D-毛地黄糖苷　　　毒毛旋花子苷元-β-D-葡萄糖基-(1→4)-β-D-
毛地黄糖苷

2. 罗布麻中强心苷的毒性表现

罗布麻叶一般来说毒性较低，但剂量不宜过大，否则亦会引起心脏方面的毒性反应。

第三节　甾体皂苷

　　甾体皂苷是一类由螺甾烷类化合物与糖结合而成的甾体苷类，其水溶液经振摇后多能产生大量肥皂水溶液样泡沫，故称为甾体皂苷。

一、甾体皂苷的结构与分类

（一）甾体皂苷的结构特征

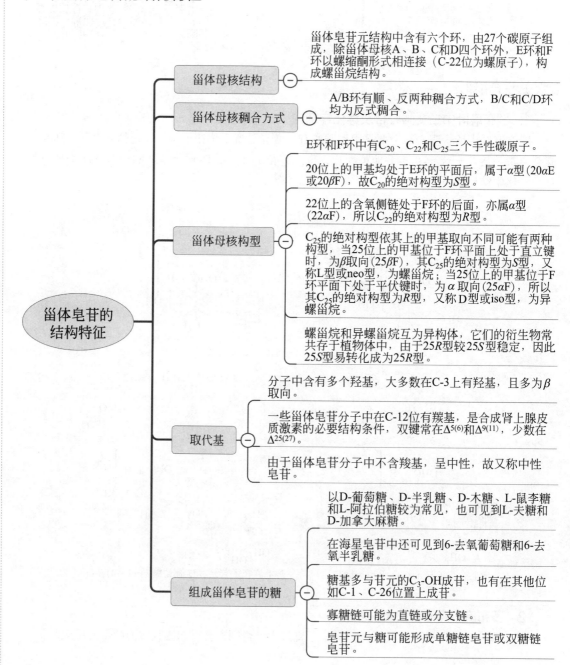

甾体皂苷的结构特征

- 甾体母核结构 — 甾体皂苷元结构中含有六个环，由27个碳原子组成，除甾体母核A、B、C和D四个环外，E环和F环以螺缩酮形式相连接（C-22位为螺原子），构成螺甾烷结构。

- 甾体母核稠合方式 — A/B环有顺、反两种稠合方式，B/C和C/D环均为反式稠合。

- 甾体母核构型 —
  - E环和F环中有C_{20}、C_{22}和C_{25}三个手性碳原子。
  - 20位上的甲基均处于E环的平面后，属于α型（20αE或20βF），故C_{20}的绝对构型为S型。
  - 22位上的含氧侧链处于F环的后面，亦属α型（22αF），所以C_{22}的绝对构型为R型。
  - C_{25}的绝对构型依其上的甲基取向不同可能有两种构型，当25位上的甲基位于F环平面上处于直立键时，为β取向（25βF），其C_{25}的绝对构型为S型，又称L型或neo型，为螺甾烷；当25位上的甲基位于F环平面下处于平伏键时，为α取向（25αF），所以其C_{25}的绝对构型为R型，又称D型或iso型，为异螺甾烷。
  - 螺甾烷和异螺甾烷互为异构体，它们的衍生物常共存于植物体中，由于25R型较25S型稳定，因此25S型易转化成为25R型。

- 取代基 —
  - 分子中含有多个羟基，大多数在C-3上有羟基，且多为β取向。
  - 一些甾体皂苷分子中在C-12位有羰基，是合成肾上腺皮质激素的必要结构条件，双键常在$\Delta^{5(6)}$和$\Delta^{9(11)}$，少数在$\Delta^{25(27)}$。
  - 由于甾体皂苷分子中不含羧基，呈中性，故又称中性皂苷。

- 组成甾体皂苷的糖 —
  - 以D-葡萄糖、D-半乳糖、D-木糖、L-鼠李糖和L-阿拉伯糖较为常见，也可见到L-夫糖和D-加拿大麻糖。
  - 在海星皂苷中还可见到6-去氧葡萄糖和6-去氧半乳糖。
  - 糖基多与苷元的C_3-OH成苷，也有在其他位如C-1、C-26位置上成苷。
  - 寡糖链可能为直链或分支链。
  - 皂苷元与糖可能形成单糖链皂苷或双糖链皂苷。

（二）甾体皂苷的结构类型

根据螺甾烷结构中 C-25 的构型和 F 环的环合状态，可将甾体皂苷分为四种类型。

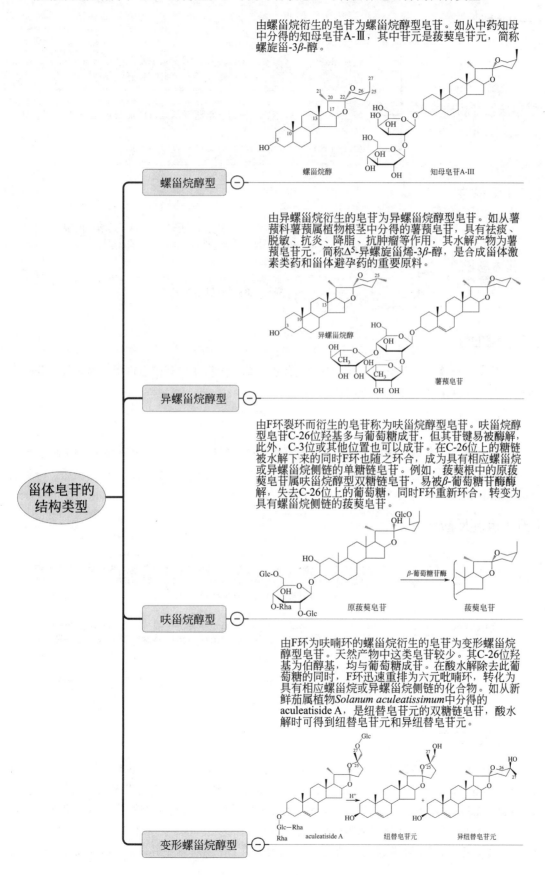

由螺甾烷衍生的皂苷为螺甾烷醇型皂苷。如从中药知母中分得的知母皂苷A-Ⅲ，其中苷元是菝葜皂苷元，简称螺旋甾-3β-醇。

螺甾烷醇型 ⊖

由异螺甾烷衍生的皂苷为异螺甾烷醇型皂苷。如从薯蓣科薯蓣属植物根茎中分得的薯蓣皂苷，具有祛痰、脱敏、抗炎、降脂、抗肿瘤等作用，其水解产物为薯蓣皂苷元，简称Δ⁵-异螺旋甾烯-3β-醇，是合成甾体激素类药和甾体避孕药的重要原料。

异螺甾烷醇型 ⊖

甾体皂苷的
结构类型

由F环裂环而衍生的皂苷称为呋甾烷醇型皂苷。呋甾烷醇型皂苷C-26位羟基多与葡萄糖成苷，但其苷键易被酶解，此外，C-3位或其他位置也可以成苷。在C-26位上的糖链被水解下来的同时F环也随之环合，成为具有相应螺甾烷或异螺甾烷侧链的单糖链皂苷。例如，菝葜根中的原菝葜皂苷属呋甾烷醇型双糖链皂苷，易被β-葡萄糖苷酶酶解，失去C-26位上的葡萄糖，同时F环重新环合，转变为具有螺甾烷侧链的菝葜皂苷。

呋甾烷醇型 ⊖

由F环为呋喃环的螺甾烷衍生的皂苷为变形螺甾烷醇型皂苷。天然产物中这类皂苷较少。其C-26位羟基为伯醇基，均与葡萄糖成苷。在酸水解除去此葡萄糖的同时，F环迅速重排为六元吡喃环，转化为具有相应螺甾烷或异螺甾烷侧链的化合物。如从新鲜茄属植物*Solanum aculeatissimum*中分得的aculeatiside A，是纽替皂苷元的双糖链皂苷，酸水解时可得到纽替皂苷元和异纽替皂苷元。

变形螺甾烷醇型 ⊖

笔记

二、甾体皂苷的理化性质

（一）性状

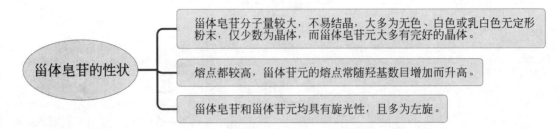

甾体皂苷的性状
- 甾体皂苷分子量较大，不易结晶，大多为无色、白色或乳白色无定形粉末，仅少数为晶体，而甾体皂苷元大多有完好的晶体。
- 熔点都较高，甾体苷元的熔点常随羟基数目增加而升高。
- 甾体皂苷和甾体苷元均具有旋光性，且多为左旋。

（二）溶解性

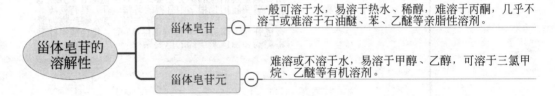

甾体皂苷的溶解性
- 甾体皂苷——一般可溶于水，易溶于热水、稀醇，难溶于丙酮，几乎不溶于或难溶于石油醚、苯、乙醚等亲脂性溶剂。
- 甾体皂苷元——难溶或不溶于水，易溶于甲醇、乙醇，可溶于三氯甲烷、乙醚等有机溶剂。

（三）溶血性

多数甾体皂苷与三萜皂苷一样具有溶血作用。单糖的甾体皂苷溶血作用较显著，部分呋甾烷型皂苷不呈现溶血活性。

（四）发泡性

甾体皂苷与三萜皂苷结构上类似，都有亲脂部分（甾体皂苷元）和亲水部分（糖链），具有降低水溶液表面张力的作用，其水溶液振摇后产生持久性泡沫，通常加稀酸或稀碱后，碱管的泡沫较酸管持久。

（五）沉淀反应

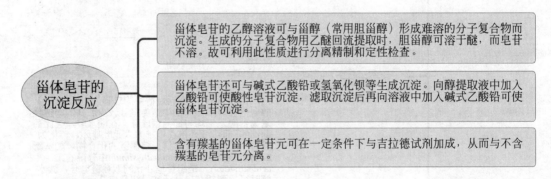

甾体皂苷的沉淀反应
- 甾体皂苷的乙醇溶液可与甾醇（常用胆甾醇）形成难溶的分子复合物而沉淀。生成的分子复合物用乙醚回流提取时，胆甾醇可溶于醚，而皂苷不溶。故可利用此性质进行分离精制和定性检查。
- 甾体皂苷还可与碱式乙酸铅或氢氧化钡等生成沉淀。向醇提取液中加入乙酸铅可使酸性皂苷沉淀，滤取沉淀后再向溶液中加入碱式乙酸铅可使甾体皂苷沉淀。
- 含有羰基的甾体皂苷元可在一定条件下与吉拉德试剂加成，从而与不含羰基的皂苷元分离。

（六）颜色反应

甾体皂苷在无水条件下，遇某些酸类亦可产生与三萜皂苷相似的显色反应。只是甾体皂苷在进行 Liebermann-Burchard 反应时，其颜色变化最后呈现绿色，三萜皂苷最后呈现红色；在进行 Rosen-Heimer 反应时，三萜皂苷加热到 100℃才能显色，而甾体皂苷加热至 60℃即发生颜色变化，由此可区别三萜皂苷和甾体皂苷。

在甾体皂苷中，F 环裂解的双糖链皂苷与盐酸-对二甲氨基苯甲醛试剂（Ehrlich 试剂，简称

E 试剂）显红色，对茴香醛试剂（简称 A 试剂）则显黄色，而 F 环闭环的单糖链皂苷只对 A 试剂显黄色，对 E 试剂不显色，以此可区别两类甾体皂苷。

三、甾体皂苷的提取与分离

（一）甾体皂苷的提取方法

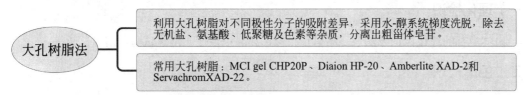

甾体皂苷一般不含羧基，呈中性，亲水性较三萜皂苷弱，利用皂苷的溶解性，多采用醇浓度大的醇-水系统或单一的醇溶剂提取。提取液减压浓缩，获得的浸膏以石油醚等亲脂性溶剂脱脂，脱脂后的浸膏溶于或悬浮于水中，以水饱和的正丁醇萃取，回收正丁醇得到粗皂苷。也可将醇提液减压回收后，通过大孔树脂，依次用水洗去糖和氨基酸等组分，然后用乙醇-水或甲醇-水溶液梯度洗脱，获得不同部位，浓缩后得到粗皂苷。

可根据其难溶或不溶于水，易溶于有机溶剂的性质，以有机溶剂进行萃取。此外，实验室中常自原料中先提取粗皂苷，将粗皂苷加酸加热水解，然后用苯、三氯甲烷等有机溶剂自水解液中提取皂苷元。工业生产常将植物原料直接在酸性溶液中加热水解，水解物水洗干燥后，再用有机溶剂提取。

（二）甾体皂苷的分离方法

1. 大孔树脂法

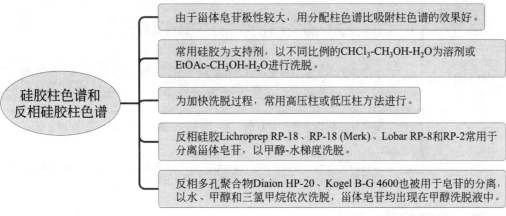

利用大孔树脂对不同极性分子的吸附差异，采用水-醇系统梯度洗脱，除去无机盐、氨基酸、低聚糖及色素等杂质，分离出粗甾体皂苷。

常用大孔树脂：MCI gel CHP20P、Diaion HP-20、Amberlite XAD-2和ServachromXAD-22。

2. 硅胶柱色谱和反相硅胶柱色谱

由于甾体皂苷极性较大，用分配柱色谱比吸附柱色谱的效果好。

常用硅胶为支持剂，以不同比例的$CHCl_3$-CH_3OH-H_2O为溶剂或EtOAc-CH_3OH-H_2O进行洗脱。

为加快洗脱过程，常用高压柱或低压柱方法进行。

反相硅胶Lichroprep RP-18、RP-18 (Merk)、Lobar RP-8和RP-2常用于分离甾体皂苷，以甲醇-水梯度洗脱。

反相多孔聚合物Diaion HP-20、Kogel B-G 4600也被用于皂苷的分离，以水、甲醇和三氯甲烷依次洗脱，甾体皂苷均出现在甲醇洗脱液中。

3. 凝胶层析法

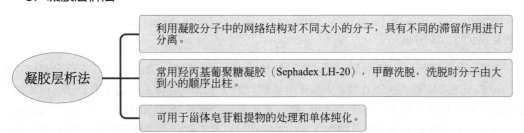

利用凝胶分子中的网络结构对不同大小的分子，具有不同的滞留作用进行分离。

常用羟丙基葡聚糖凝胶（Sephadex LH-20），甲醇洗脱，洗脱时分子由大到小的顺序出柱。

可用于甾体皂苷粗提物的处理和单体纯化。

4. 高效液相色谱法

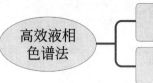

高效液相色谱法 —— 由于分离速度快、分离效能和灵敏度高的特点，HPLC被广泛应用于甾体皂苷的分离。

常用固定相：RP-18、RP-8、RP-2和m-Bondapak C18。流动相：甲醇-水、乙腈-水。

5. 衍生物制备法

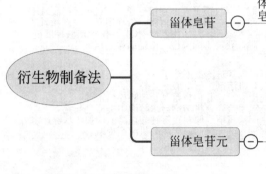

衍生物制备法

甾体皂苷 —— 为克服皂苷极性大导致的分离困难，可将总皂苷经乙酸酐、吡啶进行乙酰化后制成乙酸酯或用CH_2N_2甲酯化制成甲酯，溶于非极性溶剂。用水洗去极性大的杂质，浓缩非极性溶剂层，再用层析法分离乙酰化皂苷单体，单体经$Ba(OH)_2$水解，并通入过量CO_2除钡盐，可得甾体皂苷。

甾体皂苷元 —— 分离含有羧基的甾体皂苷元，常用季铵盐型氨基乙酰肼类试剂，如吉拉德T或吉拉德P。该类试剂在酸性条件下与含羧基的甾体皂苷元生成腙，与不含羧基的皂苷元分离。通常将样品溶于乙醇，加乙酸使其浓度达10%，室温放置或水浴加热。反应混合物以水稀释后用乙醚轻轻振摇，乙醚层除去非羧基的皂苷元。水洗过滤后，添加盐酸并稍加热，腙分解，获得含羧基的甾体皂苷元。

四、甾体皂苷的检识

（一）理化检识

甾体皂苷的理化检识方法与三萜皂苷相似，如显色反应、泡沫试验、溶血试验等。

（二）色谱检识

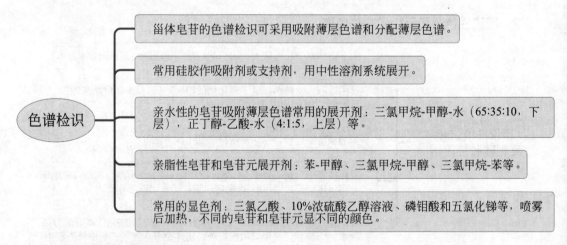

色谱检识

甾体皂苷的色谱检识可采用吸附薄层色谱和分配薄层色谱。

常用硅胶作吸附剂或支持剂，用中性溶剂系统展开。

亲水性的皂苷吸附薄层色谱常用的展开剂：三氯甲烷-甲醇-水（65:35:10，下层），正丁醇-乙酸-水（4:1:5，上层）等。

亲脂性皂苷和皂苷元展开剂：苯-甲醇、三氯甲烷-甲醇、三氯甲烷-苯等。

常用的显色剂：三氯乙酸、10%浓硫酸乙醇溶液、磷钼酸和五氯化锑等，喷雾后加热，不同的皂苷和皂苷元显不同的颜色。

五、甾体皂苷的结构研究

（一）紫外光谱特征

多数甾体皂苷元无共轭系统，因此在近紫外区无明显吸收峰。如结构中存在孤立双键、羧基、α, β-不饱和酮基或共轭双键，则可产生吸收。对于不含共轭体系的甾体皂苷元，可先用化学方法制备成具有共轭体系的反应产物，然后测定产物的紫外光谱，可以为结构鉴定提供线索。当甾体皂苷元与浓硫酸作用后，则在 220～260nm 间出现吸收峰，甾体皂苷元中的 E 环和 F 环可能引起在 270～275nm 处的吸收。测定其吸收值并与对照品的光谱对照，可以检识不同的甾体皂苷元。

（二）红外光谱特征

甾体皂苷及其苷元，由于分子中含有螺缩酮结构，在红外光谱中均能显示出 980cm⁻¹（A）、920cm⁻¹（B）、900cm⁻¹（C）和 860cm⁻¹（D）附近的四个特征吸收谱带，其中 A 带最强。B 带与 C 带的相对强度与 F 环上 25 位碳的构型有关，若 B 带＞C 带，则 C-25 为 S 构型，相反则为 R 构型，借此可以区别 C-25 的立体异构体。当 F 环上 C-25 有-CH₂OH 或 C-26 上有-OH 时，IR 吸收情况与上不同，其特征是 C-25 为 S 型时，在 995cm⁻¹ 处出现强吸收；C-25 为 R 型时，在 1010cm⁻¹ 附近呈强吸收。F 环开裂后，无这种螺缩酮的特征吸收。

（三）核磁共振谱特征

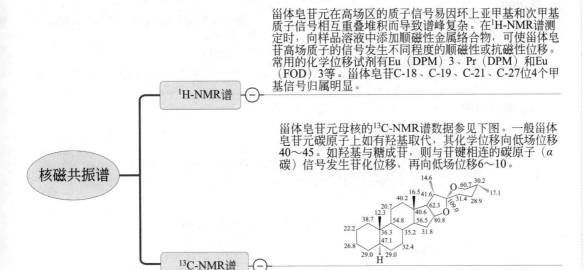

¹H-NMR谱 ⊖ 甾体皂苷元在高场区的质子信号易因环上亚甲基和次甲基质子信号相互重叠堆积而导致谱峰复杂。在¹H-NMR谱测定时，向样品溶液中添加顺磁性金属络合物，可使甾体皂苷高场质子的信号发生不同程度的顺磁性或抗磁性位移。常用的化学位移试剂有Eu（DPM）3、Pr（DPM）和Eu（FOD）3等。甾体皂苷C-18、C-19、C-21、C-27位4个甲基信号归属明显。

核磁共振谱

¹³C-NMR谱 ⊖ 甾体皂苷元母核的¹³C-NMR谱数据参见下图。一般甾体皂苷元碳原子上如有羟基取代，其化学位移向低场位移40～45。如羟基与糖成苷，则与苷键相连的碳原子（α碳）信号发生苷化位移，再向低场位移6～10。

（四）质谱特征

甾体皂苷元的质谱裂解方式很有特征，由于分子中具有螺缩酮结构，EI-MS 中均出现很强的 m/z 139 基峰、中等强度的 m/z 115 碎片离子峰及一个弱的 m/z 126 碎片离子峰，这些峰的裂解途径可解释如下。

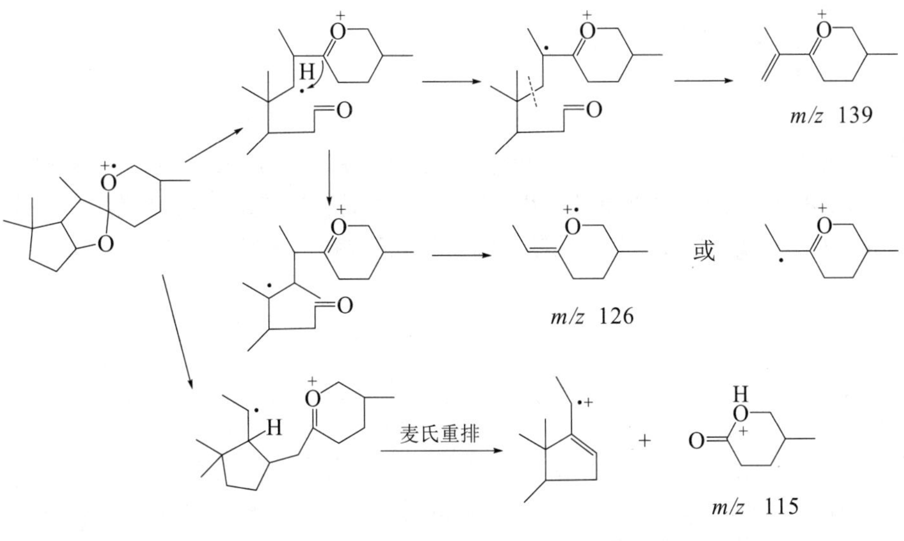

m/z 139

m/z 126

麦氏重排

m/z 115

六、含甾体皂苷的中药实例

（一）薯蓣

盾叶薯蓣和穿龙薯蓣为薯蓣科薯蓣属植物，含有甾体皂苷。薯蓣皂苷元已成为合成甾体激素药物的重要原料。

1. 理化性质

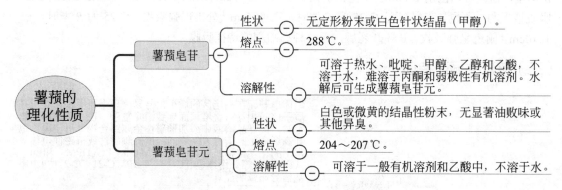

2. 提取分离

穿山龙饮片或干燥根

　加水浸透后，再加入3.5倍量水，加入浓硫酸使达3%浓度，
　通蒸汽加压进行水解8h

水解物

　用水洗去酸液，干燥后粉碎，使含水量不超过6%

干燥粉

　加活性炭，然后加6倍量汽油，连续回流20h

提取液

　回收汽油，浓缩到约1:40，室温放置，
　使结晶完全析出，离心

粗制薯蓣皂苷元

　乙醇或丙酮重结晶

薯蓣皂苷元

（二）薤白

薤白的主要化学成分为甾体皂苷，如薤白苷 A、D、E、F、J、K、L 等，体外实验显示有较强的抑制 ADP 诱导的人血小板聚集作用。其皂苷元有替告皂苷元、异菝葜皂苷元、沙漠皂苷元等，皂苷中的糖主要有葡萄糖和半乳糖，成苷位置主要在 C-3 和 C-26 位。

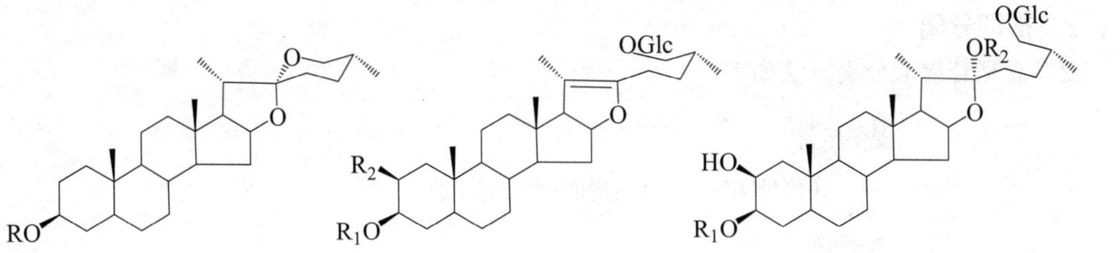

	R
薤白苷A	Gal—⁴Glc—³Glc
	²Glc

	R
薤白苷D	Gal—⁴Glc—³Glc

	R₁	R₂
薤白苷E	Gal—⁴Glc—³Glc	H
	²Glc	
薤白苷F	Gal—²Glc	H
薤白苷L	Gal—Glc	OH

	R₁	R₂
薤白苷J	Gal—²Glc	H
薤白苷K	Gal—²Glc	CH₃

（三）麦冬

1. 化学成分

麦冬主要化学成分为甾体皂苷、高异黄酮、多糖、氨基酸等，甾体皂苷和高异黄酮是其主要活性物质。其中，甾体皂苷具有广泛的生物活性，其主要苷元为薯蓣皂苷元和鲁斯可皂苷元。

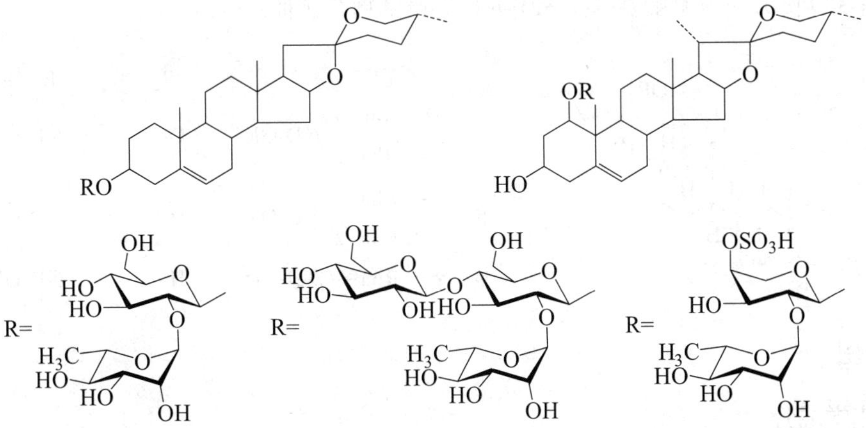

麦冬皂苷B　　　　　麦冬皂苷C　　　　　麦冬皂苷E

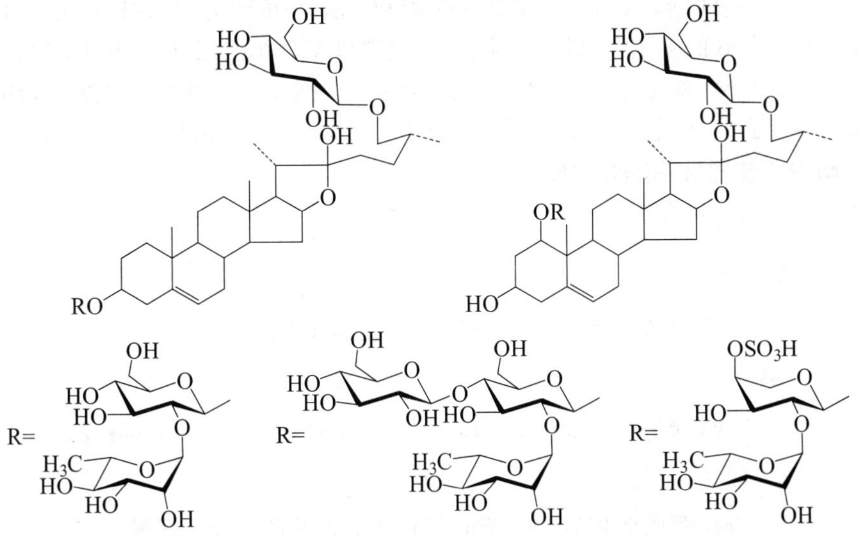

麦冬皂苷D　　　　　麦冬皂苷F　　　　　麦冬皂苷G

笔记

2. 提取分离

麦冬总皂苷提取分离方法如下。

麦冬粗粉

  ↓ 10倍量70%乙醇回流提取3次，每次2 h

醇提物

  ↓ 上D101大孔树脂，以0.5 BV/h的流速进行吸附
   洗脱：纯水-10%乙醇(1 BV)-70%乙醇，流速为1 BV/h
   Liebermann-Burchard反应呈现阴性，收集70%乙醇洗脱液

70%乙醇洗脱液

  ↓ 浓缩，减压干燥

总皂苷

（四）黄山药

黄山药中含有多种甾体皂苷，如 26-O-β-D-吡喃葡萄糖基-3β，26-二醇-23(S)-甲氧基-25(R)-$\Delta^{5,20(22)}$-二烯-呋甾-3-O-[α-L-吡喃鼠李糖基-(1→2)-O-α-L-吡喃鼠李糖基-(1→4)]-β-D-吡喃葡萄糖苷（Ⅰ）、伪原薯蓣皂苷（Ⅱ）以及 26-O-β-D-葡吡喃糖基 25(R)-呋甾-$\Delta^{5,20(22)}$-二烯-3β，26-二羟基-3-O-[α-L-鼠李吡喃糖基(1→2)]-β-D-葡吡喃糖苷（Ⅲ）等。

	R₁	R₂	R₃
Ⅰ	α-L-Rha $\overset{4}{\underset{2}{>}}$ β-D-Glc α-L-Rha	OCH₃	β-D-Glc
Ⅱ	α-L-Rha $\overset{4}{\underset{2}{>}}$ β-D-Glc α-L-Rha	H	β-D-Glc
Ⅲ	α-L-Rha $\overset{2}{-}$ β-D-Glc	H	β-D-Glc

（五）知母

1. 化学成分

知母的主要有效成分为皂苷、多糖和黄酮类化合物。从中已分得多种甾体皂苷，如知母皂苷 AⅠ~AⅣ、BⅠ~BⅡ等。其皂苷元主要有菝葜皂苷元、马可苷元、新吉托苷元。《中国药典》以芒果苷和知母皂苷 BⅡ 为指标性成分，对其进行鉴别和含量测定。药材要求以干燥品计算，含芒果苷不得少于 0.70%，知母皂苷 BⅡ 不得少于 3.0%。饮片要求含芒果苷不得少于 0.50%，含知母皂苷 BⅡ 不得少于 3.0%。盐知母要求含芒果苷不得少于 0.40%，含知母皂苷 BⅡ 不得少于 2.0%。

2. 知母中主要皂苷的提取分离

（1）知母总皂苷的提取

知母粗粉

  ↓ 乙醇回流提取3次，合并醇液，回收乙醇至少量

醇提物

  ↓ 加去离子水，乙醚萃取3次，再用正丁醇提取3次，合并正丁醇液

正丁醇液

  ↓ 减压回收至少量，加10倍量乙醚，得白色沉淀，过滤，干燥

总皂苷

（2）菝葜皂苷元的提取

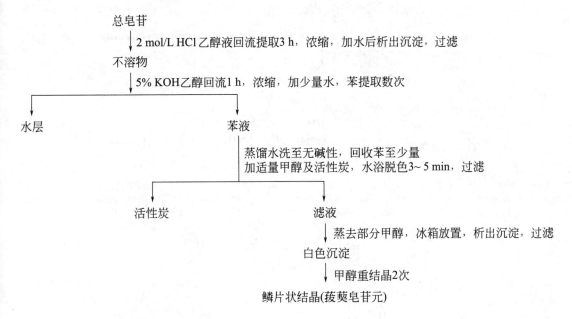

```
                        总皂苷
                         │ 2 mol/L HCl乙醇液回流提取3 h，浓缩，加水后析出沉淀，过滤
                        不溶物
                         │ 5% KOH乙醇回流1 h，浓缩，加少量水，苯提取数次
         ┌───────────────┴──────────────┐
        水层                           苯液
                                        │ 蒸馏水洗至无碱性，回收苯至少量
                                        │ 加适量甲醇及活性炭，水浴脱色3~5 min，过滤
                    ┌───────────────────┴──────────────┐
                  活性炭                              滤液
                                                       │ 蒸去部分甲醇，冰箱放置，析出沉淀，过滤
                                                     白色沉淀
                                                       │ 甲醇重结晶2次
                                               鳞片状结晶(菝葜皂苷元)
```

第四节　C₂₁ 甾体化合物

一、概述

（一）C₂₁ 甾体化合物的概念

C₂₁ 甾体又称孕甾烷类，是一类含有 21 个碳原子，以孕甾烷或其异构体为基本骨架的甾体衍生物。该类成分多具有抗炎、抗肿瘤、抗生育等生物活性。

孕甾烷

（二）C₂₁ 甾体化合物的分布

C₂₁ 甾体主要存在于萝藦科、玄参科、夹竹桃科、毛茛科等植物中，如从白首乌的块根中分离得到了具有细胞毒活性的白首乌新苷 A、B。从华北白前根中分离得到了脱水何拉得苷元，系 14,15-开裂孕甾烷衍生物。从蔓生白薇根中分离得到了白薇新苷，系 13,14-双开裂孕甾烷、14,15-双开裂孕甾烷衍生物。

笔记

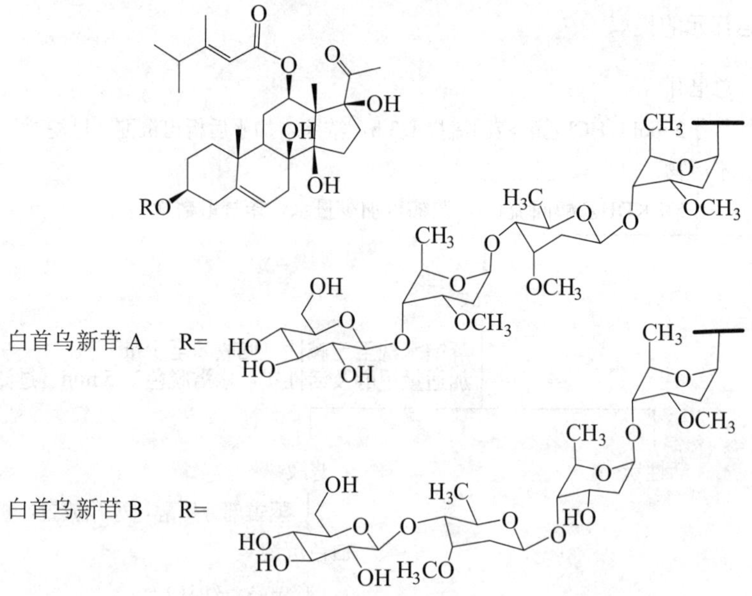

白首乌新苷 A　R=

白首乌新苷 B　R=

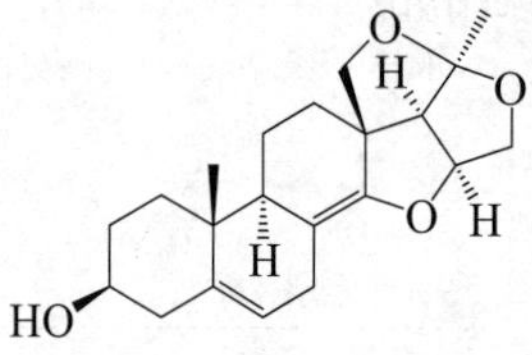

脱水何拉得苷元 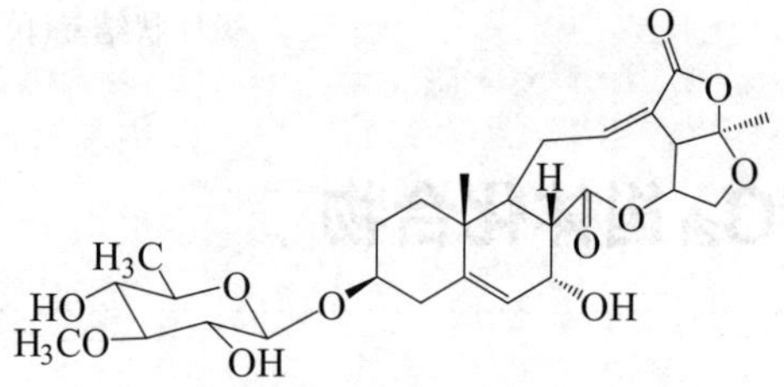　　　　　　　　　白薇新苷

（三）C$_{21}$甾体化合物存在形式

在植物体中，C$_{21}$甾体类成分多数以苷的形式存在，且大多与强心苷共存于同种植物中。例如洋地黄叶和种子中，既含有强心苷，也含有 C$_{21}$甾苷，如洋地黄醇苷类。但也有一些植物，含 C$_{21}$甾苷，而不含强心苷，以在萝藦科植物中比较常见。

二、C$_{21}$甾体化合物的结构特点和主要性质

C$_{21}$甾的甾体母核 A/B 环一般为反式，B/C 环多为反式，少数为顺式，C/D 环为顺式。甾体母核上多有羟基、羰基（多在 C-20 位）、酯基及双键（多在 C-5、C-6 位）。C-17 位侧链多为 α-构型，少数为 β-构型。

C$_{21}$甾具有甾核的显色反应，因分子中存在 2-去氧糖，还能发生 Keller-Kiliani 反应等。

第五节　植物甾醇

一、概述

（一）植物甾醇的分布及存在形式

植物甾醇基本结构是胆甾烷，C$_3$ 上有 β-羟基，C$_{17}$ 位侧链是 8～10 个碳原子的链状饱和或不饱和仲醇。在植物界分布广泛，在植物体内多以游离状态存在，也有与糖形成苷或高级脂肪

酸酯形式存在。

（二）植物甾醇的生理活性

植物甾醇具有控制糖原和矿物质代谢、保持生物内环境稳定、调节应激反应、降低血液胆固醇、抗肿瘤、防止前列腺肥大等多种生理活性，并在拮抗胆固醇、预防心血管疾病等方面效果突出。

二、植物甾醇的结构特点和主要性质

（一）植物甾醇的结构特点

植物甾醇甾体母核 A/B 环有顺式和反式，B/C 环、C/D 环均为反式。甾体母核或 C-17 位侧链上多有双键，C-3 位羟基可与糖成苷或与脂肪酸成酯。

（二）植物甾醇的几种主要类型

1. 普通甾醇

仅在 C-3 位上含有羟基的一类甾醇。如：β-谷甾醇及其葡萄糖苷（又称胡萝卜苷）、豆甾醇。

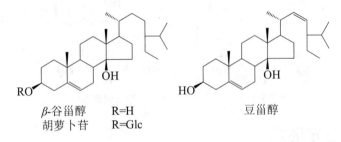

β-谷甾醇　　R=H
胡萝卜苷　　R=Glc

豆甾醇

2. 含氧甾醇

除 C-3 位以外，有第二个含氧官能团的甾体化合物。这类化合物具有多种生物活性，如细胞毒、抗动脉粥样硬化、抗癌、调节酶活性和甾醇的生物合成。从石松科石松属植物玉柏石松中分离得到 ikshusterol、表二羟豆甾醇等甾醇。

ikshusterol

表二羟豆甾醇

（三）植物甾醇的理化性质

游离的植物甾醇都有较好的结晶形状和固定熔点，易溶于三氯甲烷和乙醚等有机溶剂，难溶于水，其苷能溶于醇中。具有甾体母核的颜色反应。

由于植物甾醇常与油脂共存，在提取分离时通过皂化法，将油脂转化为可溶于水的钠皂或钾皂，与不溶于水的不皂化物分离，不皂化物中含有甾醇。

第六节 胆汁酸类化合物

一、胆汁酸的存在形式

胆汁酸是胆烷酸的衍生物，存在于动物胆汁中。动物药（如牛黄）含有胆汁酸，并为其主要有效成分。胆汁酸在动物胆汁中通常以侧链的羧基与甘氨酸或牛磺酸结合成甘氨胆汁酸或牛磺胆汁酸，并以钠盐的形式存在。

二、胆汁酸的结构特点

胆汁酸的结构特点是甾核 B/C 环为反式稠合，C/D 环多为反式稠合，A/B 环有顺式（正系）、反式（别系）稠合两种异构体。在甾核的 3、6、7 和 12 等位常有羟基或羧基取代。

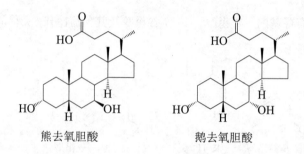

熊去氧胆酸　　　　　　　　鹅去氧胆酸

三、胆汁酸的分布形式

主要胆汁酸类成分及其在动物胆汁中的分布见下表。

主要胆汁酸类成分及其在动物胆汁中的分布

名称	取代基位置	熔点/℃	$[\alpha]_D$	分布
石胆酸	3α-OH	186	+35	牛、家兔、猪
胆酸	$3\alpha,7\alpha,12\alpha$-OH	198	+37	牛、羊、犬、蛇、熊、鸟
去氧胆酸	$3\alpha,12\alpha$-OH	177	+53	牛、兔、羊、猪
α-猪胆酸	$3\alpha,6\alpha,7\alpha$-OH	189	+5	猪
α-猪去氧胆酸	$3\alpha,6\alpha$-OH	197	+5	猪
β-猪去氧胆酸	$3\beta,6\alpha$-OH	190	+5	猪，特别在结石中
	$3\alpha,6\beta$-OH	210	+37	猪
鹅去氧胆酸	$3\alpha,7\alpha$-OH	140	+11	鹅、牛、熊、鸡、猪
熊去氧胆酸	$3\alpha,7\beta$-OH	203	+57	熊

四、胆汁酸的化学性质

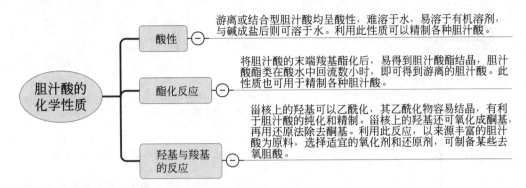

胆汁酸的
化学性质

酸性 — 游离或结合型胆汁酸均呈酸性，难溶于水，易溶于有机溶剂，与碱成盐后则可溶于水。利用此性质可以精制各种胆汁酸。

酯化反应 — 将胆汁酸的末端羧基酯化后，易得到胆汁酸酯结晶，胆汁酸酯类在酸水中回流数小时，即可得到游离的胆汁酸。此性质也可用于精制各种胆汁酸。

羟基与羧基的反应 — 甾核上的羟基可以乙酰化，其乙酰化物容易结晶，有利于胆汁酸的纯化和精制。甾核上的羟基还可氧化成酮基，再用还原法除去酮基。利用此反应，以来源丰富的胆汁酸为原料，选择适宜的氧化剂和还原剂，可制备某些去氧胆酸。

五、胆汁酸的提取与分离

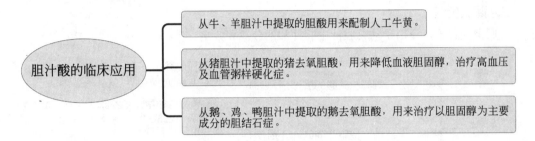

胆汁酸的临床应用

— 从牛、羊胆汁中提取的胆酸用来配制人工牛黄。

— 从猪胆汁中提取的猪去氧胆酸，用来降低血液胆固醇，治疗高血压及血管粥样硬化症。

— 从鹅、鸡、鸭胆汁中提取的鹅去氧胆酸，用来治疗以胆固醇为主要成分的胆结石症。

（一）胆汁酸的提取方法

各种胆汁酸的提取方法基本相同，即将新鲜动物胆汁加入适量的固体氢氧化钠进行加热，使结合胆汁酸水解成游离胆汁酸钠盐，溶于水中，收集水层，加盐酸酸化，使胆汁酸沉淀析出，即得总胆酸粗品，然后再用适当方法进行分离精制。动物胆汁中提取胆汁酸的主要流程如下。

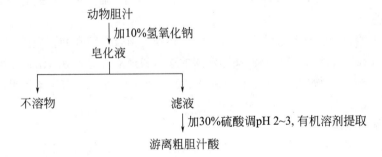

动物胆汁
↓ 加10%氢氧化钠
皂化液
↓
不溶物　　　　　滤液
　　　　　↓ 加30%硫酸调pH 2~3, 有机溶剂提取
　　　　游离粗胆汁酸

粗胆汁酸通过活性炭脱色，用结晶法纯化。

（二）胆汁酸的分离方法

硅胶薄层色谱广泛被运用于胆汁酸分离。

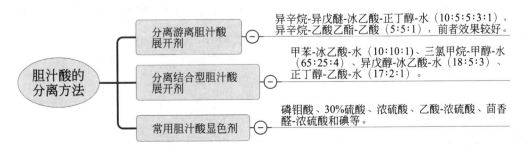

胆汁酸的
分离方法

分离游离胆汁酸展开剂 — 异辛烷-异戊醚-冰乙酸-正丁醇-水（10:5:5:3:1），异辛烷-乙酸乙酯-乙酸（5:5:1），前者效果较好。

分离结合型胆汁酸展开剂 — 甲苯-冰乙酸-水（10:10:1）、三氯甲烷-甲醇-水（65:25:4）、异戊醇-冰乙酸-水（18:5:3）、正丁醇-乙酸-水（17:2:1）。

常用胆汁酸显色剂 — 磷钼酸、30%硫酸、浓硫酸、乙酸-浓硫酸、茴香醛-浓硫酸和碘等。

✎ 笔记

六、胆汁酸的检识

（一）色谱检识

1. 纸色谱

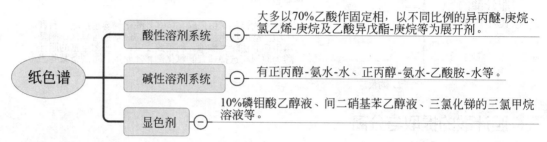

2. 薄层色谱

硅胶薄层色谱广泛用于动物胆汁中胆汁酸的分离和鉴定。

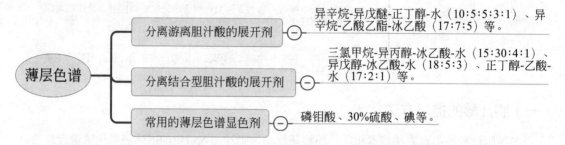

利用酶试剂可选择性地检出胆汁酸中 3α-羟基。将展开后的薄层挥去展开剂后，喷 3α-羟基甾体氧化酶液，于 37℃ 保温 30min 后即可检出。该酶液对酚羟基、3β-羟基、3-酮基甾体均无反应。本法曾用于某些肝病患者尿液中胆汁酸的测定，亦可用于血清中胆汁酸的测定。

3. 气相色谱

气相色谱不能直接分离鉴定结合型胆汁酸，必须将结合型胆汁酸预先用碱液（2.5mol/L NaOH）水解成游离胆汁酸，然后将游离胆汁酸的羧基和羟基分别经甲酯化和三甲基硅醚化后再进行气相色谱分离。例如用 3%OV-17 柱，氮气为流动相，氢火焰鉴定器检出，可满意地分离熊去氧胆酸与鹅去氧胆酸，检出灵敏度高。

4. 高效液相色谱

胆汁酸类的检识常采用反相高效液相色谱法测定。由于胆汁酸结构中缺乏共轭体系，无近紫外吸收特征，因此，用 HPLC 分析这类药物时，必须将胆汁酸化学衍生，带上紫外吸收基团或荧光生色团，才能使用高灵敏度的紫外检测器或荧光检测器。胆汁酸可制成苯甲酰甲基酯、对氯苯甲酰甲基酯和对溴苯甲酰甲基酯等，在 254nm 进行紫外检测。采用蒸发光散射检测器，可测定非衍生化的胆汁酸类。

此外，采用酶学方法来检测胆汁酸的高效液相色谱法是分析动物胆汁药材的一个灵敏而又简便的方法。

（二）颜色反应

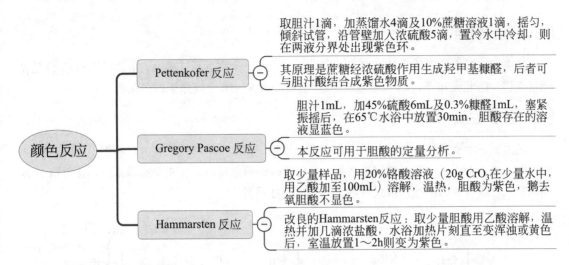

颜色反应

- Pettenkofer 反应 —
  - 取胆汁1滴，加蒸馏水4滴及10%蔗糖溶液1滴，摇匀，倾斜试管，沿管壁加入浓硫酸5滴，置冷水中冷却，则在两液分界处出现紫色环。
  - 其原理是蔗糖经浓硫酸作用生成羟甲基糠醛，后者可与胆汁酸结合成紫色物质。
- Gregory Pascoe 反应 —
  - 胆汁1mL，加45%硫酸6mL及0.3%糠醛1mL，塞紧振摇后，在65℃水浴中放置30min，胆酸存在的溶液显蓝色。
  - 本反应可用于胆酸的定量分析。
- Hammarsten 反应 —
  - 取少量样品，用20%铬酸溶液（20g CrO_3在少水中，用乙酸加至100mL）溶解，温热，胆酸为紫色，鹅去氧胆酸不显色。
  - 改良的Hammarsten反应：取少量胆酸用乙酸溶解，温热并加几滴浓盐酸，水浴加热片刻直至变浑浊或黄色后，室温放置1～2h则变为紫色。

七、含胆汁酸的中药实例

中药牛黄为牛科动物牛的干燥胆结石，具有镇痉、清心、豁痰、开窍、凉肝、息风和解毒的功效，是中药安宫牛黄丸、牛黄解毒丸、牛黄清心丸、珠黄散等主成分之一。

牛黄含有胆红素、胆汁酸（主要有胆酸、去氧胆酸、石胆酸）、胆固醇、肽类、多种氨基酸和无机盐等成分，其中胆汁酸含约 8%，主成分为胆酸、去氧胆酸、石胆酸。去氧胆酸具有松弛平滑肌的作用，是牛黄解痉的有效成分。

第七节　昆虫变态激素

一、概述

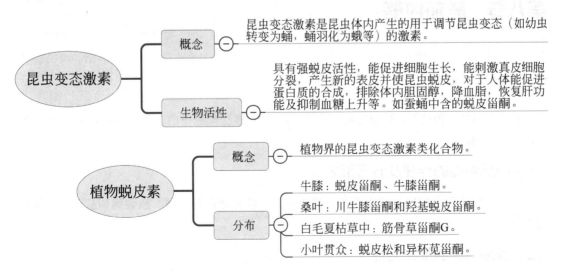

昆虫变态激素

- 概念 — 昆虫变态激素是昆虫体内产生的用于调节昆虫变态（如幼虫转变为蛹，蛹羽化为蛾等）的激素。
- 生物活性 — 具有强蜕皮活性，能促进细胞生长，能刺激真皮细胞分裂，产生新的表皮并使昆虫蜕皮，对于人体能促进蛋白质的合成，排除体内胆固醇，降血脂，恢复肝功能及抑制血糖上升等。如蚕蛹中含的蜕皮甾酮。

植物蜕皮素

- 概念 — 植物界的昆虫变态激素类化合物。
- 分布 —
  - 牛膝：蜕皮甾酮、牛膝甾酮。
  - 桑叶：川牛膝甾酮和羟基蜕皮甾酮。
  - 白毛夏枯草中：筋骨草甾酮G。
  - 小叶贯众：蜕皮松和异杯苋甾酮。

二、昆虫变态激素的结构特点和主要性质

（一）结构特点

昆虫变态激素的甾体母核 A/B 环大多为顺式稠合，个别为反式稠合。甾体母核的 C_3 位是 β 羟基取代，C_6 位是羰基，C_7 位是双键，C_{17} 侧链为含 8～10 个碳原子的多元醇。

（二）主要性质

昆虫变态激素类化合物的分子中含有多个羟基，在水中溶解性比较大，易溶于甲醇、乙醇和丙酮，难溶于正己烷和石油醚等溶剂，具有甾核的颜色反应。昆虫变态激素的甾体母核 A/B 环为顺式时具有变态活性，反式时则无活性或活性减弱。

蜕皮松   蜕皮甾酮   牛膝甾酮

异杯苋甾酮   筋骨草甾酮

第八节 醉茄内酯

一、概述

醉茄内酯是一类具有高度氧化的基本骨架，含有 28 个碳原子的麦角甾烷的 C-26 羧酸内酯类甾体化合物。

（一）醉茄内酯的存在及分布形式

醉茄内酯类化合物广泛存在于茄科植物中，主要分布在醉茄属、酸浆属和曼陀罗属等植物中。

（二）醉茄内酯的生物活性

醉茄内酯类化合物具有较明显的抗菌、抗炎、细胞毒、细胞免疫和抗肿瘤等生物活性。醉茄内酯类化合物还具有抑制细胞生长、保肝、镇静、抗风湿作用，临床上用来治疗利什曼病。醉茄提取物可作为农药，用于植物杀虫。

二、醉茄内酯的结构特点和主要性质

（一）结构特点

（1）醉茄内酯类化合物由 28 个碳原子组成，分子中含 A、B、C 和 D 四个环及 1 个 α、β-不饱和内酯环侧链（E 环）。醉茄内酯类化合物主要是由环 A/B、D 和侧链的不同而衍生出一系列化合物。

（2）分子中最多具有 5 个甲基（18、19、21、27、28 位），其中 21 和 27 位甲基常变化为羟甲基；亦见有 C_{21} 和 C_{24} 形成醚状结构。羰基多位于 1 和 26 位；羟基多位于 1、3、5、6、7、12、21、27 等位，少见于 14、15、16、17、20、28 等位；在 2、5、6、24、25 位上多有双键存在。

（3）醉茄内酯类化合物甾体母核 A/B 环有顺式和反式两种稠合方式，B/C 和 C/D 环均为反式稠合。A/B 环环上的官能团或取代基的主要变化类型如下。

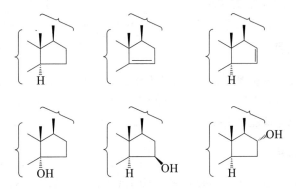

（4）醉茄内酯类化合物的 D 环，在 14、15、16 位少有不同构型的羟基取代，环中亦可见双键，D 环的主要变化类型如下。

（5）大多数醉茄内酯化合物在 C-20 位上连接 δ-内酯，如洋金花所含的醉茄内酯类化合物；而 γ-内酯取代较为少见，如从墨西哥灯笼果的茎叶中分离得到的异甘草苷元 A 等。具有 δ-内酯环的侧链的主要变化类型如下。

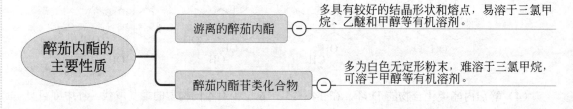

ixocarpalactone A

（6）醉茄内酯类化合物多以苷元的形式存在，少数通过 C_3-OH 或 C_{27}-OH 与葡萄糖形成单糖苷。

（二）主要性质

```
醉茄内酯的          ├── 游离的醉茄内酯 ──○── 多具有较好的结晶形状和熔点，易溶于三氯甲
主要性质                                   烷、乙醚和甲醇等有机溶剂。
                   │
                   └── 醉茄内酯苷类化合物 ──○── 多为白色无定形粉末，难溶于三氯甲烷，
                                             可溶于甲醇等有机溶剂。
```

三、醉茄内酯的提取与分离

（一）醉茄内酯的提取

游离醉茄内酯多采用三氯甲烷提取，醉茄内酯苷常用醇性溶剂提取。由于醉茄内酯类化合物取代形式多样，存在多种立体异构体，在碱性条件下，内酯环易水解开环，在提取分离过程中，需注意温度并避免与碱性物质接触。

（二）醉茄内酯的分离

醉茄内酯类化合物主要由 A/B 环和侧链的不同衍生而来，结构相似，极性相近，通常采用硅胶柱色谱或高效液相色谱分离，常用洗脱剂分别为：三氯甲烷-甲醇、三氯甲烷-丙酮；甲醇-水、乙腈-水。

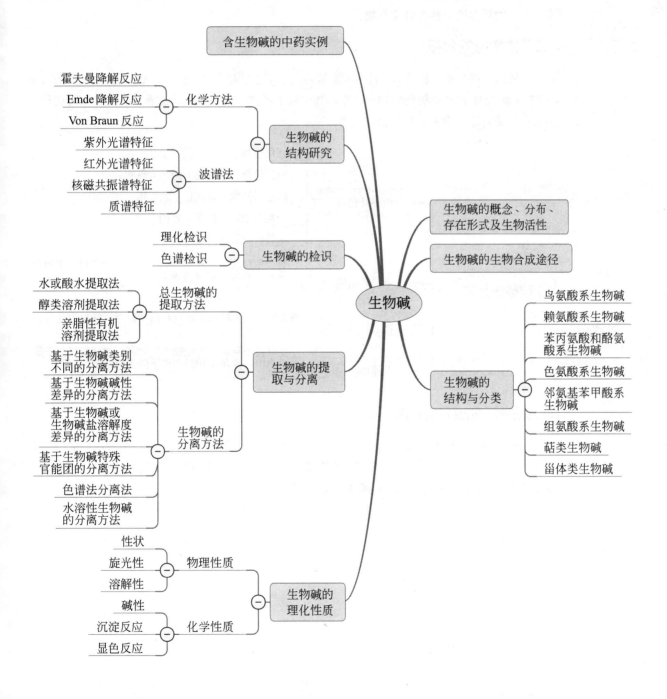

第一节　概述

一、生物碱的概念、分布、存在形式及生物活性

（一）生物碱的概念

生物碱指主要来源于生物界（主要是植物界）的一类含氮有机化合物，因多呈碱性（可与酸成盐），故称为生物碱。该类成分是一类结构类型最多样的次生代谢产物，也是最早发现的一类具有生物活性的天然有机化合物。

（二）生物碱的分布

生物碱主要分布于植物界，且绝大多数存在于双子叶植物中。相关文献报道，生物碱在 186 科 1730 属 7231 种高等植物中均有分布，其中双子叶植物夹竹桃科、芸香科、豆科、防己科、小檗科和茄科等植物中含有生物碱较多。

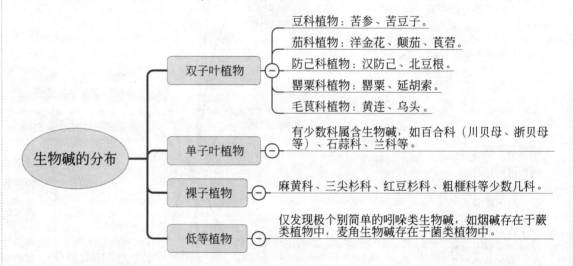

（三）生物碱的存在形式

在植物体内，绝大多数生物碱与有机酸（如柠檬酸、草酸、酒石酸等）结合，以盐的形式存在，少数生物碱与无机酸（如盐酸、硫酸等）结合成盐，部分碱性极弱的生物碱呈游离状态，极少数生物碱以酯、苷或 N-氧化物的形式存在。

（四）生物碱的生物活性

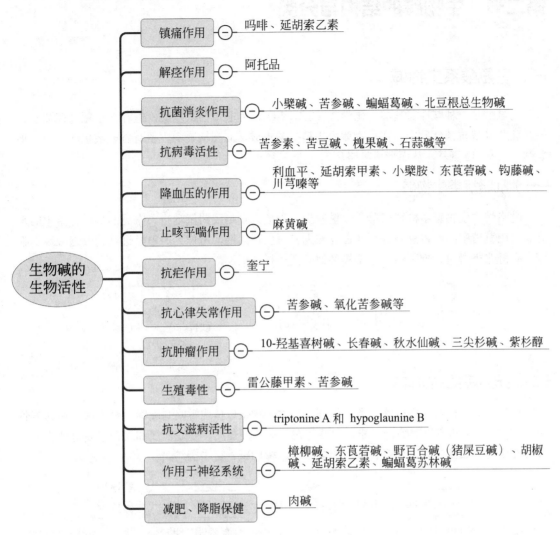

二、生物碱的生物合成途径

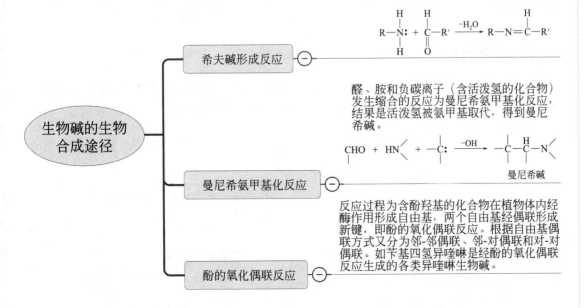

第二节　生物碱的结构与分类

一、鸟氨酸系生物碱

鸟氨酸是一种碱性氨基酸，化学式 $C_5H_{12}N_2O_2$，为非蛋白氨基酸，但存在于短杆菌酪肽、短杆菌肽 S 等抗菌性肽中。在动物体内由精氨酸形成，而在植物中主要有谷氨酸生成。由于鸟氨酸含有 α 和 δ 氨基，从而形成吡咯环。

（一）吡咯烷类生物碱

吡咯烷类生物碱结构较简单，数量较少，母核为吡咯及四氢吡咯。常见的如益母草中的水苏碱、山莨菪中的红古豆碱等。红古豆碱无显著生理活性，可作为原料经过结构改造应用于临床，有舒张平滑肌、抑制腺体分泌等类似阿托品样作用。

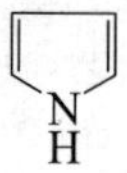

吡咯 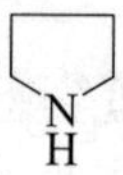　四氢吡咯 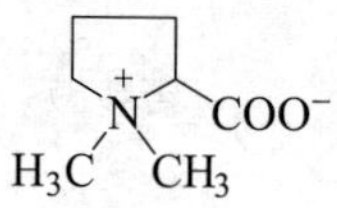　水苏碱 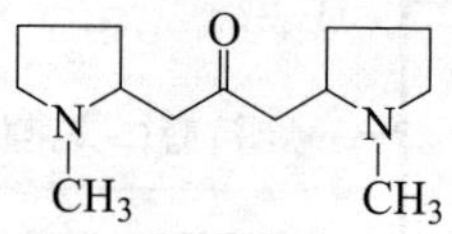　　　　红豆古碱

（二）托品烷类生物碱

托品烷类生物碱又称莨菪烷类生物碱，此类生物碱母核由吡咯与哌啶骈合而成，多为莨菪烷的 C_3-醇羟基和有机酸缩合成酯，主要存在于茄科颠茄属、曼陀罗属和天仙子属等植物中，代表性化合物如莨菪碱、东莨菪碱、山莨菪碱、樟柳碱、可卡因等。

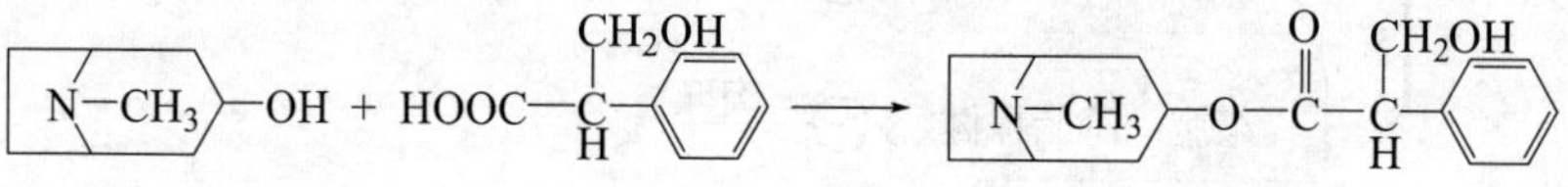

莨菪醇　　　　　莨菪酸　　　　　　莨菪碱（酯）

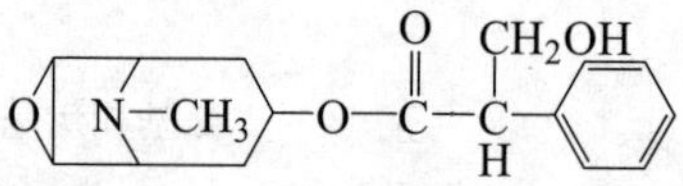

东莨菪碱（酯） 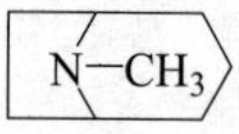　　　　莨菪烷

（三）吡咯里西啶类生物碱

吡咯里西啶类生物碱是由两个吡咯烷共用一个氮原子稠合而成，此类生物碱结构由胺醇和酸两部分组成。二者多以 11 或 12 元双酯形式结合，少数以单酯形式存在。代表性化合物有大叶千里光碱和野百合碱等。

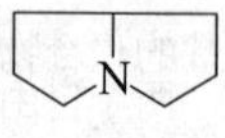

吡咯里西啶 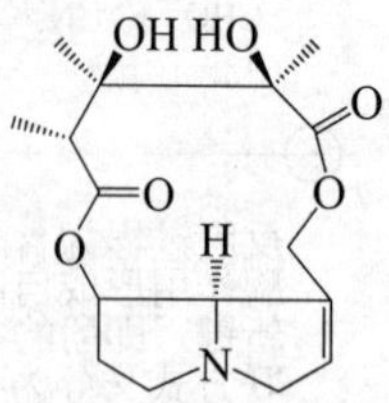　　野百合碱 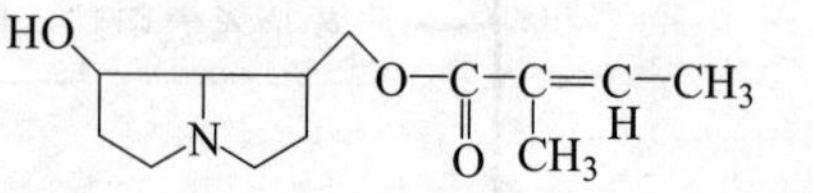　　　　　　大叶千里光碱

二、赖氨酸系生物碱

赖氨酸的化学名称为 2,6-二氨基己酸，赖氨酸为必需氨基酸。赖氨酸与鸟氨酸是同系物，与鸟氨酸类似，由赖氨酸形成的是含氮的六元哌啶环。

（一）哌啶类生物碱

哌啶类生物碱结构较简单，生源上最关键的前体物是哌啶亚胺盐类，分布广泛。代表性生物碱如胡椒中的胡椒碱，槟榔中的槟榔碱、槟榔次碱等。

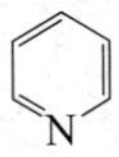

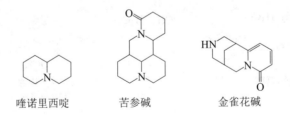

吡啶 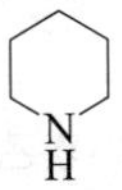　　哌啶 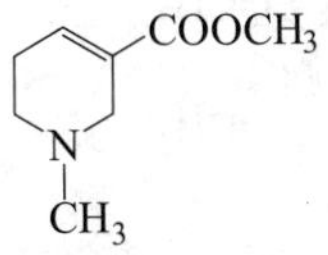　　槟榔碱 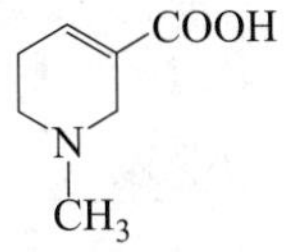　　　槟榔次碱 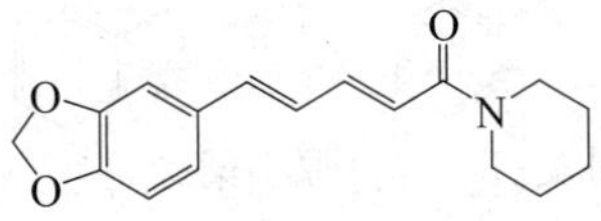　　　　　　胡椒碱

（二）吲哚里西啶类生物碱

吲哚里西啶类生物碱由哌啶和吡咯共用一个氮原子稠合而成。该类生物碱在自然界中并不常见，主要分布于豆科黄耆属，棘豆属以及大戟科白饭树属植物中。如一叶萩中的一叶萩碱等。

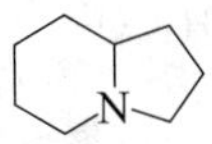

吲哚里西啶 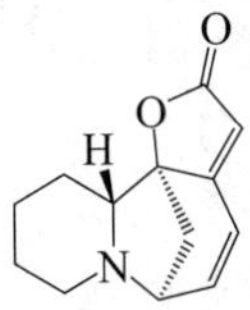　　　一叶萩碱

（三）喹诺里西啶类生物碱

喹诺里西啶类生物碱生源上前体物为赖氨酸衍生的戊二胺，为两个哌啶共用一个氮原子稠合而成。代表性化合物如金雀花碱、苦参碱、石松碱等。

喹诺里西啶　　　苦参碱　　　金雀花碱

三、苯丙氨酸和酪氨酸系生物碱

（一）苯丙胺类生物碱

苯丙胺类生物碱数目较少，其氮原子处于环外。代表性化合物如中药麻黄中的麻黄碱。

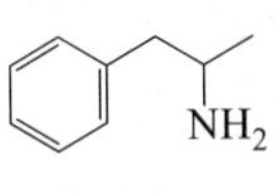

苯丙胺 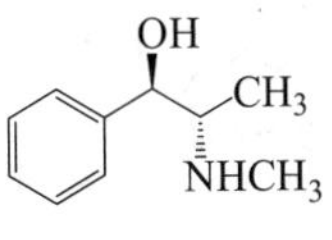　　　麻黄碱

（二）异喹啉类生物碱

1. 小檗碱类和原小檗碱类

此类生物碱可以看作由两个异喹啉环稠合而成，依据母核结构中 C 环氧化程度的不同，分为小檗碱类和原小檗碱类，前者多为季铵碱，如小檗碱；后者多为叔铵碱，如延胡索乙素。

小檗碱类　　　　原小檗碱类　　　　小檗碱　　　　　延胡索乙素

2. 苄基异喹啉类

苄基异喹啉类生物碱为异喹啉母核 1 位连有苄基的一类生物碱，代表性化合物如罂粟中的罂粟碱、厚朴中的厚朴碱、乌头中的去甲乌药碱等。

苄基异喹啉　　　　厚朴碱　　　　　罂粟碱　　　　去甲乌药碱

3. 双苄基异喹啉类

双苄基异喹啉类生物碱由两个苄基异喹啉通过 1～3 个醚键相连接的一类生物碱。如存在于防己科汉防己中的粉防己碱和汉防己乙素；北豆根中的主要酚性生物碱蝙蝠葛碱。

蝙蝠葛碱　　　　　　　　　　汉防己甲素　　R=CH₃
　　　　　　　　　　　　　　汉防己乙素　　R=H

4. 吗啡烷类

吗啡烷类生物碱既属于苄基异喹啉类衍生物，又可看成是菲的部分饱和衍生物。代表性化合物如罂粟中的吗啡、可待因、蒂巴因，以及青风藤中的青风藤碱等。

吗啡烷　　　吗啡　　R=H　　　蒂巴因　　　　青风藤碱
　　　　　　可待因　R=CH₃

（三）苄基苯乙胺类生物碱

苄基苯乙胺类生物碱主要分布于石蒜科石蒜属、水仙属等植物中。代表性化合物如石蒜碱、加兰他敏等。

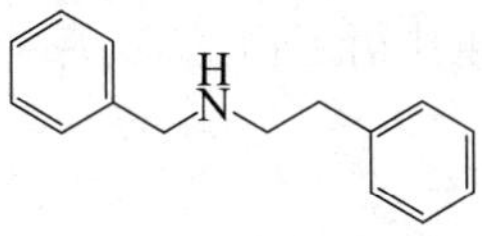

苄基苯乙胺 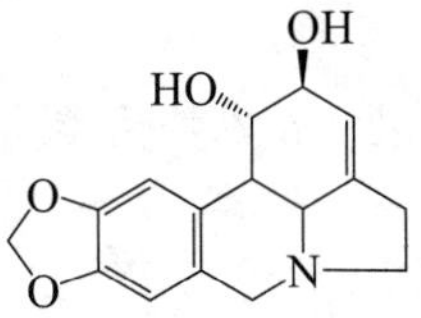　　　　　石蒜碱 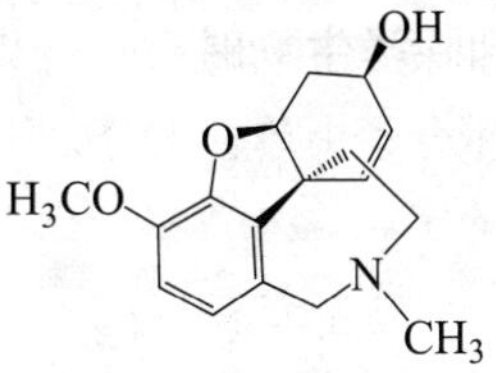　　　　　加兰他敏

四、色氨酸系生物碱

（一）简单吲哚类生物碱

简单吲哚类生物碱结构简单，结构中只有吲哚母核，无其他杂环。代表性化合物如存在于蓼蓝中的靛青苷。

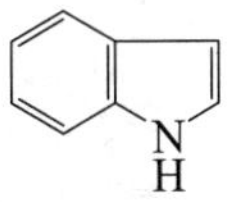

吲哚 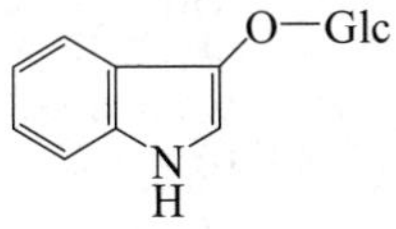　　　　　靛青苷

（二）色胺吲哚类生物碱

色胺吲哚类生物碱中含有色胺部分，结构较简单。如吴茱萸中的吴茱萸碱等。

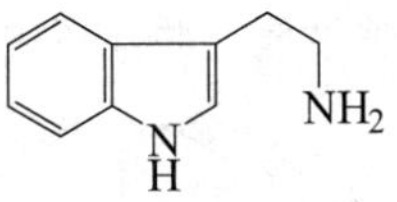

色胺 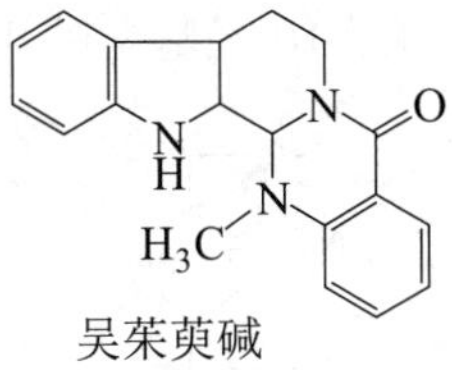　　　　　吴茱萸碱

（三）半萜吲哚类生物碱

半萜吲哚类生物碱又称麦角碱类生物碱，分子中含有一个四环的麦角碱结构。由色胺构成的吲哚衍生物上连有一个异戊二烯单位形成，主要分布于麦角菌属，此外曲霉属也有少量分布类中，代表性化合物如麦角新碱等。

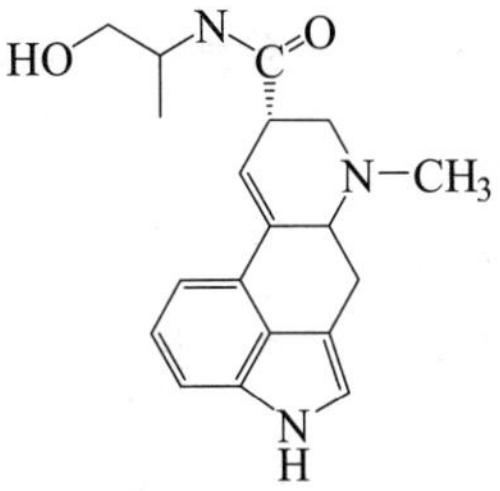

麦角新碱

（四）单萜吲哚类生物碱

单萜吲哚类生物碱分子中具有吲哚母核和一个 C_9 或 C_{10} 的裂环番木鳖萜及其衍生物的结构单元，是来源于色胺酸的重要生物碱。根据生源途径和化学结构分成三类，即单萜吲哚类生物碱、双萜吲哚类生物碱及与单萜吲哚类生物碱相关的生物碱。

1. 单萜吲哚类生物碱

此类生物碱分子中单萜部分来源于裂环番木鳖萜类及其重排衍生物。如萝芙木中的利血平、马钱子中的士的宁。

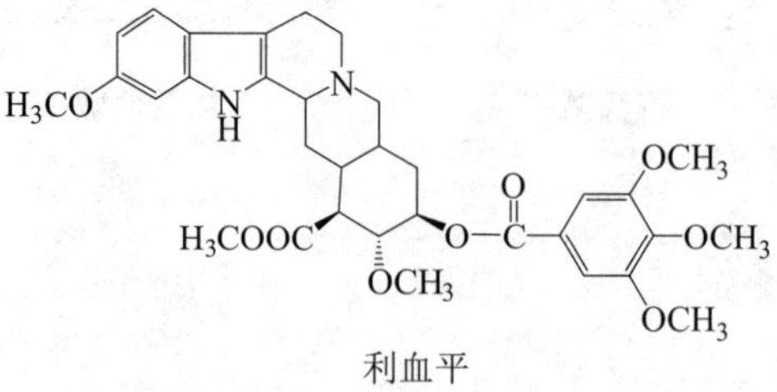

利血平 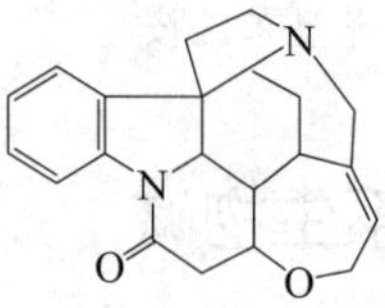　　　　　　　　　　士的宁

2. 双吲哚类生物碱

此类生物碱由不同单萜吲哚类生物碱经分子间缩合而成。代表性化合物如从长春花中分得的长春花碱、长春新碱等，具有很强的抗肿瘤活性。

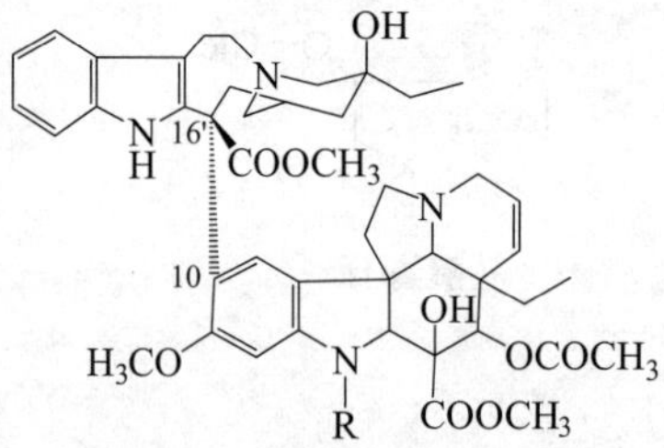

长春碱　　R=CH₃
长春新碱　R=CHO

3. 与单萜吲哚类生物碱有关的生物碱

此类生物碱按化学结构分类属于喹啉类生物碱，但从生源上与单萜吲哚类生物碱有关。重要的生物碱如喜树中的喜树碱、10-羟基喜树碱和金鸡纳属植物中的金鸡宁、奎宁等。

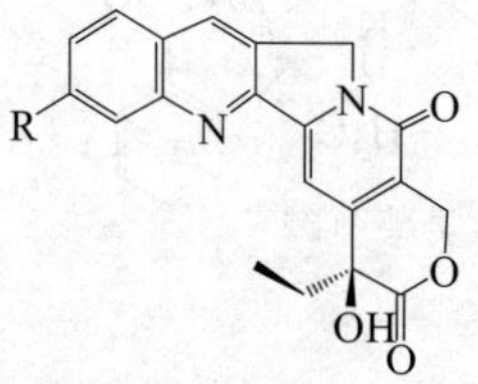

喜树碱	R=H	
10-羟基喜树碱	R=OH	
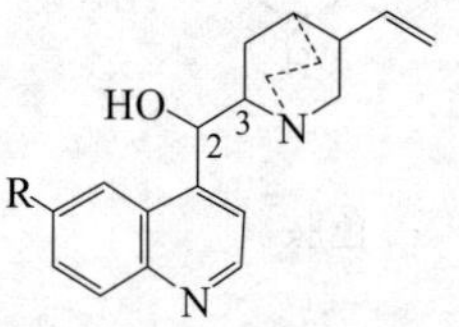 金鸡宁	R=H	(3R, 2S)
奎宁	R=OCH₃	(3S, 2R)

五、邻氨基苯甲酸系生物碱

此类生物碱主要包括喹啉类和吖啶酮类生物碱，主要分布于芸香科植物中。如中药白鲜皮中的白鲜碱，鲍氏山油柑树中的山油柑碱，具有显著抗肿瘤活性。

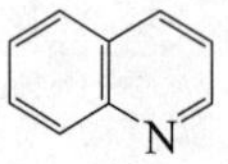

喹啉 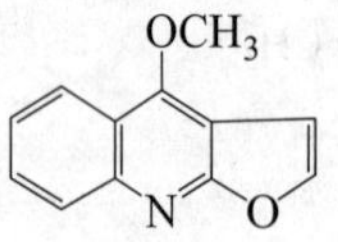　　　　白鲜碱 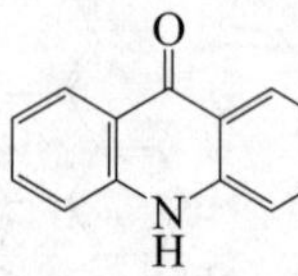　　　　吖啶酮 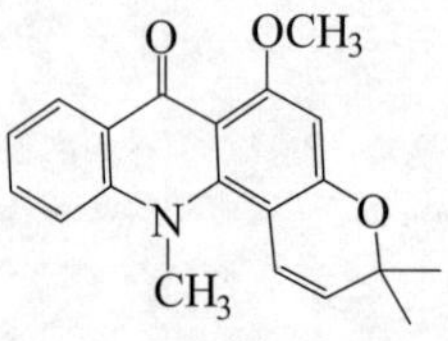　　　　山油柑碱

六、组氨酸系生物碱

此类生物碱的结构母核主要为咪唑类生物碱，数目较少。代表性生物碱如芸香科植物毛果芸香树中的毛果芸香碱。

咪唑   毛果芸香碱

七、萜类生物碱

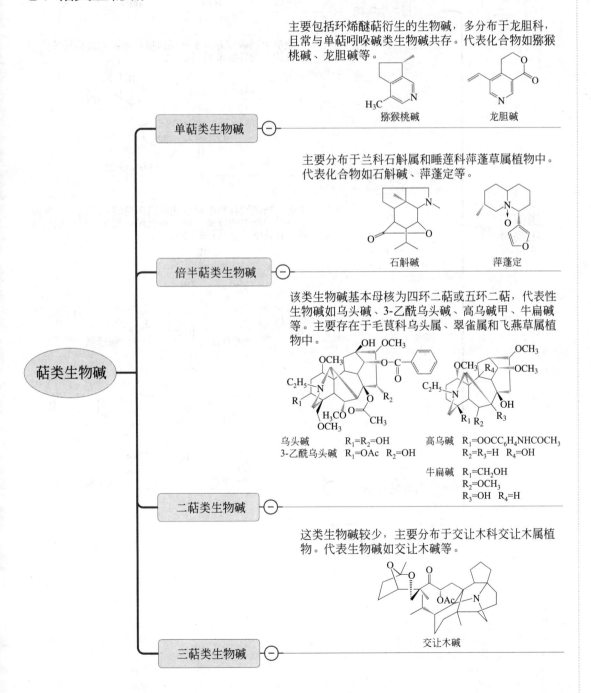

单萜类生物碱

主要包括环烯醚萜衍生的生物碱，多分布于龙胆科，且常与单萜吲哚碱类生物碱共存。代表化合物如猕猴桃碱、龙胆碱等。

猕猴桃碱   龙胆碱

倍半萜类生物碱

主要分布于兰科石斛属和睡莲科萍蓬草属植物中。代表化合物如石斛碱、萍蓬定等。

石斛碱   萍蓬定

萜类生物碱

二萜类生物碱

该类生物碱基本母核为四环二萜或五环二萜，代表性生物碱如乌头碱、3-乙酰乌头碱、高乌碱甲、牛扁碱等。主要存在于毛茛科乌头属、翠雀属和飞燕草属植物中。

乌头碱 $R_1=R_2=OH$
3-乙酰乌头碱 $R_1=OAc$ $R_2=OH$

高乌碱 $R_1=OOCC_6H_4NHCOCH_3$
        $R_2=R_3=H$ $R_4=OH$

牛扁碱 $R_1=CH_2OH$
        $R_2=OCH_3$
        $R_3=OH$ $R_4=H$

三萜类生物碱

这类生物碱较少，主要分布于交让木科交让木属植物。代表生物碱如交让木碱等。

交让木碱

八、甾体类生物碱

甾体类生物碱被认为是天然甾体的含氮衍生物，结构中含有甾体母核，但氮原子均不在甾体母核内，一般处于侧链上。

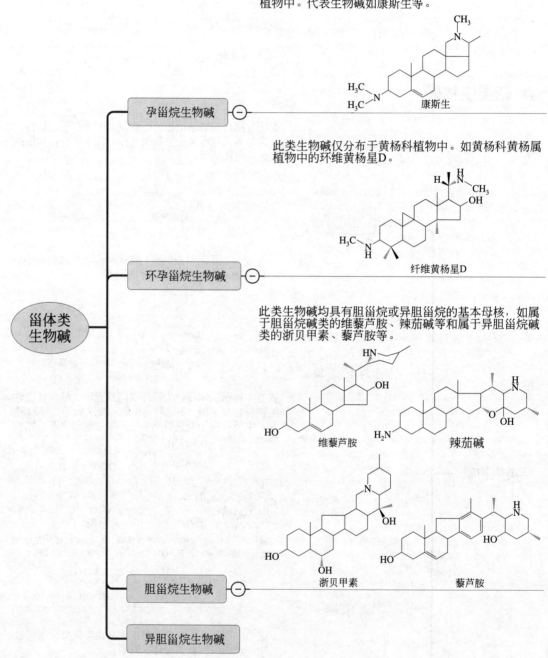

此类生物碱主要分布于夹竹桃科植物中，少数在黄杨科植物中。代表生物碱如康斯生等。

康斯生

此类生物碱仅分布于黄杨科植物中。如黄杨科黄杨属植物中的环维黄杨星D。

纤维黄杨星D

此类生物碱均具有胆甾烷或异胆甾烷的基本母核，如属于胆甾烷碱类的维藜芦胺、辣茄碱等和属于异胆甾烷碱类的浙贝甲素、藜芦胺等。

维藜芦胺　　　辣茄碱

浙贝甲素　　　藜芦胺

孕甾烷生物碱 ○—

环孕甾烷生物碱 ○—

甾体类
生物碱

胆甾烷生物碱 ○—

异胆甾烷生物碱

第三节　生物碱的理化性质

一、物理性质

（一）性状

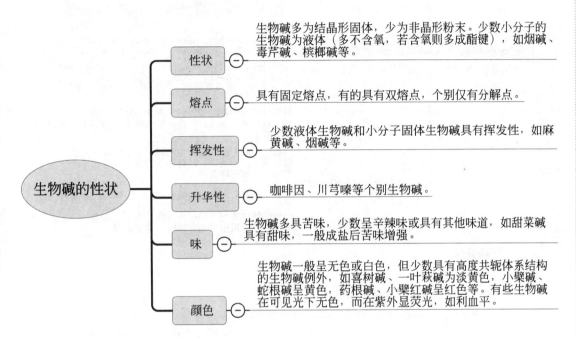

生物碱的性状

- **性状** — 生物碱多为结晶形固体，少为非晶形粉末。少数小分子的生物碱为液体（多不含氧，若含氧则多成酯键），如烟碱、毒芹碱、槟榔碱等。
- **熔点** — 具有固定熔点，有的具有双熔点，个别仅有分解点。
- **挥发性** — 少数液体生物碱和小分子固体生物碱具有挥发性，如麻黄碱、烟碱等。
- **升华性** — 咖啡因、川芎嗪等个别生物碱。
- **味** — 生物碱多具苦味，少数呈辛辣味或具有其他味道，如甜菜碱具有甜味，一般成盐后苦味增强。
- **颜色** — 生物碱一般呈无色或白色，但少数具有高度共轭体系结构的生物碱例外，如喜树碱、一叶萩碱为淡黄色，小檗碱、蛇根碱呈黄色，药根碱、小檗红碱呈红色等。有些生物碱在可见光下无色，而在紫外显荧光，如利血平。

（二）旋光性

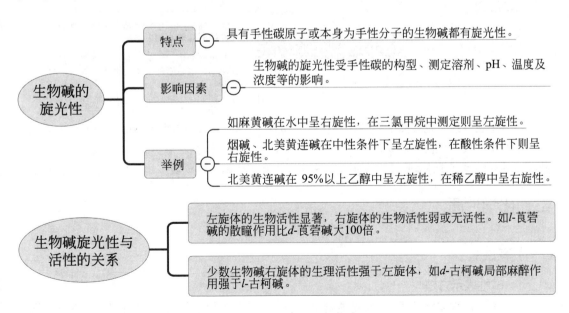

生物碱的旋光性

- **特点** — 具有手性碳原子或本身为手性分子的生物碱都有旋光性。
- **影响因素** — 生物碱的旋光性受手性碳的构型、测定溶剂、pH、温度及浓度等的影响。
- **举例**
  - 如麻黄碱在水中呈右旋性，在三氯甲烷中测定则呈左旋性。
  - 烟碱、北美黄连碱在中性条件下呈左旋性，在酸性条件下则呈右旋性。
  - 北美黄连碱在 95%以上乙醇中呈左旋性，在稀乙醇中呈右旋性。

生物碱旋光性与活性的关系

- 左旋体的生物活性显著，右旋体的生物活性弱或无活性。如l-莨菪碱的散瞳作用比d-莨菪碱大100倍。
- 少数生物碱右旋体的生理活性强于左旋体，如d-古柯碱局部麻醉作用强于l-古柯碱。

（三）溶解性

1. 游离生物碱

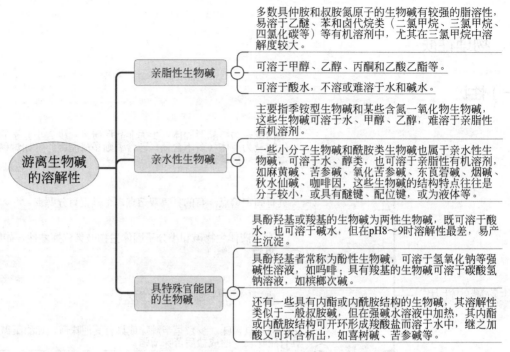

游离生物碱的溶解性

亲脂性生物碱
- 多数具仲胺和叔胺氮原子的生物碱有较强的脂溶性，易溶于乙醚、苯和卤代烷类（二氯甲烷、三氯甲烷、四氯化碳等）等有机溶剂中，尤其在三氯甲烷中溶解度较大。
- 可溶于甲醇、乙醇、丙酮和乙酸乙酯等。
- 可溶于酸水，不溶或难溶于水和碱水。

亲水性生物碱
- 主要指季铵型生物碱和某些含氮一氧化物生物碱，这些生物碱可溶于水、甲醇、乙醇，难溶于亲脂性有机溶剂。
- 一些小分子生物碱和酰胺类生物碱也属于亲水性生物碱，可溶于水、醇类，也可溶于亲脂性有机溶剂，如麻黄碱、苦参碱、氧化苦参碱、东莨菪碱、烟碱、秋水仙碱、咖啡因，这些生物碱的结构特点往往是分子较小，或具有醚键、配位键，或为液体等。

具特殊官能团的生物碱
- 具酚羟基或羧基的生物碱为两性生物碱，既可溶于酸水，也可溶于碱水，但在pH8～9时溶解性最差，易产生沉淀。
- 具酚羟基者常称为酚性生物碱，可溶于氢氧化钠等强碱性溶液，如吗啡；具有羧基的生物碱可溶于碳酸氢钠溶液，如槟榔次碱。
- 还有一些具有内酯或内酰胺结构的生物碱，其溶解性类似于一般叔胺碱，但在强碱水溶液中加热，其内酯或内酰胺结构可开环形成羧酸盐而溶于水中，继之加酸又可环合析出，如喜树碱、苦参碱等。

2. 生物碱盐

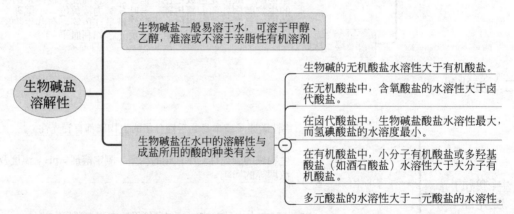

生物碱盐溶解性
- 生物碱盐一般易溶于水，可溶于甲醇、乙醇，难溶或不溶于亲脂性有机溶剂

生物碱盐在水中的溶解性与成盐所用的酸的种类有关
- 生物碱的无机酸盐水溶性大于有机酸盐。
- 在无机酸盐中，含氧酸盐的水溶性大于卤代酸盐。
- 在卤代酸盐中，生物碱盐酸盐水溶性最大，而氢碘酸盐的水溶度最小。
- 在有机酸盐中，小分子有机酸盐或多羟基酸盐（如酒石酸盐）水溶性大于大分子有机酸盐。
- 多元酸盐的水溶性大于一元酸盐的水溶性。

　　有些生物碱或生物碱盐的溶解性不符合上述规律，如石蒜碱难溶于有机溶剂而溶于水，喜树碱不溶于一般有机溶剂而易溶于酸性三氯甲烷，小檗碱盐酸盐、麻黄碱草酸盐、普托品硝酸盐和盐酸盐等难溶于水，奎宁、奎尼定、辛可宁、吐根酚碱、罂粟碱等的盐酸盐溶于三氯甲烷。

二、化学性质

（一）碱性

1. 碱性表示方法

　　根据 Lewis 酸碱电子理论，凡是能给出电子的电子受体为碱，能接受电子的电子受体为酸。生物碱分子中氮原子上的孤电子对，能给出电子而使生物碱显碱性。常以水作溶剂测定生物碱的碱性强弱，此时水为酸，生物碱从水中接受质子生成其共轭酸。

　　生物碱碱性越强，接受质子的能力越强，生成生物碱的共轭酸浓度越高。或者说生物碱的共轭酸越稳定，化学反应向右移动，生物碱碱性越强，反之生物碱碱性越弱。生物碱的大小可用生物碱的碱式离解常数 pK_b 表示，也可用生物碱共轭酸的酸式离解常数 pK_a 表示。目前，生物碱的碱性强弱统一用生物碱共轭酸的酸式离解指数 pK_a 表示。pK_a 与生物碱的碱性大小成正比，即 pK_a 越大，生物碱的碱性越强。$pK_a = pK_w - pK_b = 14 - pK_b$，其中 pK_w 为水的离解常数。

$$B + H_2O \rightleftharpoons BH^+ + OH^-$$

碱　　　酸　　　共轭酸　　共轭碱

生物碱的碱性大小与 pK_a 的关系

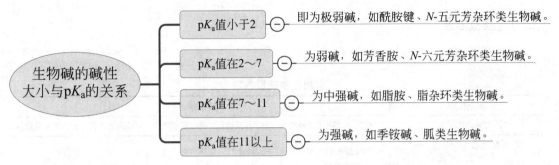

生物碱分子中碱性基团的 pK_a 值大小顺序一般为：胍基＞季铵碱＞N-烷杂环＞脂肪胺＞芳香胺≈N-芳杂环＞酰胺≈吡咯。

2. 影响碱性强弱的因素

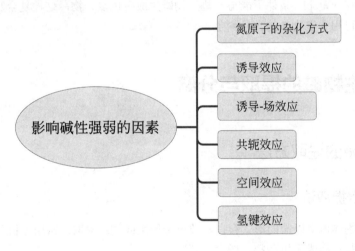

（二）沉淀反应

1. 常用的沉淀试剂

生物碱沉淀试剂的种类很多，常见有碘化物复盐、重金属盐和大分子酸类，常用的生物碱沉淀试剂的名称、组成及反应特征见下表。

生物碱沉淀试剂主要类型

试剂名称	组成	沉淀颜色
碘化铋钾试剂	$KBiI_4$	橘红色至黄色
碘化汞钾试剂	K_2HgI_4	类白色
硅钨酸试剂	$SiO_2 \cdot 12WO_3 \cdot nH_2O$	类白色或淡黄色
碘-碘化钾试剂	$KI\text{-}I_2$	红棕色
苦味酸试剂	2,4,6,-三硝基苯酚	黄色
雷氏铵盐试剂	$NH_4[Cr(NH_3)_2(SCN)_4]$	红色

✐ 笔记

2. 反应条件

生物碱沉淀反应一般在稀酸水溶液或稀酸醇溶液中进行，因为生物碱和生物碱沉淀试剂均可溶于其中，而生物碱与沉淀试剂的反应产物难溶于水，因而不仅利于反应进行且易于判断反应结果。但苦味酸试剂可在中性条件下进行。

3. 反应结果的判断

利用生物碱沉淀反应需注意假阴性和假阳性结果。仲胺一般不易与生物碱沉淀试剂发生反应（如麻黄碱），因此对生物碱进行定性鉴别时应用三种以上沉淀试剂分别进行反应，如果均能发生沉淀反应，可判断为阳性结果。

（三）显色反应

常用的显色剂见下表。

常用生物碱显色剂

试剂组成	颜色特征
1%钒酸铵的浓硫酸溶液	莨菪碱及阿托品显红色，奎宁显淡橙色，吗啡显蓝紫色，可待因显蓝色，士的宁显蓝紫色
30%甲醛溶液 0.2mL 与 10mL 硫酸混合溶液	吗啡显橙色至紫色，可待因显洋红色至黄棕色
1%钼酸钠的浓硫酸溶液	乌头碱显黄棕色，吗啡显紫色转棕色，小檗碱显棕绿色，利血平显黄色转蓝色

显色反应可用于检识生物碱和区别某些生物碱。此外，一些显色剂，如溴麝香草酚蓝、溴麝香草酚绿等，在一定 pH 条件下能与一些生物碱生成有色复合物，这种复合物能被三氯甲烷定量提取出来，可用于生物碱的含量测定。

第四节　生物碱的提取与分离

一、总生物碱的提取方法

（一）水或酸水提取法

生物碱在植物体内多以盐的形式存在，故可选用水或酸水提取。常用无机酸水提取，以便将生物碱有机酸盐置换成无机酸盐，增大溶解度。

酸水提取法常用 0.1%～1%的硫酸、盐酸或乙酸、酒石酸溶液作为提取溶剂，采用浸渍法或渗漉法提取。个别含淀粉少的药材可用煎煮法。酸水提取的优点是使生物碱的大分子有机酸盐变为小分子无机酸盐，增大在水中的溶解度，且提取方法比较简便。但此法的主要缺点是提取液体积较大，浓缩困难，而且水溶性杂质多。故用酸水提取后，一般可采用下列方法纯化和富集生物碱。

1. 阳离子树脂交换法

生物碱盐在水中可解离出生物碱阳离子，能和阳离子交换树脂发生离子交换反应，被交换到树脂上。操作时将总碱的酸水液通过强酸型阳离子交换树脂柱，使酸水中生物碱阳离子与树脂上的阳离子进行交换，用生物碱沉淀反应检查交换是否完全。交换完全后，用中性水或乙醇洗除柱中的杂质。

$$BH^+Cl^- \longrightarrow BH^+Cl^-$$
生物碱盐酸盐　　生物碱阳离子
$$R^-H^+ + BH^+ \longrightarrow RB^-H^+ + H^+$$

注：R 代表型阳离子交换树脂，B 代表游离生物碱。

上述过程完成后，可用下述方法将生物碱从树脂上洗脱。

（1）碱化后用三氯甲烷或乙醚提取　将已交换上生物碱的树脂从色谱柱中倒出，用氨水碱化至 pH 为 10 左右，再用三氯甲烷或乙醚等有机溶剂回流提取，浓缩提取液可得到较纯的总碱。

（2）碱性乙醇洗脱　用含氨水的乙醇洗脱，中和洗脱液，回收乙醇即得较纯生物碱。

$$R^-BH^+ + NH_3 \cdot H_2O \longrightarrow R^-NH_4^+ + B + H_2O$$
$$\text{游离碱}$$

（3）酸水或酸性乙醇洗脱　交换到树脂上的生物碱阳离子，用酸水或酸性乙醇洗脱时，酸中的阳离子将其置换下来，被吸附在树脂表面，继续用酸水或酸性乙醇洗脱，可得较纯的总碱盐。

$$R^-BH^+ + H^+Cl^- \longrightarrow R^-H^+ + BH^+ + Cl^-$$

2. 萃取法

将酸水提取液碱化，生物碱游离后，如沉淀，过滤即得；如不沉淀，以适当亲脂性有机溶剂萃取，回收溶剂，即得总生物碱。

（二）醇类溶剂提取法

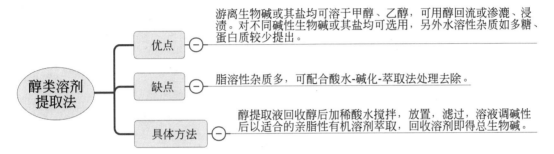

醇类溶剂提取法

优点 —— 游离生物碱或其盐均可溶于甲醇、乙醇，可用醇回流或渗漉、浸渍。对不同碱性生物碱或其盐均可选用，另外水溶性杂质如多糖、蛋白质较少提出。

缺点 —— 脂溶性杂质多，可配合酸水-碱化-萃取法处理去除。

具体方法 —— 醇提取液回收醇后加稀酸水搅拌，放置，滤过，溶液调碱性后以适合的亲脂性有机溶剂萃取，回收溶剂即得总生物碱。

（三）亲脂性有机溶剂提取法

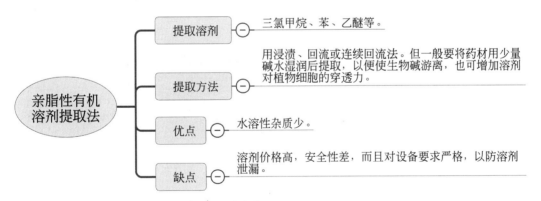

亲脂性有机溶剂提取法

提取溶剂 —— 三氯甲烷、苯、乙醚等。

提取方法 —— 用浸渍、回流或连续回流法。但一般要将药材用少量碱水湿润后提取，以便使生物碱游离，也可增加溶剂对植物细胞的穿透力。

优点 —— 水溶性杂质少。

缺点 —— 溶剂价格高，安全性差，而且对设备要求严格，以防溶剂泄漏。

以亲脂性有机溶剂提取的一般工艺流程如下。

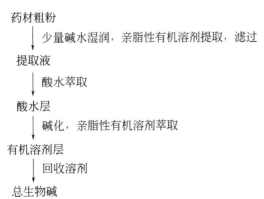

药材粗粉
　　↓　少量碱水湿润，亲脂性有机溶剂提取，滤过
提取液
　　↓　酸水萃取
酸水层
　　↓　碱化，亲脂性有机溶剂萃取
有机溶剂层
　　↓　回收溶剂
总生物碱

二、生物碱的分离方法

（一）基于生物碱类别不同的分离方法

即将总生物碱按碱性强弱、酚性有无及是否水溶性初步分成五类。一般分离流程如下。

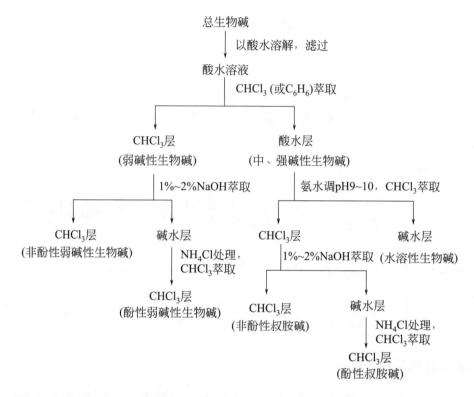

（二）基于生物碱碱性差异的分离方法

总生物碱中各单体生物碱的碱性不同，可用 pH 梯度萃取法进行分离。

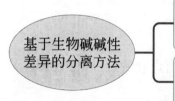

将总生物碱溶于三氯甲烷等亲脂性有机溶剂，以不同酸性缓冲液依 pH由高至低依次萃取，生物碱可按碱性由强至弱先后成盐依次被萃取出而分离，分别碱化后以有机溶剂萃取即可。

将总生物碱溶于酸水，逐步加碱使pH由低至高，每调节一次pH，用三氯甲烷等有机溶剂进行萃取，则各单体生物碱依碱性由弱至强先后成盐依次被萃取出而分离。

对于碱性有差别的两种生物碱，可采用调 pH 后简单萃取法分离。如从洋金花的乙醇浸出液中分离莨菪碱和东莨菪碱，就是利用二者碱性差别，将乙醇浸出液浓缩后碱化到 pH 9～10，三氯甲烷萃取，三氯甲烷萃取液再用稀酸水萃取，将此酸水液用固体碳酸氢钠碱化后以三氯甲烷萃取，东莨菪碱因碱性小游离而先被萃取出。水层再用氨水碱化至 pH 10，用三氯甲烷可萃取出碱性大些的莨菪碱。

（三）基于生物碱或生物碱盐溶解度差异的分离方法

总生物碱中各单体的极性不同，对有机溶剂的溶解度可能有差异，可利用这种差异来分离生物碱。

（四）基于生物碱特殊官能团的分离方法

酚性生物碱在碱性条件下成盐溶于水，可与一般生物碱分离。如阿片生物碱中，吗啡具有酚羟基而可待因无酚羟基，用氢氧化钠溶液处理，吗啡成盐溶解而可待因沉淀，由此可将二者分离。

在碱性水溶液中，具有内酯或内酰胺结构的生物碱加热皂化开环，生成溶于水的羧酸盐，而与其他生物碱分离，在酸性下又环合成原生物碱而沉淀。如喜树中喜树碱具内酯环，在提取分离喜树碱工艺中，即利用了这一性质。

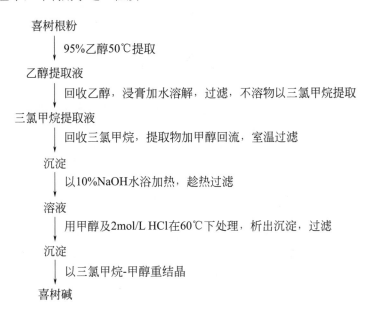

（五）色谱法分离法

1. 吸附柱色谱

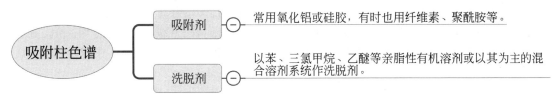

目前，常用的吸附剂有氧化铝和硅胶。

（1）氧化铝色谱　氧化铝有弱碱性，且吸附能力比硅胶强，故适合分离亲脂性较强的生物碱。如长春碱和长春新碱多常用此方法进行分离。

（2）硅胶色谱　硅胶色谱法应用比较多，常以苯、三氯甲烷、乙醚等有机溶剂或混合溶剂为洗脱剂，因硅醇基显弱酸性，生物碱显碱性，会产生强吸附，因此用硅胶色谱分离生物碱时经常在洗脱剂中加入适量的碱（氨水、乙二胺等）。

如东贝母中 4 个甾体生物碱的分离。

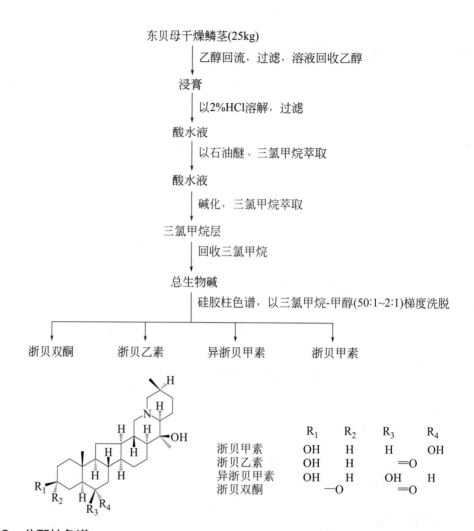

东贝母干燥鳞茎(25kg)

↓ 乙醇回流，过滤，溶液回收乙醇

浸膏

↓ 以2%HCl溶解，过滤

酸水液

↓ 以石油醚、三氯甲烷萃取

酸水液

↓ 碱化，三氯甲烷萃取

三氯甲烷层

↓ 回收三氯甲烷

总生物碱

↓ 硅胶柱色谱，以三氯甲烷-甲醇(50:1~2:1)梯度洗脱

浙贝双酮　　浙贝乙素　　异浙贝甲素　　浙贝甲素

	R_1	R_2	R_3	R_4
浙贝甲素	OH	H	H	OH
浙贝乙素	OH	H	=O	
异浙贝甲素	OH	H	OH	H
浙贝双酮	—O		=O	

2. 分配柱色谱

虽然大多数总生物碱能用吸附色谱法分离，但对某些结构特别相近的生物碱，可采用分配色谱法。如三尖杉中的抗癌生物碱三尖杉酯碱和高三尖杉酯碱的分离，两者结构仅差一个亚甲基，分配色谱能将其分离。具体方法是以硅胶为支持剂，以 pH 5.0 缓冲液为固定相，pH 5.0 缓冲液饱和的三氯甲烷溶液洗脱，首先洗脱的是高三尖杉酯碱，中间部分是二者的混合物，最后部分是三尖杉酯碱。

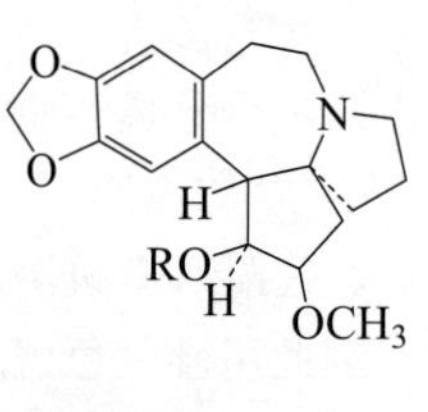

三尖杉酯碱

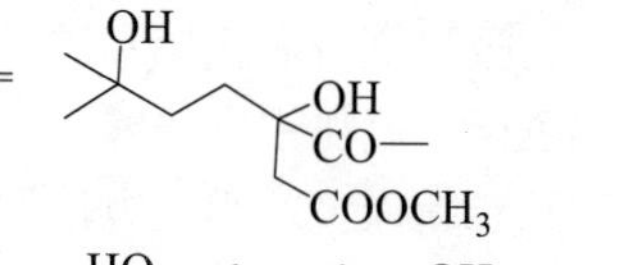

高三尖杉酯碱

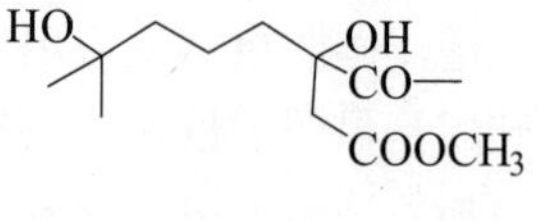

3. 高效液相色谱法

高效液相色谱法（HPLC）具有分离效能好、灵敏度高、分析速度快的优点，能使很多其他色谱法难分离的混合生物碱得到分离。HPLC 法分离生物碱时，可用硅胶吸附色谱柱，也可用 C_{18} 反相色谱柱。

（六）水溶性生物碱的分离方法

1. 沉淀法

水溶性生物碱可用沉淀试剂使之从水溶液中沉淀出来，与留在滤液中的水溶性杂质分离，以获得纯度较高的水溶性生物碱或其盐。实验室中常用雷氏铵盐沉淀试剂，工业生产因其价格较高而不常用。

雷氏铵盐纯化季铵碱的一般操作步骤：

（1）沉淀季铵碱　将含季铵碱的水溶液用稀无机酸溶液调 pH 2～3，加入新配制的雷氏铵盐饱和水溶液，生物碱的雷氏盐即沉淀析出，沉淀完全后滤过，用少量水洗涤沉淀，至洗涤液不呈红色为止。

（2）柱色谱净化　生物碱的雷氏盐用丙酮溶解后，滤除不溶物。将滤液通过氧化铝色谱柱，以丙酮洗脱并收集洗脱液。生物碱雷氏盐被丙酮洗脱，一些极性杂质被氧化铝吸附而除去，在上述洗脱液中加入硫酸银饱和水溶液至不再产生雷氏银盐沉淀为止，滤除沉淀，生物碱转化为硫酸盐留在溶液中。加入与硫酸银摩尔数相等的氯化钡溶液于溶液中，生成硫酸钡和氯化银沉淀，滤除沉淀，生物碱转化为盐酸盐留在溶液中，浓缩滤液，可得到较纯的季铵碱盐酸盐结晶。用雷氏铵盐纯化水溶性生物碱的化学反应式如下。

$$B^+ + NH_4[Cr(NH_3)_2(SCNO_4)] \longrightarrow B[Cr(NH_3)_2(SCN)_4]\downarrow$$

$$2B[Cr(NH_3)_2(SCN)_4] + Ag_2SO_4 \longrightarrow B_2SO_4 + 2Ag[Cr(NH_3)_2(SCN)_4]\downarrow$$

$$Ag_2SO_4 + BaCl_2 \longrightarrow 2AgCl\downarrow + BaSO_4$$

$$B_2SO_4 + BaCl_2 \longrightarrow 2BCl\downarrow + BaSO_4$$

注：B 代表季铵生物碱。

2. 溶剂法

水溶性生物碱能够溶于极性较大而又能与水分层的有机溶剂，如正丁醇、异戊醇或三氯甲烷-甲醇的混合溶剂等。采用此类溶剂与含水溶性生物碱的碱水液反复萃取，使水溶性生物碱与强亲水性的杂质得以分离。

第五节　生物碱的检识

一、理化检识

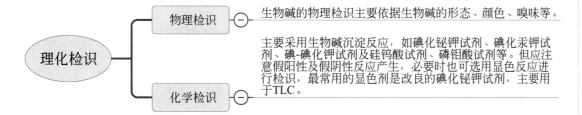

生物碱的物理检识主要依据生物碱的形态、颜色、嗅味等。

主要采用生物碱沉淀反应，如碘化铋钾试剂、碘化汞钾试剂、碘-碘化钾试剂及硅钨酸试剂、磷钼酸试剂等。但应注意假阳性及假阴性反应产生，必要时也可选用显色反应进行检识，最常用的显色剂是改良的碘化铋钾试剂，主要用于TLC。

二、色谱检识

（一）薄层色谱法

1. 吸附薄层色谱

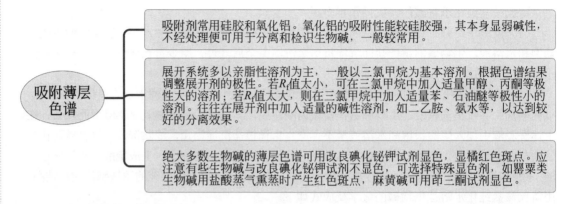

吸附薄层色谱

吸附剂常用硅胶和氧化铝。氧化铝的吸附性能较硅胶强，其本身显弱碱性，不经处理便可用于分离和检识生物碱，一般较常用。

展开系统多以亲脂性溶剂为主，一般以三氯甲烷为基本溶剂。根据色谱结果调整展开剂的极性。若 R_f 值太小，可在三氯甲烷中加入适量甲醇、丙酮等极性大的溶剂；若 R_f 值太大，则在三氯甲烷中加入适量苯、石油醚等极性小的溶剂。往往在展开剂中加入适量的碱性溶剂，如二乙胺、氨水等，以达到较好的分离效果。

绝大多数生物碱的薄层色谱可用改良碘化铋钾试剂显色，显橘红色斑点。应注意有些生物碱与改良碘化铋钾试剂不显色，可选择特殊显色剂，如罂粟类生物碱用盐酸蒸气熏蒸时产生红色斑点，麻黄碱可用茚三酮试剂显色。

2. 分配薄层色谱

　　检识极性较大的生物碱时，可采用分配薄层色谱法，支持剂通常选用硅胶或纤维素粉。对于脂溶性生物碱的分离，固定相多用甲酰胺，流动相选择亲脂性有机溶剂，如三氯甲烷-苯（1∶1）等。分离水溶性生物碱，则一般以亲水性溶剂作展开系统（如 BAW 系统）。在配制展开系统时，固定相与展开剂需相互饱和。显色方法同吸附薄层色谱法。

（二）纸色谱法

　　纸色谱属于分配色谱，生物碱的纸色谱多为正相分配色谱，其色谱条件类似于薄层正相分配色谱，常用于水溶性生物碱、生物碱盐和亲脂性生物碱的分离检识。

　　纸色谱的固定相常用水、甲酰胺或酸性缓冲液。其中水可利用滤纸本身含有 6%～7%的水分，也可以将滤纸悬空于充满水蒸气的密闭缸中使其饱和；甲酰胺为固定相时，可将甲酰胺溶于丙酮，再将滤纸置于其中浸湿片刻，取出，挥去丙酮即可。

　　选择酸性缓冲液作为固定相进行纸色谱时，常采用多缓冲纸色谱的方式。可将不同 pH 的酸性缓冲液自起始线由高到低间隔 2cm 左右的距离涂布若干个缓冲液带，晾干即可使用。在这种纸色谱中，混合物在展层过程中由于碱性不同，碱性强的先成盐，极性变大，斑点不动，后面的同理依碱性由强至弱依次分开。结果见下图。

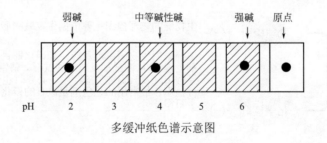

多缓冲纸色谱示意图

　　以水作固定相的纸色谱，宜用亲水性溶剂系统作展开剂（如 BAW 系统）。以甲酰胺和酸性缓冲液作固定相的纸色谱，多以苯、三氯甲烷、乙酸乙酯等亲脂性有机溶剂为主作展开剂。同样，展开剂在使用前也需用固定相溶液饱和。纸色谱所用的显色剂与薄层色谱基本相同，但含硫酸等具腐蚀性的显色剂不宜使用。

（三）高效液相色谱法

高效液相色谱法广泛应用于生物碱的分离检识。有些无法用薄层色谱或纸色谱分离检识的生物碱，能够通过高效液相色谱法获得满意的分离效果。

生物碱的高效液相分离可采用分配色谱法、吸附色谱法、离子交换色谱法等，其中以分配色谱法中的反相色谱法应用较多。可根据生物碱的性质和不同色谱方法选择相应的固定相。由于生物碱具碱性，故通常使用的流动相偏碱性为好。

另外，具有挥发性的生物碱可用气相色谱法检识，如麻黄生物碱、烟碱等。

第六节　生物碱的结构研究

一、化学方法

（一）霍夫曼降解反应

霍夫曼（Hofmann）降解反应又称彻底甲基化反应，是最为重要的 N-C 键裂解反应。Hofmann降解是将伯胺、仲胺或叔胺用碘甲烷（CH_3I）和氧化银（Ag_2O）彻底甲基化为季铵碱，再将季铵碱加热分解，脱水生成烯键和叔胺。如此反复进行直到生成三甲胺及烯类化合物。

氮原子在直链上的化合物，通过一次霍夫曼降解生成三甲胺及一烯化合物	
若氮原子二价连在环上，通过两次霍夫曼降解生成三甲胺及二烯化合物	
氮原子若三价都连在环上，则通过三次霍夫曼降解生成三甲胺及三烯化合物	

根据生成物烯的双键数目，可推测生物碱结构中氮原子的结合状态。霍夫曼降解反应的必要条件是氮原子的 β 位应有氢，其次是 β-氢能够在反应中被消除，影响这个消除反应的是 β-碳上烃基取代情况及 β-氢和季氮的相对构型。β-碳上烷基取代多则 β-氢不易消除；β-碳上有芳香环或其他吸电子取代基时 β-氢易消除。β-氢与季氮处在反式构型比处在顺式构型易于消除。

（二）Emde 降解反应

Emde 对霍夫曼降解方法进行改进，将季铵碱卤化物溶液或水溶液用钠汞齐或钠液氨处理，使 N-C 键断裂，得到脱胺化合物和三甲胺。多用于无 β-H 的生物碱中 N-C 键的裂解。

笔记

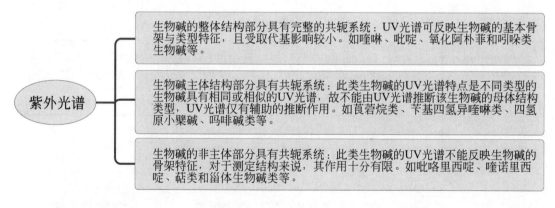

（三）Von Braun 反应

采用溴化氰与叔胺化合物反应，溴与碳结合，氰与氮结合，生成溴代烷和二取代氨基氰化物。反应机制是叔胺和氰发生亲核取代，然后溴离子与烷基再发生亲核取代，使 N-C 键断裂，生成二取代氨基氰化物，此氰化物再进一步水解生成羧酸，脱羧即成仲胺。

此反应直接使 N-C 键断裂，不要求氮原子的 β 位有氢原子，故可用于无 β-氢，不能进行霍夫曼降解的含氮化合物。

二、波谱法

（一）紫外光谱特征

紫外光谱

- 生物碱的整体结构部分具有完整的共轭系统：UV光谱可反映生物碱的基本骨架与类型特征，且受取代基影响较小。如喹啉、吡啶、氧化阿朴菲和吲哚类生物碱等。
- 生物碱主体结构部分具有共轭系统：此类生物碱的UV光谱特点是不同类型的生物碱具有相同或相似的UV光谱，故不能由UV光谱推断该生物碱的母体结构类型，UV光谱仅有辅助的推断作用。如莨菪烷类、苄基四氢异喹啉类、四氢原小檗碱、吗啡碱类等。
- 生物碱的非主体部分具有共轭系统：此类生物碱的UV光谱不能反映生物碱的骨架特征，对于测定结构来说，其作用十分有限。如吡咯里西啶、喹诺里西啶、萜类和甾体生物碱类等。

（二）红外光谱特征

生物碱的结构类型较多，红外光谱的共同特征很少。红外光谱主要用于分子中功能基团种类的判断或用于与已知结构的生物碱进行对照鉴定，对于一些生物碱骨架的立体构型和功能基构型的确定有一定帮助。

具有喹诺里西啶环结构的生物碱，在反式稠合环中，氮原子的邻位有两个以上直立键氢与氮的孤对电子成反式，在 2800～2700cm^{-1} 区域有两个以上明显的吸收峰（ν_{C-H}），此峰称为 Bohlmann 吸收峰。而顺式异构体在此区域无峰或极弱。

除喹诺里西啶外，吐根碱类、四氢原小檗碱类以及某些吲哚和甾体生物碱类也具有 Bohlmann 吸收峰，而反式喹诺里西啶的盐、季铵盐、N-氧化物及内酰胺等，因氮原子上没有孤对电子，故无 Bohlmann 吸收峰。

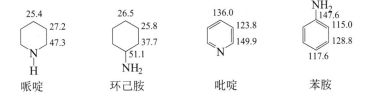

反式　　　　　　　顺式

喹诺里西啶

IR 光谱也可用于取代基构型的确定。

（三）核磁共振谱特征

1. ^{1}H-NMR 谱

不同类型氮原子上质子的 δ 值范围	脂肪胺 δ 0.3～2.2；芳香胺 δ 2.6～5.0；酰胺 δ 5.2～10.0
生物碱不同类型氮原子上甲基的 δ 值范围	叔胺 δ 2.0～2.6；仲胺 δ 2.3～2.5；芳叔胺和芳仲胺 δ 2.6～3.0；杂芳环 δ 2.7～4.0；酰胺 δ 2.6～3.1；季铵 δ 2.7～3.5。由于氢谱中甲基较易辨认，故根据甲基的位置有利于判断氮原子的取代类型
用于生物碱结构式构象和取代基的推定	以 N,O,O-三甲基乌药碱及其衍生物为例，应用 ^{1}H-NMR 确定苄基四氢异喹啉中苄基的构象。在此类化合物中苄基的构象有两种，一种苄基位于喹啉环的下方（a 式），一种苄基远离异喹啉环（b 式） a 式中 C_7-甲氧基位于 C 环的正屏蔽区，化学位移比 C_6-甲氧基向高场位移。同理 C_8-H 受此屏蔽作用比 C_5-H 位于高场。$C_{4'}$-甲氧基也受到 A 环的屏蔽作用但比 C-甲氧基小。当 C_8 位有甲氧基存在时，由于空间位阻，以 b 式存在，同样 N-CH$_3$ 也受到 C 环的屏蔽作用，b 式的 N-CH$_3$ 比 a 式处在高场。由此可推断苄基的构象

2. ^{13}C-NMR 谱

（1）生物碱中氮原子对邻近碳原子的化学位移影响　在生物碱中，氮原子一般处在脂肪环或芳香环中，对邻近的碳原子常产生吸电子的诱导效应。在脂环时，其诱导效应使其邻近的 α-碳大幅度向低场位移，β-碳也向低场位移，但 γ-碳略向高场位移或不变（γ-效应，环己烷碳的化学位移值为 δ_C 26.2）；在芳环上时一般使得 α-碳（邻位）和对位碳向低场位移，其中邻位碳位移幅度较大；氮原子作为芳环的取代基时一般符合供电取代基团位移规律。在氮氧化物和季铵中氮原子使邻位 α-碳向低场位移幅度更大。另外由于氮原子的电负性，使与之相连的甲基化学位移通常处于较低场，N-CH$_3$ 的 δ_C 值一般在 30～48。

毒藜碱　　　　　　　氧化苦参碱　　　　喹诺里西啶甲基碘化物

（2）生物碱结构中构型的研究　　如紫堇碱和异紫堇碱是一对 C_{13}-甲基异构体，两者 B/C 环的构象和 C_{13}–CH_3 的构型不同。C-14 为 S 构型（C_{14}-α-H），C-13 连 β-甲基的 C-5、C-6、C-13 要比 C-13 连 α-甲基的相应碳位于低场，而 C-14 略处高场，所连接的-CH_3 向高场位移较大。借此可判断 C_{13}-CH_3 的构型。

（3）超导核磁共振技术的应用　　多数生物碱环系较多，结构复杂。单凭一般的氢谱和碳谱很难进行结构完全解析和氢、碳的全归属，还需要借助于其他更多的核磁共振技术进行综合解析。如应用 DEPT 谱区分伯、仲、叔、季碳；^{2}D NMR 方法中 HMQC（^{13}C-^{1}H COSY）可提供碳、氢相关信息，HMBC 可提供 ^{13}C-^{1}H 远程偶合，NOESY 提供二维 NOE 相关信号。

（四）质谱特征

1. α-裂解

此种裂解主要发生在与氮原子相连的 α 位碳和 β 位碳之间键。裂解的特征是含氮的基团部分多为基峰或强峰。此外，当氮原子的 α 碳连接的基团不同时，则所连接的大基团易于发生裂解，如辛可宁、甾体生物碱等。

辛可宁 m/z　294(M$^+$)　　　　m/z　136(100)　　　+　　m/z　158

2. RDA 裂解

RDA 裂解即双键的 β 位键的裂解。当生物碱结构中存在相当于环己烯结构部分时，常可发生 RDA 裂解，产生一对互补离子，由此可确定环上取代基的性质和数目。属于这种裂解的生物碱主要有四氢 β-卡波林结构的吲哚类、四氢原小檗碱类、普罗托品类以及无 N-烷基取代的阿朴啡类生物碱等。

第七节　含生物碱的中药实例

一、麻黄

（一）化学成分

麻黄中主要有效成分为生物碱类化合物，总生物碱中主要含麻黄碱，其次为伪麻黄碱及微

量的 *N*-甲基麻黄碱、*d*-*N*-甲基伪麻黄碱、*Z*-去甲基麻黄碱、*d*-去甲基伪麻黄碱、麻黄次碱等。另外，还含有少量儿茶鞣质和挥发油，亦含有黄酮类、有机酸类等化学成分。《中国药典》以盐酸麻黄碱和盐酸伪麻黄碱为指标，规定两者总量不得少于 0.80%。

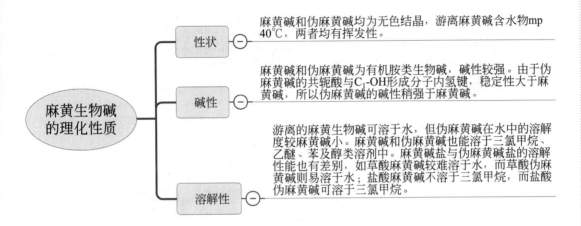

l-麻黄碱(1*R*, 2*S*)
d-伪麻黄碱(1*S*, 2*S*)

l-去甲基麻黄碱(1*R*, 2*S*)
d-去甲基伪麻黄碱(1*S*, 2*S*)

l-甲基麻黄碱(1*R*, 2*S*)
d-甲基伪麻黄碱(1*S*, 2*S*)

（二）理化性质

麻黄生物碱的理化性质

性状 — 麻黄碱和伪麻黄碱均为无色结晶，游离麻黄碱含水物mp 40℃，两者均有挥发性。

碱性 — 麻黄碱和伪麻黄碱为有机胺类生物碱，碱性较强。由于伪麻黄碱的共轭酸与C_1-OH形成分子内氢键，稳定性大于麻黄碱，所以伪麻黄碱的碱性稍强于麻黄碱。

溶解性 — 游离的麻黄生物碱可溶于水，但伪麻黄碱在水中的溶解度较麻黄碱小。麻黄碱和伪麻黄碱也能溶于三氯甲烷、乙醚、苯及醇类溶剂中。麻黄碱盐与伪麻黄碱盐的溶解性能也有差别，如草酸麻黄碱较难溶于水，而草酸伪麻黄碱则易溶于水；盐酸麻黄碱不溶于三氯甲烷，而盐酸伪麻黄碱可溶于三氯甲烷。

（三）鉴别反应

二硫化碳-硫酸铜反应	在麻黄碱或伪麻黄碱的醇溶液中加入二硫化碳、硫酸铜试剂和氢氧化钠各 2 滴，即产生棕色沉淀。其反应机制如下： CuSO₄ | NaOH
铜络盐反应	在麻黄碱和伪麻黄碱的水溶液加硫酸铜试剂，随即加氢氧化钠试剂使之呈碱性，则溶液呈蓝紫色，再加乙醚振摇分层，乙醚层为紫红色，水层为蓝色

笔记

（四）麻黄碱和伪麻黄碱的提取分离

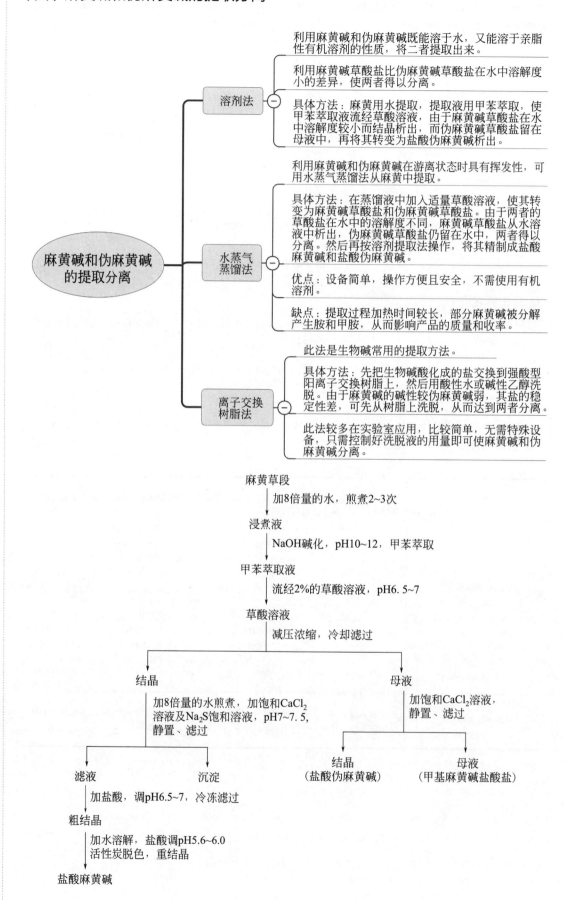

麻黄碱和伪麻黄碱的提取分离

溶剂法
- 利用麻黄碱和伪麻黄碱既能溶于水，又能溶于亲脂性有机溶剂的性质，将二者提取出来。
- 利用麻黄碱草酸盐比伪麻黄碱草酸盐在水中溶解度小的差异，使两者得以分离。
- 具体方法：麻黄用水提取，提取液用甲苯萃取，使甲苯萃取液流经草酸溶液，由于麻黄碱草酸盐在水中溶解度较小而结晶析出，而伪麻黄碱草酸盐留在母液中，再将其转变为盐酸伪麻黄碱析出。

水蒸气蒸馏法
- 利用麻黄碱和伪麻黄碱在游离状态时具有挥发性，可用水蒸气蒸馏法从麻黄中提取。
- 具体方法：在蒸馏液中加入适量草酸溶液，使其转变为麻黄碱草酸盐和伪麻黄碱草酸盐。由于两者的草酸盐在水中的溶解度不同，麻黄碱草酸盐从水溶液中析出，伪麻黄碱草酸盐仍留在水中，两者得以分离。然后再按溶剂提取法操作，将其精制成盐酸麻黄碱和盐酸伪麻黄碱。
- 优点：设备简单，操作方便且安全，不需使用有机溶剂。
- 缺点：提取过程加热时间较长，部分麻黄碱被分解产生胺和甲胺，从而影响产品的质量和收率。

离子交换树脂法
- 此法是生物碱常用的提取方法。
- 具体方法：先把生物碱酸化成的盐交换到强酸型阳离子交换树脂上，然后用酸性水或碱性乙醇洗脱。由于麻黄碱的碱性较伪麻黄碱弱，其盐的稳定性差，可先从树脂上洗脱，从而达到两者分离。
- 此法较多在实验室应用，比较简单，无需特殊设备，只需控制好洗脱液的用量即可使麻黄碱和伪麻黄碱分离。

麻黄草段

↓ 加8倍量的水，煎煮2~3次

浸煮液

↓ NaOH碱化，pH10~12，甲苯萃取

甲苯萃取液

↓ 流经2%的草酸溶液，pH6.5~7

草酸溶液

↓ 减压浓缩，冷却滤过

结晶 ｜ 母液

结晶：
↓ 加8倍量的水煎煮，加饱和CaCl₂溶液及Na₂S饱和溶液，pH7~7.5，静置、滤过

滤液 ｜ 沉淀

滤液：
↓ 加盐酸，调pH6.5~7，冷冻滤过

粗结晶

↓ 加水溶解，盐酸调pH5.6~6.0 活性炭脱色，重结晶

盐酸麻黄碱

母液：
↓ 加饱和CaCl₂溶液，静置、滤过

结晶（盐酸伪麻黄碱） ｜ 母液（甲基麻黄碱盐酸盐）

二、延胡索

（一）化学成分

延胡索所含生物碱主要为异喹啉类生物碱，可分为叔胺碱和季铵碱两种类型。

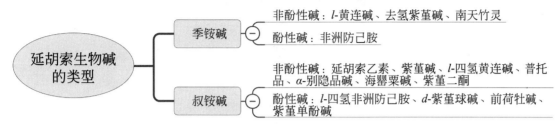

延胡索生物碱的类型
- 季铵碱
  - 非酚性碱：*l*-黄连碱、去氢紫堇碱、南天竹灵
  - 酚性碱：非洲防己胺
- 叔铵碱
  - 非酚性碱：延胡索乙素、紫堇碱、*l*-四氢黄连碱、普托品、α-别隐品碱、海罂粟碱、紫堇二酮
  - 酚性碱：*l*-四氢非洲防己胺、*d*-紫堇球碱、前荷牡碱、紫堇单酚碱

原小檗碱型（主要为叔胺碱）异喹啉类生物碱及小檗碱型（主要为季铵碱）异喹啉类生物碱，延胡索主要化合物如下。

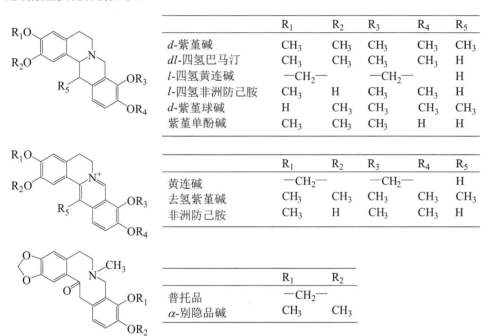

	R_1	R_2	R_3	R_4	R_5
d-紫堇碱	CH_3	CH_3	CH_3	CH_3	CH_3
dl-四氢巴马汀	CH_3	CH_3	CH_3	CH_3	H
l-四氢黄连碱	—CH_2—		—CH_2—		H
l-四氢非洲防己胺	CH_3	H	CH_3	CH_3	H
d-紫堇球碱	H	CH_3	CH_3	CH_3	CH_3
紫堇单酚碱	CH_3	CH_3	CH_3	H	H

	R_1	R_2	R_3	R_4	R_5
黄连碱	—CH_2—		—CH_2—		H
去氢紫堇碱	CH_3	CH_3	CH_3	CH_3	CH_3
非洲防己胺	CH_3	H	CH_3	CH_3	H

	R_1	R_2
普托品	—CH_2—	
α-别隐品碱	CH_3	CH_3

虽然延胡索药材中含有多种生物碱类成分，但其主要有效成分延胡索乙素在该药材中含量仅为十万分之三，属微量成分。但在防己科植物华千金藤的根中 *l*-四氢巴马汀含量较高，可作为提取该成分（俗称颅通定）的原料。另外，中药黄藤的根及根茎中含有的巴马汀也可从中提取作为制备延胡索乙素的前体物。

《中国药典》以延胡索乙素为指标成分进行定性鉴别和含量测定。

（二）理化性质

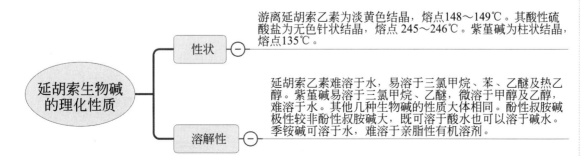

延胡索生物碱的理化性质
- 性状：游离延胡索乙素为淡黄色结晶，熔点148～149℃。其酸性硫酸盐为无色针状结晶，熔点 245～246℃。紫堇碱为柱状结晶，熔点135℃。
- 溶解性：延胡索乙素难溶于水，易溶于三氯甲烷、苯、乙醚及热乙醇。紫堇碱易溶于三氯甲烷、乙醚，微溶于甲醇及乙醇，难溶于水。其他几种生物碱的性质大体相同。酚性叔胺碱极性较非酚性叔胺碱大，既可溶于酸水也可以溶于碱水。季铵碱可溶于水，难溶于亲脂性有机溶剂。

（三）提取分离

1. 总生物碱的提取

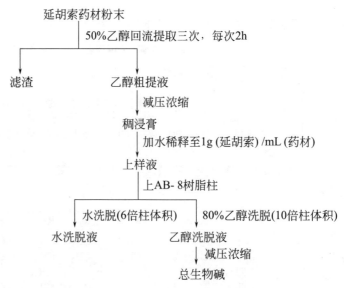

2. 生物碱化合物的提取分离

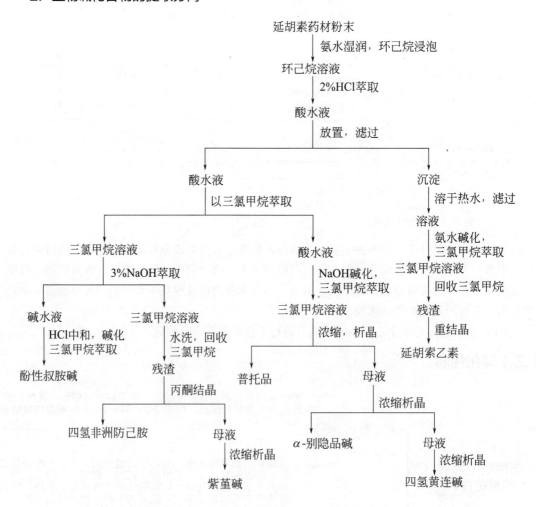

三、黄连

（一）化学成分

黄连中的主要成分为小檗碱、巴马汀、黄连碱、甲基黄连碱、药根碱和木兰碱等生物碱，其中以小檗碱含量最高（可达 10%）。《中国药典》规定，黄连中小檗碱含量不得少于 5.5%，表小檗碱不得少于 0.80%，黄连碱不得少于 1.6%，巴马汀不得少于 1.5%。这些生物碱都属于苄基异喹啉类衍生物，除木兰碱为阿朴啡型外，其他都属于原小檗碱型，且都是季铵型生物碱。

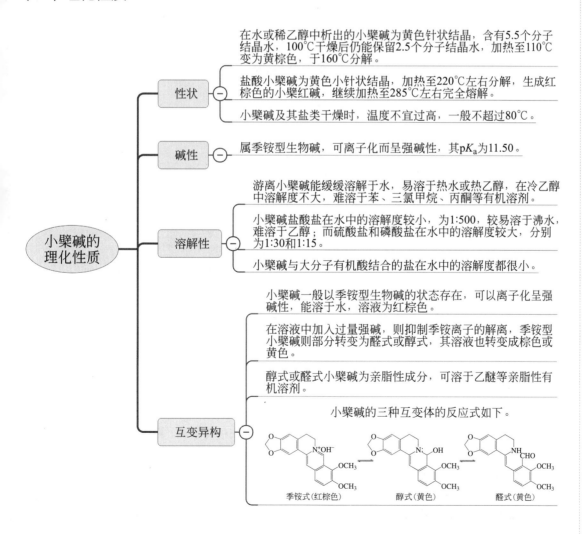

	R_1	R_2	R_3	R_4	R_5
小檗碱	$-CH_2-$		CH_3	CH_3	H
巴马汀	CH_3	CH_3	CH_3	CH_3	H
黄连碱	$-CH_2-$		$-CH_2-$		H
甲基黄连碱	$-CH_2-$		$-CH_2-$		CH_3
药根碱	H	CH_3	CH_3	CH_3	H
表小檗碱	CH_3	CH_3	$-CH_2-$		H

（二）理化性质

小檗碱的理化性质

- **性状**
  - 在水或稀乙醇中析出的小檗碱为黄色针状结晶，含有5.5个分子结晶水，100℃干燥后仍能保留2.5个分子结晶水，加热至110℃变为黄棕色，于160℃分解。
  - 盐酸小檗碱为黄色小针状结晶，加热至220℃左右分解，生成红棕色的小檗红碱，继续加热至285℃左右完全熔解。
  - 小檗碱及其盐类干燥时，温度不宜过高，一般不超过80℃。

- **碱性**
  - 属季铵型生物碱，可离子化而呈强碱性，其pK_a为11.50。

- **溶解性**
  - 游离小檗碱能缓缓溶解于水，易溶于热水或热乙醇，在冷乙醇中溶解度不大，难溶于苯、三氯甲烷、丙酮等有机溶剂。
  - 小檗碱盐酸盐在水中的溶解度较小，为1:500，较易溶于沸水，难溶于乙醇；而硫酸盐和磷酸盐在水中的溶解度较大，分别为1:30和1:15。
  - 小檗碱与大分子有机酸结合的盐在水中的溶解度都很小。

- **互变异构**
  - 小檗碱一般以季铵型生物碱的状态存在，可以离子化呈强碱性，能溶于水，溶液为红棕色。
  - 在溶液中加入过量强碱，则抑制季铵离子的解离，季铵型小檗碱则部分转变为醛式或醇式，其溶液也转变成棕色或黄色。
  - 醇式或醛式小檗碱为亲脂性成分，可溶于乙醚等亲脂性有机溶剂。
  - 小檗碱的三种互变体的反应式如下。

季铵式(红棕色) ⇌ 醇式(黄色) ⇌ 醛式(黄色)

（三）鉴别反应

小檗红碱反应	盐酸小檗碱加热至220℃左右分解，生成红棕色小檗碱，继续加热至285℃完全熔融 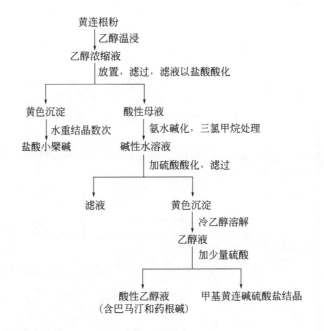 小檗红碱
丙酮加成反应	在盐酸小檗碱水溶液中，加入氢氧化钠使呈碱性，然后滴加丙酮数滴，即生成黄色结晶性小檗碱丙酮加成物，有一定的熔点，可供鉴别 丙酮小檗碱
漂白粉显色反应	在小檗碱的酸性水溶液中加入适量漂白粉（或通入氯气），小檗碱水溶液由黄色转变为樱红色
变色酸反应	为亚甲二氧基的显色反应。试剂为变色酸和浓硫酸，反应溶液为红色

（四）提取分离

```
                        黄连根粉
                         │乙醇温浸
                       乙醇浓缩液
                         │放置，滤过，滤液以盐酸酸化
         ┌───────────────┴───────────────┐
      黄色沉淀                         酸性母液
         │水重结晶数次                   │氨水碱化，三氯甲烷处理
      盐酸小檗碱                       碱性水溶液
                                       │加硫酸酸化，滤过
                            ┌──────────┴──────────┐
                          滤液                  黄色沉淀
                                                 │冷乙醇溶解
                                               乙醇液
                                                 │加少量硫酸
                                    ┌────────────┴────────────┐
                               酸性乙醇液              甲基黄连碱硫酸盐结晶
                            （含巴马汀和药根碱）
```

四、洋金花

（一）化学成分及其生物活性

　　洋金花主要化学成分莨菪烷类生物碱，由莨菪醇类和芳香族有机酸结合成的一元酯类化合物。主要有莨菪碱、山莨菪碱、东莨菪碱、樟柳碱和 N-去甲莨菪碱。《中国药典》规定，洋金花中东莨菪碱含量不得少于0.15%。

　　莨菪碱及其外消旋体阿托品有解痉镇痛、解有机磷中毒和散瞳作用，东莨菪碱除具有莨菪碱的生理活性外，还有镇静、麻醉作用。洋金花中东莨菪碱含量较高，故是麻醉剂的重要组成。山莨菪碱和樟柳碱有明显的抗胆碱作用，并有扩张小动脉、改善微循环作用。

R=H　莨菪碱（阿托品）
R=OH　山莨菪碱

樟柳碱

东莨菪碱

N-去甲莨菪碱

（二）理化性质

莨菪碱又称天仙子碱，为细针状结晶（乙醇），熔点111℃。

莨菪碱的外消旋体阿托品是长柱状结晶，熔点118℃，加热易升华。

医用阿托品为其硫酸盐（$B_2 \cdot H_2SO_4 \cdot H_2O$），熔点195～196℃。

性状 ⊖ 东莨菪碱又称莨菪胺，为黏稠状液体，但形成一水化物为结晶体，熔点59℃。

山莨菪碱为无色针状结晶，自苯中结晶含一分子苯，熔点62～64℃。

樟柳碱的物理性质与东莨菪碱相似，但其氢溴酸盐为白色针状结晶，熔点162～165℃。

影响因素：这几种生物碱由于氮原子周围化学环境、立体效应等因素不同，使得它们的碱性强弱有较大的差异（空间效应+诱导效应）。

碱性 ⊖ 东莨菪碱和樟柳碱由于6、7位氧环立体效应和诱导效应的影响，碱性较弱（$pK_a 7.5$）。

莨菪碱无立体效应障碍，碱性较强（$pK_a 9.65$）。

山莨菪碱分子中6位羟基的立体效应影响较东莨菪碱小，故其碱性介于莨菪碱和东莨菪碱之间。

莨菪碱（或阿托品）亲脂性较强，易溶于乙醇、三氯甲烷，可溶于四氯化碳、苯，难溶于水。

莨菪烷类生物碱的理化性质

溶解性 ⊖ 东莨菪碱有较强的亲水性，可溶于水，易溶于乙醇、丙酮、乙醚、三氯甲烷等溶剂，难溶于苯、四氯化碳等强亲脂性溶剂。

樟柳碱的溶解性与东莨菪碱相似，也具较强的亲水性。山莨菪碱由于多一个羟基，亲脂性较莨菪碱弱，能溶于水和乙醇。

这些生物碱除阿托品无旋光性外，其他均具有左旋旋光性。

旋光性 ⊖ 除山莨菪碱所表现的左旋性是几个手性碳原子的总和外，其他三个生物碱的旋光性均来自莨菪酸部分。

阿托品是莨菪碱的外消旋体，主要是由于莨菪碱的莨菪酸部分手性碳原子上的氢位于羧基的α位，易发生互变异构，当受热或与碱接触时，发生外消旋化。

莨菪烷类生物碱都是氨基醇的酯类，易水解，尤其在碱性水溶液中更易水解。如莨菪碱（阿托品）水解生成莨菪醇和莨菪酸。

莨菪醇　　　莨菪酸

水解性 ⊖ 东莨菪碱和樟柳碱被碱液水解，生成的东莨菪醇不稳定，立即异构化生成异东莨菪醇。

（三）鉴别反应

1. 氯化汞沉淀反应

莨菪碱（或阿托品）在氯化汞的乙醇溶液中发生反应生成黄色沉淀，加热后沉淀变为红色。在同样条件下，东莨菪碱则生成白色沉淀。这是因为莨菪碱的碱性较强，加热时能使氯化汞转变为氧化汞（砖红色），而东莨菪碱的碱性较弱，与氯化汞反应只能生成白色的分子复盐沉淀。

2. Vitali 反应

莨菪碱（或阿托品）、东莨菪碱等莨菪烷类生物碱分子结构中具有莨菪酸部分者，用发烟硝酸处理，产生硝基化反应，生成三硝基衍生物，此物再与苛性碱醇溶液反应，分子内双键重排，生成醌样结构的衍生物而呈深紫色，渐转暗红色，最后颜色消失。

3. 过碘酸氧化乙酰丙酮缩合反应（DDL 反应）

樟柳碱分子中的羟基莨菪酸具有邻二羟基结构，可被过碘酸氧化生成甲醛，然后甲醛与乙酰丙酮在乙酰胺溶液中加热，缩合成二乙酰基二甲基二氢吡啶（DDL）而显黄色。

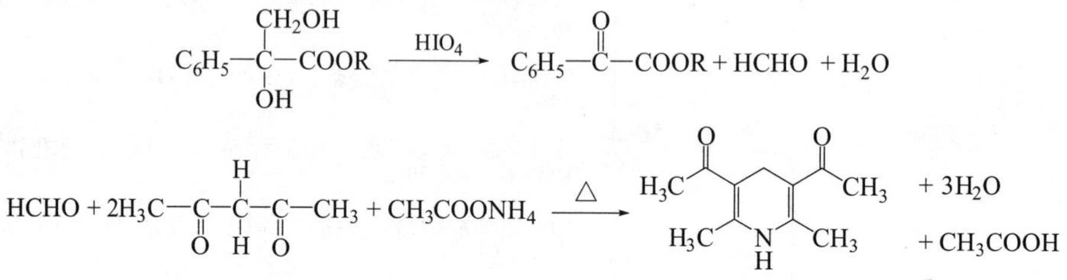

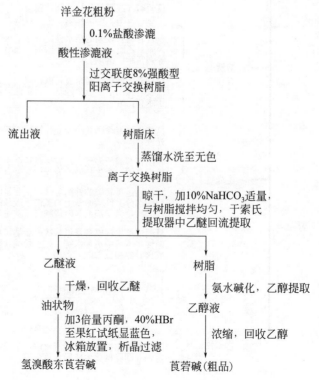

（四）提取分离

1. 莨菪碱和东莨菪碱的提取分离

以洋金花为原料，以稀酸水提取，提取液通过阳离子交换柱，然后用不同碱度的碱水碱化树脂，东莨菪碱盐在较弱碱性条件下游离，莨菪碱盐在较强碱性条件下游离，莨菪碱和东莨菪碱的碱性强弱差异而与离子交换树脂交换能力不同，因此配合溶剂提取法，可使两者得到分离。其提取流程如图。

2. 去甲莨菪碱等成分的提取分离

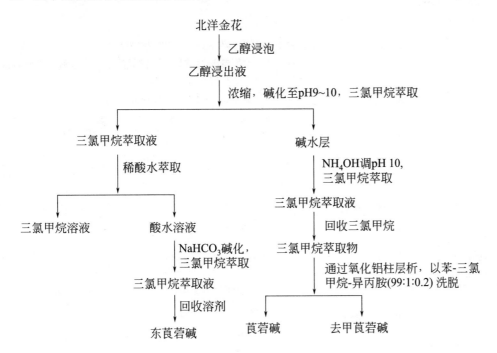

五、苦参

（一）化学成分

苦参所含主要生物碱是苦参碱和氧化苦参碱，《中国药典》以其为指标成分进行定性鉴定和定量测定，要求总量不得少于 1.2%。此外还含有羟基苦参碱、N-甲基金雀花碱、安那吉碱、巴普叶碱和去氢苦参碱（苦参烯碱）等。这些生物碱都属于双稠哌啶类，具喹喏里西啶的基本结构，除 N-甲基金雀花碱外，均由两个哌啶环共用一个氮原子稠合而成。分子中均有两个氮原子，一个是叔胺氮，一个是酰胺氮。其化学结构如下。

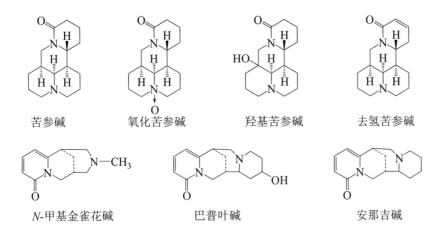

（二）理化性质

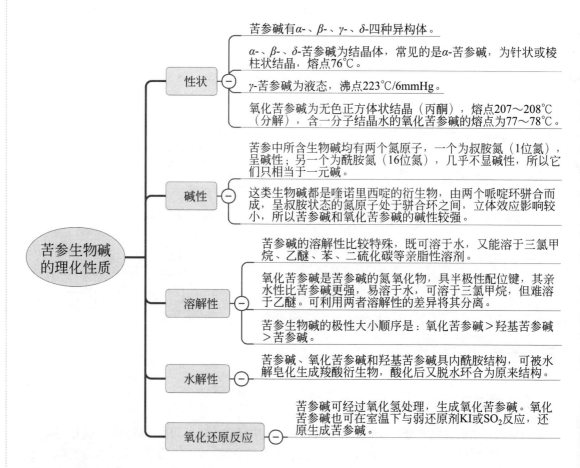

苦参生物碱的理化性质

性状
- 苦参碱有α-、β-、γ-、δ-四种异构体。
- α-、β-、δ-苦参碱为结晶体，常见的是α-苦参碱，为针状或棱柱状结晶，熔点76℃。
- γ-苦参碱为液态，沸点223℃/6mmHg。
- 氧化苦参碱为无色正方体状结晶（丙酮），熔点207～208℃（分解），含一分子结晶水的氧化苦参碱的熔点为77～78℃。

碱性
- 苦参中所含生物碱均有两个氮原子，一个为叔胺氮（1位氮），呈碱性；另一个为酰胺氮（16位氮），几乎不显碱性，所以它们只相当于一元碱。
- 这类生物碱都是喹诺里西啶的衍生物，由两个哌啶环骈合而成，呈叔胺状态的氮原子处于骈合环之间，立体效应影响较小，所以苦参碱和氧化苦参碱的碱性较强。

溶解性
- 苦参碱的溶解性比较特殊，既可溶于水，又能溶于三氯甲烷、乙醚、苯、二硫化碳等亲脂性溶剂。
- 氧化苦参碱是苦参碱的氮氧化物，具半极性配位键，其亲水性比苦参碱更强，易溶于水，可溶于三氯甲烷，但难溶于乙醚。可利用两者溶解性的差异将其分离。
- 苦参生物碱的极性大小顺序是：氧化苦参碱＞羟基苦参碱＞苦参碱。

水解性
- 苦参碱、氧化苦参碱和羟基苦参碱具内酰胺结构，可被水解皂化生成羧酸衍生物，酸后又脱水环合为原来结构。

氧化还原反应
- 苦参碱可经过氧化氢处理，生成氧化苦参碱。氧化苦参碱也可在室温下与弱还原剂KI或SO_2反应，还原生成苦参碱。

（三）提取分离

1. 总生物碱的提取分离

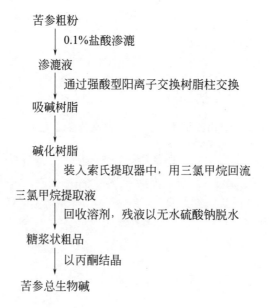

苦参粗粉
↓ 0.1%盐酸渗漉
渗漉液
↓ 通过强酸型阳离子交换树脂柱交换
吸碱树脂
↓
碱化树脂
↓ 装入索氏提取器中，用三氯甲烷回流
三氯甲烷提取液
↓ 回收溶剂，残液以无水硫酸钠脱水
糖浆状粗品
↓ 以丙酮结晶
苦参总生物碱

2. 生物碱化合物的分离

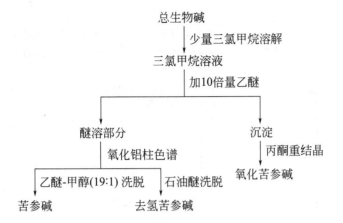

```
                      总生物碱
                        │少量三氯甲烷溶解
                      三氯甲烷溶液
                        │加10倍量乙醚
        ┌───────────────┴───────────────┐
      醚溶部分                          沉淀
        │氧化铝柱色谱                     │丙酮重结晶
  ┌─────┴──────┐                      氧化苦参碱
乙醚-甲醇(19:1)洗脱  石油醚洗脱
  苦参碱           去氢苦参碱
```

六、防己

（一）化学成分

防己中生物碱含量高达 1.5%～2.3%，主要含有汉防己甲素、汉防己乙素以及少量的轮环藤酚碱。汉防己甲素和汉防己乙素均为双苄基异喹啉衍生物，氮原子呈叔胺状态；轮环藤酚碱为季铵生物碱。汉防己甲素和汉防己乙素在碱性条件下与碘甲烷反应生成具有肌肉松弛作用的碘化二甲汉防己碱（汉肌松）。《中国药典》以汉防己甲素和汉防己乙素为指标成分进行鉴定和含量测定，规定这两种生物碱的含量在汉防己中不得少于 1.6%。

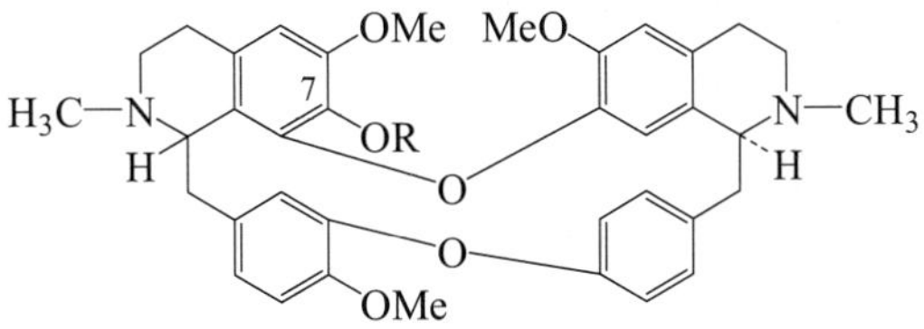

R=CH₃　　汉防己甲素
R=H　　汉防己乙素

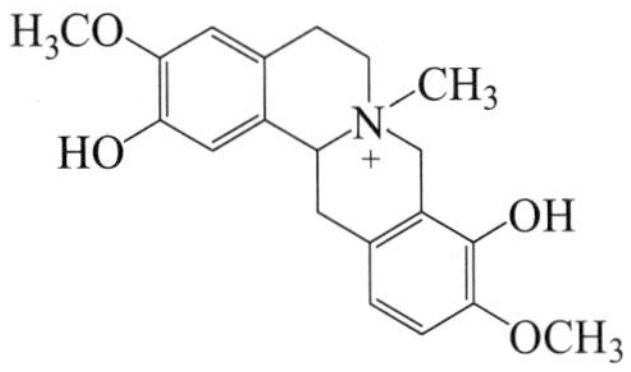

轮环藤酚碱

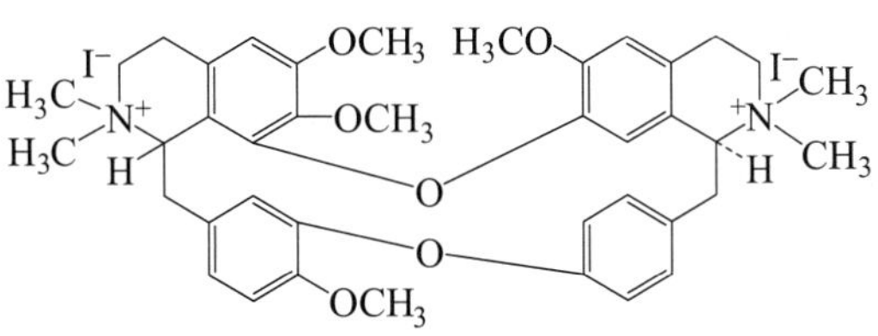

碘化二甲粉防己碱

（二）理化性质

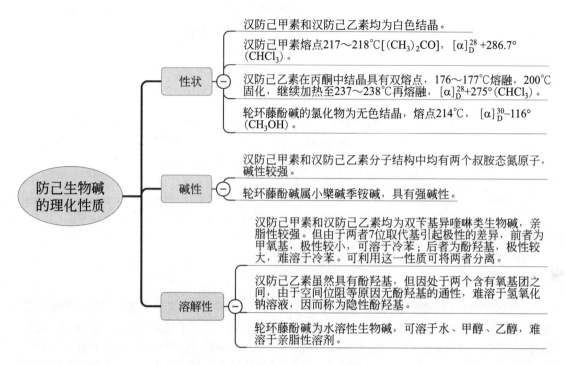

性状
- 汉防己甲素和汉防己乙素均为白色结晶。
- 汉防己甲素熔点217～218℃[(CH₃)₂CO]，$[\alpha]_D^{28}+286.7°$ (CHCl₃)。
- 汉防己乙素在丙酮中结晶具有双熔点，176～177℃熔融，200℃固化，继续加热至237～238℃再熔融，$[\alpha]_D^{28}+275°$(CHCl₃)。
- 轮环藤酚碱的氯化物为无色结晶，熔点214℃，$[\alpha]_D^{30}-116°$ (CH₃OH)。

防己生物碱的理化性质

碱性
- 汉防己甲素和汉防己乙素分子结构中均有两个叔胺态氮原子，碱性较强。
- 轮环藤酚碱属小檗碱季铵碱，具有强碱性。

溶解性
- 汉防己甲素和汉防己乙素均为双苄基异喹啉类生物碱，亲脂性较强。但由于两者7位取代基引起极性的差异，前者为甲氧基，极性较小，可溶于冷苯；后者为酚羟基，极性较大，难溶于冷苯。可利用这一性质可将两者分离。
- 汉防己乙素虽然具有酚羟基，但因处于两个含有氧基团之间，由于空间位阻等原因无酚羟基的通性，难溶于氢氧化钠溶液，因而称为隐性酚羟基。
- 轮环藤酚碱为水溶性生物碱，可溶于水、甲醇、乙醇，难溶于亲脂性溶剂。

（三）提取分离

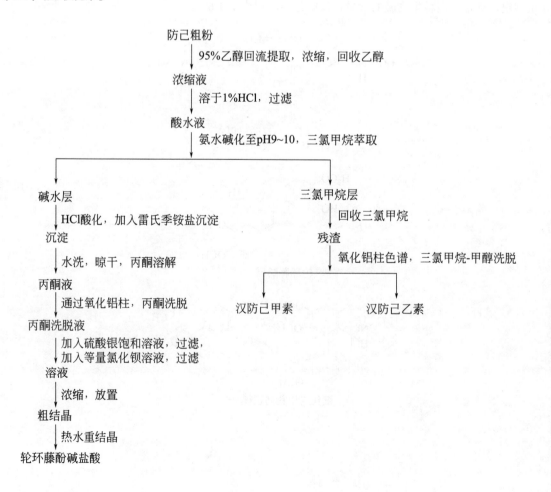

防己粗粉
↓ 95%乙醇回流提取，浓缩，回收乙醇
浓缩液
↓ 溶于1%HCl，过滤
酸水液
↓ 氨水碱化至pH9~10，三氯甲烷萃取

碱水层
↓ HCl酸化，加入雷氏季铵盐沉淀
沉淀
↓ 水洗，晾干，丙酮溶解
丙酮液
↓ 通过氧化铝柱，丙酮洗脱
丙酮洗脱液
↓ 加入硫酸银饱和溶液，过滤，加入等量氯化钡溶液，过滤
溶液
↓ 浓缩，放置
粗结晶
↓ 热水重结晶
轮环藤酚碱盐酸

三氯甲烷层
↓ 回收三氯甲烷
残渣
↓ 氧化铝柱色谱，三氯甲烷-甲醇洗脱

汉防己甲素　　汉防己乙素

七、马钱子

（一）化学成分

马钱成熟种子中生物碱含量为 1.5%～5%，主要生物碱是士的宁（又称番木鳖碱）和马钱子碱，此外还含少量的 10 余种其他吲哚类生物碱。士的宁和马钱子碱具有相似的结构骨架，属于吲哚类衍生物。《中国药典》以士的宁和马钱子碱为指标成分进行鉴定和含量测定，规定士的宁含量为 1.2%～2.2%，马钱子碱含量不得少于 0.8%。

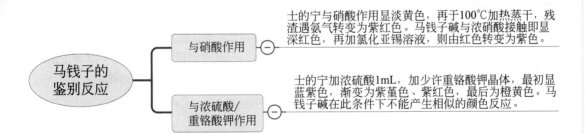

士的宁　　　$R_1=R_2=H$
马钱子碱　　$R_1=R_2=OCH_3$

（二）理化性质

性状	◇士的宁为单斜柱状结晶（EtOH），味极苦，毒性极强，熔点 286～289℃，$[\alpha]_D^{20}$ -104°（EtOH） ◇药用硝酸士的宁是无色无臭的针状结晶或白色结晶性粉末 ◇马钱子碱为针状结晶（丙酮-水），熔点 178℃，$[\alpha]_D^{20}$ -127°（CHCl₃）
碱性	◇士的宁和马钱子碱均属于吲哚类衍生物 ◇结构中均有两个氮原子，其中吲哚环上的氮原子呈内酰胺结构，几乎无碱性；另一个氮原子为叔胺状态，故它们只相当于一元碱，呈中等强度碱性
溶解性	◇士的宁和马钱子碱均为脂溶性生物碱，具一般叔胺碱的溶解性，难溶于水，可溶于乙醇、甲醇，易溶于三氯甲烷 ◇马钱子碱硫酸盐较士的宁硫酸盐在水中的溶解度小，易从水中析出结晶 ◇士的宁盐酸盐则较马钱子碱盐酸盐在水中的溶解度小，也易从水中析出 ◇溶解性的差异是分离士的宁和马钱子碱的依据

（三）鉴别反应

```
              ┌─ 与硝酸作用 ─○   士的宁与硝酸作用显淡黄色，再于100℃加热蒸干，残
马钱子的      │                渣遇氨气转变为紫红色。马钱子碱与浓硝酸接触即显
鉴别反应 ─────┤                深红色，再加氯化亚锡溶液，则由红色转变为紫色。
              │
              └─ 与浓硫酸/ ──○   士的宁加浓硫酸1mL，加少许重铬酸钾晶体，最初显
                 重铬酸钾作用     蓝紫色，渐变为紫堇色、紫红色，最后为橙黄色。马
                                钱子碱在此条件下不能产生相似的颜色反应。
```

（四）提取分离

马钱子粉

↓ 石灰水湿润，拌匀，加苯回流提取

苯提取液

↓ 常压浓缩，加6%HCl提取

苯溶液	白色沉淀
↓ 继续加HCl提取	
酸溶液	盐酸士的宁（粗制）

↓ 加三氯甲烷，氨碱化至pH12

三氯甲烷溶液

↓ 浓缩，蒸干

胶状总生物碱

↓ 经化学分析

当士的宁和马钱子碱含量
相差不大，则使混合物在
水溶液中转为硫酸盐

当士的宁含量
超过马钱子碱

母液
供提制士的宁

结晶

以硫酸马钱子碱
为主要成分

母液

↓ 碱化，转为硫酸盐

结晶

盐酸士的宁

母液

盐酸马钱子碱

↓ 与前得到的沉淀
合并，精制转化
为硝酸盐

合并，精制转为游离碱

硝酸士的宁

马钱子碱

八、川乌（附子）

（一）化学成分

　　川乌和附子主要含有二萜类生物碱，属于四环或五环二萜类衍生物。乌头生物碱的结构复杂，其中重要且含量较高的有乌头碱、次乌头碱和新乌头碱。《中国药典》以上三者及苯甲酰乌头原碱、苯甲酰次乌头碱、苯甲酰新乌头原碱为指标成分进行定性鉴定和含量测定。

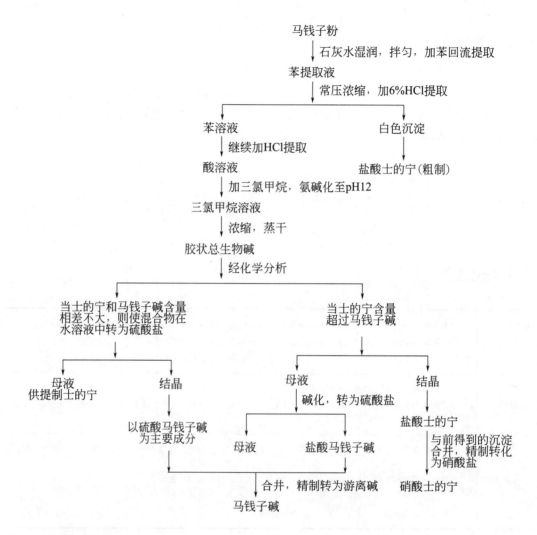

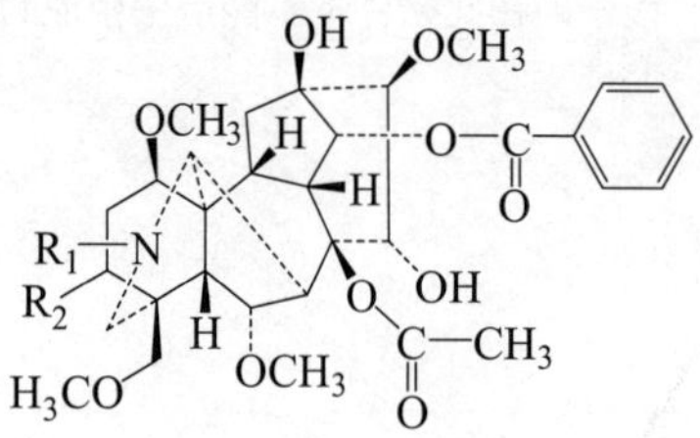

	R_1	R_2
乌头碱	C_2H_5	OH
次乌头碱	CH_3	H
新乌头碱	CH_3	OH

C$_{19}$-二萜类	主要为牛扁碱型和异叶乌头碱型。其中前者又根据 C-7 是否有含氧取代分为牛扁碱型和乌头碱型 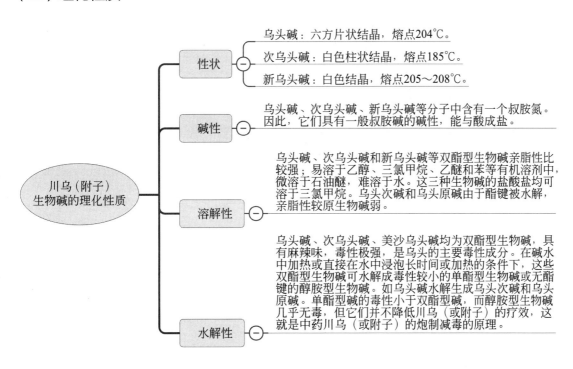 R'=H　乌头碱型　R'=OH　牛扁碱型　　　异叶乌头碱型
C$_{20}$-二萜类	主要有阿替生型和维替碱型 阿替生型　　　　　　维替碱型
C$_{18}$-二萜类	阿克诺辛碱型 阿克诺辛碱型

（二）理化性质

川乌（附子）生物碱的理化性质

性状
- 乌头碱：六方片状结晶，熔点204℃。
- 次乌头碱：白色柱状结晶，熔点185℃。
- 新乌头碱：白色结晶，熔点205～208℃。

碱性
- 乌头碱、次乌头碱、新乌头碱等分子中含有一个叔胺氮。因此，它们具有一般叔胺碱的碱性，能与酸成盐。

溶解性
- 乌头碱、次乌头碱和新乌头碱等双酯型生物碱亲脂性比较强；易溶于乙醇、三氯甲烷、乙醚和苯等有机溶剂中，微溶于石油醚，难溶于水。这三种生物碱的盐酸盐均可溶于三氯甲烷。乌头次碱和乌头原碱由于酯键被水解，亲脂性较原生物碱弱。

水解性
- 乌头碱、次乌头碱、美沙乌头碱均为双酯型生物碱，具有麻辣味，毒性极强，是乌头的主要毒性成分。在碱水中加热或直接在水中浸泡长时间或加热的条件下，这些双酯型生物碱可水解成毒性较小的单酯型生物碱或无酯键的醇胺型生物碱。如乌头碱水解生成乌头次碱和乌头原碱。单酯型碱的毒性小于双酯型碱，而醇胺型生物碱几乎无毒，但它们并不降低川乌（或附子）的疗效，这就是中药川乌（或附子）的炮制减毒的原理。

（三）提取分离

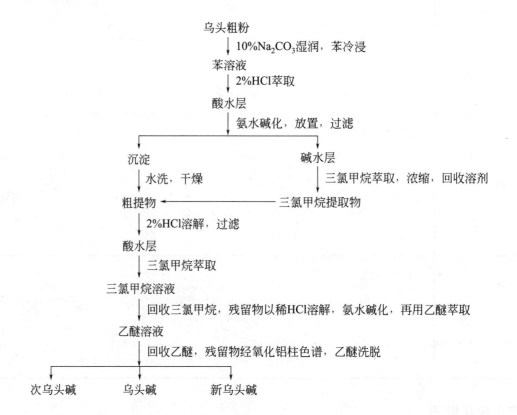

第十章

鞣质

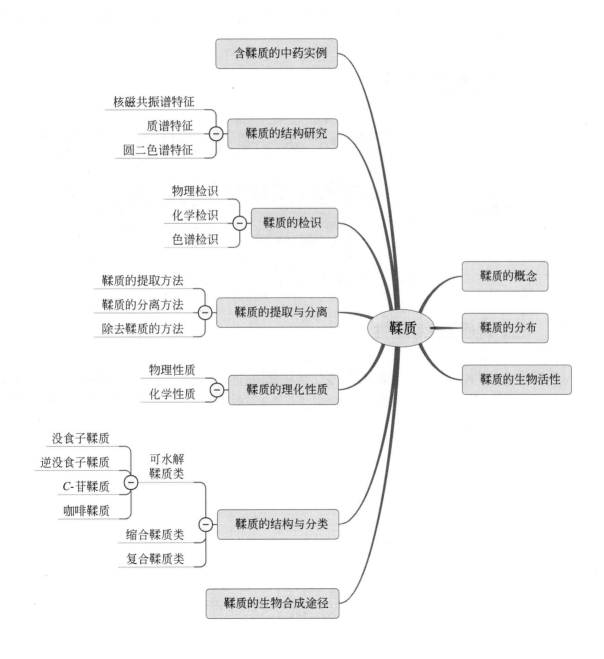

含鞣质的中药实例

核磁共振谱特征
质谱特征
圆二色谱特征 — 鞣质的结构研究

物理检识
化学检识 — 鞣质的检识
色谱检识

鞣质的提取方法
鞣质的分离方法 — 鞣质的提取与分离
除去鞣质的方法

物理性质
化学性质 — 鞣质的理化性质

没食子鞣质
逆没食子鞣质
C-苷鞣质 — 可水解鞣质类
咖啡鞣质
缩合鞣质类
复合鞣质类 — 鞣质的结构与分类

鞣质的生物合成途径

鞣质

鞣质的概念

鞣质的分布

鞣质的生物活性

第一节　概述

一、鞣质的概念

　　鞣质是一类结构较为复杂的多元酚类化合物，广泛分布于植物中的，又称鞣酸或单宁。因具有鞣制皮革的作用，所以称其为鞣质。目前认为，鞣质是由没食子酸（或其聚合物）的葡萄糖（及其他多元醇）酯、黄烷醇及其衍生物的聚合物以及两者的复合物共同组成的植物多元酚。

二、鞣质的分布

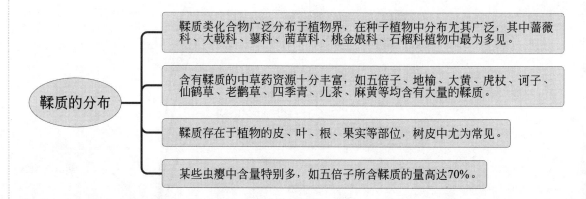

鞣质的分布

鞣质类化合物广泛分布于植物界，在种子植物中分布尤其广泛，其中蔷薇科、大戟科、蓼科、茜草科、桃金娘科、石榴科植物中最为多见。

含有鞣质的中草药资源十分丰富，如五倍子、地榆、大黄、虎杖、诃子、仙鹤草、老鹳草、四季青、儿茶、麻黄等均含有大量的鞣质。

鞣质存在于植物的皮、叶、根、果实等部位，树皮中尤为常见。

某些虫瘿中含量特别多，如五倍子所含鞣质的量高达70%。

三、鞣质的生物活性

　　鞣质具有抗肿瘤、抗脂质过氧化、抗病毒、抗过敏作用以及止血止泻、治疗烧伤、保护黏膜等多方面生物活性。此外，鞣质也用于皮革工业的鞣皮剂、酿造工业的澄清剂以及木材黏胶剂、墨水原料、染色剂、防垢除垢剂等。

四、鞣质的生物合成途径

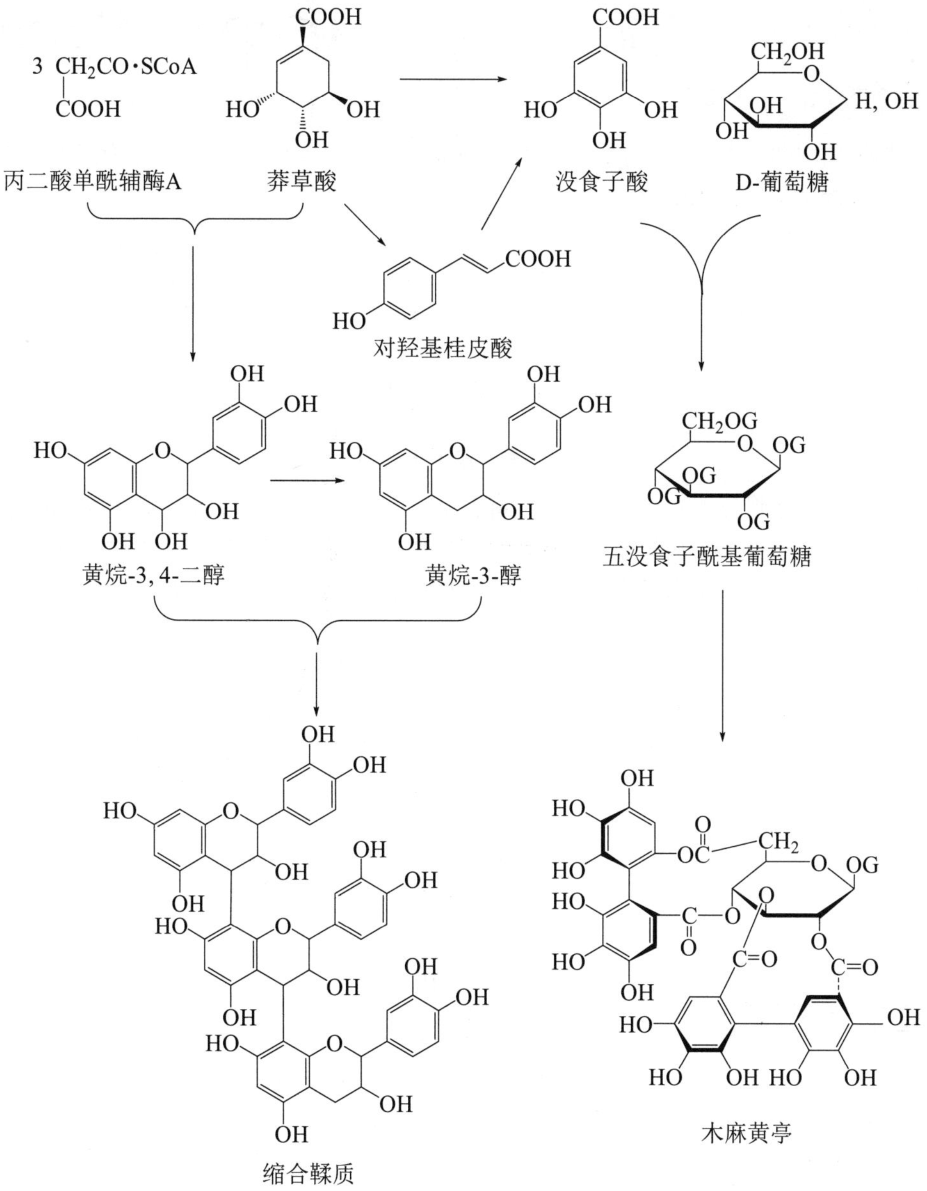

缩合鞣质

木麻黄亭

第二节 鞣质的结构与分类

一、可水解鞣质类

（一）没食子鞣质

没食子鞣质水解后生成没食子酸和糖（或多元醇）。此类鞣质结构中具有酯键或酯苷键，因其糖或多元醇部分的羟基全部或部分被酚酸或缩酚酸所酯化。葡萄糖为最常见的糖和多元醇，此外还有 D-金缕梅糖、原栎醇、奎宁酸等。

D-金缕梅糖　　D-阿洛糖　　原栎醇　　栎醇　　奎宁酸

金缕梅鞣质由两个没食子酰基和金缕梅糖组成，结晶性固体，具有抑制肺癌细胞生长的作用，最早从美洲金缕梅树皮中得到。

金缕梅鞣质

塔拉鞣质（又名刺云实鞣质）来源于豆科云实属塔拉的豆荚，是没食子酸和 D-奎宁酸的酯化产物结合物，是典型的不含葡萄糖基的没食子鞣质，广泛用于制革工业。塔拉鞣质中奎宁酸中游离的羧基显酸性，完全水解会生成 1 分子奎宁酸和 4～5 分子没食子酸。

塔拉鞣质
$n=0, 1, 2$

（二）逆没食子鞣质

逆没食子鞣质又称鞣花鞣质，是六羟基联苯二酸或与其有生源关系的酚羧酸与多元醇（多数是葡萄糖）形成的酯，水解后可产生逆没食子酸，又称鞣花酸。植物体内相邻的两个、三个或四个没食子酰基之间发生脱氢、偶合、重排、环裂等变化形成酰基态的酚羧酸。

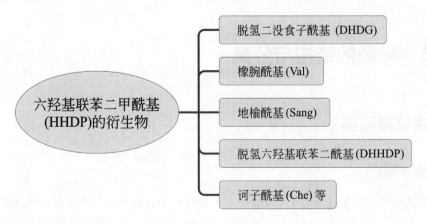

六羟基联苯二甲酰基(HHDP)的衍生物
- 脱氢二没食子酰基 (DHDG)
- 橡椀酰基 (Val)
- 地榆酰基 (Sang)
- 脱氢六羟基联苯二酰基 (DHHDP)
- 诃子酰基 (Che) 等

HHDP 的衍生关系如下：

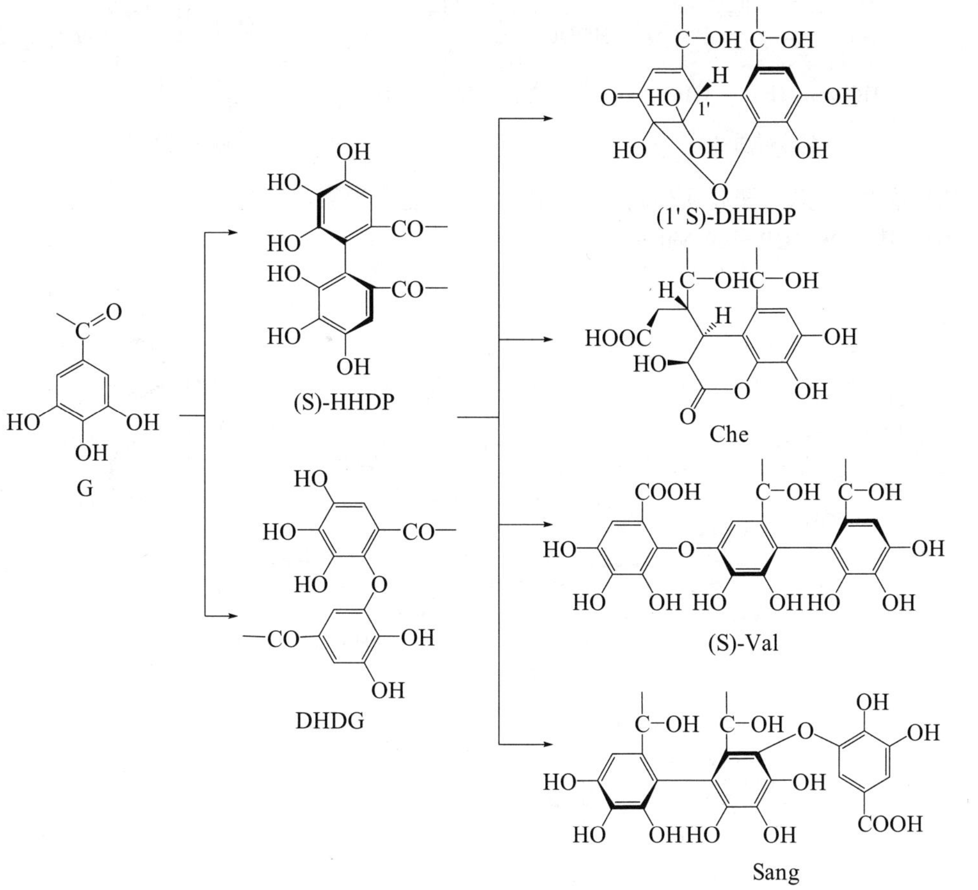

由于 HHDP、DHHDP 基及没食子酰基的数目、脱氢、氧化程度、结合位置等不同，所以仅存在于双子叶植物类群中的逆没食子鞣质是种类最多的可水解鞣质。如诃子中的诃子酸、诃黎勒酸，老鹳草中的 geraniinic acid B，龙眼花中的石岩枫酸，叶下珠中的叶下珠鞣质 A、叶下珠鞣质 B、叶下珠鞣质 C 等。

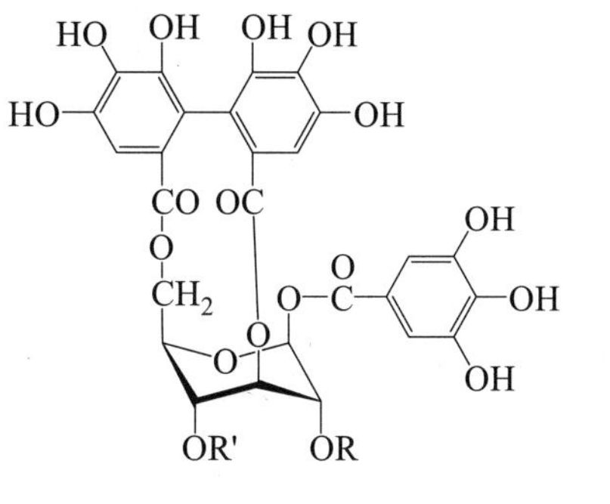

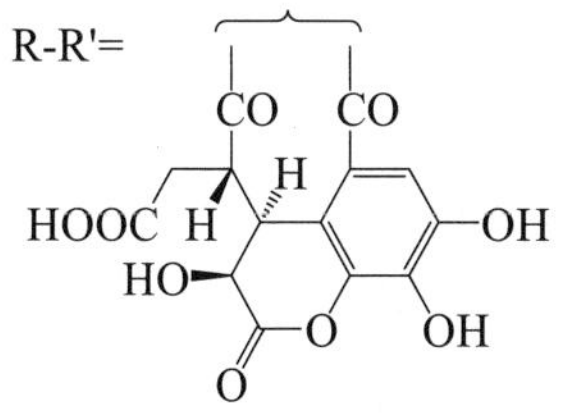

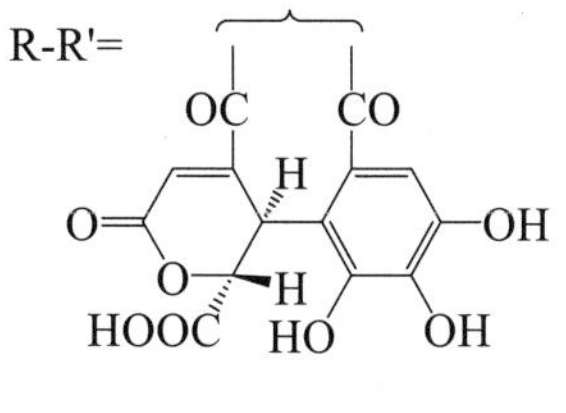

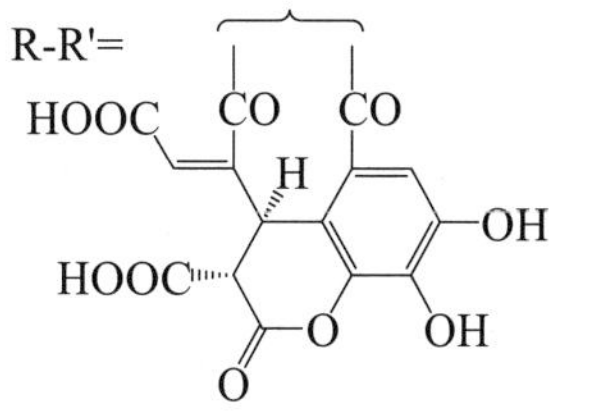

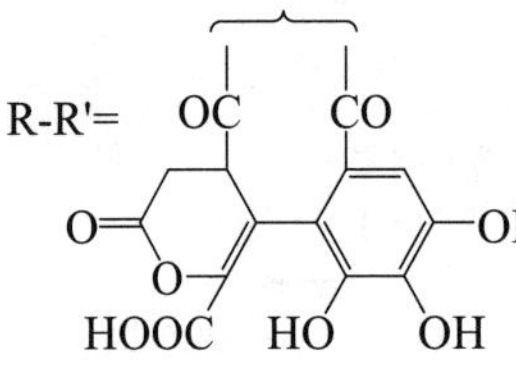

叶下珠鞣质 A 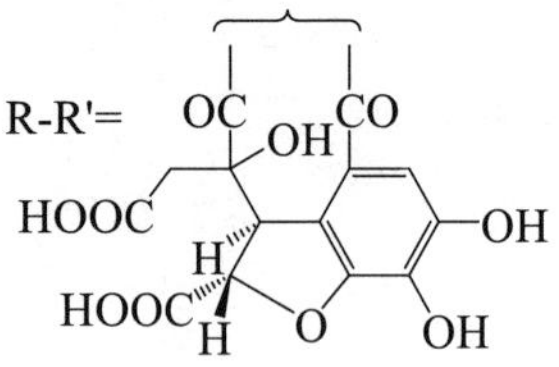   叶下珠鞣质 B 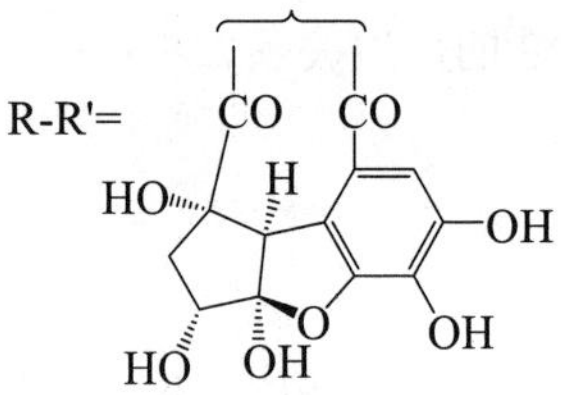   叶下珠鞣质 C

仙鹤草中的逆没食子鞣质仙鹤草素、老鹳草中的老鹳草素、月见草中的月见草素 B 分别具有 DHDG 基、DHHDP 基及 Val 基。

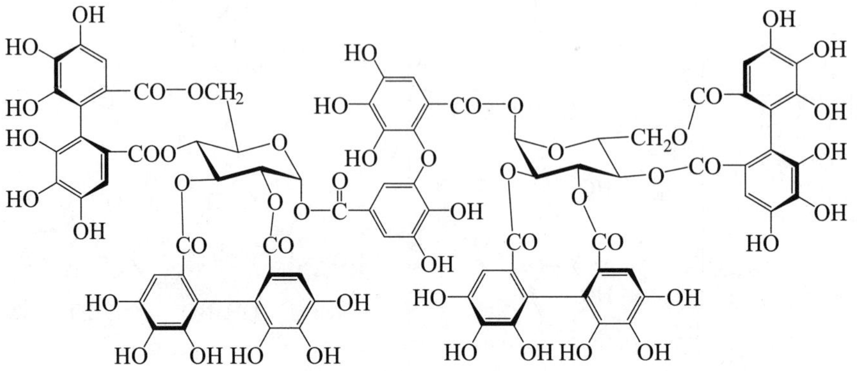

仙鹤草素

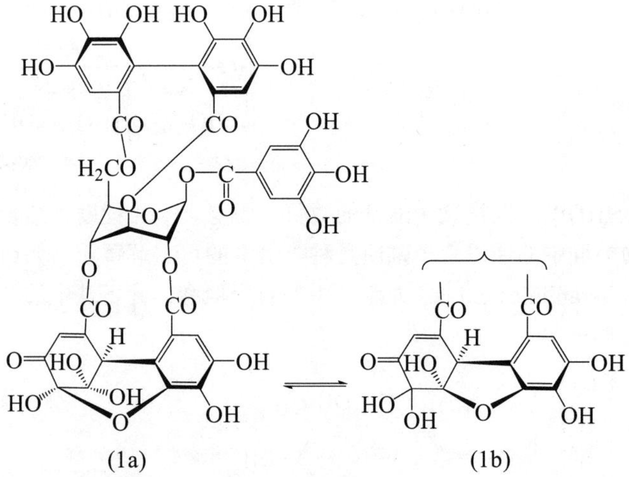

(1a)   (1b)

老鹳草素

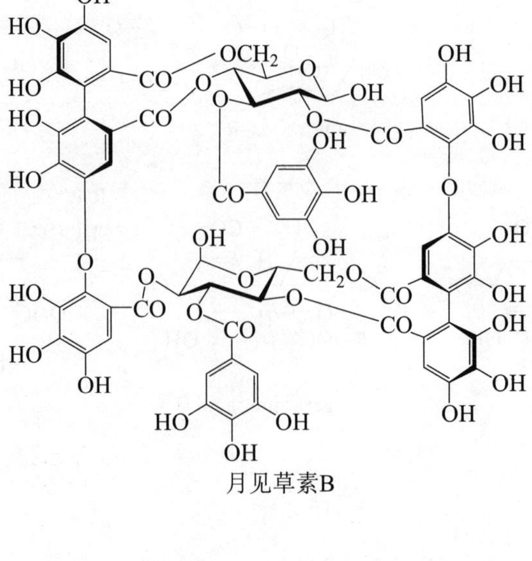

月见草素B

地榆中的地榆素 H-2 及诃子酸具有 Sang 基及 Che 基。

地榆素H-2   诃子酸

逆没食子鞣质根据葡萄糖的数目的不同可被分为二聚体（如山茱萸中的山茱萸素 A、山茱萸素 D、山茱萸素 E）、三聚体（如山茱萸中的山茱萸素 C 和山茱萸素 F）以及四聚体（如地榆中的地榆素 H-11），它们均由单分子之间偶合而成，以单聚体和二聚体最多，通常称为可水解鞣质低聚体。

	R_1	R_2	R_3
山茱萸素A	H	G	H
山茱萸素D	H	G	G(β)
山茱萸素E	G(β)	G	G(β)

山茱萸素C	R=G
山茱萸素F	R=H

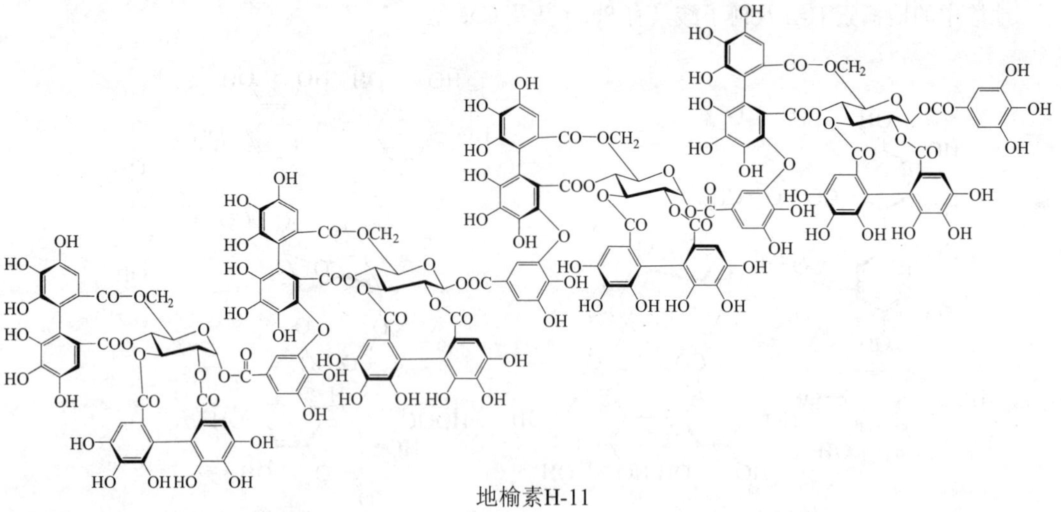

地榆素H-11

（三）C-苷鞣质

C-苷鞣质主要特征是糖开环后端基碳直接与没食子酸苯环上的碳相连。C-苷鞣质与其他可水解鞣质相比，化学性质稳定，不易水解。迄今已经发现 80 多种天然的 C-苷鞣质，如木麻黄科植物中的木麻黄宁，旌节花科植物中的旌节花素等。

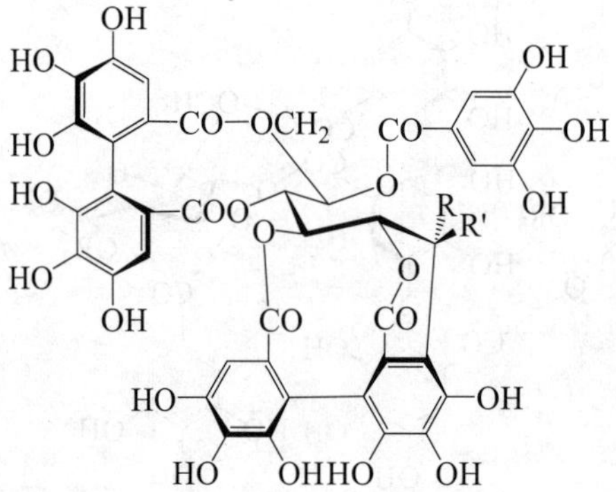

木麻黄宁   R=OH   R'=H
旌节花素   R=H   R'=OH

（四）咖啡鞣质

绿原酸（3-O-咖啡酰奎宁酸）为咖啡豆中主要的多元酚类成分，无鞣质活性。但咖啡豆中含量较少的 3,4-二咖啡酰奎宁酸、3,5-二咖啡酰奎宁酸、4,5-二咖啡酰奎宁酸类化合物有鞣质活性，这些化合物称为咖啡鞣质。菊科植物也存在此类二咖啡酰奎宁酸类化合物。

caffeoyl=

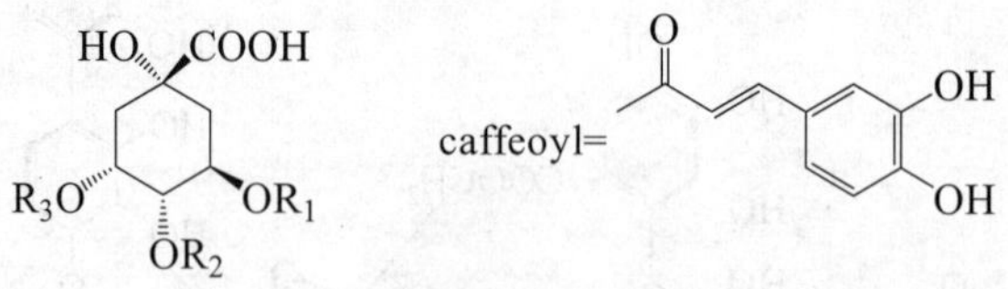

常见的咖啡奎宁酸类化合物

化合物	R_1	R_2	R_3
绿原酸	caffeoyl	H	H
3,4-二-O-咖啡酰奎宁酸	caffeoyl	caffeoyl	H
3,5-二-O-咖啡酰奎宁酸	caffeoyl	H	Caffeoyl
4,5-二-O-咖啡酰奎宁酸	H	caffeoyl	Caffeoyl

二、缩合鞣质类

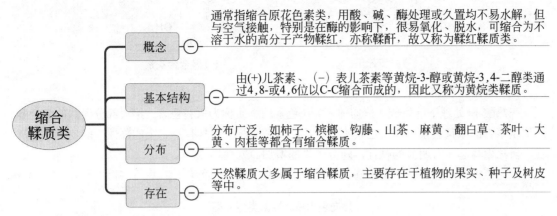

概念	⊖	通常指缩合原花色素类，用酸、碱、酶处理或久置均不易水解，但与空气接触，特别是在酶的影响下，很易氧化、脱水，可缩合为不溶于水的高分子产物鞣红，亦称鞣酐，故又称为鞣红鞣质类。
基本结构	⊖	由(+)儿茶素、(−)表儿茶素等黄烷-3-醇或黄烷-3,4-二醇类通过4,8-或4,6位以C-C缩合而成的，因此又称为黄烷类鞣质。
分布	⊖	分布广泛，如柿子、槟榔、钩藤、山茶、麻黄、翻白草、茶叶、大黄、肉桂等都含有缩合鞣质。
存在	⊖	天然鞣质大多属于缩合鞣质，主要存在于植物的果实、种子及树皮等中。

缩合鞣质类

1. 黄烷-3-醇类

在黄烷-3-醇类中，儿茶素是鞣质的前体物质，是最重要的化合物。在强酸的催化下，(+)儿茶素 C-6 或 C-8 位发生聚合反应，生成二儿茶素。该二聚体仍具有亲电及亲核中心，可以继续聚合生成多聚体，这也是人工合成的鞣质。

正碳离子

二儿茶素

2. 黄烷-3,4-二醇类

黄烷-3,4-二醇类（又称为无色花色素或白花素类）是儿茶素类 C_4-羟基衍生物，是缩合鞣质的前体。黄烷-3,4-二醇在植物体内含量较少，化学性质比黄烷-3-醇活泼，其环上的 C-4 位为亲电中心，容易发生聚缩反应。

无色矢车菊苷元	R=OH, R'=H
无色天竺葵苷元	R= R'=H
无色飞燕草苷元	R= R'=OH

(+)白刺槐定	R=OH
(+)柔金合欢素	R=H

✎ 笔记

(-)白漆苷元　　　　　　　　　　(-)黑金合欢素

3. 原花色素类

在热酸-醇处理下能生成（植物体内）花色素的物质称为原花色素。绝大部分天然的缩合鞣质均是聚合的原花色素。原花色素不具鞣性，二聚原花色素具有不完全的鞣性，能使蛋白质沉淀，自三聚体起才有明显的鞣性，随分子量的增加而鞣性增加。

原花色素依照酚羟基类型不同，可以如下表所示进行分类。

原花色素按酚羟基类型分类

原花色素名称	对应组成单元的黄烷-3-醇	OH 取代位置
原天竺葵定	阿福豆素（1）	3,5,7,4′-
原花青定	儿茶素（2）	3,5,7,3′,4′-
原翠雀定	没食子酰儿茶素（3）	3,5,7,3′,4′,5′-
原桂金合欢	桂金合欢亭醇（4）	3,7,4′-
原菲瑟定	菲瑟亭醇（5）	3,5,3′,4′-
原刺槐定	刺槐亭醇（6）	3,7,3′,4′,5′-
原特金合欢定	奥利素（7）	3,7,8,4′-
原黑木金合欢	牧豆素（8）	3,7,8,3′,4′-
原芹菜定	芹菜黄烷（9）	5,7,4′-
原木犀草定	木犀草黄烷（10）	5,7,3′,4′-
原特利色定	特利色黄烷（11）	5,7,3′,4′,5′-

	R_1	R_2			R_1	R_2
(1)	H	H		(4)	H	H
(2)	OH	H		(5)	OH	H
(3)	OH	OH		(6)	OH	OH

	R			R_1	R_2
(7)	H		(9)	H	H
(8)	OH		(10)	OH	H
			(11)	OH	OH

目前从中药中发现的缩合鞣质主要为二聚体、三聚体及四聚体，也有五聚体及六聚体等。黄烷醇相互之间绝大多数在4,8位或4,6位以C—C键相连结，少数以C—O醚键或双醚键连结，如原花青素 A-2，个别具有开裂的吡喃环，如二儿茶素。

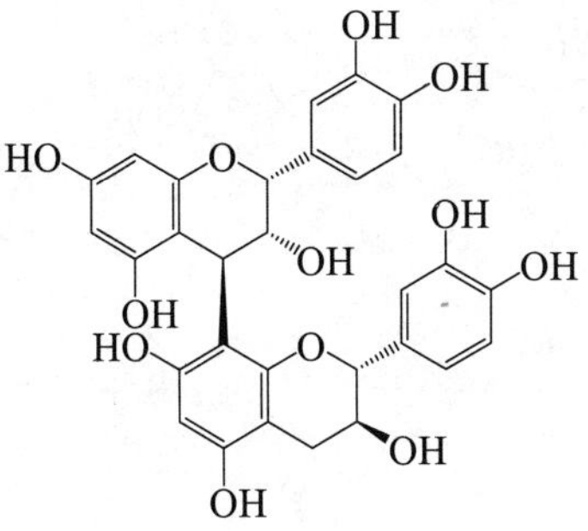

原花青素B-1

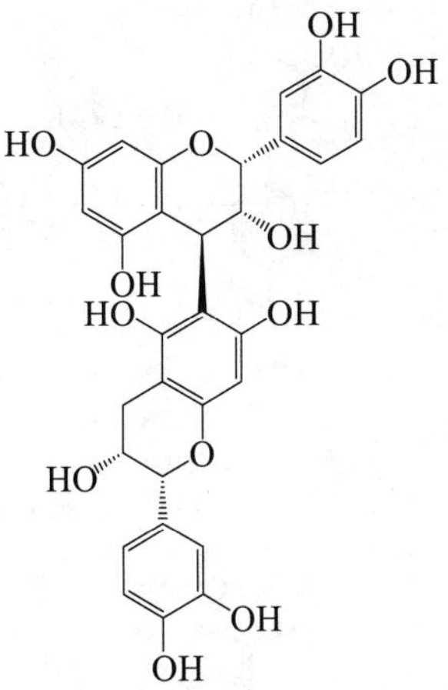

原花青素B-5

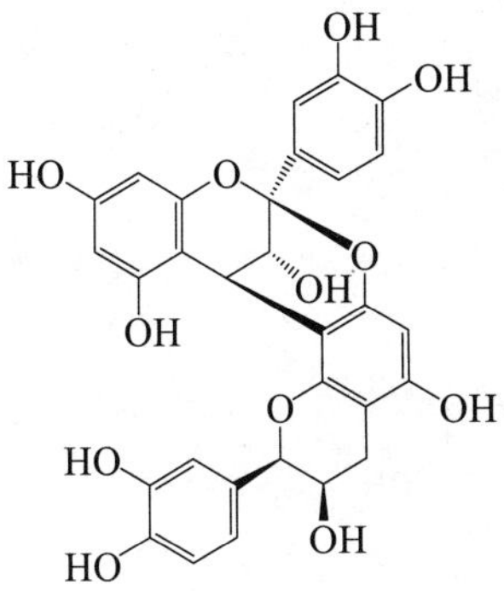

原花青素A-2

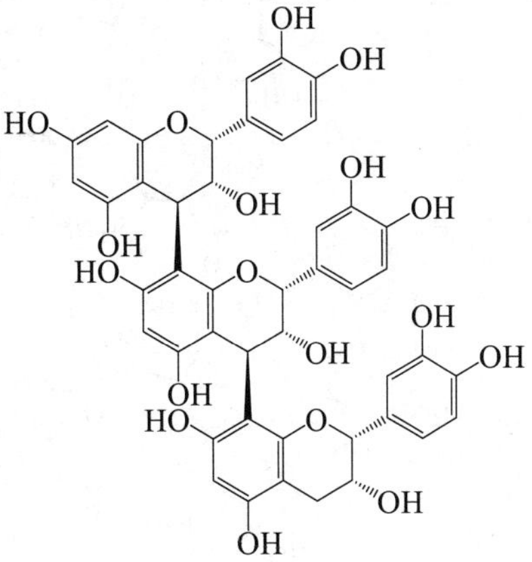

原花青素C-1

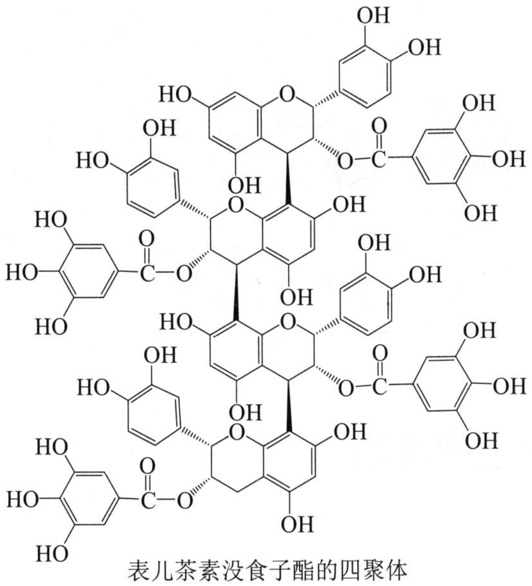

表儿茶素没食子酯的四聚体

三、复合鞣质类

复合鞣质是由可水解鞣质部分与黄烷醇通过 C—C 键缩合而成的一类鞣质。它们的分子结构由逆没食子鞣质与原花色素组成，具有可水解鞣质与缩合鞣质的特征。近年来陆续从山茶以及番石榴属中得到含有黄烷醇的逆没食子鞣质，如山茶素 B、山茶素 D 及番石榴素 A、番石榴素 C 等。

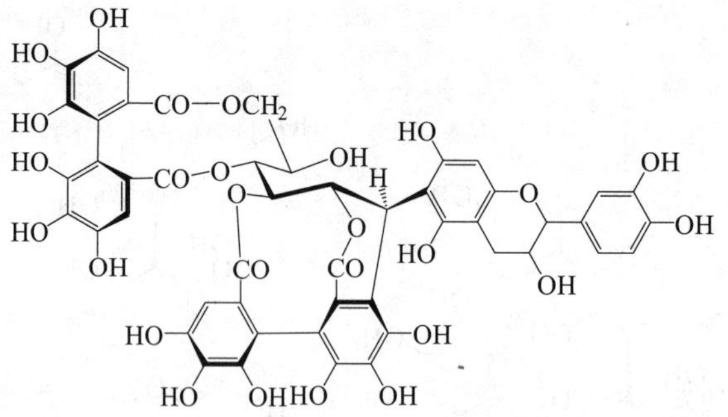

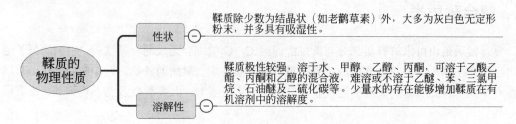

山茶素B

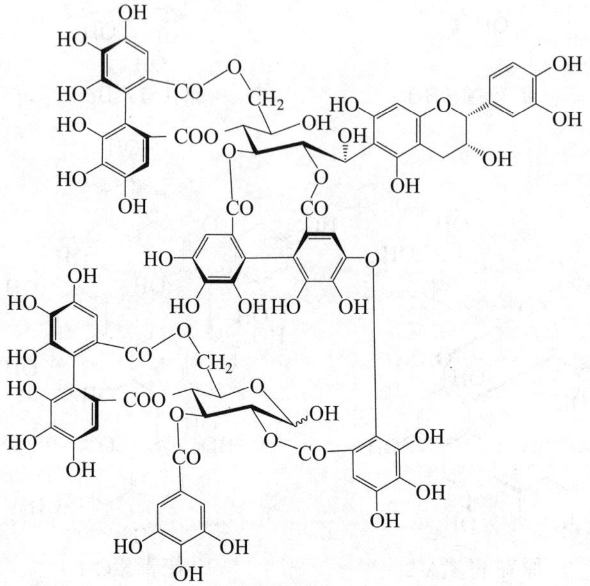

山茶素D

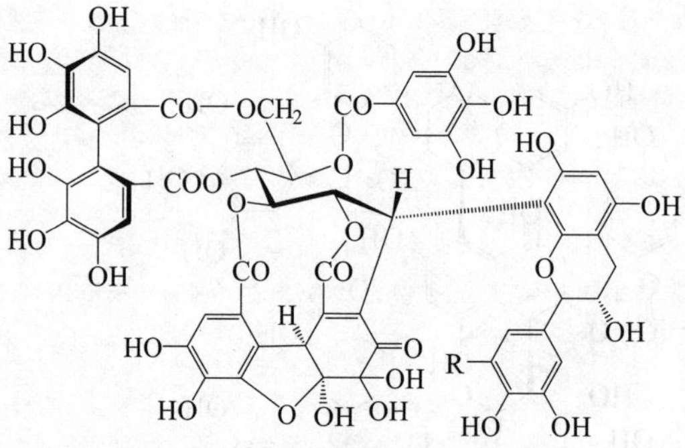

番石榴素A　R=H
番石榴素C　R=OH

第三节　鞣质的理化性质

一、物理性质

鞣质的
物理性质

性状 ⊖ 鞣质除少数为结晶状（如老鹳草素）外，大多为灰白色无定形粉末，并多具有吸湿性。

溶解性 ⊖ 鞣质极性较强，溶于水、甲醇、乙醇、丙酮，可溶于乙酸乙酯、丙酮和乙醇的混合液，难溶或不溶于乙醚、苯、三氯甲烷、石油醚及二硫化碳等。少量水的存在能够增加鞣质在有机溶剂中的溶解度。

二、化学性质

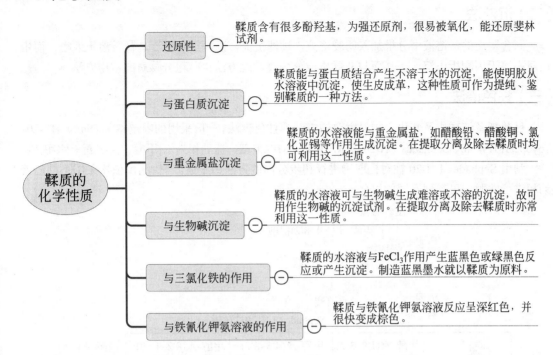

鞣质的
化学性质

- 还原性 ─── 鞣质含有很多酚羟基，为强还原剂，很易被氧化，能还原斐林试剂。

- 与蛋白质沉淀 ─── 鞣质能与蛋白质结合产生不溶于水的沉淀，能使明胶从水溶液中沉淀，使生皮成革，这种性质可作为提纯、鉴别鞣质的一种方法。

- 与重金属盐沉淀 ─── 鞣质的水溶液能与重金属盐，如醋酸铅、醋酸铜、氯化亚锡等作用生成沉淀。在提取分离及除去鞣质时均可利用这一性质。

- 与生物碱沉淀 ─── 鞣质的水溶液可与生物碱生成难溶或不溶的沉淀，故可用作生物碱的沉淀试剂。在提取分离及除去鞣质时亦常利用这一性质。

- 与三氯化铁的作用 ─── 鞣质的水溶液与$FeCl_3$作用产生蓝黑色或绿黑色反应或产生沉淀。制造蓝黑墨水就以鞣质为原料。

- 与铁氰化钾氨溶液的作用 ─── 鞣质与铁氰化钾氨溶液反应呈深红色，并很快变成棕色。

第四节　鞣质的提取与分离

一、鞣质的提取方法

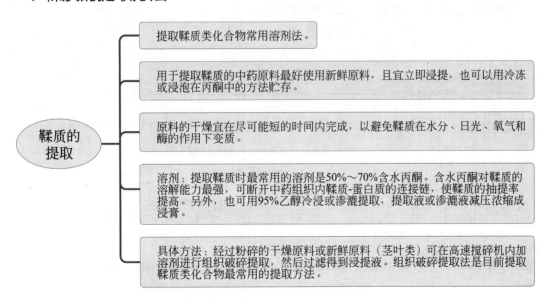

鞣质的
提取

- 提取鞣质类化合物常用溶剂法。

- 用于提取鞣质的中药原料最好使用新鲜原料，且宜立即浸提，也可以用冷冻或浸泡在丙酮中的方法贮存。

- 原料的干燥宜在尽可能短的时间内完成，以避免鞣质在水分、日光、氧气和酶的作用下变质。

- 溶剂：提取鞣质时最常用的溶剂是50%～70%含水丙酮。含水丙酮对鞣质的溶解能力最强，可断开中药组织内鞣质-蛋白质的连接链，使鞣质的抽提率提高。另外，也可用95%乙醇冷浸或渗漉提取，提取液或渗漉液减压浓缩成浸膏。

- 具体方法：经过粉碎的干燥原料或新鲜原料（茎叶类）可在高速搅碎机内加溶剂进行组织破碎提取，然后过滤得到浸提液。组织破碎提取法是目前提取鞣质类化合物最常用的提取方法。

二、鞣质的分离方法

分离、纯化鞣质的经典方法有沉淀法、透析法及结晶法等，目前常用色谱法。

（一）溶剂法

先用极性小的溶剂（乙醚等）萃取含鞣质的水溶液，去除小极性物质，后用乙酸乙酯萃取，可得到较纯的鞣质。亦可将鞣质粗品溶于少量乙醇和乙酸乙酯中，逐渐加入乙醚，可沉淀析出鞣质。

（二）沉淀法

向含鞣质的水溶液中分批加入明胶溶液，过滤沉淀，丙酮加热回流，鞣质溶于丙酮，而蛋白质不溶于丙酮析出沉淀，从而与非鞣质成分分离，此方法也是粗分鞣质的常用方法。

（三）柱色谱法

目前制备纯鞣质及其化合物最主要的方法为柱色谱法。一般采用的固定相是 Diaion HP-20、Toyopearl HW-40、Sephadex LH-20 及 MCI Gel CHP-20 等，流动相为水-甲醇、水-乙醇、水-丙酮。

利用 Sephadex LH-20 柱对提取物进行初步分离的方法如下述流程所示。依次采用不同的流动相进行洗脱，可得到不同的组分。

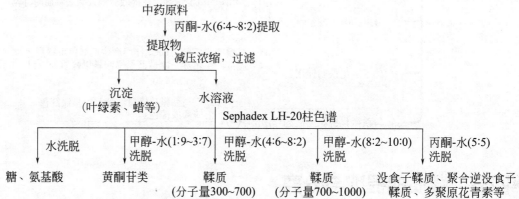

常采用多种柱色谱相结合的方法分离鞣质。组合应用各种色谱的顺序一般为 Diaion HP-20→Toyopearl HW-40→MCI Gel CHP-20，鞣质在水中吸附力最强，因此先用水洗脱，洗脱液含多糖、多肽及蛋白质等水溶性杂质。然后依次用 10%、20%、30%、40%……含水甲醇洗脱，最后用 70%含水丙酮洗脱。实验室一般操作流程如下。

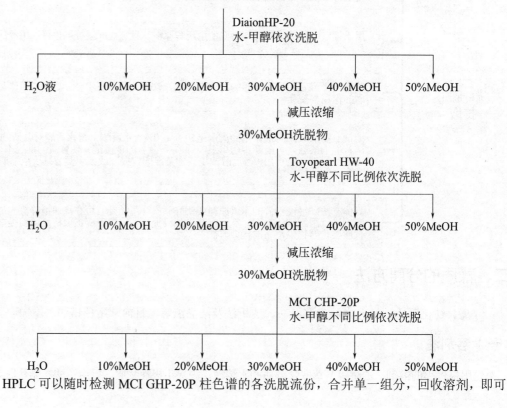

HPLC 可以随时检测 MCI GHP-20P 柱色谱的各洗脱流份，合并单一组分，回收溶剂，即可

得到单体鞣质化合物。

（四）高效液相色谱法

高效液相色谱法对鞣质分离效果较好，而且还可以用于判断鞣质分子的大小、各组分的纯度及 α、β-异构体等，具有简便、快速、准确、实用性强等优点。

正相 HPLC 采用的分离柱多为 Superspher Si 60 及 Zorbax SIL；检测波长为 280nm；流动相为环己烷-甲醇-四氢呋喃-甲酸（60∶45∶15∶1，V/V）+草酸 500mg/l.2L；反相 HPLC 采用的分离柱多为 Lichrospher RP-18；检测波长为 280nm；温度 40℃；流动相为：①0.01mol/L 磷酸-0.01mol/L 磷酸二氢钾-乙酸乙酯（85∶10∶5）；②0.01mol/L 磷酸-0.01mol/L 磷酸二氢钾-乙腈（87∶13）。

三、除去鞣质的方法

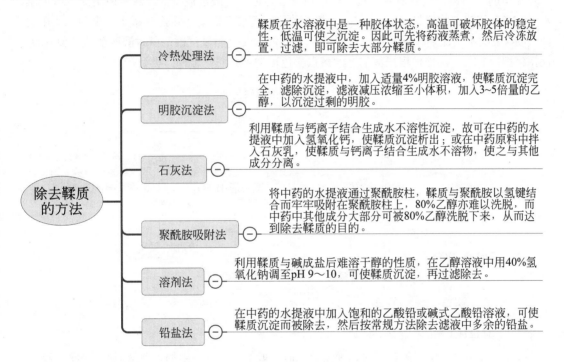

除去鞣质的方法	冷热处理法	鞣质在水溶液中是一种胶体状态，高温可破坏胶体的稳定性，低温可使之沉淀。因此可先将药液蒸煮，然后冷冻放置，过滤，即可除去大部分鞣质。
	明胶沉淀法	在中药的水提液中，加入适量4%明胶溶液，使鞣质沉淀完全，滤除沉淀，滤液减压浓缩至小体积，加入3~5倍量的乙醇，以沉淀过剩的明胶。
	石灰法	利用鞣质与钙离子结合生成水不溶性沉淀，故可在中药的水提液中加入氢氧化钙，使鞣质沉淀析出；或在中药原料中拌入石灰乳，使鞣质与钙离子结合生成水不溶物，使之与其他成分分离。
	聚酰胺吸附法	将中药的水提液通过聚酰胺柱，鞣质与聚酰胺以氢键结合而牢牢吸附在聚酰胺柱上，80%乙醇亦难以洗脱，而中药中其他成分大部分可被80%乙醇洗脱下来，从而达到除去鞣质的目的。
	溶剂法	利用鞣质与碱成盐后难溶于醇的性质，在乙醇溶液中用40%氢氧化钠调至pH 9~10，可使鞣质沉淀，再过滤除去。
	铅盐法	在中药的水提液中加入饱和的乙酸铅或碱式乙酸铅溶液，可使鞣质沉淀而被除去，然后按常规方法除去滤液中多余的铅盐。

第五节　鞣质的检识

一、物理检识

采用熔点仪和旋光仪分别测定鞣质的熔点、比旋值。

二、化学检识

水解鞣质与缩合鞣质可利用化学反应进行初步鉴别，如下表。

两类鞣质的鉴别反应

试剂	可水解鞣质	缩合鞣质
稀酸（共沸）	无沉淀	暗红色鞣红沉淀
溴水	无沉淀	黄色或橙红色沉淀

续表

试剂	可水解鞣质	缩合鞣质
三氯化铁	蓝色或蓝黑色（或沉淀）	绿色或绿黑色（或沉淀）
石灰水	青灰色沉淀	棕色或棕红色沉淀
乙酸铅	沉淀	沉淀（可溶于稀乙酸）
甲醛或盐酸	无沉淀	沉淀

三、色谱检识

薄层层析法检测没食子酸（鞣质的分解产物）的重现性好，灵敏度高，斑点集中较清晰，应用较多。纸层析法分离效果差，斑点重叠不集中，拖尾现象严重。

鞣质的定性检识反应很多，常用的检识反应是加入明胶溶液变混浊或生成沉淀。以丙酮-水（8∶2）浸提植物原料（0.1～0.5g），将提取物在薄层色谱上（硅胶 G 板上，多用三氯甲烷-丙酮-水-甲酸不同比例作展开剂）展开后，分别依次喷以三氯化铁及茴香醛硫酸或三氯化铁、铁氰化钾（1∶1）溶液，根据薄层上的斑点颜色可初步判断化合物的类型。

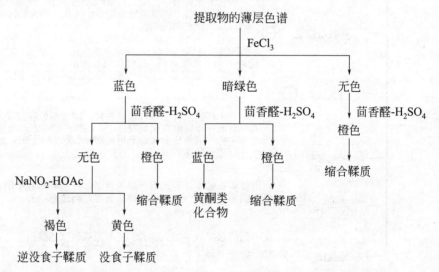

鞣质由于分子量大，酚羟基多，薄层鉴定时一般需在展开剂中加入微量的酸抑制酚羟基的解离。在硅胶薄层中，常用苯-甲酸乙酯-甲酸（2∶7∶1）展开溶剂。

第六节　鞣质的结构研究

一、核磁共振谱特征

（一）^{1}H-NMR 谱

1. 可水解鞣质

将可水解鞣质甲基化后，通过测定 ^{1}H-NMR 谱中甲氧基的数目，可判断出酚羟基的数目；根据 ^{1}H-NMR 中糖上端基 H 的数目可以判断糖的个数；根据偶合关系可以找出各组糖上氢；根据芳香氢数目及化学位移，可以判断其芳核的取代情况。此外根据 ^{1}H-^{1}H COSY 谱的测定，可以确定各氢间的关系。

葡萄糖是鞣质中的主要糖，以 $^4C_1$ 型（最为常见）或 $^1C_4$ 型两种形式存在。$^1C_4$ 型羟基均为直立键，不稳定，如果被酰化，羟基被固定，则可存在于中药中，如老鹳草素等。上述两种构型的葡萄糖中，其 C_1-OH 存在 α、β 两种构型，常以 β 型为主。若葡萄糖完全未取代，其糖基上的各个氢较难区分。但鞣质糖上各个羟基被酰化，氢不相互重叠，并显著向低场位移。

2. 缩合鞣质

^1H-NMR 谱在原花色素类的缩合鞣质中应用广泛，可用于判断原花色素类缩合鞣质的类型。如用于判断 A-型或者 B-型原花色素类的缩合鞣质。B-型的原花色素类（二聚体以上）由于结构中存在对映结构会导致 ^1H-NMR 峰裂分不明显，多数质子峰以宽单峰出现，低场的芳香质子信号重叠，较难辨认。但是，A-型的原花色素类（二聚体以上）的 ^1H-NMR 裂分较为明显，在 δ 3.1～4.2 出现两个偶合常数一般是 3.5Hz 的双峰信号（H-3 和 H-4），另外在低场 δ 5.8～6.2 会出现 H-6 和 H-8 的质子信号，根据峰偶合情况和峰个数可以确定原花色素的聚合个数。如图所示。

A-型和 B-型原花色素类的缩合鞣质结构

（二）^{13}C-NMR 谱

1. 可水解鞣质

通过 ^{13}C-NMR 谱可判断水解鞣质中没食酰基（G）、六羟基联苯二甲酰基（HHDP）的数目、酰化位置及糖基的构型。对于 $^4C_1$ 的葡萄糖基，某两个碳原子上的羟基被酰化时，通常该两个碳原子的 δ 增加 0.2～1.2，而相邻碳原子的 δ 降低 1.4～2.8。如 4、6 位被酰化时，C-4 和 C-6 的 δ 值增加，C-3 及 C-5 的 δ 值降低。

2. 缩合鞣质

对于原花色素类的缩合鞣质，通常 ^{13}C-NMR 谱中高场区（δ 25～40）碳的个数可以直接判断缩合鞣质的聚合个数；高场 C-2、C-3、C-4 的 δ 值可以判断原花色素的连接方式（A-型或 B-型）。A-型连接时，C-2 的化学位移向低场移动至 δ 100.0 左右； B-型连接时，若 2、3 位为顺式结构，C-2 的化学位移一般在 δ 76.5～80.5 之间，若 2、3 位为反式结构时，C-2 的化学位移向低场移动至 δ 82.0～83.5。

二、质谱特征

鞣质属于多元酚类，分子量大，不易气化，因此多用 FAB-MS 谱测定。可水解鞣质在测定时使用 NaCl 或 KCl，因此可直接测定得到[M+Na]⁺、[M+K]⁺或[M+H]⁺峰。如 FAB-MS 谱技术成功地用于测定可水解鞣质二聚体水杨梅素 A（[M+H]⁺1873）的分子量，如下图所示。

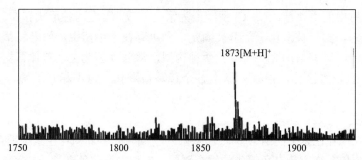

ESI-MS 和 API-MS 也常用于鞣质的分子量测定，常能获得[M+Na]⁺、[M+H]⁺和[M-H]⁻等准分子离子峰。

可水解鞣质和原花色素类鞣质也可用基质辅助激光解吸/电离飞行时间质谱（MALDI-TOF-MS）测定分子量，如采用 MALDI-TOF-MS 技术测定葡萄籽提取物中原花色素类系列化合物，可获得儿茶素/表儿茶素系列[M+Na]⁺，从二聚体（601 *m/z*）到九聚体（2618*m/z*）的准分子离子峰。如下图所示。

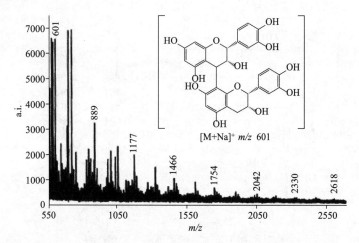

三、圆二色谱特征

圆二色谱（CD 谱）可用于测定缩合鞣质和水解鞣质的构型，已经成为鞣质结构研究的常规方法。

CD 谱用于测定缩合鞣质时，当黄烷醇上下单元连接键分别为 4*β*（4*R* 构型）和 4*α* 时（4*S* 构型），在 200～220nm 区域分别出现正和负 Cotton 效应，因此，可准确判断 C-4 的绝对构型。

CD 谱用于测定逆没食子鞣质时，在逆没食子鞣质分子内的 HHDP、Val、Sang 基等酚酸的绝对构型，可以从它们的甲基醚甲酯衍生物 CD 谱得到确认。分子中有一个 *R*-或 *S*-HHDP 的逆没食子鞣质，在 265nm 附近分别有正或负 Cotton 效应，此外 235nm 是 HHDP 的特征峰，*R*-及 *S*-HHDP 在此处分别有负正的 Cotton 效应，若有两个 HHDP 基，则 235nm 的 Cotton 效应增加 1 倍。若分子中 *R* 与 *S* 构型同时存在，Cotton 曲线则基本抵消。

第七节　含鞣质的中药实例

一、五倍子

五倍子中主要含有 60%～80%的五倍子鞣质，该鞣质由 7～9 分子没食子酸和 1 分子葡萄糖缩合而成，此外还含有 2%～4%的没食子酸、脂肪、树脂、蜡质及少量缩合没食子鞣质。

五倍子鞣质具有收敛和止血的作用，因其与皮肤黏膜、溃疡接触后，组织蛋白即凝固，形成一层被膜，此外还可以减轻肠道炎症而具有止泻作用。以五倍子为主要原料生产的五倍子鞣质、没食子酸、焦性没食子酸和抗生素增效剂（TMP）等产品在医药、化工领域均具有重要的用途。

2020 年版《中国药典》以总鞣质及没食子酸为指标成分，对五倍子进行鉴别和含量测定。要求含总鞣质以没食子酸（$C_7H_6O_5$）计，不得少于 50.0%。

二、诃子

诃子主要含有三萜酸类、鞣质和酚酸类成分，鞣质含量高达 20%以上，主要为没食子酰基葡萄糖类，主要成分为诃子酸、诃子次酸、1,3,6-三没食子酰葡萄糖、1,2,3,4,6-五没食子酰基葡萄糖、原诃子酸、葡萄糖没食子鞣苷、诃子素、诃子次酸三乙酯、榄仁黄素、榄仁酸、诃子鞣质等。

三、地榆

地榆中化学成分种类多，茎叶中含槲皮素、山奈酚的苷、维生素 C 以及熊果酸等三萜类成分，花中含矢车菊苷、矢车菊双苷，根部含三萜皂苷、鞣质和黄酮类成分，其中鞣质类化合物占 10%以上。目前已从地榆中分离出近 40 个鞣质类成分。

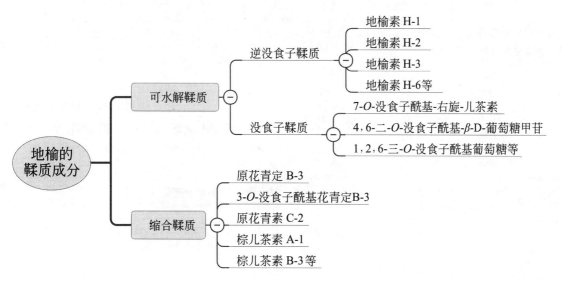

四、花生衣

花生衣富含原花色素类鞣质，采用沸水提取，提取物用 HP-20 树脂柱分离，分别用水、不同比例的丙酮-水洗脱，收集 70%的丙酮-水洗脱液，再经过 Toyopearl HW-40、Sephadex LH-20 凝胶分离，低压、高压色谱柱分离，纯化，可得到纯度较高的原花色素类成分。

第十一章

其他中药化学成分

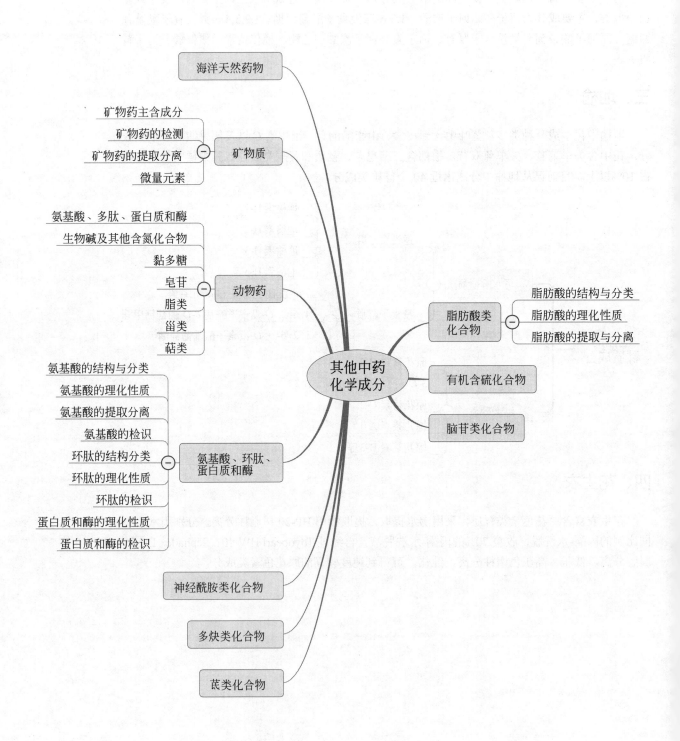

海洋天然药物

矿物质
- 矿物药主含成分
- 矿物药的检测
- 矿物药的提取分离
- 微量元素

动物药
- 氨基酸、多肽、蛋白质和酶
- 生物碱及其他含氮化合物
- 黏多糖
- 皂苷
- 脂类
- 甾类
- 萜类

氨基酸、环肽、蛋白质和酶
- 氨基酸的结构与分类
- 氨基酸的理化性质
- 氨基酸的提取分离
- 氨基酸的检识
- 环肽的结构分类
- 环肽的理化性质
- 环肽的检识
- 蛋白质和酶的理化性质
- 蛋白质和酶的检识

其他中药化学成分

脂肪酸类化合物
- 脂肪酸的结构与分类
- 脂肪酸的理化性质
- 脂肪酸的提取与分离

有机含硫化合物

脑苷类化合物

神经酰胺类化合物

多炔类化合物

苽类化合物

第一节　脂肪酸类化合物

一、概述

（一）脂肪酸类化合物的分布及存在形式

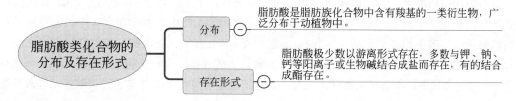

脂肪酸类化合物的分布及存在形式
— 分布 — 脂肪酸是脂肪族化合物中含有羧基的一类衍生物，广泛分布于动植物中。
— 存在形式 — 脂肪酸极少数以游离形式存在，多数与钾、钠、钙等阳离子或生物碱结合成盐而存在，有的结合成酯存在。

（二）脂肪酸类化合物的生物活性

脂肪酸类成分是中药中一类重要的活性成分，脂肪酸通过生物合成可以得到很多生物活性物质，例如前列腺素类成分（由花生四烯酸转化而成）具有多方面的生物活性，其与其他花生四烯酸类代谢产物共成为新药开发的重要来源。

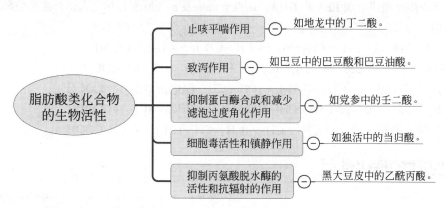

脂肪酸类化合物的生物活性
— 止咳平喘作用 — 如地龙中的丁二酸。
— 致泻作用 — 如巴豆中的巴豆酸和巴豆油酸。
— 抑制蛋白酶合成和减少滤泡过度角化作用 — 如党参中的壬二酸。
— 细胞毒活性和镇静作用 — 如独活中的当归酸。
— 抑制丙氨酸脱水酶的活性和抗辐射的作用 — 黑大豆皮中的乙酰丙酸。

二、脂肪酸的结构与分类

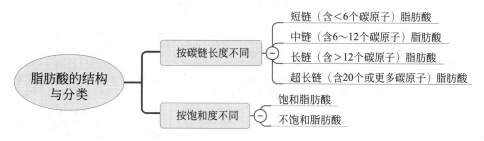

脂肪酸的结构与分类
— 按碳链长度不同 —
　短链（含<6个碳原子）脂肪酸
　中链（含6~12个碳原子）脂肪酸
　长链（含>12个碳原子）脂肪酸
　超长链（含20个或更多碳原子）脂肪酸
— 按饱和度不同 —
　饱和脂肪酸
　不饱和脂肪酸

（一）饱和脂肪酸

该类化合物结构特点为分子中烃链为饱和键。如分子中含16个碳的棕榈酸和18个碳的硬脂酸广泛存在于动植物中。饱和脂肪酸能促进人体吸收胆固醇，使血中胆固醇含量升高，二者易结合并沉积于血管壁，从而导致血管硬化。

棕榈酸（16：0）$CH_3—(CH_2)_{14}—COOH$

硬脂酸（18：0）$CH_3—(CH_2)_{16}—COOH$

（二）不饱和脂肪酸

1. 单不饱和脂肪酸

单不饱和脂肪酸类化合物结构特点为分子中有一个双键，如分子中含 16 个碳的棕榈油酸和 18 个碳原子的油酸。陆地动物细胞不能合成更多的脂肪酸双键，故脂肪中只含有对人体胆固醇代谢影响较小的单不饱和脂肪酸。

油酸（18：1）$CH_3—(CH_2)_7—CH{=}CH—(CH_2)_7—COOH$

棕榈油酸（16：1）$CH_3—(CH_2)_5—CH{=}CH—(CH_2)_7—COOH$

2. 多不饱和脂肪酸

多不饱和脂肪酸类化合物结构特点为分子中有两个以上（多为2～7个）的双键。植物油脂中多分布含 2 或 3 个双键的多不饱和脂肪酸，海洋动物的脂肪中主要存在含 4 个以上双键的多不饱和脂肪酸。多不饱和脂肪酸主要包括 α-亚麻酸、γ-亚麻酸、亚油酸、花生四烯酸、二十二碳六烯酸以及二十碳五烯酸（EPA）等。多不饱和脂肪酸有良好的降血脂作用，因其在人体中易于乳化、输送和代谢，不易在动脉壁上沉淀。人脑细胞脂质中有 10% 是易通过大脑屏障进入脑细胞的 DHA，因此 DHA 对脑细胞的形成和生长发挥重要的作用，对提高记忆力、延缓大脑衰老有积极的作用。DHA 和 EPA 多存在于鱼油中，特别深海冷水鱼油中含量较高。亚油酸及 α-亚麻酸必须从食物或药物中摄取，原因在于人体虽然能利用糖和蛋白质合成饱和脂肪酸及单不饱和脂肪酸，但不能合成此两种脂肪酸。亚油酸在人体内可转化为花生四烯酸和 γ-亚麻酸，而花生四烯酸是具有较广泛的调节机体代谢的重要作用的前列腺素的前体物质。α-亚麻酸通过脱氢酶及碳链延长酶的催化作用，最终合成 EPA 和 DHA，因此亚油酸及 α-亚麻酸被称为人体必需脂肪酸。

亚油酸（18：2）$CH_3—(CH_2)_4—(CH{=}CH—CH_2)_2—(CH_2)_6—COOH$

α-亚麻酸（18：3）$CH_3—CH_2—(CH{=}CH—CH_2)_3—(CH_2)_6—COOH$

γ-亚麻酸（18：3）$CH_3—(CH_2)_4—(CH{=}CH—CH_2)_3—(CH_2)_3—COOH$

花生四烯酸（20：4）$CH_3—(CH_2)_4—(CH{=}CH—CH_2)_4—(CH_2)_2—COOH$

二十碳五烯酸（20：5）$CH_3—CH_2—(CH{=}CH—CH_2)_5—(CH_2)_2—COOH$

二十二碳六烯酸（22：6）$CH_3—CH_2—(CH{=}CH—CH_2)_6—CH_2—COOH$

三、脂肪酸的理化性质

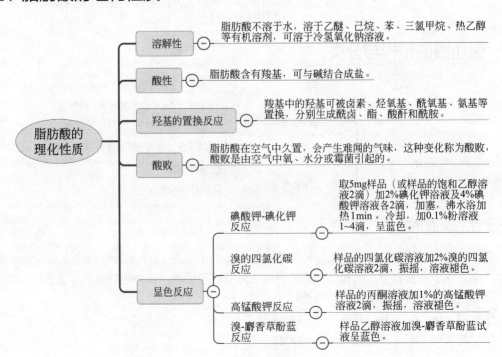

四、脂肪酸的提取与分离

（一）脂肪酸的提取方法

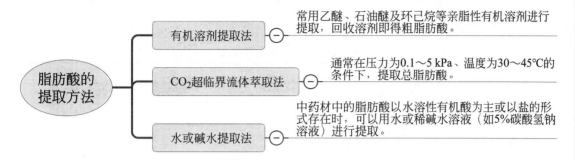

脂肪酸的
提取方法

- 有机溶剂提取法 —— 常用乙醚、石油醚及环己烷等亲脂性有机溶剂进行提取，回收溶剂即得粗脂肪酸。
- CO_2超临界流体萃取法 —— 通常在压力为0.1～5 kPa、温度为30～45℃的条件下，提取总脂肪酸。
- 水或碱水提取法 —— 中药材中的脂肪酸以水溶性有机酸为主或以盐的形式存在时，可以用水或稀碱水溶液（如5%碳酸氢钠溶液）进行提取。

（二）脂肪酸的分离方法

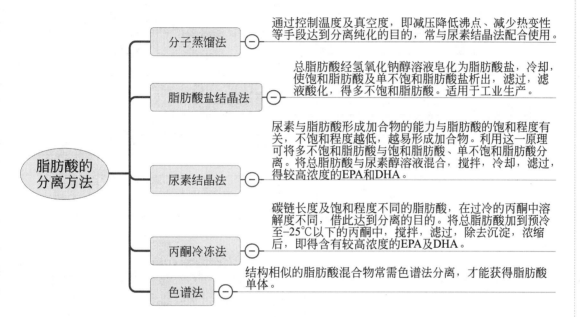

脂肪酸的
分离方法

- 分子蒸馏法 —— 通过控制温度及真空度，即减压降低沸点、减少热变性等手段达到分离纯化的目的，常与尿素结晶法配合使用。
- 脂肪酸盐结晶法 —— 总脂肪酸经氢氧化钠醇溶液皂化为脂肪酸盐，冷却，使饱和脂肪酸及单不饱和脂肪酸盐析出，滤过，滤液酸化，得多不饱和脂肪酸。适用于工业生产。
- 尿素结晶法 —— 尿素与脂肪酸形成加合物的能力与脂肪酸的饱和程度有关，不饱和程度越低，越易形成加合物。利用这一原理可将多不饱和脂肪酸与饱和脂肪酸、单不饱和脂肪酸分离。将总脂肪酸与尿素醇溶液混合，搅拌，冷却，滤过，得较高浓度的EPA和DHA。
- 丙酮冷冻法 —— 碳链长度及饱和程度不同的脂肪酸，在过冷的丙酮中溶解度不同，借此达到分离的目的。将总脂肪酸加到预冷至−25℃以下的丙酮中，搅拌，滤过，除去沉淀，浓缩后，即得含有较高浓度的EPA及DHA。
- 色谱法 —— 结构相似的脂肪酸混合物常需色谱法分离，才能获得脂肪酸单体。

五、含脂肪酸的中药实例

（一）亚麻子

亚麻子中脂肪酸的提取：将粉碎后的亚麻子投入超临界流体萃取釜中。对萃取釜、解析釜Ⅰ、解析釜Ⅱ、分离柱以及储罐（冷却釜）分别进行加热、冷却，当上述设备的温度分别达到30℃、65℃、65℃、50℃时，打开 CO_2 气体瓶，通过压缩泵对前4种设备进行加压，以上设备压力分别达到 25MPa、14MPa、9MPa、6MPa 时，进行循环萃取，设置 CO_2 流量为 40kg/h，保持恒温恒压，萃取 3h 后，从解析釜Ⅰ出料口出料。

亚麻子脂肪酸成分的 GC-MS 分析：取上述 SFE-CO_2 所得脂肪油，用 GC-MS 联用仪分析测定，结果表明 α-亚麻酸、油酸、亚油酸、硬脂酸以及棕榈酸的含量分别为 52.08%、20.16%、13.05%、7.12%和 6.83%。

（二）巴豆

巴豆中脂肪酸的提取：巴豆种仁碾成粗颗粒，单层滤纸包裹，置于索氏回流器中，石油醚加热提取 5h，温度 80～90℃，回收提取液后即得巴豆油。

巴豆油的甲酯化：取 0.4g 巴豆油，加入 4mL 浓度为 0.5mol/L KOH—CH$_3$OH 溶液，将其 60℃水浴皂化 40min，待油珠完全消失。冷却后加 30mL 水，摇匀，移至分液漏斗，乙醚（20mL）萃取 3 次，合并萃取液，用无水硫酸钠干燥，回收干净乙醚得样品，取样品 0.4μL 进行 GC-MS 分析。

巴豆脂肪油中的脂肪酸成分见下表。

巴豆脂肪油中的脂肪酸成分

峰号	化合物	甲酯分子式	甲酯分子量	含量/%
1	十二酸（月桂酸）	C$_{12}$H$_{24}$O$_2$	200	0.97
2	十四酸（肉豆蔻酸）	C$_{14}$H$_{28}$O$_2$	228	4.40
3	十五酸	C$_{15}$H$_{30}$O$_2$	242	0.02
4	十六酸（棕榈酸）	C$_{16}$H$_{32}$O$_2$	256	6.17
5	十六碳一烯酸	C$_{16}$H$_{30}$O$_2$	254	0.16
6	十七酸	C$_{17}$H$_{34}$O$_2$	270	0.08
7	十八酸（硬脂酸）	C$_{18}$H$_{36}$O$_2$	284	2.59
8	油酸	C$_{18}$H$_{34}$O$_2$	282	18.48
9	亚油酸	C$_{18}$H$_{32}$O$_2$	280	44.36
10	十九酸	C$_{19}$H$_{38}$O$_2$	298	0.05
11	亚麻酸	C$_{18}$H$_{30}$O$_2$	278	1.23
12	二十酸（花生酸）	C$_{20}$H$_{40}$O$_2$	312	4.61
13	二十碳一烯酸	C$_{20}$H$_{38}$O$_2$	310	14.49
14	二十碳二烯酸	C$_{20}$H$_{36}$O$_2$	308	1.56
15	二十二酸（山嵛酸）	C$_{22}$H$_{44}$O$_2$	340	0.31
16	二十二酸一烯酸	C$_{22}$H$_{42}$O$_2$	338	0.52

（三）紫苏子

紫苏子中脂肪酸的提取：紫苏子粉碎后加入超临界流体萃取釜中，对萃取釜、解析釜、分离柱、储罐（冷却釜）等进行加热、冷却，当上述设备的温度分别达到 42℃、70℃、60℃、36.5℃时，打开 CO$_2$ 气体瓶，通过压缩泵对 4 种设备进行加压，以上设备压力分别达到 3kPa、0.8kPa、0.75kPa、0.7kPa 时，进行循环萃取，设置 CO$_2$ 流量为 40kg/h，保持恒温恒压，萃取 4h 后，从解析釜出料口出料，得透明的淡黄色油状液体。

紫苏子脂肪酸成分的 GC-MS 分析：取上述 SFE-CO$_2$ 所得脂肪油，皂化和甲酯化后，以峰面积归一化法定量，GC-MS 联用仪分析测定了 α-亚麻酸等 12 种脂肪酸成分，主要有效成分 α-亚麻酸的含量达 73.46%。

第二节　有机含硫化合物

一、概述

天然含硫化合物具有特殊的生理作用。硫是所有生物的必需元素，并且有些含硫化合物如氨基酸、维生素、辅酶 A、多肽及蛋白质等在机体内具有诸多重要的作用，其广泛存在于动物、植物的不同组织以及微生物中。存在于中药中的含硫的二次代谢产物具有一定的生物活性，如大蒜素和蔊菜素均具有显著的抗菌作用，芥子苷具有较强的抗菌、抗霉菌及杀虫作用，但分布不广。

二、含硫化合物及其中药实例

（一）芥子苷类

芥子苷是一类以硫原子为苷键原子的葡萄糖苷类化合物，又称硫代葡萄糖苷，或简称硫苷（GS），是存在于天然界中 S-苷的典型代表，主要分布于十字花科植物，已发现的芥子苷类化合物达 70 余种。在植物体内芥子苷类化合物通常以钾盐的形式存在，有时也以钠盐、铵盐的形式存在，如黑芥子中的黑芥子苷是钾盐，白芥子中的白芥子苷除钾盐外，还有由芥子碱组成的季铵盐。芥子苷通式及黑芥子苷与白芥子苷结构如下：

芥子苷通式　　　　　　　　　　黑芥子苷

白芥子苷

芥子苷类化合物在中性条件下，被芥子苷酶水解，生成葡萄糖和硫代羟肟酸，后者经转位最后变成异硫氰酸酯。白芥子或黑芥子的粉末加温水闷润一定时间后，由于白芥子或黑芥子中的芥子苷受其共存的芥子苷酶的作用而产生成异硫氰酸酯，因此会发出强烈的辛辣味。

（二）大蒜

2020 年版《中国药典》以大蒜素为指标成分，大蒜素为二烯丙基化三硫，为淡黄色油状液体，相对密度 1.085，折光率 1.580（20℃），对大蒜进行鉴别和含量测定，要求其含量不得少于 0.15%。大蒜中的主要抗菌成分是大蒜辣素（二烯丙基硫代亚磺酸酯），其在蒜氨酸酶的作用下由大蒜中蒜氨酸或（+）-S-烯丙基半胱氨酸亚砜生成，虽稀释至 1∶125000～1∶85000，仍可抑制葡萄糖球菌、链球菌、伤寒杆菌、副伤寒杆菌、霍乱弧菌、大肠埃希菌、白喉杆菌、肺炎球菌、炭疽杆菌等革兰阳性及阴性细菌，但其性质不稳定，易分解失去活性。大蒜新素具有抗病原微生物、抗肿瘤、降血脂、清除自由基及保肝护胃等作用。

大蒜素　　　　　　　　　大蒜辣素　　　　　　　　　大蒜新素

（三）蔊菜

蔊菜中的蔊菜素（rorifon）（$C_{11}H_{21}O_2NS$）为含砜基与氰基的长链烃基化合物，针状结晶，熔点 45～46℃，其为不溶于酸水与碱水的中性化合物，难溶于石油醚、乙醚、冷水，易溶于乙酸乙酯、三氯甲烷、苯等，遇碘化铋钾试剂显橙红色，具有化痰、止咳、抗菌作用。

蔊菜素

（四）板蓝根

板蓝根为十字花科菘蓝属植物菘蓝的干燥根，广泛用于治疗流感、腮腺炎、温病发热、风热感冒、咽喉肿烂、流行性乙型脑炎、肝炎等各种病毒性疾病及细菌性感染疾病。已有学者从板蓝根中分离得到原告依春、表原告依春、葡萄糖芫菁芥素等芥子苷类化合物。

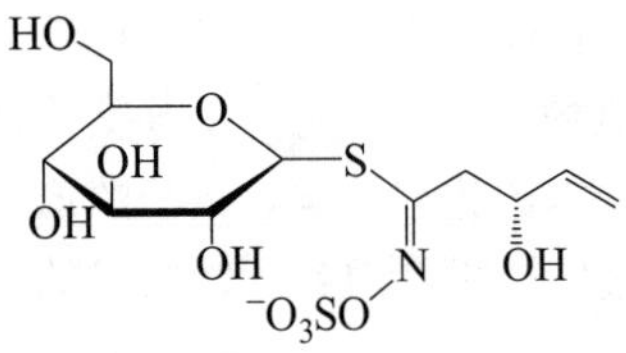

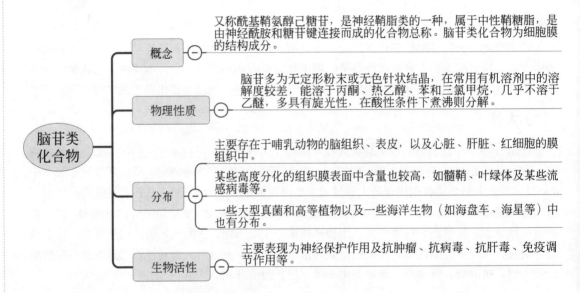

原告依春 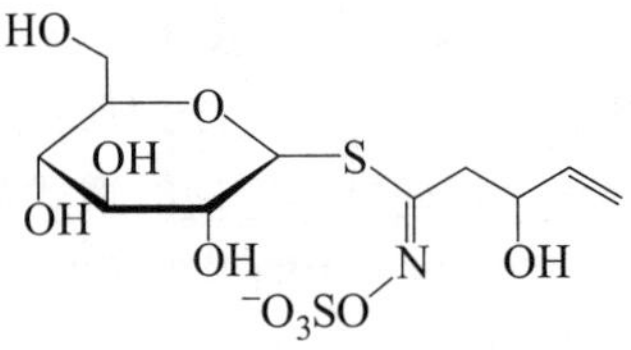　　　　　　　　　　表原告依春 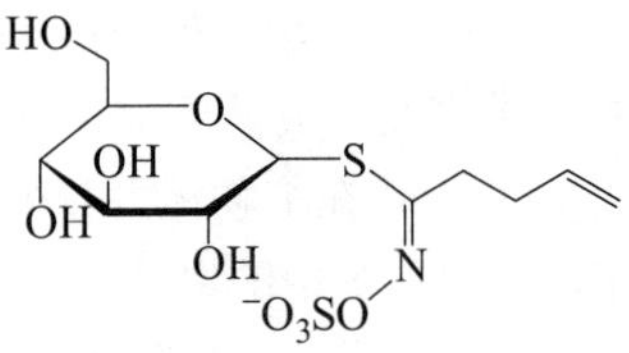　　　　　　　　　葡萄糖芫菁芥素

第三节　脑苷类化合物

一、概述

脑苷类化合物

- 概念 ─ 又称酰基鞘氨醇己糖苷，是神经鞘脂类的一种，属于中性鞘糖脂，是由神经酰胺和糖苷键连接而成的化合物总称。脑苷类化合物为细胞膜的结构成分。

- 物理性质 ─ 脑苷多为无定形粉末或无色针状结晶，在常用有机溶剂中的溶解度较差，能溶于丙酮、热乙醇、苯和三氯甲烷，几乎不溶于乙醚，多具有旋光性，在酸性条件下煮沸则分解。

- 分布 ─ 主要存在于哺乳动物的脑组织、表皮，以及心脏、肝脏、红细胞的膜组织中。
  - 某些高度分化的组织膜表面中含量也较高，如髓鞘、叶绿体及某些流感病毒等。
  - 一些大型真菌和高等植物以及一些海洋生物（如海盘车、海星等）中也有分布。

- 生物活性 ─ 主要表现为神经保护作用及抗肿瘤、抗病毒、抗肝毒、免疫调节作用等。

二、含脑苷类化合物的中药实例

（一）坡扣

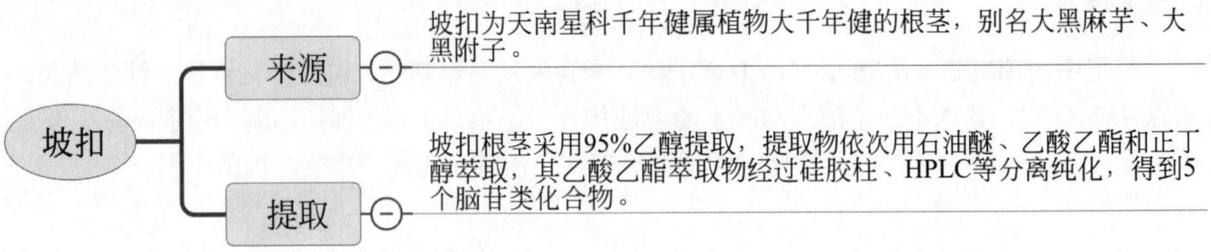

坡扣

- 来源 ─ 坡扣为天南星科千年健属植物大千年健的根茎，别名大黑麻芋、大黑附子。

- 提取 ─ 坡扣根茎采用95%乙醇提取，提取物依次用石油醚、乙酸乙酯和正丁醇萃取，其乙酸乙酯萃取物经过硅胶柱、HPLC等分离纯化，得到5个脑苷类化合物。

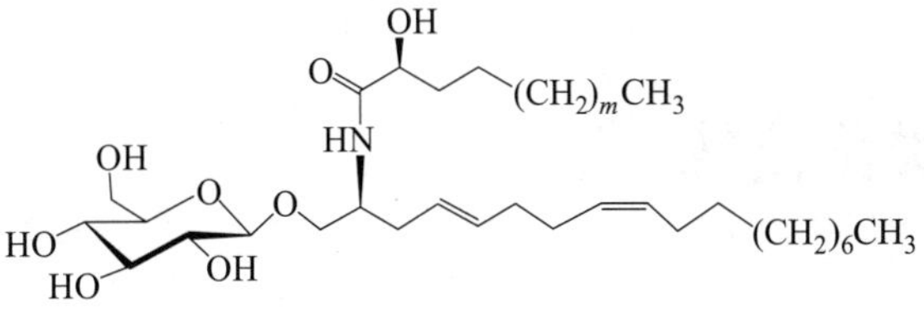

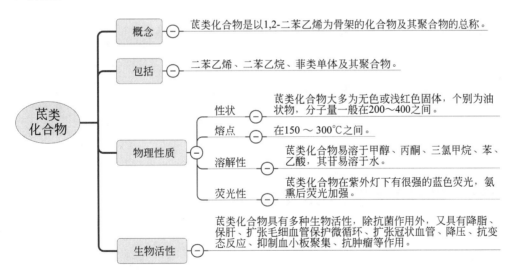

坡扣根茎提取所得脑苷类化合物
1. *m*=11 2. *m*=13 3. *m*=15 4. *m*=17 5. *m*=19

（二）深绿山龙眼

山龙眼科山龙眼属植物深绿山龙眼在我国西南至东南各省区的热带、亚热带地区分布广泛，云南景颇族用其种子治疗头痛、失眠等症。有学者从深绿山龙眼叶中分离得到龙眼脑苷 A。

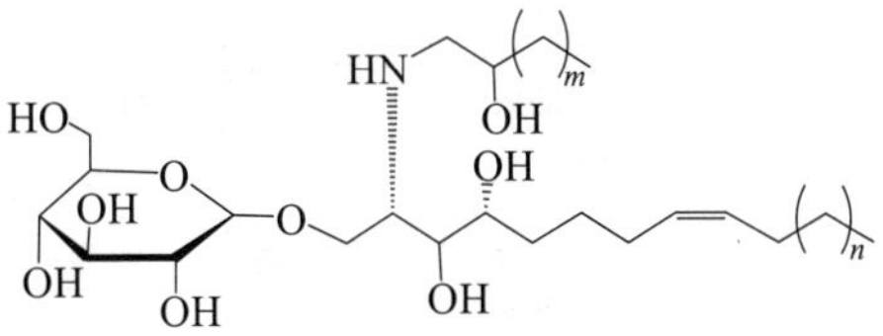

龙眼脑苷A（*m*=21, *n*=7）

第四节　芪类化合物

一、概述

芪类
化合物
- 概念 ─ 芪类化合物是以1,2-二苯乙烯为骨架的化合物及其聚合物的总称。
- 包括 ─ 二苯乙烯、二苯乙烷、菲类单体及其聚合物。
- 物理性质
  - 性状 ─ 芪类化合物大多为无色或浅红色固体，个别为油状物，分子量一般在200~400之间。
  - 熔点 ─ 在150~300℃之间。
  - 溶解性 ─ 芪类化合物易溶于甲醇、丙酮、三氯甲烷、苯、乙酸，其苷易溶于水。
  - 荧光性 ─ 芪类化合物在紫外灯下有很强的蓝色荧光，氨熏后荧光加强。
- 生物活性 ─ 芪类化合物具有多种生物活性，除抗菌作用外，又具有降脂、保肝、扩张毛细血管保护微循环、扩张冠状血管、降压、抗变态反应、抑制血小板聚集、抗肿瘤等作用。

二、含芪类化合物的中药实例

虎杖为蓼科植物虎杖的干燥根及根茎，具有清热解毒、利胆退黄、祛风除湿、散瘀定痛、止咳化痰之功效。虎杖中虎杖苷含量较高，具有镇咳、调血脂、降低胆固醇、抗休克等多种药理作用。

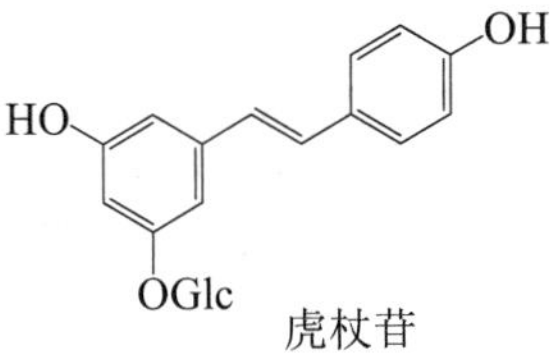

虎杖苷

第五节　多炔类化合物

一、概述

```
                        ┌── 结构 ──○── 除具有不饱和三键结构外还含有烯的结构，化学性质活泼。

                        ├── 分布 ──○── 分布很广，但主要集中于五加科、菊科、伞形科和檀香科等植物中。
  多炔类
  化合物 ──┤
                        ├── 检验样品中的 ──○── 可在硅胶薄层板上点样展开，用茴香醛-浓硫酸喷雾后加热，
                        │   多炔类化合物        如有多炔类成分将出现棕色或绿色斑点。

                        └── 生物活性 ──○── 天然多炔类化合物具有抗肿瘤、抗炎、抗氧化等生物活性。
```

二、含多炔类化合物的中药实例

　　从人参的脂溶性部位分离得到人参炔醇、人参环氧炔醇等多炔类化合物，具有神经保护和神经营养作用，表明其对阿尔茨海默病等神经退行性疾病具有潜在应用价值，能抑制细胞增殖和诱导分化，从而起到推迟或抑制肿瘤生长的作用。还能够降压、调节前列腺素（PG）代谢、抑制血小板聚集和血小板 ATP 释放及血栓形成。目前为止，已从人参根中获得 10 余种炔醇类化合物。

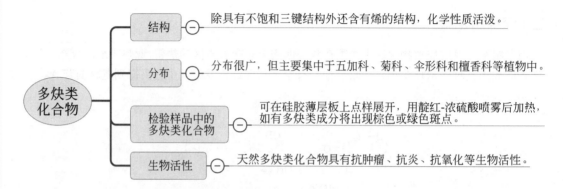

人参炔醇

人参环氧炔醇

第六节　神经酰胺类化合物

一、概述

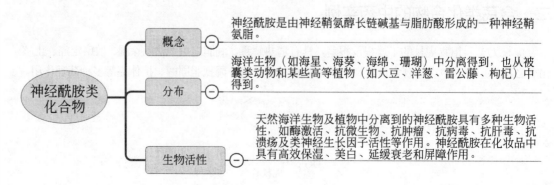

```
                        ┌── 概念 ──○── 神经酰胺是由神经鞘氨醇长链碱基与脂肪酸形成的一种神经鞘氨脂。

  神经酰胺类            ├── 分布 ──○── 海洋生物（如海星、海葵、海绵、珊瑚）中分离得到，也从被
  化合物 ──┤                              囊类动物和某些高等植物（如大豆、洋葱、雷公藤、枸杞）中得到。

                        └── 生物活性 ──○── 天然海洋生物及植物中分离到的神经酰胺具有多种生物活
                                            性，如酶激活、抗微生物、抗肿瘤、抗病毒、抗肝毒、抗
                                            溃疡及类神经生长因子活性等作用。神经酰胺在化妆品中
                                            具有高效保湿、美白、延缓衰老和屏障作用。
```

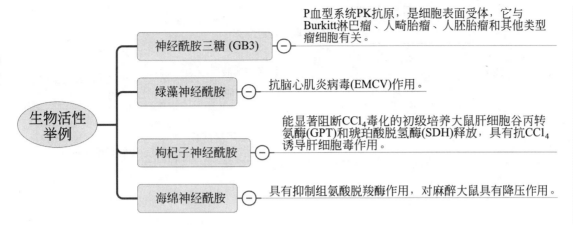

二、神经酰胺的结构分类

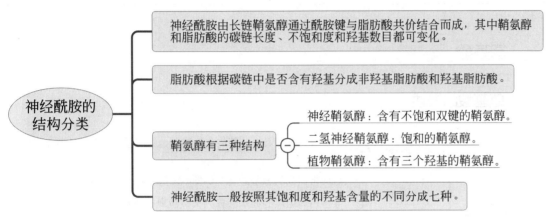

几种常见神经酰胺的基本结构示意图如下。

三、含神经酰胺类化合物的中药实例

雷公藤中主要的化学成分为二萜和生物碱，具有抗 HIV 作用，此外还有两个已知的神经酰胺类化合物：N-(2'-羟基二十四碳酰基)-1,3,-4-三羟基-2-氨基-十八烷（Ⅰ）、N-(2'-羟基二十五碳酰基)-1,3,4-三羟基-2-氨基-$\Delta^{8,9}$(E)-十八碳烯（Ⅱ）。其提取分离工艺流程如下。

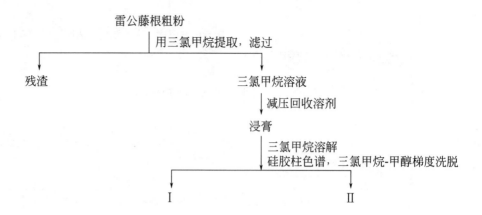

雷公藤根粗粉

　　用三氯甲烷提取，滤过

残渣　　　　　　　　　　　三氯甲烷溶液

　　　　　　　　　　　　　　减压回收溶剂

　　　　　　　　　　　浸膏

　　　　　　　　　　　　三氯甲烷溶解
　　　　　　　　　　　　硅胶柱色谱，三氯甲烷-甲醇梯度洗脱

Ⅰ　　　　　　　　　　　　　　　　　Ⅱ

第七节　氨基酸、环肽、蛋白质和酶

一、氨基酸

（一）氨基酸的概述

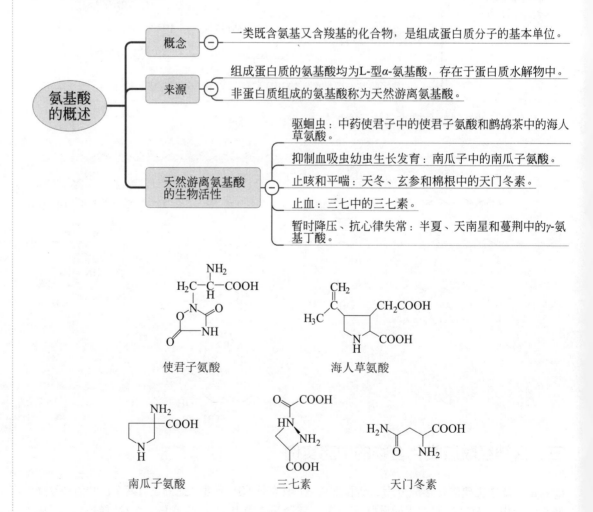

氨基酸的概述

- 概念 ── 一类既含氨基又含羧基的化合物，是组成蛋白质分子的基本单位。

- 来源 ── 组成蛋白质的氨基酸均为L-型α-氨基酸，存在于蛋白质水解物中。
　　　　　非蛋白质组成的氨基酸称为天然游离氨基酸。

- 天然游离氨基酸的生物活性 ──
　　驱蛔虫：中药使君子中的使君子氨酸和鹧鸪茶中的海人草氨酸。
　　抑制血吸虫幼虫生长发育：南瓜子中的南瓜子氨酸。
　　止咳和平喘：天冬、玄参和棉根中的天门冬素。
　　止血：三七中的三七素。
　　暂时降压、抗心律失常：半夏、天南星和蔓荆中的γ-氨基丁酸。

使君子氨酸　　　　　　　海人草氨酸

南瓜子氨酸　　　　三七素　　　　天门冬素

（二）氨基酸的结构与分类

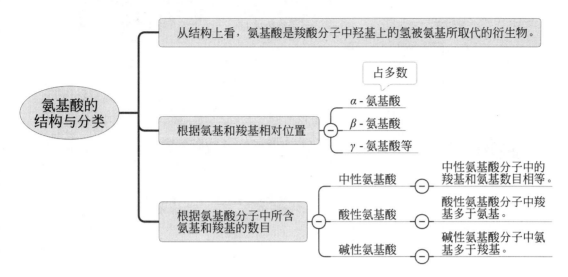

（三）氨基酸的理化性质

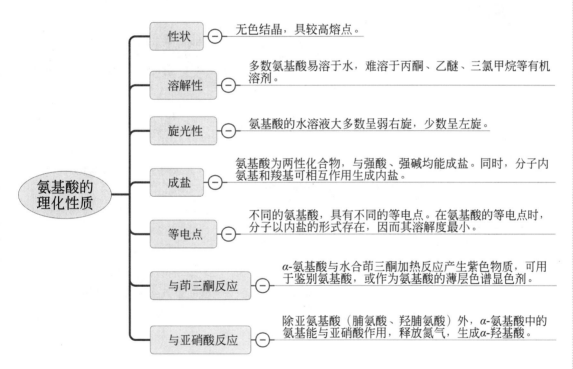

（四）氨基酸的提取分离

1. 氨基酸的提取方法

氨基酸的提取方法

水提取法 — 将中药粗粉用适量水浸泡，滤过，加压浓缩至1mL相当于1g生药材，加2倍乙醇或甲醇除去蛋白质、多糖等杂质，滤过，将滤液减压浓缩至无醇味，通过强酸型其他适当的阳离子交换树脂，用1mol/L氢氧化钠或2mol/L氨水溶液洗脱，收集对茚三酮呈阳性反应部分，浓缩，得总氨基酸。

乙醇提取法 — 中药粗粉加适量70%乙醇回流提取（或冷浸），滤过，减压浓缩至无醇味，然后按水提取法通过阳离子交换树脂后即得总氨基酸。

2. 氨基酸的分离方法

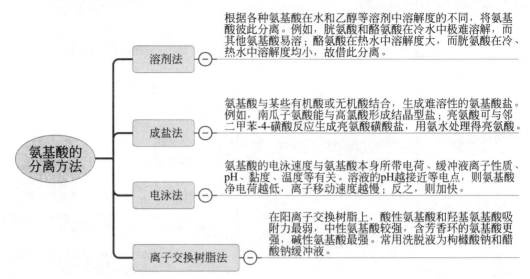

氨基酸的分离方法

溶剂法——根据各种氨基酸在水和乙醇等溶剂中溶解度的不同，将氨基酸彼此分离。例如，胱氨酸和酪氨酸在冷水中极难溶解，而其他氨基酸易溶；酪氨酸在热水中溶解度大，而胱氨酸在冷、热水中溶解度均小，故借此分离。

成盐法——氨基酸与某些有机酸或无机酸结合，生成难溶性的氨基酸盐。例如，南瓜子氨酸能与高氯酸形成结晶型盐；亮氨酸可与邻二甲苯-4-磺酸反应生成亮氨酸磺酸盐，用氨水处理得亮氨酸。

电泳法——氨基酸的电泳速度与氨基酸本身所带电荷、缓冲液离子性质、pH、黏度、温度等有关。溶液的pH越接近等电点，则氨基酸净电荷越低，离子移动速度越慢；反之，则加快。

离子交换树脂法——在阳离子交换树脂上，酸性氨基酸和羟基氨基酸吸附力最弱，中性氨基酸较强，含芳香环的氨基酸更强，碱性氨基酸最强。常用洗脱液为枸橼酸钠和醋酸钠缓冲液。

（五）氨基酸的检识

1. 理化检识

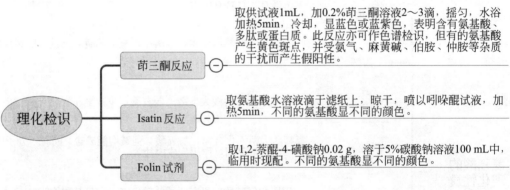

理化检识

茚三酮反应——取供试液1mL，加0.2%茚三酮溶液2～3滴，摇匀，水浴加热5min，冷却，显蓝色或蓝紫色，表明含有氨基酸、多肽或蛋白质。此反应亦可作色谱检识，但有的氨基酸产生黄色斑点，并受氨气、麻黄碱、伯胺、仲胺等杂质的干扰而产生假阳性。

Isatin 反应——取氨基酸水溶液滴于滤纸上，晾干，喷以吲哚醌试液，加热5min，不同的氨基酸显不同的颜色。

Folin 试剂——取1,2-萘醌-4-磺酸钠0.02 g，溶于5%碳酸钠溶液100 mL中，临用时现配。不同的氨基酸显不同的颜色。

2. 色谱检识

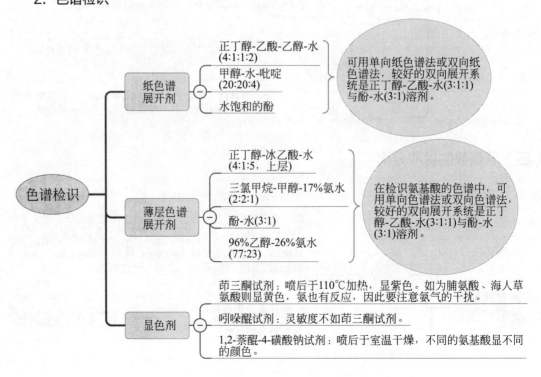

色谱检识

纸色谱展开剂
- 正丁醇-乙酸-乙醇-水(4:1:1:2)
- 甲醇-水-吡啶(20:20:4)
- 水饱和的酚

可用单向纸色谱法或双向纸色谱法，较好的双向展开系统是正丁醇-乙酸-水(3:1:1)与酚-水(3:1)溶剂。

薄层色谱展开剂
- 正丁醇-冰乙酸-水(4:1:5，上层)
- 三氯甲烷-甲醇-17%氨水(2:2:1)
- 酚-水(3:1)
- 96%乙醇-26%氨水(77:23)

在检识氨基酸的色谱中，可用单向色谱法或双向色谱法，较好的双向展开系统是正丁醇-乙酸-水(3:1:1)与酚-水(3:1)溶剂。

显色剂
- 茚三酮试剂：喷后于110℃加热，显紫色。如为脯氨酸、海人草氨酸则显黄色，氨也有反应，因此要注意氨气的干扰。
- 吲哚醌试剂：灵敏度不如茚三酮试剂。
- 1,2-萘醌-4-磺酸钠试剂：喷后于室温干燥，不同的氨基酸显不同的颜色。

二、环肽

（一）概述

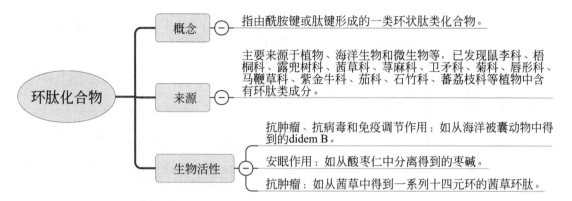

（二）环肽的结构分类

目前得到的环肽类化合物根据其骨架可分为两大类六个类型。

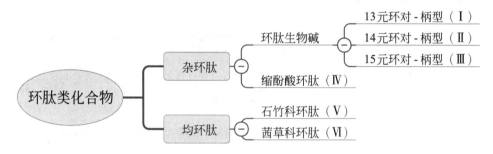

（三）环肽的理化性质

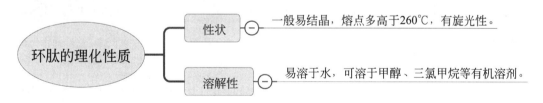

（四）环肽的检识

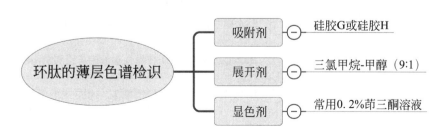

三、蛋白质和酶

（一）概述

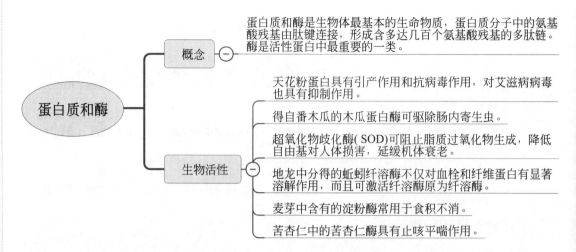

蛋白质和酶

- **概念** ⊖ 蛋白质和酶是生物体最基本的生命物质，蛋白质分子中的氨基酸残基由肽键连接，形成含多达几百个氨基酸残基的多肽链。酶是活性蛋白中最重要的一类。

- **生物活性** ⊖
  - 天花粉蛋白具有引产作用和抗病毒作用，对艾滋病病毒也具有抑制作用。
  - 得自番木瓜的木瓜蛋白酶可驱除肠内寄生虫。
  - 超氧化物歧化酶（SOD）可阻止脂质过氧化物生成，降低自由基对人体损害，延缓机体衰老。
  - 地龙中分得的蚯蚓纤溶酶不仅对血栓和纤维蛋白有显著溶解作用，而且可激活纤溶酶原为纤溶酶。
  - 麦芽中含有的淀粉酶常用于食积不消。
  - 苦杏仁中的苦杏仁酶具有止咳平喘作用。

（二）蛋白质和酶的理化性质

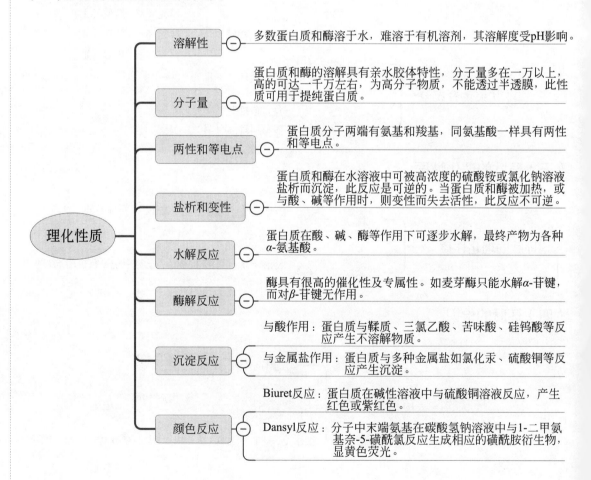

理化性质

- **溶解性** ⊖ 多数蛋白质和酶溶于水，难溶于有机溶剂，其溶解度受pH影响。

- **分子量** ⊖ 蛋白质和酶的溶解具有亲水胶体特性，分子量多在一万以上，高的可达一千万左右，为高分子物质，不能透过半透膜，此性质可用于提纯蛋白质。

- **两性和等电点** ⊖ 蛋白质分子两端有氨基和羧基，同氨基酸一样具有两性和等电点。

- **盐析和变性** ⊖ 蛋白质和酶在水溶液中可被高浓度的硫酸铵或氯化钠溶液盐析而沉淀，此反应是可逆的。当蛋白质和酶被加热，或与酸、碱等作用时，则变性而失去活性，此反应不可逆。

- **水解反应** ⊖ 蛋白质在酸、碱、酶等作用下可逐步水解，最终产物为各种 α-氨基酸。

- **酶解反应** ⊖ 酶具有很高的催化性及专属性。如麦芽酶只能水解 α-苷键，而对 β-苷键无作用。

- **沉淀反应** ⊖
  - 与酸作用：蛋白质与鞣质、三氯乙酸、苦味酸、硅钨酸等反应产生不溶解物质。
  - 与金属盐作用：蛋白质与多种金属盐如氯化汞、硫酸铜等反应产生沉淀。

- **颜色反应** ⊖
  - Biuret反应：蛋白质在碱性溶液中与硫酸铜溶液反应，产生红色或紫红色。
  - Dansyl反应：分子中末端氨基在碳酸氢钠溶液中与1-二甲氨基奈-5-磺酰氯反应生成相应的磺酰胺衍生物，显黄色荧光。

（三）蛋白质和酶的检识

1. 理化检识

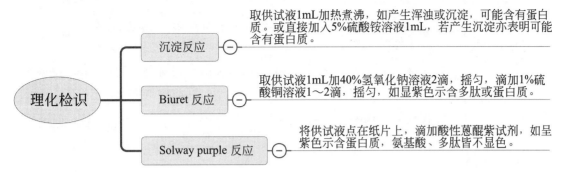

理化检识

沉淀反应 ── 取供试液1mL加热煮沸，如产生浑浊或沉淀，可能含有蛋白质。或直接加入5%硫酸铵溶液1mL，若产生沉淀亦表明可能含有蛋白质。

Biuret 反应 ── 取供试液1mL加40%氢氧化钠溶液2滴，摇匀，滴加1%硫酸铜溶液1～2滴，摇匀，如显紫色示含多肽或蛋白质。

Solway purple 反应 ── 将供试液点在纸片上，滴加酸性蒽醌紫试剂，如呈紫色示含蛋白质，氨基酸、多肽皆不显色。

2. 色谱检识

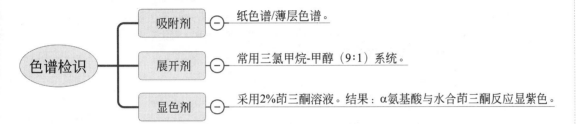

色谱检识

吸附剂 ── 纸色谱/薄层色谱。

展开剂 ── 常用三氯甲烷-甲醇（9:1）系统。

显色剂 ── 采用2%茚三酮溶液。结果：α氨基酸与水合茚三酮反应显紫色。

第八节　动物药

一、动物药化学成分的结构类型

（一）氨基酸、多肽、蛋白质和酶

1. 氨基酸

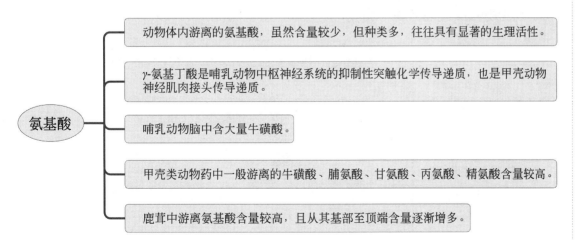

氨基酸

动物体内游离的氨基酸，虽然含量较少，但种类多，往往具有显著的生理活性。

γ-氨基丁酸是哺乳动物中枢神经系统的抑制性突触化学传导递质，也是甲壳动物神经肌肉接头传导递质。

哺乳动物脑中含大量牛磺酸。

甲壳类动物药中一般游离的牛磺酸、脯氨酸、甘氨酸、丙氨酸、精氨酸含量较高。

鹿茸中游离氨基酸含量较高，且从其基部至顶端含量逐渐增多。

2. 多肽

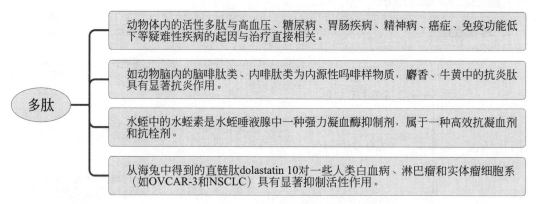

多肽

- 动物体内的活性多肽与高血压、糖尿病、胃肠疾病、精神病、癌症、免疫功能低下等疑难性疾病的起因与治疗直接相关。
- 如动物脑内的脑啡肽类、内啡肽类为内源性吗啡样物质，麝香、牛黄中的抗炎肽具有显著抗炎作用。
- 水蛭中的水蛭素是水蛭唾液腺中一种强力凝血酶抑制剂，属于一种高效抗凝血剂和抗栓剂。
- 从海兔中得到的直链肽dolastatin 10对一些人类白血病、淋巴瘤和实体瘤细胞系（如OVCAR-3和NSCLC）具有显著抑制活性作用。

3. 蛋白质

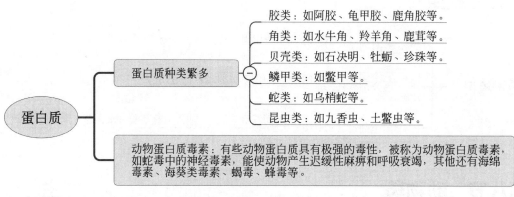

蛋白质

- 蛋白质种类繁多
  - 胶类：如阿胶、龟甲胶、鹿角胶等。
  - 角类：如水牛角、羚羊角、鹿茸等。
  - 贝壳类：如石决明、牡蛎、珍珠等。
  - 鳞甲类：如鳖甲等。
  - 蛇类：如乌梢蛇等。
  - 昆虫类：如九香虫、土鳖虫等。
- 动物蛋白质毒素：有些动物蛋白质具有极强的毒性，被称为动物蛋白质毒素，如蛇毒中的神经毒素，能使动物产生迟缓性麻痹和呼吸衰竭，其他还有海绵毒素、海葵类毒素、蝎毒、蜂毒等。

4. 酶

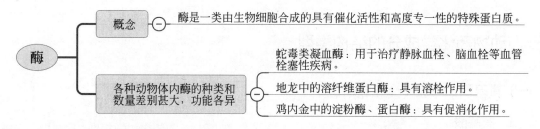

酶

- 概念：酶是一类由生物细胞合成的具有催化活性和高度专一性的特殊蛋白质。
- 各种动物体内酶的种类和数量差别甚大，功能各异
  - 蛇毒类凝血酶：用于治疗静脉血栓、脑血栓等血管栓塞性疾病。
  - 地龙中的溶纤维蛋白酶：具有溶栓作用。
  - 鸡内金中的淀粉酶、蛋白酶：具有促消化作用。

（二）生物碱及其他含氮化合物

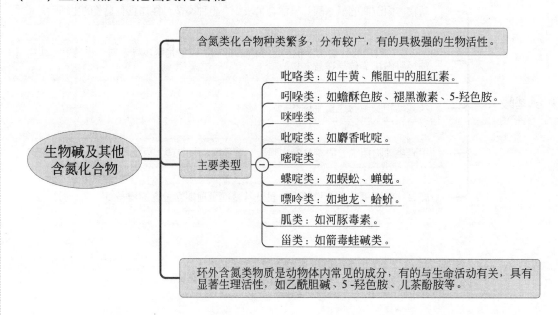

生物碱及其他含氮化合物

- 含氮类化合物种类繁多，分布较广，有的具极强的生物活性。
- 主要类型
  - 吡咯类：如牛黄、熊胆中的胆红素。
  - 吲哚类：如蟾酥色胺、褪黑激素、5-羟色胺。
  - 咪唑类
  - 吡啶类：如麝香吡啶。
  - 嘧啶类
  - 蝶啶类：如蜈蚣、蝉蜕。
  - 嘌呤类：如地龙、蛤蚧。
  - 胍类：如河豚毒素。
  - 甾类：如箭毒蛙碱类。
- 环外含氮类物质是动物体内常见的成分，有的与生命活动有关，具有显著生理活性，如乙酰胆碱、5-羟色胺、儿茶酚胺等。

（三）黏多糖

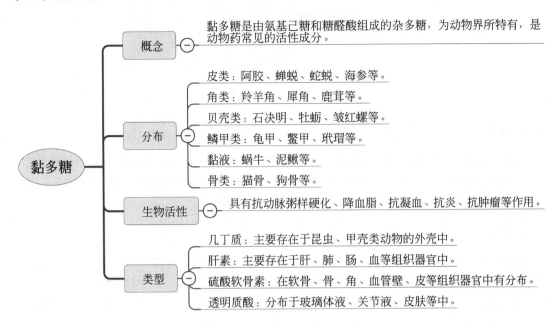

- **黏多糖**
  - **概念** ── 黏多糖是由氨基己糖和糖醛酸组成的杂多糖，为动物界所特有，是动物药常见的活性成分。
  - **分布**
    - 皮类：阿胶、蝉蜕、蛇蜕、海参等。
    - 角类：羚羊角、犀角、鹿茸等。
    - 贝壳类：石决明、牡蛎、疤红螺等。
    - 鳞甲类：龟甲、鳖甲、玳瑁等。
    - 黏液：蜗牛、泥鳅等。
    - 骨类：猫骨、狗骨等。
  - **生物活性** ── 具有抗动脉粥样硬化、降血脂、抗凝血、抗炎、抗肿瘤等作用。
  - **类型**
    - 几丁质：主要存在于昆虫、甲壳类动物的外壳中。
    - 肝素：主要存在于肝、肺、肠、血等组织器官中。
    - 硫酸软骨素：在软骨、骨、角、血管壁、皮等组织器官中有分布。
    - 透明质酸：分布于玻璃体液、关节液、皮肤等中。

（四）皂苷

　　动物界中皂苷分布不广，目前仅从海洋动物中发现，且数目不多。已知棘皮动物及海洋动物中含有皂苷。棘皮动物海参纲及海星纲的动物受到攻击时分泌的防御性黏稠物质具有毒性的皂苷。海参及海星皂苷具有抗肿瘤、抗真菌、抗放射等多种活性。

（五）脂类

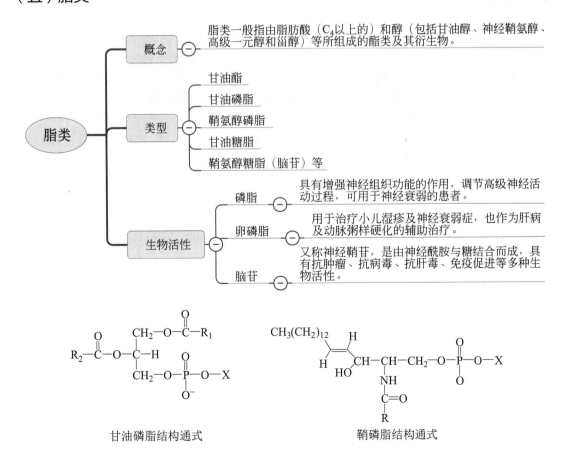

- **脂类**
  - **概念** ── 脂类一般指由脂肪酸（C_4以上的）和醇（包括甘油醇、神经鞘氨醇、高级一元醇和甾醇）等所组成的酯类及其衍生物。
  - **类型**
    - 甘油酯
    - 甘油磷脂
    - 鞘氨醇磷脂
    - 甘油糖脂
    - 鞘氨醇糖脂（脑苷）等
  - **生物活性**
    - 磷脂 ── 具有增强神经组织功能的作用，调节高级神经活动过程，可用于神经衰弱的患者。
    - 卵磷脂 ── 用于治疗小儿湿疹及神经衰弱症，也作为肝病及动脉粥样硬化的辅助治疗。
    - 脑苷 ── 又称神经鞘苷，是由神经酰胺与糖结合而成，具有抗肿瘤、抗病毒、抗肝毒、免疫促进等多种生物活性。

甘油磷脂结构通式　　　　　　　　鞘磷脂结构通式

$$CH_3(CH_2)_{12}$$

神经酰胺　$R_1=H$
脑苷　$R_1=$糖基

（六）甾类

甾类化合物几乎存在于所有生物体内，是生物膜的重要组成部分，也是一些激素的前体物质。如蟾酥中的蟾毒类，牛黄中的胆汁酸类，麝香、鹿茸、哈蟆油中的甾体激素以及蜕皮激素、甾体皂苷，它们均具有甾体母核，主要差别在于 C-17 位侧链不同。

（七）萜类

动物中萜类化合物类型较多。昆虫的信息素和防御物质含有单萜和倍半萜成分，如斑蝥中的斑蝥素（单萜类）。昆虫保幼激素为倍半萜类，如保幼酮、法尼醇等。二萜、二倍半萜以及三萜在海洋动物中也有分布，其中二萜、二倍半萜主要分布于海绵、柳珊瑚中。鲨鱼肝油及其他鱼类的鱼肝油中的角鲨烯、龙涎香中龙涎香醇、棘皮动物中的某些皂苷元等为海洋动物中三萜类化合物的主要来源。类胡萝卜素类存在于甲壳类、海绵、软体动物、棘皮动物等昆虫和海洋动物中，如牡蛎等动物药中含有该类成分。

二、含动物药的中药实例

（一）牛黄

牛黄为牛科动物牛的干燥的胆结石。可用于解热、解毒、定惊。内服治高热神昏、癫狂、小儿惊风、抽搐等，外用治咽喉肿痛、口疮痈肿、败毒症。天然牛黄很稀少，价格昂贵，现在多数药用牛黄为人工牛黄。牛黄的主要成分为 72%~76.5%胆红素、4.3%~6.1%胆汁酸、0.8%~1.8%胆酸、3.33%~4.3%脱氧胆酸、3.3%~3.96%胆汁酸盐及铁、钾、钠、镁等。

1. 胆红素、胆酸类的结构

胆汁中胆酸类化合物常通过肽键与牛磺酸、甘氨酸相结合。胆红素、胆酸类化合物的化学结构如下。

胆红素

	R_1	R_2	R_3	R_4
胆酸	H	H	OH	OH
熊去氧胆酸	H	H	OH	H
鹅去氧胆酸	H	OH	H	H
去氧胆酸	H	H	H	OH
猪去氧胆酸	H	H	H	H

胆酸类化合物

2. 胆酸类的主要性质

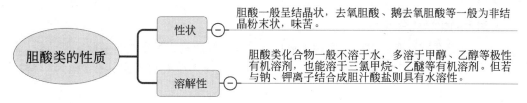

胆酸类的性质 —
- 性状 — 胆酸一般呈结晶状，去氧胆酸、鹅去氧胆酸等一般为非结晶粉末状，味苦。
- 溶解性 — 胆酸类化合物一般不溶于水，多溶于甲醇、乙醇等极性有机溶剂，也能溶于三氯甲烷、乙醚等有机溶剂。但若与钠、钾离子结合成胆汁酸盐则具有水溶性。

3. 胆酸类的检识

（1）显色反应　胆酸类化合物具有甾体母核结构，可与一些酸发生显色反应，如与三氯乙酸试剂反应呈现红至紫色，与浓硫酸-乙酸酐试剂反应呈现"黄—红—蓝—紫—绿"等系列颜色变化。

（2）色谱检识　常用硅胶薄层色谱法分离和检识动物胆汁酸。展开剂一般为异辛烷-乙酸乙酯-乙酸-正丁醇（10：5：1.5：1.5），以下表所列显色剂显色时，不同的成分呈现颜色差异。

胆酸、去氧胆酸、鹅去氧胆酸、石胆酸的显色反应

试剂	胆酸	去氧胆酸	鹅去氧胆酸	石胆酸
10%磷钼酸乙醇溶液	绿蓝	蓝	蓝黑	蓝
茴香醛试剂	紫红	棕	蓝	蓝绿
三氯化锑试剂	黄绿	黄	绿黄	粉红绿
乙酸酐-浓硫酸试剂	黄	黄棕	灰绿	紫红
三氯化铁试剂	绿黑	棕	紫红黑	紫红黑

（二）蟾酥

蟾酥中所含化学成分按其溶解性分为脂溶性和水溶性成分。

1. 脂溶性成分

脂溶性成分主要包括具有强心作用的乙型强心苷元（蟾酥甾烯类）和甲型强心苷元（强心甾烯蟾毒类）。蟾酥甾烯类甾体母核的 C_3 羟基多以游离状态存在，主要有蟾毒灵、羟基华蟾毒基、蟾毒它灵、远华蟾毒基等，其中蟾毒灵的强心作用最强。强心甾烯蟾毒类在蟾蜍中存在较少，其母核 C_3 羟基多与酸成酯。

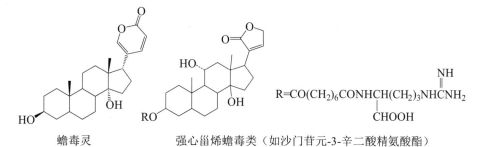

$$R=CO(CH_2)_6CONHCH(CH_2)_3NHCNH_2$$

蟾毒灵　　　　　强心甾烯蟾毒类（如沙门苷元-3-辛二酸精氨酸酯）

2. 水溶性成分

水溶性成分主要为吲哚类生物碱，已分离出蟾蜍碱、蟾蜍甲碱等近 10 种吲哚类衍生物。

蟾蜍碱　　　　　　　　蟾蜍甲碱

（三）麝香

1. 麝香的化学成分

麝香含有麝香酮、麝香醇等十多种大环化合物以及性激素、蛋白质和多肽，脂肪酸、酯和蜡，无机物等化学成分。麝香酮是麝香的主要成分之一，在天然麝香中的含量为 0.5%～2.0%。

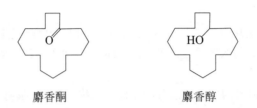

麝香酮　　　　　　麝香醇

2. 麝香酮的理化性质

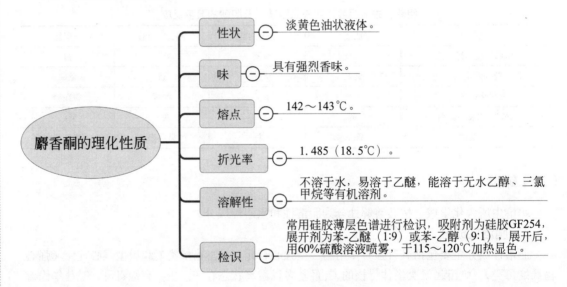

麝香酮的理化性质

- 性状 —— 淡黄色油状液体。
- 味 —— 具有强烈香味。
- 熔点 —— 142～143℃。
- 折光率 —— 1.485（18.5℃）。
- 溶解性 —— 不溶于水，易溶于乙醚，能溶于无水乙醇、三氯甲烷等有机溶剂。
- 检识 —— 常用硅胶薄层色谱进行检识，吸附剂为硅胶GF254，展开剂为苯-乙醚（1:9）或苯-乙醇（9:1），展开后，用60%硫酸溶液喷雾，于115～120℃加热显色。

（四）斑蝥

斑蝥中的斑蝥素为单环单萜类化合物，呈油状，具强臭和发泡性，毒性大，但其半合成产品羟基斑蝥胺的抗癌作用与斑蝥素相似，毒性却只有斑蝥素的1/5000。

1. 斑蝥素的结构

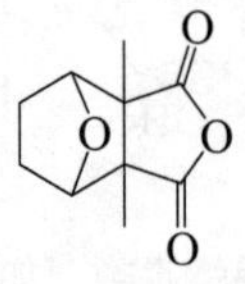

斑蝥素

2. 斑蝥素的理化性质

斑蝥素呈结晶状，熔点213～216℃，升华点为110℃。能溶于氢氧化钠溶液、丙酮和三氯甲烷等溶剂。在硫酸溶液中，斑蝥素可与对二甲氨基苯甲醛作用形成紫红色，加浓硫酸稀释后颜色变淡，加水后颜色立即消失。

✏ 笔记

第九节　矿物质

一、概述

矿物质是以无机成分为主的一类天然化合物，是中药化学研究的另一个重要方面。

二、矿物药

（一）矿物药主成分

常见矿物药的主成分和功效见下表。

常见矿物药的主成分和功效

矿物药	主要成分	功效
石膏	$CaSO_4 \cdot 2H_2O$	清热泻火，除烦止渴
白矾	$KAl(SO_4)_2/2H_2O$	解毒杀虫，燥湿止痒，祛除风痰，止血止泻
雄黄	As_2S_2	解毒杀虫，燥湿祛痰，截疟
赭石	$Fe_2O_3 \cdot 3H_2O$	平肝潜阳，降逆止血
朱砂	HgS	清心镇惊，安神解毒
紫石英	CaF_2	镇心安神，温肺，暖宫
磁石	Fe_3O_4	平肝潜阳，聪耳明目，镇惊安神，纳气平喘
炉甘石	$ZnCO_3$	解毒明目退翳，收湿止痒敛疮
滑石	$Mg_3(Si_4O_{10})(OH)_2$	利尿通淋，清热解暑，祛湿敛疮
自然铜	FeS_2	散瘀，接骨，止痛
芒硝	$Na_2SO_4 \cdot 10H_2O$	泻热通便，润燥软坚，清火消肿
玄明粉	Na_2SO_4	泻热通便，润燥软坚，清火消肿
硫黄	硫族矿物自然硫	外用解毒杀虫疗疮，内服补火助阳通便
赤石脂	$Al_4(Si_4O_{10})(OH)_8 \cdot 4H_2O$	涩肠，止血，生肌敛疮
钟乳石	$CaCO_3$	温肺，助阳，平喘，制酸，通乳
花蕊石	Ca 和 Mg 的碳酸盐	涩肠止泻，收敛止血
禹余粮	$FeO(OH)$	涩肠止泻，收敛止血
金礞石	K、Mg、Al 和硅酸	坠痰下气，平肝镇惊
青礞石	Mg、Al、Fe 和硅酸	坠痰下气，平肝镇惊

（二）矿物药的检测

某些常用的矿物药按国际惯例严禁入药，如朱砂、雄黄含汞、含砷，具有毒性，密陀僧为含铅化合物，砒石为剧毒的三氧化二砷。2020 年版《中国药典》规定了相应的定性鉴定和含量测定方法，如铁盐检查法、重金属盐检查法、砷盐检查法等。此外，可用原子吸收光谱法等检测矿物药中所含微量元素。

（三）矿物药的提取分离

由于矿物药主成分及含量较明确，多为无机物，且主成分均高达 90% 以上；其次有效成分多为微量元素，提取分离难度较大；再者矿物药大多难溶于水，在传统汤剂中仅为微量组分，故少有关于矿物药提取分离报道。目前对矿物药的提取分离目的是分析测定。

（四）含矿物药的中药

1. 石膏

石膏系硫酸盐矿物硬石膏族石膏，主成分为含水硫酸钙（$CaSO_4 \cdot 2H_2O$），烧之，火焰为淡红黄色，能熔成白色磁状小球。烧至120℃时失去部分结晶水即成白色粉末状或块状的煅石膏。生石膏清热泻火、除烦止渴，用于外感热病、高热烦渴等。煅石膏收湿、生肌、敛疮、止血，外治溃疡不敛、湿疹瘙痒。药理实验证明，单味石膏即可退热，但有研究认为这与硫酸钙无关，而与所含微量元素有关。2020年版《中国药典》规定，石膏中含水硫酸钙的含量不得少于95%，重金属含量小于百万分之十，砷盐含量小于百万分之二。

2. 麦饭石

麦饭石是中酸性花岗岩质炭石，主要矿物组分有钾长石、斜长石、石黄、黑云母或角闪石及少量磷灰石等，其化学成分主要是硅铝酸盐，系由二氧化硅（SiO_2）、三氧化二铝（Al_2O_3）、氧化铁（Fe_2O_3）、氧化亚铁（FeO）、氧化镁（MgO）、氧化钙（CaO）、氧化钠（Na_2O）、氧化钾（K_2O）、二氧化钛（TiO_2）、五氧化二磷（P_2O_5）、氧化锰（MnO）、二氧化碳（CO_2）、氟（F）、硫（S）等组成，并且含镍（Ni）、锆（Zr）、锶（Sr）、钡（Ba）、钴（Co）、铬（Cr）等13种微量元素。

麦饭石有明显的增强皮肤弹性和毛细血管伸缩功能、解除疲劳和增强体质等作用，具有较强吸附镉（Cd）、汞（Hg）、砷（As）、铅（Pb）等有害元素能力，对大肠埃希菌、志贺菌属、金黄色葡萄球菌、白念珠菌等也具有较强吸附能力，还具有促进幼鼠生长发育，刺激小鼠肝RNA及DNA生物合成，增强耐缺氧和抗疲劳等生物活性。

三、微量元素

（一）主要微量元素及其功能

元素	符号	功能
硅	Si	在骨骼、软骨形成的初期阶段所必需
钒	V	促进牙齿的矿化
铬	Cr	促进葡萄糖的利用，与胰岛素的作用机制有关
锰	Mn	酶的激活、光合作用中，光解所必需
铁	Fe	最主要的过渡金属，组成血红蛋白、细胞色素、Fe-S蛋白等
钴	Co	红细胞形成所必需的维生素 B_{12} 的组分
镍	Ni	酶的激活及蛋白组分，构造膜
铜	Cu	铜蛋白的组分，促进铁的吸收和利用
锌	Zn	许多酶的活性中心，胰岛素组分
硒	Se	与肝功能、肌肉代谢有关
钼	Mo	黄素氧化酶、醛氧化酶、固氮酶等所必需
碘	I	甲状腺素的成分

（二）微量元素在中医药研究中的地位

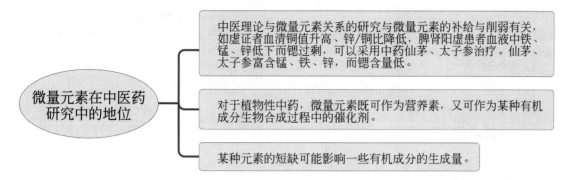

微量元素在中医药研究中的地位

中医理论与微量元素关系的研究与微量元素的补给与削弱有关，如虚证者血清铜值升高、锌/铜比降低，脾肾阳虚患者血液中铁、锰、锌低下而锶过剩，可以采用中药仙茅、太子参治疗。仙茅、太子参富含锰、铁、锌，而锶含量低。

对于植物性中药，微量元素既可作为营养素，又可作为某种有机成分生物合成过程中的催化剂。

某种元素的短缺可能影响一些有机成分的生成量。

（三）中药微量元素研究进展

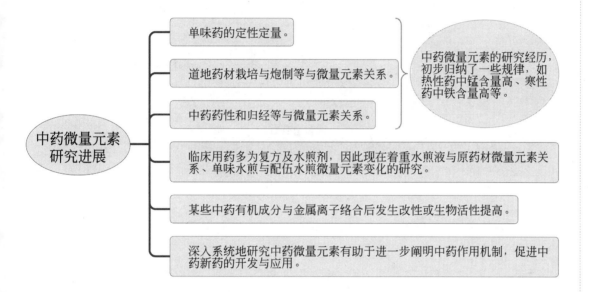

中药微量元素研究进展

单味药的定性定量。

道地药材栽培与炮制等与微量元素关系。

中药药性和归经等与微量元素关系。

中药微量元素的研究经历，初步归纳了一些规律，如热性药中锰含量高、寒性药中铁含量高等。

临床用药多为复方及水煎剂，因此现在着重水煎液与原药材微量元素关系、单味水煎与配伍水煎微量元素变化的研究。

某些中药有机成分与金属离子络合后发生改性或生物活性提高。

深入系统地研究中药微量元素有助于进一步阐明中药作用机制，促进中药新药的开发与应用。

第十节 海洋天然药物

一、概述

海洋天然产物结构类型丰富多样，包括糖、多糖和糖苷、氨基酸、环肽、多肽及蛋白质、无机盐、皂苷、甾醇、生物碱、萜、大环内酯、核苷、聚醚、不饱和脂肪酸、类胡萝卜素及前列腺素类似物。其中大环内酯、聚醚、肽类、前列腺素类似物等化合物类型结构特殊、生物活性明显。

二、海洋中药化学成分研究实例

海参是棘皮动物门海参纲生物，具有补元气、滋益五脏六腑虚损的功效。海参中主要的生物活性物质为海参多糖和海参皂苷。

笔记

（一）海参多糖

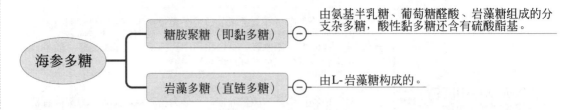

```
海参多糖 ─┬─ 糖胺聚糖（即黏多糖）─○─ 由氨基半乳糖、葡萄糖醛酸、岩藻糖组成的分
         │                         支杂多糖，酸性黏多糖还含有硫酸酯基。
         └─ 岩藻多糖（直链多糖）─○─ 由L-岩藻糖构成的。
```

（二）海参皂苷

海参中的皂苷种类多样，且有不同的药理活性。海参的皂苷元通常含有 5 个角甲基，20 位上连接有侧链，均为羊毛甾烷的衍生物，绝大部分属于含有 18（20）内酯结构生物海参烷型，偶有 18（16）内酯环或无内酯环结构非海参烷型。

海参皂苷苷元
R_1, R_3=H, OH　R_2=H, OAc, O　S=异庚烯侧链　G=寡糖基（连接苷元的均为木糖）

参 考 文 献

[1] 杨宏健, 徐一新. 天然药物化学[M]. 2 版. 北京: 科学出版社, 2015.

[2] 何桂霞. 中药化学实用技术[M]. 北京: 中国中医药出版社, 2015.

[3] 何昱. 中药化学[M]. 北京: 科学出版社, 2020.

[4] 刘亮. 中药化学技术与天然药物化学实验指导[M]. 北京: 北京大学医学出版社, 2020.

[5] 罗永明. 中药化学成分提取分离技术与方法[M]. 上海: 上海科学技术出版社, 2016.

[6] 石任兵, 李祥. 中药化学[M]. 北京: 科学出版社, 2020.

[7] 丁林生, 孟正木. 中药化学[M]. 南京: 东南大学出版社, 2018.

[8] 杨俊杰, 李利红. 中药化学实用技术[M]. 重庆: 重庆大学出版社, 2016.

[9] 张晶, 袁珂. 中药化学[M]. 北京: 中国农业大学出版社, 2015.